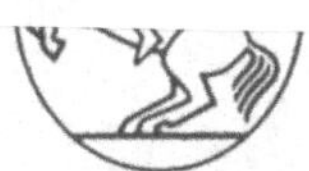

Aktuelle Probleme der Schizophrenie

P. König, T. Platz, H. Schubert (Hrsg.)

Band 4

Springer-Verlag Wien New York

Brennpunkte der Schizophrenie

Gesellschaft – Angehörige – Therapie

T. Platz (Hrsg.)

Springer-Verlag Wien New York

Univ.-Doz. Dr. P. König, Rankweil
Prim. Dr. Th. Platz, Klagenfurt
Univ.-Prof. Dr. H. Schubert, Hall in Tirol

Gedruckt auf säurefreiem, chlorfrei gebleichtem Papier – TCF

Mit 50 Abbildungen

Die Deutsche Bibliothek – CIP-Einheitsaufnahme

Brennpunkte der Schizophrenie : Gesellschaft, Angehörige, Therapie / Th. Platz ... (Hrsg.). – Wien ; New York : Springer, 1993
  (Aktuelle Probleme der Schizophrenie ; Bd. 4)

NE: Platz, Thomas [Hrsg.]; GT

ISSN 0937-9339
ISBN-13:978-3-211-82456-6   e-ISBN-13:978-3-7091-9285-6
DOI: 10.1007/978-3-7091-9285-6

Vorwort

Von den drei Psychiatrischen Krankenhäusern Hall i. Tirol, Klagenfurt und Rankweil, die seit 1987 den Schizophrenie-Workshop alternierend einrichten, war 1992 Klagenfurt an der Reihe.

Ziel dieser Veranstaltung war, wiederum multiprofessionell, auf die aktuellsten Themen einzugehen.

Die ersten fünf Beiträge befassen sich mit den geänderten gesellschaftlichen und politischen Bedingungen, unter denen Menschen schizophren werden können. Eingerahmt in sozial-psychologische Überlegungen sind hier vor allem Autoren aus den ehemaligen Ostländern zu Wort gekommen.

Breiteren Raum bei diesem Workshop hat die Rolle der Angehörigen auf den Therapieverlauf eingenommen. Expressed-emotion-concept, Netzwerkforschung, systemische Strategien, Angehörigengruppen werden als hoffnungsvolle Ansätze durch die Schilderung einer Mutter-Sohn-Beziehung am Schluß dieses Kapitels relativiert. Ein weiterer Brennpunkt war die Bedeutung der Psychopharmakatherapie in der Betreuung schizophrener Menschen. Pharmakophile und pharmakophobe Aspekte trotz aller integrativen Bemühungen für eine individuelle und sinnvolle pharmako-psycho-soziale Kombinationstherapie.

Ein Block freier Vorträge befaßt sich mit der Soziotherapie und Arbeit, mit Daten aus einer laufenden Dokumentation stationärer Patienten, mit „Auslösern" von psychotischen Symptomen. Neben der geballten Medizin ist der Vortrag über Leibtherapie ein zarter Anfang eines vernachlässigten Zuganges zu Kranken.

Das neue atypische Neuroleptikum „Risperidon" wird pharmakologisch, klinisch und von den Nebenwirkungen her beleuchtet.

Traditionellerweise fand gleichzeitig mit dem Workshop die forensisch-psychiatrische Österreichtagung statt, deren Vorträge ab Seite 347 des Buches vorliegen.

Diese internationale Tagung und damit der vorliegende Sammelband wären ohne die Hilfe der Fa. Janssen Wien nicht möglich gewesen. Besonderer Dank gilt Herrn Roman Kiss für die Unterstützung dieses breiten Erfahrungsaustausches und für diesen Tagungsbericht, der für die Betreuer schizophrener Menschen zusammengestellt wurde.

Prim. Dr. Thomas Platz

Inhaltsverzeichnis

*Zur Bedeutung der Psychopharmakatherapie in der Betreuung
schizophrener Menschen*

Freie Vorträge

Neuroleptika – Risperidon

Forensisch-psychiatrische Themen

Sozialpsychologische Überlegungen zum Verhältnis von Schizophrenie und Gesellschaft

H. Berger

Institut für Psychologie, Ludwig-Maximilians-Universität, München, Bundesrepublik Deutschland

Zusammenfassung

Der Autor versucht, das komplexe Verhältnis von Schizophrenie-Konzeptionen und gesellschaftlichen Veränderungen in Form von vier Thesen darzustellen:

These 1: Die gegenwärtigen durchgreifenden gesellschaftlichen Umbrüche führen zu einer Freisetzung aus traditionellen Rollen und kollektiven Sicherheiten und zu einer Individualisierung von Lebenslagen und Bewußtseinsformen.

These 2: Diese Auflösungstendenzen traditioneller Strukturen korrespondieren mit einer immer größere Verbreitung findenden Erkenntnistheorie und Wissenschaftsphilosophie, die als Konstruktivismus bezeichnet wird und die als interdisziplinärer Diskussions- und Forschungszusammenhang in Konkurrenz tritt zum traditionellen, an den klassischen Naturwissenschaften orientierten Modell.

These 3: Verschiedene Grundgedanken des Konstruktivismus erlauben eine neue, interessante Perspektive auf die Schizophrenie, so z.B. die Thesen von der informationellen, operationalen Abgeschlossenheit des Nervensystems, vom Ersatz eines Normalitäts- durch ein Funktionsmodell, von der Kontextualität und Perspektivität von Erkenntnis, von der sozialen Konstruktion psychischer Störungen und anderes mehr.

These 4: Mit der Auflösung der *einen* Wirklichkeit und Normalität ergibt sich auch die Chance einer Annäherung von „Vernunft" und „Wahnsinn", von „Gesundheit" und „Schizophrenie": Die postmoderne „Patchwork-Identität" und die Identitätsprobleme von Schizophrenen haben eine Reihe von strukturellen Ähnlichkeiten.

Schlüsselwörter: Sozialpsychologische Überlegungen, Schizophrenie-Konzepte, Gesellschaft.

Summary

Socialpsychological considerations of the relationship between schizophrenia and society. The author tries to illustrate the complex relationship between the concepts of schizophrenia and the changes in society with four theses:

Thesis 1: The present radical changes in society are leading to a losening of traditional roles and collective certainties and to an individualization of situations and forms of consciousness.

Thesis 2: These decompositions of traditional structures correspond with a more and more wide-spread epistemology and philosophy of science that is called constructivism and it is becoming a rival of the traditional model of the classical natural science.

Thesis 3: Different postulates of constructivism are forming a new interesting perspective on schizophrenia, for example the thesis of informational, operational seclusion of the brains system, of contextuality and perspectiveness of knowledge, of the replacement of the model of normalcy through a model of functionality, of social construction of mental disorders and others.

Thesis 4: With the disintegration of the *one* reality and normality there is the chance of approximation of „reason" and „madness", of „mental health" and „schizophrenia": The postmodern „patchwork-identity" and the identity problems of schizophrenia have some structural similarities.

Keywords: Socialpsychological considerations, concepts of schizophrenia, society.

Einleitung

Das ebenso interessante wie komplexe Verhältnis von Schizophrenie und Gesellschaft kann hier natürlich nicht in all seinen Aspekten angesprochen werden; dies wäre vermessen und in den sog. postmodernen Zeiten auch obsolet, in denen sich die großen Theorieentwürfe, monolithischen Erklärungszusammenhänge und auch die einfachen Kausalitäten und „Wahrheiten" aufzulösen beginnen. Jean-Francois Lyotard, der große französische Philosoph der „Postmoderne", bringt es auf die einfache Formel: „‚Postmoderne' bedeutet, daß man den Meta-Erzählungen keinen Glauben mehr schenkt." ([25], S. 131.) Ich möchte deshalb hier auch keine Meta-Theorie versuchen, sondern mich auf eine *sozialpsychologische Perspektive* konzentrieren und zur Frage nach der sich unter den gesellschaftlichen Bedingungen verändernden Gestalt der Schizophrenie vier Thesen beisteuern und erläutern.

Die Sozialpsychologie, wie wir sie in München weiterzuentwikkeln versuchen, geht von einem dialektischen Verhältnis von Individuum und Gesellschaft aus. Wir bemühen uns herauszuarbeiten, wie sich Person und Umwelt wechselseitig bestimmen, in welcher Weise die gesellschaftlichen Veränderungsprozesse die Subjektivitätsformen verändern. Dieses *historische Verständnis psychischer Strukturen* ist auch auf den Bereich psychischer Störungen anzuwenden und zu fragen, „in welcher Weise sich gesellschaftlich-strukturelle Veränderungen in den psychischen Krisen und Leidenszuständen einzelner Personen oder spezifischer Personengruppen aufspüren lassen" ([22], S. 16).

Dabei läßt sich in der Psychologie allgemein eine gewisse Akzentverschiebung feststellen: Wo früher das Subjekt als eher passives Sozialisationsobjekt konzipiert wurde, ja bisweilen von einem gesellschaftlichen Determinismus ausgegangen wurde, werden heute in stärkerem Maße die menschlichen Selbstorganisationsmöglichkeiten und selbstreflexive Identitätskonzepte untersucht (z.B. Bilden [4], Hurrelmann und Ulich [20]).

In einem ersten Schritt möchte ich nun darlegen, welche gesellschaftlich-strukturellen Veränderungen uns besonders relevant erscheinen.

1. Freisetzung und Individualisierung als Folge gesellschaftlicher Umbrüche

These 1: Die gegenwärtigen durchgreifenden gesellschaftlichen Umbrüche führen zu einer Freisetzung aus traditionellen Rollen und kollektiven Sicherheiten und zu einer Individualisierung von Lebenslagen und Bewußtseinsformen.

Der Soziologe Ulrich Beck hat mit seiner „Risikogesellschaft. Auf dem Weg in eine andere Moderne" [1] ein bemerkenswertes Buch mit einem hohen wissenschaftlichen Innovationspotential vorgelegt, das großen Einfluß auf unsere sozialpsychologische Theorienbildung und Forschung hat. Er beschreibt als bisherige Fundamente der Industriegesellschaft die Trennung und Komplementarität von Erwerbsarbeit (= Produktion) und Familie(narbeit) (= Reproduktion) und die geschlechtsspezifische Arbeitsteilung als „ständische" Zuweisung dieser Arbeitsformen an Männer und Frauen. Dieser Unterbau der Industriegesellschaft befindet sich in einem *Erosions- und Modernisierungsprozeß*; stichwortartig seien folgende Phänomene genannt: die aufbrechenden Widersprüche zwischen den Geschlechtern, neue Gefährdungslagen in der Risikogesellschaft wie beispielsweise durch das Atomzeitalter, neue Ungleichheitsrelationen „jenseits von Klasse und Schicht", die Dezentrierung von Politik und ihre gleichzeitige Zentralisierung und Bürokratisierung, die erhöhte Mobilität und berufliche Flexibilität, Arbeitslosigkeit, veränderte Wohnverhältnisse, die Bildungsexpansion insbesondere auch für Frauen, die Auflösung der Familienstrukturen und Normalbiographien, hohe Scheidungsraten und vielfältige außereheliche Lebensgemeinschaften, eine Singlekultur, die in Großstädten wie München beispielsweise dazu geführt hat, daß bereits mehr als 50% der Haushalte Einpersonenhaushalte sind, und vieles andere mehr. All diese in Soziologie und Politik zentralen Beobachtungen verwebt Beck zu einem stimmigen Theorieentwurf, der auch als *„Individualisierungtheorie"* bezeichnet wird.

Individualisierung fungiert hier als soziologische Kategorie und thematisiert die Umbrüche im gesellschaftlichen Rahmen, in dem sich die individuellen Entwicklungs- und Handlungsprozesse abspielen. *Individualisierung* meint die „Freisetzung aus ‚quasi-ständischen' sozialen Bindungen und Traditionen der sozialen Klassen und Schichten, aus Weltanschauungen, Verwandtschaftsbeziehungen und geschlossenen regionalen Milieus" ([4], S. 21).

Der neue Modus der Vergesellschaftung auf dem Hintergrund der Auflösung traditioneller Rollen und der Pluralisierung der Lebensformen besitzt einen *Doppelcharakter*, der für die sozialpsychologische Forschung von besonderem Interesse ist: Für die nun in stärkerem Maße atomisierten Individuen ist die Identitätsbildung prekärer geworden und bietet gleichzeitig mehr Chancen zur Selbstbestimmung. Durch die neu entstehenden Wahlmöglichkeiten, die immer auch Wahlzwänge sind, werden die zum Teil alten, zum Teil neuen Ungleichheiten bewußter. Die Biographie der Einzelnen wird aus vorgängigen traditionalen Fixierungen herausgelöst, wird offen und entscheidungsabhängig, zur „Wahlbiographie" oder zur „Bastelbiographie", wie es Gross [17] genannt hat.

„In der individualisierten Gesellschaft muß der einzelne entsprechend bei Strafe seiner permanenten Benachteiligung lernen, sich selbst als Handlungszentrum, als Planungsbüro in bezug auf seinen Lebenslauf, seine Fähigkeiten, Orientierungen, Partnerschaften usw. zu begreifen." ([1], S. 217.)

Die Widersprüche dieser neuen individualisierenden Vergesellschaftung betreffen die Menschen direkter, weil sie weniger durch die Familie, durch Klasse/Schicht oder andere soziale Milieus abgepuffert werden:

„In den enttraditionalisierten Lebensformen entsteht eine *neue Unmittelbarkeit von Individuum und Gesellschaft*, die Unmittelbarkeit von Krise und Krankheit in dem Sinne, daß gesellschaftliche Krisen als individuelle erscheinen und in ihrer Gesellschaftlichkeit nur noch sehr bedingt und vermittelt wahrgenommen werden können." ([1], S. 118.)

Auf diesem theoretischen Hintergrund ist es für die Sozialpsychologie naheliegend, die Schizophrenie auch als *eine* Form des sozialen Scheiterns zu untersuchen, bei der biographisch entscheidende Weichenstellungen nicht gelungen sind. Hildenbrand [19] z.B. beschreibt die Schizophrenie als „mißlungenen Ablöseprozeß Jugendlicher aus ihrer Familie". Er bezieht sich u.a. auf die schon klassisch zu nennende Arbeit von Wynne und Singer über „Denkstörung und Familienbeziehung bei Schizophrenen", in der es heißt:

„Es ist unsere Hypothese, daß Prä-Schizophrene in der Regel scheitern, wenn es darum geht, den Übergang von den in der Kernfamilie herrschenden zu den in der umgebenden Kultur gültigen Beziehungen zu finden." ([40], S. 150.)

Dieser Übergang und die damit verbundene Identitätsentwicklung werden unter den genannten sozialstrukturellen Veränderungen noch komplexer und störanfälliger, auch deshalb, weil es für
viele diesen „heiligen Hort der Familie" im Sinne der traditionellen
Kern- oder Kleinfamilie nicht mehr gibt.

In einer Untersuchung über die Rehabilitationspraxis in Therapeutischen Wohngemeinschaften [3] ergaben sich als kritische
Bereiche und für den Wiedereingliederungserfolg zentrale Prädiktoren:

– Arbeit und Beschäftigung,
– soziales Netzwerk und Partnerschaft,
– Ablösung vom Elternhaus und Identitätsentwicklung,
– die Betreuungsbeziehung (im Verein mit einer psychotherapeutischen und pharmakologischen Behandlung).

Riemann [27] analysierte die biographischen Schilderungen von
schizophrenen Patienten und stellte in der Fortdauer des „Karriere"-
und Chronifizierungsprozesses insbesondere ein „Fremdwerden
der eigenen Biographie" fest.

Bei genauerer Betrachtung von solchen sozialpsychologischen
Konzepten zur Schizophrenie ist jedoch festzustellen, daß sie - wie
psychopathologische Theorien insgesamt - nicht ohne implizites
oder explizites Normalitätsmodell auskommen. Wie sieht die richtige Statuspassage aus, wohin soll sich die Identitätsentwicklung
und der Lebenslauf bewegen?

Die Antworten auf diese Fragen fallen angesichts der geschilderten sozialstrukturellen Veränderungstendenzen immer schwerer, und es ist uns klar geworden, daß die Begriffe und Theorie-
ansätze, mit denen wir unsere wissenschaftlichen Beobachtungen
beschreiben und ordnen, selbst Konstrukte darstellen und Teil des
gesellschaftlichen Wandlungsprozesses sind.

Somit läßt sich „unser eigener theoretischer Suchprozeß als
sozialer Konstruktivismus im Sinne von Gergen (1985) oder Harre
(1986) bezeichnen: Unser Wissen, unsere Perspektiven und unsere
jeweiligen konzeptuellen Annahmen sind eingebunden in einen
gesamtgesellschaftlichen Erkenntnis- und Veränderungsprozeß,

dessen verstehende Entzifferung unser Hauptanliegen ist." (Keupp [22], S. 10.)

2. Konstruktivismus im Aufwind

These 2: Diese Auflösungstendenzen traditioneller Strukturen korrespondieren mit einer immer größere Verbreitung findenden Erkenntnistheorie und Wissenschaftsphilosophie, die als Konstruktivismus bezeichnet wird und die als interdisziplinärer Diskussions- und Forschungszusammenhang in Konkurrenz tritt zum traditionellen, an den klassischen Naturwissenschaften orientierten Modell.

Die komplexer werdenden sozialen Verhältnisse und psychischen Strukturen sind mit dem herkömmlichen kausallinearen Denken nicht oder nur in sehr vergröbernder Weise zu erfassen. Auch das wissenschaftliche Denken und Handeln wird allmählich freigesetzt, „befreit" aus den Vorgaben des einheitswissenschaftlichen Modells nach dem Muster der klassischen Naturwissenschaften. Es läßt sich eine *Pluralisierung von wissenschaftlichen Verfahren* wie theoretischen Ansätzen feststellen. Das „anything goes" des Wissenschaftsphilosophen Paul Feyerabend [12] dürfte allseits bekannt sein. Systemtheoretische und ökologische Vorstellungen werden in allen Wissenschaftsdisziplinen immer notwendiger. So wurde z.B. unter dem Titel „Schizophrenie als systemische Störung. Die Rolle intermediärer Prozesse für Verständnis und Therapie der Schizophrenie" [6] im Jahre 1987 zu einem Schizophrenie-Symposium in Bern eingeladen. Für die Sozialpsychologie und eine sozialpsychologische Diskussion des Schizophreniekonzeptes ist die Position des Konstruktivismus besonders anregend, was ich unten an einigen Aspekten zeigen möchte.

Der Konstruktivismus ist keine einheitliche, einfach zu referierende Schulrichtung, sondern ein dynamischer interdisziplinärer Diskussionszusammenhang [33]. Es gibt verschiedene Varianten, die ich hier nicht ausführen kann und verweise auf Berger [2].

Die hauptsächlichen Themen des Konstruktivismus sind nach Schmidt [33]:

„– Selbstreferentialität und Selbstorganisation,
 – organisationelle Geschlossenheit und Strukturdeterminiertheit,
 – autopoietische Systeme und neuronale Netzwerke,
 – Evolution, Autonomie und Kognition."

Der radikale oder erkenntnistheoretische Konstruktivismus hat eine ganz besondere Beziehung zu Österreich, zählen doch zu seinen „Gründungsvätern" Heinz von Foerster und Ernst von Glasersfeld, die beide aus Österreich stammen. Sie haben mit ihren kybernetischen und sprach- und entwicklungspsychologischen Arbeiten wesentliche Grundlagen für den Konstruktivismus gelegt. Die Frage ist jedoch, was die Worte der „Propheten" im eigenen Lande gelten? Ernst von Glasersfeld beschreibt seinen biographischen Zugang zum Konstruktivismus folgendermaßen:

„Eine Muttersprache haben heißt stillschweigend annehmen, daß die Art und Weise, in der diese Sprache die Erlebniswelt aufteilt, ordnet und beschreibt, selbstverständlich der wirklichen Wirklichkeit entspricht. Je tiefer ein Denker in seiner Muttersprache verankert ist, um so schwerer ist es für ihn, die Möglichkeit in Betracht zu ziehen, daß andere die Welt auf andere Weise sehen, kategorisieren und somit erkennen könnten. Ist man hingegen zwischen mehreren Sprachen aufgewachsen, hat in jeder von ihnen gelebt, dann hat man sich daran gewöhnt, von der einen Begriffswelt in die andere umzuschalten, ..." ([15], S. XII.)

Ins öffentliche Bewußtsein gelangten konstruktivistische Gedanken am stärksten durch einen weiteren, ebenfalls ausgewanderten Österreicher, durch Paul Watzlawick und seine populärwissenschaftlichen kommunikationstheoretischen und psychotherapeutischen Schriften (z.B. [36, 37]). Und: viele Konstruktivisten berufen sich auf den Philosophen Wittgenstein [39], der in seiner Spätphilosophie die realistische Semantik mit Hilfe seines Begriffs des Sprachspiels überwindet.

„Trotz Kants These, daß der Verstand seine Gesetze nicht aus der Natur schöpft, sondern sie ihr vorschreibt, fühlen sich die meisten Wissenschaftler in Psychologie und Psychiatrie auch heute noch als 'Entdecker', die Geheimnisse der Natur lüften und den menschlichen Wissensbereich langsam aber sicher erweitern." ([14], 18 f.)

Doch in den Naturwissenschaften, insbesondere der Physik, sind seit der Formulierung der Heisenbergschen Unschärferelation längst andere wissenschaftstheoretische Positionen entwickelt worden; so macht neuerdings die sog. Chaostheorie besonders von sich reden (z.B. [16]). Auch die Kybernetik, die anfänglich an Input-Output- und damit Ursache-Wirkungs-Vorstellungen gebunden war, hat ein interaktives Konzept von Realität entwickelt {33]. Und Einstein (1934, zit. nach Eisenberg [8]) formulierte sinngemäß: Für den Entdecker ... erscheinen die Konstruktionen seines Verstandes so notwendig und so natürlich, daß er imstande ist, sie so zu behandeln, als wären sie nicht Erfindungen seiner eigenen Gedanken, sondern gegebene Realitäten.

Attraktiv erscheint mir am Konstruktivismus ein *positiver Relativismus* und Pluralismus, der auf Toleranz, Humanität und Verantwortung beruht, der gefährliche Kämpfe um die Wahrheit und das Wahr-falsch-Denken insgesamt ad absurdum führt. Denn Erkenntnis-, Wahrheits- und Wertansprüche können niemals absolut sein, sondern sind immer nur relativ zu den beteiligten Subjekten und dem sie umgebenden Kontext zu sehen.

„Wer erfaßt hat, daß seine Welt seine eigene Erfindung ist, muß dies den Welten seiner Mitmenschen zubilligen.

Wer weiß, daß er nicht recht hat, sondern daß seine Sicht der Dinge nur recht und schlecht paßt, wird es schwer finden, seinen Mitmenschen Böswilligkeit oder Verrücktheit zuzuschreiben und im primitiven Denken des manichäischen ‚Wer nicht für mich ist, ist gegen mich' zu verharren." (Watzlawick [35], S. 311.)

Der Konstruktivismus verneint die Möglichkeit objektiver Erkenntnis und geht von der *Kontext- und Subjektabhängigkeit unserer Wahrnehmung und Erkenntnis* aus. Wahrnehmung ist keine bloße Abbildung der äußeren Realität, sondern ist „Bedeutungszuweisung zu an sich bedeutungsfreien neuronalen Prozessen, ist Konstruktion und Interpretation" (Roth, zit. nach Schmidt, S. 14). Das Gehirn ist kein umweltoffenes Reflexsystem, sondern ein funktional geschlossenes System, das nur seine eigene „Sprache" versteht.

Der Begriff der „Wahrheit" wird vom Konstruktivismus durch den Begriff der „Passung" oder der „Viabilität" [14] ersetzt. Maturana und Varela [26] formulieren ihre konstruktivistische Quintessenz im „Baum der Erkenntnis", in dem sie die biologischen Wurzeln des menschlichen Erkennens herausarbeiten, als „Kernaphorismen" so: „jedes Tun ist Erkennen, und jedes Erkennen ist Tun" und „alles Gesagte ist von jemanden gesagt".

3. Konstruktivismus und Schizophrenie

These 3: Verschiedene Grundgedanken des Konstruktivismus erlauben eine neue, interessante Perspektive auf die Schizophrenie, so z.B. die Thesen von der informationellen, operationalen Abgeschlossenheit des Nervensystems, vom Ersatz eines Normalitäts- durch ein Funktionsmodell, von der Kontextualität und Perspektivität von Erkenntnis, von der sozialen Konstruktion psychischer Störungen und anderes mehr.

Was bedeutet es nun, mit konstruktivistischen Vorstellungen an das Phänomen Schizophrenie heranzugehen? Ich kann das hier in diesem knappen Zusammenhang nur an einigen Aspekten andeuten.

Die These der operationalen Abgeschlossenheit des Nervensystems

Wirft m.E. ein neues Licht auf die Wahnbildung und auf halluzinatorische Phänomene. Da es keine „richtige Abbildung der Realität" geben kann, sondern nur immer mehr oder weniger gut passende subjektive Konzepte, wird auch eine scharfe Trennung in richtig und falsch, gesund und krank obsolet. Die Aufteilung in die beiden Disziplinen Psychologie und Psychopathologie wird ebenso unnötig, denn es sind dieselben psychischen Mechanismen für die Entwicklung eines „normal" funktionierenden Bewußtseinsapparates wie für die Ausbildung schizophrener Symptome anzunehmen. Damit verbindet sich die Hypothese, daß sich Wahn und Halluzinationen vom „normalen" Wahrnehmen und kognitiven Verarbeiten durch den Grad der Intensität und der fehlenden Anpassung und Korrektur im sozialen Zusammenhang auszeichnen.

Ersatz eines Normalitätsmodell durch ein Funktionsmodell

Die traditionelle Psychopathologie ging von einem mehr oder weniger expliziten Normalitätsmodell aus, als Hintergrund für die Wahrnehmung und Beschreibung der Symptome, welches aber immer abhängig von kulturellen Standards und Normen ist. Die systemtheoretische Betrachtungsweise versucht dagegen, den positiven Sinn auch von psychotischen Symptomen im jeweiligen Systemzusammenhang zu erfassen [34]. Schleiffer fragt in seinen „systemtheoretischen Überlegungen zum Wahnproblem" [32] nicht nach dem „Wesen" des Wahns, sondern nach dessen *Funktion*. Zumindest in dem Initialstadium einer Wahnerkrankung, die oft als „Wahnstimmung" bezeichnet wird, fungiert die Entwicklung eines Wahns als „angstmindernder Mechanismus …, mit dessen Hilfe der Kranke eine als zu komplex erlebte Welt zu bewältigen versucht" ([32], S. 516). Die nicht mehr eindeutig gelingende Unterscheidung von Selbst- und Fremdwahrnehmungen lassen sich auch als „defekte Ichgrenzen" [11] bezeichnen. Das elaborierte Wahnsystem, das sich durch „Wahngewißheit" und „Unkorrigierbarkeit" auszeichnet, hat dann die Aufgabe, diese Lücken zu schließen und die damit verbundenen Gefährdungsmöglichkeiten zu reduzieren.

Kontextualität und Perspektivität von Erkenntnis

Je nach Behandlungs- und Betreuungs- oder auch Forschungs-Setting ergibt sich ein anderes Bild der Schizophrenie. So spricht ja auch Heinz Katschnig [21] in dem von ihm herausgegebenen Buch von den *„vielen Seiten der Schizophrenie"*. Die Vorgehensweisen im stationären Bereich beispielsweise sind nur bedingt auf den immer wichtiger werdenden ambulanten Bereich zu übertragen. Die bisherigen psychopathologischen Forschungsergebnisse sind aber im wesentlichen an stationären Psychiatrie-Patienten gewonnen worden. Neue methodische Wege zur Erfassung der „anderen Seiten" der Schizophrenie sind deshalb erforderlich, z.B. Arbeiten zu den Selbstkonzepten und Krankheitsvorstellungen der betroffenen Menschen. Bock und Junck [5] untersuchten die „subjektive Wahrnehmung psychotischen Geschehens" von Patienten, Angehörigen und Therapeuten im Vergleich und stellten bei den Betroffenen, aber auch bei den Angehörigen, eine hohe, von vielen Experten so nicht vermutete Komplexität der Krankheitskonzepte fest.

Zur sozialen Konstruktion psychischer Störungen

Nach Leon Eisenberg [8] sind alle wissenschaftlichen Konzepte „Verstandesprodukte" (inventions of the imagination). Dies bedeutet nun nicht, daß all die Phänomene, die zu dem Syndrom Schizophrenie gebündelt werden, gar nicht existieren und aus der Welt verschwinden würden, wenn die Menschen sie nicht zu erkennen und zu diagnostizieren versuchten. Die Rede von der sozialen Konstruktion von „Geisteskrankheiten" meint, daß die Krankheitskonzepte, die wir benützen und entwickeln, nicht nur unsere diagnostischen Beobachtungen und therapeutischen Rezepte bestimmen, sondern auch die eigentlichen Krankheitsmanifestationen. Damit wird die konventionelle Ansicht kritisiert, daß die Psychiatrie lediglich eine empirische Wissenschaft sei, die objektiv registriert, was in der sozialen Welt „da draußen" oder in der biologischen Natur „da drinnen" vor sich geht.

Leon Eisenberg bezeichnet psychopathologische Konzepte als „erzwungene Erfindungen" (constrained fictions) - „erzwungen" in dem Sinne, daß sie mit den Erscheinungen in der Welt zumindest annähernd zusammenpassen müssen.

Die Humanwissenschaften sind von einem Paradoxon bestimmt: Was als wahr angenommen wird, hat Auswirkungen auf das nämliche Verhalten, das es zu erklären vorgibt. Damit sind Phänomene wie die Zirkularität von Ereignissen, von Erkenntnisvorgängen und -inhalten, „Sich-selbst-erfüllende Prophezeihungen" und die „Placebo"-Effekte angesprochen. Die Entwicklung einer Krankheit wird also auch davon beeinflußt, was PatientInnen und ÄrztInnen über Verlauf und Prognose glauben.

Für den Konstruktivismus wird damit die Schizophrenie zu einer konstruktiven Leistung, auf die sich die Fachwelt geeinigt hat. Es wird nicht mehr nach dem Wesen der Schizophrenie gefragt, sondern nach der Paßform und dem *Nutzen des Konzeptes*. Und es sind gewiß Zweifel berechtigt, ob der Begriff mit seinen verschiedenen negativen Konnotationen (wie den Kraepelin'schen Vorstellungen eines progredienten Krankheitsprozesses, der in eine Demenz mündet, oder der Dichotomisierung in eine richtige, normale und eine falsche, verrückte Welt) für Betroffene und Angehörige immer treffend und nützlich ist.

Schizophrenie ist eine spezifische menschliche Lebens- und Seinsweise, die durch unsere biologisch-phylogenetisch erworbenen und psychosozialen Funktionsweisen ermöglicht wird. Christian Scharfetter, der bekannte Züricher Psychiater, schreibt:

„Der heute schizophren genannte Mensch ist unausschöpflich durch Wissenschaft sowohl wie mannigfache andere Deutungen. Denn die Existenz des schizophren genannten Menschen ist selbst eine exemplarisch gelebte … Hermeneutik des Menschen überhaupt. Die basalen Ich-Krankheiten, genannt Schizophrenien, sind ein Symbolon anthropou." ([30], S. 2.)

Wenn wir die *Identitätsentwicklung als Autopoiesis*, als Selbstorganisation und Selbstherstellung begreifen [31], dann müssen wir dies auch für eine schizophrene Episode, ja selbst für Chronifizierungsprozesse gelten lassen. Die jeweilige Selbstentwicklung und Wirklichkeitskonstruktion ist dabei dadurch gekennzeichnet, daß sie zur sozialen Umwelt, zu den Forderungen und Möglichkeiten, die sie den Betroffenen bietet, nicht paßt und deshalb das Leiden bedingt. Von außen gesehen können wir sagen, daß die betroffene Person mit ihren Wahrnehmungen und Verhaltensweisen unsere „vernünftige", allgemein geteilte Weltsicht verlassen hat, aus dem konsensuellen Bereich des verbreiteten Sprachgebrauchs herausgetreten ist mit der Folge, daß wir sie nicht mehr verstehen können. Für den Betroffenen mögen seine Konstruktionen aber durchaus stimmig sein.

Im letzten Teil werde ich nun auf die Eingangsbemerkungen zu den gesellschaftlichen Umbrüchen und den veränderten Identitätsstrukturen zurückkehren.

4. Ein verändertes Verhältnis von Normalidentität und Schizophrenie

These 4: Mit der Auflösung der einen Wirklichkeit und Normalität ergibt sich auch die Chance einer Annäherung von „Vernunft" und „Wahnsinn", von „Gesundheit" und „Schizophrenie": Die postmoderne „Patchwork-Identität" und die Identitätsprobleme von Schizophrenen haben eine Reihe von strukturellen Ähnlichkeiten.

Ausgehend von der Beckschen Freisetzungs- und Individualisierungsthese und von sozialphilosophischen Überlegungen zur Postmoderne hat sich eine breite Diskussion zu den neuen Identitätsformen in unserer Gesellschaft ergeben. Die sozialen Veränderungen erlauben kaum mehr die Ausbildung des traditionellen Identitätstyps, welcher nach der Sozialisation zum Erwachsenen einen festen Kern von Haltungen und Normen akkumuliert hat und damit lebenslang gegenüber äußeren „Anfeindungen" und Belastungen standhält. Erikson [10] hat mit seinem epigenetischen Stufenmodell der Identitätsentwicklung das wohl bekannteste Modell dieses Typs vorgelegt, doch es stimmt für heutige Verhältnisse kaum mehr [23].

Dagegen erscheint das Identitätsmuster des heutigen Menschen um vieles offener, dezentrierter, wird als plural oder als „Pantheon verschiedener Selbste" [29] bezeichnet. Die Arbeit an der eigenen Identität und ihren verschiedenen Bestandteilen, die sich von der sozialen Herkunft, der beruflichen Tätigkeit, dem Privat- oder Familienleben, dem weiteren sozialen Netzwerk und den Interessensbereichen ableiten, wird zur lebenslangen Aufgabe. Heiner Keupp [23, 24] hat für diese fragile Identitätsstruktur den Begriff der „*Patchwork-Identität*" geprägt.

Uns erscheinen die Probleme der Ausbildung einer solchen „Normalidentität" gar nicht so verschieden von den Schwierigkeiten, mit denen Menschen nach schizophrenen Episoden zu kämpfen haben. Für sie sind freilich die Fragen „Wer bin ich, wer will ich sein etc.?" noch viel schwieriger zu beantworten als für uns. Wo wir vielleicht Unsicherheit verspüren über unsere berufliche Zukunft, die Partnerwahl und die Zerstörungen der natürlichen Lebensgrundlagen, stehen von einer Schizophrenie betroffene Menschen nach einer Klinikentlassung oft vor einem psychosozialen Scherbenhaufen und vor einem kräftezehrenden Neuanfang. Es erscheint mir nicht verwunderlich, daß viele die notwendige Energie nicht immer aufbringen, daß sie ihre Selbstgestaltung aufgeben und den Weg in ein entmündigtes Anstaltsleben wählen.

Es ist die Aufgabe von uns Professionellen, – aber auch von anderen Teilen der Gesellschaft –, diesen Menschen neben den spezifischen Behandlungs- und Hilfeangeboten v.a. Hoffnung zu geben. Prof. Luc Ciompi hat mit seinen Mitarbeitern in verschiedenen Untersuchungen [7] zeigen können, daß *positive Zukunftserwartungen* – von Patienten, Angehörigen und Betreuern – zu den besten Prädiktoren für den Rehabilitationserfolg bei Schizophrenen zählen. Systemtheorie und Konstruktivismus setzen dieses „*Prinzip Hoffnung*" (Bloch) auch auf theoretisch-konzeptionelle Weise um. Für den postmodernen Menschen gilt es, „seine Identität so auszubilden, daß sie der aktuellen (gesellschaftlichen) Pluralität gewachsen, Identität in Übergängen ist." (Welsch [38], S. 197.) Für die Psychiatrie zeichnet sich dabei als Perspektive ab: „die einer Versöhnung des Kranken mit seinem Widerspruch, einer Bestärkung seiner divergierenden Selbstseinsfähigkeiten. Um es drastisch zu sagen: Man wird zunehmend versuchen müssen, die Kranken ihre Divergenz als normalitätsnah erfahren zu lassen, um damit Chancen der Lebbarkeit zu eröffnen." ([38], S. 199.)

Literatur

1. Beck U (1986) Risikogesellschaft. Auf dem Weg in eine andere Moderne. Suhrkamp, Frankfurt
2. Berger H (1993) Konstruktivistische Perspektiven in der Sozialpsychologie – Die Schizophrenie als „andere Seite der Normalität". In: Keupp H (Hrsg) Zugänge zum Subjekt: Ansätze zu einer reflexiven Sozialpsychologie. Suhrkamp, Frankfurt (in Druck)
3. Berger H (1989) Wieder rauf ans Licht! Aus der Praxis therapeutischer Wohngemeinschaften. Psychiatrie-Verlag, Bonn
4. Bilden H (1989) Geschlechterverhältnis und Individualität im gesellschaftlichen Umbruch. In: Keupp H, Bilden H (Hrsg) Verunsicherungen. Das Subjekt im gesellschaftlichen Wandel. Hogrefe, Göttingen

5. Bock T, Junck A (1991) Die subjektive Wahrnehmung psychotischen Geschehens – Krankheitskonzepte von Patienten, Angehörigen, Therapeuten im Vergleich. Psychiat Prax 18: 59–63

6. Böker W, Brenner HD (Hrsg) (1989) Schizophrenie als systemische Störung. Die Rolle intermediärer Prozesse für Verständnis und Therapie der Schizophrenie. Huber, Bern

7. Ciompi L, Dauwalder HP, Ague C (1979) Ein Forschungsprogramm zur Rehabilitation psychisch Kranker. III. Längsschnittuntersuchung zum Rehabilitationserfolg und zur Prognostik. Nervenarzt 50: 366–378

8. Eisenberg L (1988) The social construction of mental illness. Psychol Med 18: 1–9

9. Emrich HE (1990) Psychiatrische Anthropologie. Therapeutische Bedeutung von Phantasiesystemen. Pfeiffer, München

10. Erikson EH (1973) Identität und Lebenszyklus. Suhrkamp, Frankfurt

11. Federn P (1978) Ichpsychologie und die Psychosen. Suhrkamp, Frankfurt

12. Feyerabend P (1976) Wider den Methodenzwang. Skizze einer anarchistischen Erkenntnistheorie. Suhrkamp, Frankfurt

13. Gergen KJ (1985) The social constructionist movement in modern psychology. Am Psychologist 40: 266–275

14. Glasersfeld Ev (1985) Einführung in den radikalen Konstruktivismus. In: Watzlawick P (Hrsg) Die erfundene Wirklichkeit. Piper, München

15. Glasersfeld Ev (1987) Wissen, Sprache und Wirklichkeit. Arbeiten zum radikalen Konstruktivismus. Vieweg, Braunschweig

16. Gleick J (1990) Chaos – die Ordnung des Universums. Knaur, Munchen

17. Gross P (1985) Bastelmentalitat: ein ‚postmoderner‘ Schwebezustand. In: Schmid T (Hrsg) Das pfeifende Schwein. Wagenbach, Berlin

18. Harre R (1986) The step to social constructionism. In: Richards M, Light P (eds) Children in social worlds. Polity Press, Cambridge

19. Hildenbrand B (1991) Alltag als Therapie. Ablöseprozesse Schizophrener in der psychiatrischen Übergangseinrichtung. Huber, Bern

20. Hurrelmann K, Ulich D (Hrsg) (1990) Neues Handbuch der Sozialisationsforschung. Beltz, Weinheim Basel

21. Katschnig H (1989) Die vielen Seiten der Schizophrenie. In: Katschnig H (Hrsg) Die andere Seite der Schizophrenie. Patienten zu Hause, 3. Aufl. PVU, München

22. Keupp H (1989a) Subjekt und Gesellschaft: Sozialpsychologische Verknüpfungen. In: Keupp H, Bilden H (Hrsg) Verunsicherungen. Das Subjekt im gesellschaftlichen Wandel. Hogrefe, Göttingen

23. Keupp H (1989b) Auf der Suche nach der verlorenen Identität. In: Keupp H, Bilden H (Hrsg) Verunsicherungen. Das Subjekt im gesellschaftlichen Wandel. Hogrefe, Göttingen

24. Keupp H (1990) Riskante Chancen. Das Subjekt im gesellschaftlichen Wandel. Universitas 9: 838–851
25. Lyotard JF (1982) Das postmoderne Wissen. Impuls Assoziation, Bremen
26. Maturana HR, Varela FJ (1987) Der Baum der Erkenntnis. Die biologischen Wurzeln des menschlichen Erkennens. Scherz, Bern
27. Riemann G (1987) Das Fremdwerden der eigenen Biographie. Fink, München
28. Roth G (1986) Selbstorganisation – Selbsterhaltung – Selbstreferentialität. In: Dress A, et al (Hrsg) Selbstorganisation. Die Entstehung von Ordnung in Natur und Gesellschaft. Piper, München, S 149–180
29. Sampson EE (1985) The decentralization of identity. Am Psychologist 40: 1203–1211
30. Scharfetter C (1987) Definition, Abgrenzung, Geschichte. In: Kisker P, et al (Hrsg) Psychiatrie der Gegenwart. 4. Schizophrenien. Springer, Berlin Heidelberg New York Tokyo, S 1–38
31. Schimank U (1988) Biographie als Autopoiesis. Eine systemtheoretische Rekonstruktion von Individualität. In: Brose HG, Hildenbrand B (Hrsg) Vom Ende des Individuums zur Individualität ohne Ende. Leske & Budrich, Opladen
32. Schleiffer R (1981) Wahn und Sinn. Systemtheoretische Überlegungen zum Wahnproblem. Nervenarzt 52: 516–521
33. Schmidt SJ (1987) Der radikale Konstruktivismus. Ein neues Paradigma im interdisziplinären Diskurs. In: Schmidt SJ (Hrsg) Der Diskurs des radikalen Konstruktivismus. Suhrkamp, Frankfurt
34. Simon F (1990) Meine Psychose, mein Fahrrad und ich. Zur Selbstorganisation der Verrücktheit. Auer, Heidelberg
35. Watzlawick P (1985) Epilog. In: Watzlawick P (Hrsg) Die erfundene Wirklichkeit. Piper, München
36. Watzlawick P (1988a) Münchhausens Zopf oder: Psychotherapie und „Wirklichkeit". Huber, Bern
37. Watzlawick P (1988b) Anleitung zum Unglücklichsein. Piper, München
38. Welsch W (1990) Ästhetisches Denken. Reclam, Stuttgart
39. Wittgenstein L (1984) Tractatus logico-philosophicus. Philosophische Untersuchungen. Suhrkamp, Frankfurt
40. Wynne LC, Singer MT (1965) Denkstörung und Familienbeziehung bei Schizophrenen. Psyche 2/3: 82–161

Anschrift des Verfassers: Dr. H. Berger, Institut für Psychologie, Ludwig-Maximilians-Universität, Leopoldstraße 13, D-W-8000 München 40, Bundesrepublik Deutschland.

Auswirkungen gesellschaftlicher Vorurteile auf die Therapiebereitschaft und Symptombildung Schizophrener

P. Berner

Psychiatrische Universitätsklinik, Wien, Österreich

Zusammenfassung

Die Therapiebereitschaft Schizophrener wird sowohl durch mystische Vorstellungen über die Ursachen von Geisteskrankheiten wie auch durch Hypothesen über ihre Sozio- oder Psychogenese, vor allem aber durch die Verbreitung übertriebener Ängste vor der Pharmakotherapie herabgesetzt. Das hat zur Folge, daß die Patienten aufgrund unzureichender Behandlung häufiger produktiv-psychotische Symptome entwickeln oder zu einem Alkohol- oder Drogenmißbrauch verleitet werden, der die Symptomatik modifiziert. Des weiteren kann die Symptombildung auch durch diagnostische Klassifizierungen, die von den Medien der Bevölkerung vorgestellt werden, eine besondere Ausgestaltung erfahren. Schizophrene sind jedoch durchaus zur Krankheitseinsicht fähig, die ihnen die Entwicklung adäquater Bewältigungsstrategien ermöglicht. Dies kann dadurch gefördert werden, daß man ihnen hilft, sich nicht durch gesellschaftliche Vorurteile beeinflussen zu lassen, welche die Einstellung zur Behandlung und die Symptombildung in eine ungünstige Richtung lenken.

Schlüsselwörter: Vorurteilsforschung, Therapiebereitschaft Schizophrener, Schizophrenie symptomatisch.

Summary

Effects of social prejudices on schizophrenics' therapeutic compliance and development of symptoms. The readiness of schizophrenics to accept appropriate treatment may be diminished by mystical notions about the

origins of mental disorders as well as by hypotheses about their pure socio-
or psychogenesis and especially by the propagation of exaggerated fears
concerning pharmacotherapy. This increases the number of not or not
adequately treated patients and as a consequence the frequency of cases with
productive psychotic symptoms. The refusal of pharmacotherapy also leads
some of them to treat themselves with alcohol or drugs, which modifies their
symptomatology. The symptoms may also be shaped through the presentation of patients attributed to certain new diagnostic categories which the
mass-media consider as specially interesting for presentation to the public.
Schizophrenics are, however, in contradiction to wide spread assumptions
capable of developing illness insight in their disease which can enable them
to elaborate adequate coping-strategies. This may be enhanced if they are
helped to escape the influence of social prejudices which unfavorably
modify their attitude towards treatment and their symptom formation.

Keywords: Research on prejudice, therapeutic compliance of schizophrenics, schizophrenic symptoms.

Einleitung

Die Frage nach dem Einfluß von Einstellungen des Milieus auf die
Behandelbarkeit von psychisch Kranken wurde erst dann zum
Gegenstand gezielter Untersuchungen, als man sich der gesundheit-
spolitischen Tragweite einer Wiedereingliederung dieser Patienten
in die Gesellschaft bewußt wurde. Das Bestreben, langdauernde
Hospitalisierungen durch Rehabilitationsmaßnahmen zu vermeiden, wurde zweifelsohne weitgehend von dem Wunsch getragen,
die Kosten zu vermindern, welche dem Staate aus der Führung
entsprechend großer oder zahlreicher stationärer Versorgungsein-
heiten erwachsen. Diese Belastung der Gesellschaft sollte insbesondere in den sich fortschreitend industralisierenden Ländern dadurch
in Grenzen gehalten werden, daß die Patienten wieder in den
Produktionsprozeß eingegliedert werden und dadurch ihren Le-
bensaufwand in möglichst großem Ausmaß selbst bestreiten können. Autoren, welche – wie etwa Bastide [1] – die die wirtschaftli-
chen Motive der Reintegrationsbestrebungen herausgearbeitet haben, beurteilen hiebei das Anliegen des Psychiaters ihren Patienten
zur Gesundung zu verhelfen, gelegentlich wohl allzu geringschät-
zig. Dennoch kann nicht geleugnet werden, daß kostenbezogene

Überlegungen bei der Entwicklung von Rehabilitationsmaßnahmen eine wichtige Rolle gespielt haben und daß sie auch heute in die Planung therapeutischer Strategien einbezogen werden müssen. Die Meinungen darüber, welchen Anteil ökonomischen und welchen humanitären Motiven für die Zunahme des Interesses an der Wiedereingliederung psychisch Kranker zugeschrieben werden muß, gehen immer noch wohl aufgrund ideologischer Voreingenommenheiten – auseinander. Unabhängig davon bleibt die Tatsache unbestritten, daß die Rehabilitierungs-Bestrebungen in der Zwischenkriegszeit entstanden sind und nach dem zweiten Weltkrieg zur Etablierung der Sozialpsychiatrie als eigenständigem Forschungs- und Aufgabenbereich geführt haben.

Die Versuche, psychiatrische Patienten nach der Spitalsentlassung wieder in die Gesellschaft einzuordnen, zeigten rasch, daß die Aufnahmebereitschaft der Bevölkerung für diese Kranken nicht sehr groß war. Es war naheliegend, die Begründung dieser Zurückhaltung in gesellschaftlichen Vorurteilen zu vermuten, die es näher zu erforschen und durch gezielte Aufklärungsbemühungen zu beseitigen galt. Entsprechende Untersuchungen und Informationsprogramme sowie Überprüfungen der Erfolge des letzteren wurden zunächst um die Mitte des 20. Jahrhunderts in Nordamerika begonnen und einige Jahre später auch in europäischen Ländern durchgeführt. Die fünfziger Jahre waren jedoch auch jener Zeitraum, in dem die Psychopharmakologie entstand und die Behandlung psychisch Kranker entscheidend veränderte. Die Erfahrungen mit der sich sprunghaft durchsetzenden Pharmakotherapie gaben der Vorurteilsforschung einen weiteren Impuls: Die neu entdeckten Medikamente erwiesen sich als sehr erfolgreich in der Symptombekämpfung, konnten jedoch keine ausschlaggebende Rückfallsverhütung beweisen, was zu dem als „Drehtürpsychiatrie" bezeichneten Sachverhalt führte. Viele Psychiater meinten, daß die häufigen Wiederaufnahmen durch eine ablehnende und feindselige Haltung der Umgebung den entlassenen Patienten gegenüber verursacht wurden, und wandten dazu noch mehr Interesse den Einstellungsuntersuchungen zu. Die Ergebnisse dieser Studien führten nicht nur zu geplanten Maßnahmen um die Vorurteile den Geisteskranken gegenüber abzubauen. Sie gaben viel mehr auch Anlaß zu spekulativen Interpretationen, die erheblich zu einer Infragestellung der psychiatrischen Diagnostik und zum Aufkommen der antipsychiatrischen Bewegung um die Mitte der sechziger Jahre betrugen.

In den letzten Jahrzehnten kam es dann zu einem zunehmenden Absinken des Interesses an Einstellungsuntersuchungen, wofür eine Reihe von Gründen maßgeblich war: Zum ersten gelang es der sich systematisch ausbauenden Sozialpsychiatrie doch, die Aufnahmebereitschaft des Milieus für die in Rehabilitationsmaßnahmen eingegliederten Patienten zu verbessern, wordurch die Vorurteilsproblematik an Aktualität verlor. Des weiteren führten die von der Antipsychiatrie initiierten Versuche, psychisch Kranke ohne Medikamente dadurch zu heilen, daß man sie tolerant ihrem Schicksal überließ, zu keiner Verbesserung sondern vielmehr zu einer oft dramatischen Verschlimmerung ihrer Lebensbedingungen. Das veranlaßte dazu, die Ursachen für Geisteskrankheiten doch wieder eher in anderen Bereichen als in abwegigen Einstellungen der Bevölkerung zu suchen. Dieser Gesinnungswandel erfuhr durch die Ergebnisse der in letzter Zeit zunehmend intensivierten Erforschung eine bedeutungsvolle Unterstützung. Zugleich erfaßte man, daß erfolgversprechende ätiopathogenetische Untersuchungen nur dann möglich sind, wenn man ihnen klassifikatorische Ordnungsversuche zugrundelegt. Die aus dieser – an sich richtigen – Erkenntnis erwachsende Beschäftigung mit der Diagnostik stellt heute ein Hauptanliegen der Psychiatrie dar, das seinerseits auch wieder auszuufern droht und die Gefahr in sich birgt andere, für die Behandlung psychisch Kranker wichtige, Forschungsbereiche zu vernachlässigen. Das trifft unter anderem auch für Fragen zu, inwieweit nicht doch vorgefaßte Meinungen das Erscheinungsbild und die Behandlungsmöglichkeiten von psychiatrischen Erkrankungen beeinflussen. Auch wenn vieles dafür spricht, daß sich die Aufnahmebereitschaft des Milieus für psychisch Kranke gebessert hat, so gibt es doch gewichtige Anzeichen dafür, daß die Therapiebereitschaft und die Symptombildung dieser Patienten durch gesellschaftliche Vorurteile geprägt werden kann. Wie diese Problematik bei schizophrenen Erkrankungen zum Tragen kommt, ist Gegenstand der folgenden Erwägungen.

Ergebnisse der Einstellungsuntersuchungen

Hauptanliegen der Vorurteilsforschung war es zunächst herauszufinden, welche Vorstellungen sich die Gesellschaft vom Geisteskranken macht. Hiebei zeigte sich, daß der Laie dazu neigt, ihm eine Fülle von negativen Eigenschaften zuzuschreiben, die ihn insbesondere als gewalttätig, gefährlich, verantwortungslos und unvernünftig erscheinen lassen.

Das Ehepaar Cumming [2], das zu den Pionieren der Einstellungsuntersuchungen zählt, sieht in diesen Vorurteilen die Ursache dafür, daß die Gesellschaft sich von den Geisteskranken zu distanzieren und sie in die Isolation der Hospitalisierung abzuschieben versucht. Aufgrund ihrer Erhebungen kommen diese Autoren zu dem Schluß, daß Laien erst dann abnormes Verhalten nicht mehr tolerieren, wenn sie beginnen in ihm den Ausdruck einer Geisteskrankheit zu erkennen. Diese Feststellung stellte die Bemühungen, psychisch Kranken die bestmöglichen Lebensbedingungen zu verschaffen, vor ein schwerwiegendes Problem: Wenn man durch eine Steigerung der Fähigkeit der Gesellschaft, Geisteskrankheiten zu erkennen, die Toleranz diesen Patienten gegenüber vermindert, wäre es naheliegend mit entsprechenden Informationen der Bevölkerung zurückhaltend zu sein. Einer solchen Auffassung kann andererseits entgegengehalten werden, daß erst die Identifizierung psychischer Abwegigkeiten als Erkrankung die Voraussetzungen dafür schafft, die betreffenden Personen einer adäquaten Behandlung zuzuführen.

Die Gefahren einer Beeinflussung der Bevölkerung durch psychiatrische Informationen, deren Aussagekraft man in Hinblick auf die bestehenden Unklarheiten über die Ursachen psychischer Störung in Frage stellte, wurden in dem „labeling approach", dessen namhafteste Verfechter Lemert [8] und Scheff [11] waren, zur Hypothese ausgebaut, daß Geisteskrankheiten bloß Kunstprodukte eines Etikettierungsvorganges sind.

Dieses geht, wie Dörner [4] anschaulich zusammenfaßt, von der Annahme aus, daß bestimmte Personen nur deshalb gewisse störende Verhaltensweisen entwickeln, weil sie ihre Umgebung in einer festgelegten Perspektive gesehen haben und in einer Art mit ihnen umgegangen sind, die sie zu dem gemacht haben, was sie nun sind. Anders gesagt: Die Etikettierung, für welche die psychiatrische Diagnostik den Rahmen liefert, drängt den betreffenden Menschen ein Benehmen auf, das im Sinne einer „self-fullfilling prophecy" dazu führt, daß sie sich schließlich der ihnen zugeschriebenen Störung gemäß verhalten. Aus der Sicht des Labeling-Ansatzes, der von der Antipsychiatrie zum Dogma erhoben wurde, sind psychiatrische Informationen über diagnostische Zuordnungen nichts anderes als der Gesellschaft übermittelte Vorurteile. Diese machen unkonformistische Personen nicht nur zu „Kranken", sondern ermöglichen auch der Umgebung, sich ihrer zu entledigen, indem man sie in Krankenhäusern abschiebt oder ihre Gefügigkeit durch abstumpfende Medikamente erzwingt.

Den von den Vertretern der Etikettierungshypnose gezogenen Schlußfolgerungen steht die Meinung entgegen, daß eine gezielte Aufklärung über Geisteskrankheiten und ihre Behandlungsmöglichkeiten zu einem positiven Einstellungswandel der Bevölkerung führen können. Wie Rabkin [10] aufgrund einer umfassenden Analyse von Vorurteilsuntersuchungen feststellt, ergaben sich diesbezüglich widersprüchliche Ergebnisse: Während ein Teil der Publikationen über eine Verbesserung der Einstellung zu psychisch Kranken durch Informationsprogramme berichtete, fanden andere keine Änderung in der Grundhaltung der Bevölkerung. Die negativen Ergebnisse haben die Vertreter der Auffassung, daß Aufklärungsmaßnahmen letztlich doch zu einer besseren Akzeptanz der betreffenden Patienten führen werden, nicht entmutigt. Dementsprechend wurden Bemühungen, die Laien mit dem Standpunkt der Psychiater vertraut zu machen, trotz aller Einwände der Anhänger des Labeling-Ansatzes, laufend weiter fortgesetzt.

Dies hat wie neuere, mit im Vergleich zu den „klassischen" Einstellungsuntersuchungen verfeinerten Methoden durchgeführte, Erhebungen zeigen, dazu geführt, daß auch Laien heute eher dazu neigen, unterschiedliche Arten psychischer Störungen voneinander zu unterscheiden und ihre Integrierungs- und Heilungsaussichten jeweils gesondert zu beurteilen (Grausgruber et al. [5]). Durch diese differenziertere Sichtweise wurde offenbar auch die Toleranz der Bevölkerung positiv beeinflußt (Katschnig und Berner [6]). Aber gelang es durch die medizinischen Aufklärungsversuche wirklich, der Öffentlichkeit objektiv richtige Vorstellungen über die Geisteskrankheiten zu vermitteln?

Diese Frage wäre nur dann uneingeschränkt positiv zu beantworten, wenn die den Laien übermittelten Informationen auf eindeutig nachgewiesenen Tatsachen beruhen würden. Das trifft jedoch durchaus nicht immer zu: Die Auffassungen der mit psychisch Kranken befaßten Experten werden häufig noch in hohem Maße von Hypothesen geprägt, die ihrerseits vorgefaßten Meinungen gleichkommen. Zudem man diese an die Bevölkerung heranträgt, werden daher bloß oft die vorbestehenden laienhaften Einstellungen durch Vorurteile der Fachleute ergänzt, modifiziert oder ersetzt, was durchaus nicht unbedingt zu einer Verbesserung der Situation der Patienten führt. In diesem Zusammenhang betont Stumme [12] mit Recht, daß sich nur wenige Einstellungsuntersuchungen darum bemüht haben, den „psychiatrischen Standpunkt" empirisch zu bestimmen und daß man einer Gegenüberstellung der Auffassungen der Experten und der Laien weitgehend ausgewichen ist. Aufgrund der Ergebnisse von Studien, die der Frage nachgegangen sind, welche Vorstellungen sich die Bevölkerung über die Ursachen von Geisteskrankheiten macht, kommt dieser Autor zu dem Schluß, daß sich die Meinungen der Laien nicht wesentlich von den im Erscheinungsjahr seiner Publikation (1975) in der Psychiatrie diskutierten ätiologischen Vorstellungen unterscheiden: Psychologische Schwierigkeiten und ungünstige Umweltbedingungen werden ebenso wie somatische Erkrankungen oder erbliche Veranlagungen als mögliche Verursachungen angesehen. Das führt Stumme zu der Aussage," daß die Differenzen zwischen den Vorstellungen der Laien und Experten fast bedeutungslos werden angesichts der Diskrepanz der Vorstellungen und Handlungsweisen innerhalb der Psychiatrie". Inwieweit manche dieser einander widersprechenden Standpunkte der Fachleute, dadurch, daß sie zu Informationsgrundlagen erhoben wurden, in der Gesellschaft Vorurteile erzeugten, ist bislang nie gründlich erforscht worden. Dennoch gibt es eine Fülle von Hinweisen dafür, daß dieser Sachverhalt zutrifft und auch das Verhalten der Patienten selbst beeinflussen kann.

Die Therapiebereitschaft der Patienten beeinflussende Vorurteile

Trotz nach wie vor bestehender Unklarheiten über die Natur der schizophrenen Erkrankungen zugrundeliegenden biologischen Störungen hat sich der „psychiatrische Standpunkt" seit 1975, dem Erscheinungsjahr von Stumme's Publikationen, deutlich vereinheitlicht. Mit den Fortschritten der Wissenschaft vertraute Psychiater können wohl kaum mehr bezweifeln, daß Schizophrenien ererbte (oder in manchen Fällen durch pränatal erworbene neuronale Entwicklungsstörungen verursachte) biologische Prädispositionen zugrundeliegen, die in Wechselwirkungen mit ungünstigen soziokulturellen Lebensumständen oder psychisch traumatisierenden Vorerfahrungen zur Krankheitsmanifestation führen. Von Vorurteilen über die Genese der Erkrankungen kann man dann sprechen, wenn das biopsycho-soziale Interaktionsmodell vernachlässigt und jeweils nur ein einziger dieser Faktoren als Krankheitsursache angeschuldigt wird. Solche Standpunkte stammen aus Zeiten, in welchen die biologische, insbesondere die genetische Forschung noch nicht das aktuelle Niveau erreicht hatten. Sie wurden damals oft Aufklärungsbestrebungen zugrunde gelegt und leben, obwohl sie überall sind, noch jetzt in der Gesellschaft weiter; zum Teil werden sie auch heute noch von Vertretern mancher Schulen, die ihre zu Ideologien gewordenen Lehrmeinungen nicht verlassen wollen, über die Medien an die Bevölkerung herangetragen. Dies trifft insbesondere für die, meist von nicht-ärztlichen Psychotherapeuten oder Sozialhelfern vertretene Auffassung einer reinen Psycho- oder Soziogenese schizophrener Erkrankungen zu. Die daraus abgeleiteten Vorurteile gegen eine medikamentöse Behandlung werden von der Umgebung selbstverständlich auch den Patienten weitergegeben und vermindern erheblich deren Bereitschaft sich einer Pharmakotherapie zu unterziehen. In umgekehrter Weise kann jedoch auch eine, von manchen Ärzten vertretene, einseitige

Betonung der biologischen Genese der Schizophrenie, welche die pathogenetische Bedeutung von Umwelteinflüssen negiert, dazu führen, daß die Patienten sozio- und psychotherapeutische Behandlungen ablehnen, was ihre Heilungs- und Besserungschancen erheblich reduzieren kann.

Neben diesen, von voreingenommenen „Experten" den Patienten übermittelten negativen Einstellungen zu erwiesenermaßen wirksamen Behandlungsmethoden, wird die Therapiebereitschaft des Kranken jedoch auch durch in der Gesellschaft selbst entstandenen Vorurteile beeinträchtigt. Das trifft insbesondere für die, aufgrund beobachteter unerwünschter Nebenwirkungen aufgenommmene und von den Medien gelegentlich gesteigerte Meinung über die Gefährlichkeit der Pharmakotherapie zu. Andererseits kann man heute eine Zunahme von Vorstellungen beobachten, die das Auftreten von Geisteskrankheiten mit hypnotischen Einflüssen oder Verhexungen in Zusammenhang bringen. Dies führt oft dazu, daß Freunde oder Angehörige den Patienten raten, sich keiner medizinischer Behandlung zu unterziehen, sondern sich durch nichtärztliche Hypnotiseure oder Exorzisten von ihren Leiden befreien zu lassen.

Die Folgen gesellschaftlicher Vorurteile für die Symptombildung

Um zu verstehen, wie gesellschaftliche Vorurteile die Symptomatik Schizophrener beeinflussen können, ist es wichtig, sich daran zu erinnern, daß die psychotischen schizophrenen Manifestationen sich erst im Gefolge von primären Defizienzerlebnissen herausbilden, die zunächst als uncharakteristische Basissymptome in der Schilderung der Patienten faßbar werden. Wie sich aus dieser subjektiven Erfahrung von Störungen der Wahrnehmung, des Denkens, der Sprache, des Gedächtnisses, der Handlungssteuerung und der Leibesempfindungen dann über eine Irritationsphase die typischen, schizophrenen Endphänomene entwickeln, wurde insbesondere von der Bonner Schule erforscht und jüngst in übersichtlicher Weise von Klosterkötter [7] zusammenfassend dargestellt. Hiebei ergibt sich, daß die primären Störungen erst dann zur Ausbildung psychotischer Symptome führen, wenn sie durch die hervorgerufene Irritation einen Grad erreichen, der nicht mehr durch normalpsychologische Bewältigungsmechanismen kompensiert werden kann. Wenn dieser Sachverhalt vorliegt, kommt es zum Rückgriff auf entwicklungsgeschichtlich ältere Attributionsstile mit nachfolgenden persönlichkeitsbezogenen Konkretisierungen, die mit der Realität nicht mehr in Einklang stehen und so psychotischen Charakter annehmen. Im Rahmen dieses Vorganges können gesellschaftliche Vorurteile die Symptombildung auf zweierlei Weise beeinflussen – einerseits mittelbar durch die Herabsetzung der Therapiebereitschaft und andererseits mittelbar durch das Nahelegen von bestimmten Attributions- und Bewältigungsstilen.

Wie weit die heutige Pharmakotherapie in der Lage ist, die der Schizophrenie zugrundeliegenden kognitiven Defizienzen tatsächlich zu kompensieren, ist eine noch nicht völlig geklärte Frage. Die medikamentösen Behandlungsmethoden sind jedoch zweifelsohne imstande, die durch die Grundstörungen hervorgerufene Irritation so zu mitigieren, daß normale Bewältigungsmechanismen zur Anpassung ausreichen, so daß es nicht zur Ausbildung einer psychotischen Symptomatik kommt. Die vorurteilsbedingte Ablenkung der medikamentösen Behandlung erhöht dabei die Manifestationshäufigkeit florid-psychotischer Symptome. Andererseits hat sie sehr oft zur Folge, daß die Patienten auf anderen Wegen versuchen mit ihren Beschwerden fertig zu werden, indem sie eine „Eigenbehandlung" mit Alkohol oder Drogen vornehmen. Die dadurch zustandekommende Mißbrauchs- und Abhängigkeitssymptomatik überdeckt bei solchen Fällen die schizophrenietypischen kognitiven Störungen und modifiziert die psychotischen Symptome. Das führt häufig dazu, daß Schizophrene als Süchtige eingestuft und von der Gesellschaft noch mehr abgelehnt werden, wodurch sie in die Verwahrlosung absinken.

Dieser, indirekt durch eine vorurteilsbedingte Herabsetzung der Therapiebereitschaft hervorgerufenen Einflüssen auf die Symptombildung stehen jene gegenüber, die unmittelbar von Eigenheiten des sozio-kulturellen Bezugssystems geprägt werden. Die

Ethnopsychiatrie konnte zeigen, daß die in dem jeweiligen Milieu vorherrschenden religiösen, mystischen und sozialen Konzepte in hohem Maße mitbestimmen, wie psychisch Kranke sich ihre erlebten Funktionsstörungen erklären. Diese Attributionsstile sind – neben persönlichen Erfahrungen – z.B. dafür ausschlaggebend, ob Schizophrene sich als Heilige, Verhexte oder Verfolgte fühlen. Andererseits sind die Patienten auch mit den Problemen konfrontiert, daß sie der Gesellschaft das Außergewöhnliche, Rätselhafte und bedrohlich Erlebte ihrer Veränderung in einer Weise darbieten müssen, die der Gesellschaft verständlich machen soll, daß mit ihnen „etwas los ist". Der in manchen Kulturen zu beobachtende „Amoklauf" ist aufgrund der ethnopsychiatrischen Forschung in diesem Sachverhalt begründet. In den westlichen Industrieländern wird die Art, wie die Patienten ihr „Anderssein" präsentieren, zunehmend von Vorstellungen über Geisteskrankheiten determiniert, die über die Medien an die Gesellschaft herangetragen werden.

Ein eindrucksvolles Beispiel hiefür ist die massive Zunahme der mit der Diagnose „Multiple Persönlichkeit" belegten Symptomatik. Das Krankheitsbild wurde um die Wende des 19. Jahrhunderts von der Hypnoseforschung beschrieben und geriet danach völlig in Vergessenheit, weil man keinen Patienten mehr begegnete, die der betreffenden Symptomatik entsprachen. Die Aufnahme dieser Diagnose in das amerikanische Klassifikationssystem und die Vorstellung solcher Fälle im Fernsehen führte dazu, daß eine ständige wachsende Zahl von psychisch Kranken sich von diesem Leiden befallen fühlt (Merskey [9]). Hiebei zeigt sich, daß offenbar unterschiedliche Erkrankungen, vor allem Hysterien und manisch-depressive Störungen aber auch Schizophrenien, dem im Vordergrund stehenden Krankheitsbild zugrundeliegen können. In dieser Perspektive kann man heute die Labeling-Theorie in korrigierter Form wieder in psychiatrische Überlegungen einbeziehen: Die Etikettierung vermag wohl nicht, die ihr vorausgehenden primären Funktionsstörungen zu erklären; sie kann jedoch die Ausgestaltung der klinischen Symptomatik, die Art, wie die Patienten ihr Leiden darbieten, erheblich beeinflussen. In weniger spektakulärer, aber dafür oft folgenschwerer Weise kommen die in der Gesellschaft bestehenden Vorurteile über die Ausdrucksformen und den Verlauf psychischer Erkrankungen aber auch in Hinblick auf andere Symptome zur Wirkung. In der Bevölkerung ist nach wie vor die Meinung vorherrschend, daß Schizophrenien zwangsläufig immer zu einem zunehmenden Energieverlust und zu einem autistischen Rückzug führen müssen. Diese, durch Verlaufsstudien widerlegte aber in Laien oft zugänglichen, veralteten Krankheitsbeschreibungen enthaltene Auffassung, veranlaßt viele Schizophrene, sobald sie die Diagnose akzeptiert haben, sich nichts mehr zuzutrauen, keine Aktivitäten mehr zu entfalten und zwischenmenschlichen Kontakten auszuweichen. Es zeigt sich somit, daß gesellschaftliche Vorurteile sowohl die produktiv-psychotischen Manifestationen gestalten wie auch die passive Abkapselungs-Symptomatik Schizophrener mitbestimmen können.

Wie kann man die Therapiewilligkeit und Symptomatik günstig beeinflussen?

Aufgrund neuerer Forschungsergebnisse läßt sich erweisen, daß Schizophrene für das Krankhafte ihrer Basissymptome – insbesondere, wenn sie in weiteren Schüben auftreten, – durchaus eine Krankheitseinsicht entwickeln können. So konnten Dittmann und Schüttler [3] jüngst zeigen, daß solche Patienten sehr häufig Bewältigungs- und Kompensationsmechanismen einsetzen, die mit der Dauer der Krankheit zunahmen. Hiebei konnte festgestellt werden, daß einen schubförmigen Verlauf aufweisende Patienten mehr Bewältigungsstrategien ausbilden als solche mit einem phasenhaften Verlauf. Der Grund hiefür ist darin zu sehen, daß die langsamere Entwicklung von Basissymptomen mit der aus ihnen resultierenden affektiven Spannung den Kranken mehr Zeit gibt, sich vernunftsmäßig mit ihren Beschwerden auseinanderzusetzen und etwas gegen sie zu unternehmen. Bei akut beginnenden phasenhaften Verläufen hingegen steigt die affektive Irritation meist so rasch an, daß die Patienten zu einer realistischen Beurteilung der erlebten Veränderungen und zu dem Einsatz nicht-psychotischer Bewältigungsstrategien nicht mehr fähig sind. Andererseits macht auch die nach den Phasen auftretende Remission die Patienten wenig dazu bereit, eine rezidivverhütende Intervallbehandlung zu akzeptieren. Dennoch lernen auch viele Patienten mit phasenhaften Verläufen nach mehreren Rezidiven die Krankhaftigkeit ihrer Zustände zu erkennen und sich rasch entsprechend behandeln zu lassen. In noch stärkerem Ausmaße sind Schizophrene mit schubförmigen Verlauf in der Lage, mit zunehmender Krankheitsdauer die symptomauslösenden Situationen zu identifizieren und einzusehen, daß eine entsprechende Medikation sie vor neuerlichen Schüben schützen kann. Dittmann und Schüttler [3] konnten feststellen, daß 88% der von ihnen untersuchten Schizophrenen, die bereits mindestens einen Krankheitsrückfall durchgemacht hatten, das Bestreben aufwiesen, ihre selbst wahrgenommenen Basissymptome durch bestimmte Verhaltensweisen zu kompensieren, und daß Patienten mit einer positiven Einstellung zur Neuroleptika-Therapie mehr Bewältigungsmechanismen ausbildeten als solche, die dieser Behandlung ablehnend gegenüberstanden. Die Krankheitseinsicht ist jedoch bei schubförmigen Verläufen nicht auf die Primärsymptomatik beschränkt. Diese Patienten lernen, ebenso wie viele an phasenhaften Schizophrenien Leidende nach Rezidiven zunehmend ihre produktiv-psychotische Erlebnisweise als krankhaft zu erkennen.

Die kritische Wertung des Einflusses gesellschaftlicher Vorurteile auf die Therapiebereitschaft und Symptombildung Schizophrener läßt den Schluß zu, daß die Beseitigung falscher Vorstellungen die Behandlungswilligkeit dieser Patienten fördern und ihre Symptomatik günstiger gestalten bzw. besser beherrschbar machen kann. Hiebei geht es nicht nur um die Beseitigung einer ablehnenden Einschätzung der medikamentösen Therapie und um die Korrektur von in der Gesellschaft verbreiteten Krankheitsvorstellungen, welche die Symptomatik der Patienten ungünstig prägen. Ebenso wichtig erscheint es vielmehr, auch das Vorurteil abzubauen, daß Schizophrene nicht zur Krankheitseinsicht fähig sind. Dittmann und Schüttler [3] konnten feststellen, daß 86% ihrer Patienten eine Krankheitseinsicht aufwiesen. Durch die Klarstellung, daß Schizophrene sehr wohl in die Lage versetzt werden können, ihre

Krankheit zu erkennen, und ein entsprechendes Bewältigungsverhalten zu erlernen, eröffnet sich ein sinnvoller Weg die Akzeptierung dieser Patienten durch die Gesellschaft zu fördern und die Krankheit erfolgversprechender zu behandeln.

Literatur

1. Bastide R (1973) Soziologie der Geisteskrankheiten. Kiepenheuer und Witsch, Köln
2. Cumming E, Cumming J (1957) Closed ranks. Harvard University Press, Cambridge, Mass
3. Dittmann J, Schüttler R (1990) Autoprotektive Mechanismen bei Patienten mit schizophrenen Psychosen – Kompensation und Bewältigung. Fortschr Neurol Psychiat 58: 473–483
4. Dörner K (1978) Geleitwort. In: Trojan A (Hrsg) Psychisch Kranke durch Etikettierung? Fortschritte der Sozialpsychiatrie, Bd 4. Urban und Schwarzenberg, Munchen Wien Baltimore
5. Grausgruber A, Hofmann G, Schony W, Zapotoczky K (1989) Einstellungen zu psychisch Kranken und zur psychosozialen Versorgung. G Thieme, Stuttgart New York
6. Katschnig H, Berner P (1983) Comment estimer les prejuges du public a l'egard de la maladie mentale? Psychologie Medicale 15 (14): 2329–2331
7. Klosterkotter J (1992) Die Entwicklung der Symptome ersten Ranges. Fundamenta Psychiatrica 6: 81–94
8. Lemert EM (1951) Social pathology. Mac Graw Hill, New York
9. Merskey H (1989) The manufacture of personalities. The production of multiple personality disorder. Br J Psychiatry 160: 327–340
10. Rabkin JG (1974) Public attitudes toward mental illness. A review of the literature. Schizophr Bull 10: 769–772
11. Scheff TJ (1973) Das Etikett „Geisteskrank". Soziale Interaktion und psychische Störung. Fischer, Frankfurt
12. Stumme W (1975) Psychische Erkrankungen im Urteil der Bevölkerung. Fortschritte der Sozialpsychiatrie, Bd 1. Urban und Schwarzenberg, München Berlin Wien

Anschrift des Verfassers: Univ.-Prof. Dr. P. Berner, 19 Rue Vaneau, F-7500 Paris, Frankreich.

Vergleiche des Therapiestils und angewandter Therapieverfahren in der Jenaer Nervenklinik 1985/1991

K. Peter, G.-E. Kühne, U. Bauer, I. Misselwitz und C. Reinhardt

Klinik für Psychiatrie und Neurologie „Hans Berger",
Friedrich-Schiller-Universität, Jena, Bundesrepublik Deutschland

Zusammenfassung

In der vorliegenden Arbeit werden aktuelle Aspekte des Betreuungsregimes bei Schizophrenen, Suchtkranken und Psychotherapiepatienten behandelt. Aus der Sicht des jeweiligen Bereiches werden Konstanz und Veränderung im Vergleich der Jahrgänge 1985 und 1991 dargestellt. Während im ersten Teil der Arbeit jetzt möglicher Zugang zum Psychopharmakaweltmarkt in seinem Einfluß auf das akute medikamentöse Regime bei erstaufgenommenen Schizophrenen analysiert wurde, konnten in den anderen Abschnitten der Arbeit Versorgungsstrukturaspekte und inhaltliche Probleme des Wandels der Therapiestile dargestellt werden. In den sucht- und psychotherapeutischen Arbeitsbereichen stehen wesentliche konzeptionelle Neugestaltungen im Mittelpunkt der zukünftigen Arbeit, während im untersuchten medikamentösen Bereich eher punktuelle Prüfungen von Einzelfragen das therapeutische Regime determinieren.

Schlüsselwörter: Therapiestile, medikamentöses Regime, erstaufgenommene Schizophrenie, Sucht- und Psychotherapie, Versorgungsstruktur, Wandel der Therapie.

Summary

Comparison of the therapy style and the applied therapy methods at the University Clinic for Neurology and Psychiatry Jena in the years

1985 and 1991. The present work deals with current aspects of the treatment regime for schizophrenics, addicts and psychotherapy patients. From the angle of the respective fields constancy and changing are shown comparing the years 1985 and 1991. In the first part of the work the influence of the now possible access to the world market of psychopharmacological drugs on the acute medicinical regime of schizophrenics hospitalized for the first time is analyzed, and in other chapters aspects of the supply network and problems of changing the therapy styles were demonstrated. In the future essential conceptional reformations are the focus of the treatment of addicts and psychotherapy patients. In the examined medicinical field, however, more punctual checks of single questions determine the therapeutical regime.

Keywords: Therapy styles, medicinical regime, schizophrenics hospitalized for the first time, supply network of addiction and psychotherapy, changing of therapy.

Einleitung

In dieser Arbeit sollen aus Sicht der initialen medikamentösen Behandlung ersterkrankter Schizophrener, der suchtspezifischen Therapie und der Psychotherapie Veränderungen der therapeutischen Stile im Vergleich der Jahre 1985 und 1991 dargestellt werden. Letzendlich soll das Ziel der Untersuchungen die Analyse des Einflusses der gesellschaftlichen Veränderungen in den ausgewählten Bereichen an einer psychiatrischen Universitätsklinik sein. Relativ konstante ärztliche, psychologische und pflegerische Personalstrukturen sind mit als wesentliche methodische Voraussetzungen dieser Untersuchungen anzusehen. Neben den inhaltlichen und organisatorischen Analysen der Versorgungsstrukturen sind besonders die medikamentösen Studien auch als Kontrollmittel ärztlicher Tätigkeit zu nutzen und im Vergleich mit dem bekannten Wissensstand eventuell unmittelbare Schlußfolgerungen für die tägliche therapeutische Arbeit abzuleiten. Wegen der Arbeitsschwerpunkte in der klinischen Forschung wird das medikamentöse Regime bei ersterkrankten Schizophrenen unter den üblichen Gliederungskriterien besprochen, im dritten und vierten Teil der Arbeit wurde bei der Kompaktheit der Darstellung darauf verzichtet.

Medikamentöses Regime bei ersterkrankten Schizophrenen

Einführung und Fragestellungen

Genau 40 Jahre sind vergangen, seitdem Chlorpromazin als erstes antipsychotisch wirksames Medikament durch Delay und Deniker zur Behandlung von manischen und schizophrenen Psychosen eingeführt wurde. Damit war die Ära der Pharmakotherapie in der Psychiatrie eingeleitet. Es folgten 1954 die Beschreibung der Reserpin-Wirkungen durch Kline, Ende der 50er Jahre die des Imipramins durch Kuhn, 1961 die Entdeckung des Haloperidols durch Janssen. 1969 legte Schou die Grundlage für die weltweite Anwendung des Lithiums zur Phasenprophylaxe bei affektiven Psychosen. 1971 wurde Clozapin auf den Markt gebracht. Auch die Entwicklung der Depot-Neuroleptika liegt bereits mehr als 20 Jahre zurück [1]. Seitdem steigt die Zahl der zugelassenen Psychopharmaka von Jahr zu Jahr.

Mittlerweile gibt es eine Vielzahl von Darstellungen der allgemeinen Richtlinien für die psychiatrische Pharmakotherapie, die in den meisten Punkten übereinstimmen. Folgende Leitlinien können als allgemein anerkannt gelten [2]:

1. Der gewünschte therapeutische Effekt tritt oft erst mit einer mehrtägigen, mitunter mehrwöchigen Latenz ein. Deswegen müssen Psychopharmaka für eine ausreichend lange Zeit verabreicht werden (Hippius 1977, Pietzcker 1978).
2. Kombinationen mehrerer Psychopharmaka mit ähnlichen Wirkprofilen sollten vermieden werden (Degwitz et al. 1976, Helmchen und Hippius 1967, Lehmann 1973).

Die Frage ist nun, inwieweit solche Richtlinien tatsächlich Anwendung in der klinischen Praxis finden. Diese Problematik ist inzwischen in unterschiedlichen Arbeiten (Grohmann et al. 1980, Völkel 1987) unter verschiedenen Fragestellungen aufgegriffen worden und war auch der erste Aspekt in der vorliegenden Arbeit.

Zweitens interessierte uns die Frage, inwieweit neuere wissenschaftliche Erkenntnisse und Theorien auf dem Gebiet der psychiatrischen Pharmakotherapie Einzug in die stationäre Praxis unserer Klinik hielten. Folgende Beispiele seien angeführt:

1. Während die Empfehlungen für die psychiatrische Behandlung von Schizophrenien meist dahingehen, möglichst niedrig jedoch wirksam zu dosieren, um extrapyramidale Nebenwirkungen zu vermeiden [3, 4] fand in den letzten Jahren die Hochdosierung mit stark potenten Neuroleptika und Depot-Neuroleptika bei Therapieresistenz akuter und chronischer Psychosen vermehrte Beachtung [4–7].
2. Trotz der Agranulocytosegefahr wird Clozapin neben anderen atypischen Neuroleptika [8] von vielen Autoren [9, 10] bei schwer zu beherrschenden Fällen von Schizophrenie aufgrund seiner guten antipsychotischen Wirksamkeit und geringen extrapyramidalen Nebenwirkungen als Alternative zu klassischen Neuroleptika empfohlen. In der Psychiatrischen Klinik der Universität München war Clozapin 1974 sogar das am häufigsten verwendete Medikament [2].
3. Nachdem der prophylaktische Effekt des Carbamazepins bei manisch-depressiven Erkrankungen in verschiedenen Arbeiten herausgestellt wurde [11, 12], scheint nun auch sein Einsatz bei der Behandlung schizophrener Erkrankungen erfolgversprechend [11, 12].

Die Psychiatrie auf dem Gebiet der ehemaligen DDR stellt insofern eine Besonderheit dar, als es vor 1990 nur einige Vertreter, wenngleich auch aller Substanzklassen von Neuroleptika, Antidepressiva und Tranquilizern, gab. Seit 1990 steht uns nun die gesamte Palette an Psychopharmaka zur Verfügung. Es liegt also drittens die Frage nahe, ob und in welcher Weise diese neue Vielfalt das Medikamentenregime an unserer Klinik beeinflußt hat.

Wir untersuchten das medikamentöse Regime bei den 1985 und 1991 erstmals in die psychiatrische Abteilung der Friedrich-Schiller-Universität Jena stationär aufgenommenen, an Schizophrenie erkrankten Patienten.

Basierend auf den drei vorausgehend angeführten Schwerpunkten formulierten wir folgende Fragestellungen:

- Ist das Jahr 1991 durch die Aufnahme neuer Substanzen in das Medikamenten-Repertoir der Klinik gekennzeichnet?
- Ist demzufolge die Anzahl der verordneten Substanzen auffallend höher als 1985, oder greift man weiter auf altbewährte Präparate zurück?
- Gibt es bevorzugte Präparate?
- Welchen Stellenwert nehmen atypische Neuroleptika im Therapieplan ein? (1985 stand uns lediglich Clozapin als Vertreter dieser Substanzgruppe zur Verfügung.)
- Wurden Antikonvulsiva zur Behandlung schizophrener Erkrankungen angewendet?
- Dominiert Mono- oder Kombinationstherapie?
- Welche Medikamentenklassen werden besonders häufig kombiniert?
- Wann ist ein therapeutischer Erfolg sichtbar?
- Wie sind initial die Dosierungsgewohnheiten? Geht die Tendenz zu einer nachfolgenden Dosiserhöhng oder -erniedrigung? Gibt es Fälle von Hochdosistherapie?

Material, Methoden und Ergebnisse

Aufgrund der Konzeption der Studie als retrospektive Untersuchung wurden alle Krankengeschichten der Jahrgänge 1985 und 1991 der Klinik für Psychiatrie und Neurologie „Hans Berger" der Friedrich-Schiller-Universität Jena in die Auswertungen einbezogen. Entsprechend den Zielstellungen der Untersuchungen wurden nur Erstaufnahmen dieser Jahrgänge berücksichtigt, wenn die Diagnose einer Schizophrenie aus den Epikrisen ersichtlich wurde. 1985 kam noch überwiegend das IKK-System [13] zur Anwendung, 1991 wurden alle Diagnosen nach diesem System erstellt und nach DSM-III-R überprüft [14]. Um die Vergleichbarkeit zu gewährleisten, wurde bei den jetzigen Auswertungen aber auf das ursprüngliche Diagnostiziersystem zurückgegriffen. Nach diesen

                                    K. Peter et al.

Kriterien erfüllten 1985 18 Patienten die Diagnosekriterien, 1991 schon 34. Mit Tabelle 1 wird ein Überblick über die Stichproben gegeben. Die Tabelle enthält für Vergleichszwecke auch Angaben zum Jahrgang 1975.

Die Ergebnisse der Analyse des medikamentösen Regimes finden sich in den Tabellen 2–5.

Tabelle 1. Stationär aufgenommene Ersterkrankte nach ICD 8./9. Revision

		1975		1985		1991	
		n	%	n	%	n	%
295	m	9	45,0	11	61,0	16	47,1
	w	11	55,0	7	39,0	18	52,9
296	m	9	30,0	6	26,1	14	37,8
	w	21	70,0	17	73,9	23	62,2
300	m	37	40,7	59	40,9	29	36,3
	w	54	59,3	85	59,1	51	63,7

Tabelle 2. Medikamentöses Regime bei erstaufgenommen Schizophrenen
1985–1991

	1985		1991	
	Anzahl	% der Gesamtheit	Anzahl	% der Gesamtheit
Therapieübernahme				
ja	1	5,6	1	2,9
nein	17	94,4	31	91,2
teilweise	0	0,0	2	5,9
Therapiebeginn	x	Min. Max.	x	Min. Max.
(Tag)	1,3	1 7	1,2	1 5

Tabelle 2 (Fortsetzung)

	1985		1991	
	Anzahl	% der Gesamtheit	Anzahl	% der Gesamtheit
Beginn der Therapie				
oral	12	66,7	25	73,5
parenteral	6	33,3	8	23,5
gemischt	0	... 0,0	1	2,9
Wechsel der Applikationsart im Verlauf der Therapie				
ja	9	50,0	16	47,1
nein	9	... 50,0	18	... 52,9
Therapieform zu Beginn				
Monotherapie	4	... 22,2	7	20,1
Kombinationstherapie	14	77,8	27	79,4

	x	Min.	Max.	x	Min.	Max.
Anzahl der Medikamentenwechsel	2,3	0	7	1,9	0	7
Anzahl der Wirkstoffe pro Patient	3,4	1	7	3,6	1	7
Anzahl der gleichzeitig verabreichten Stoffe	2,0	1	2,8	2,1	1	2,8

	Anzahl	% der Gesamtheit	Anzahl	% der Gesamtheit
Ambulante Weiterführung der Therapie				
ja	16	88,9	32	94,1
nein	2	11,1	... 2	5,9
Anteil von Medikamenten der unterschiedlichen Substanzklassen (absolut) mit Anteil an der Gesamtzahl der Verordnungen				
Neuroleptika	46	74,2	79	67,5
Antidepressiva	2	3,2	10	8,5
Tranquilizer	2	3,2	5	4,3
Antiparkinsonika	12	19,4	17	14,5
Antikonvulsiva	0		6	14,5
Lithium	0		0	
Nootropika	... 0		... 0	

K. Peter et al.

Tabelle 3. Medikamente absolut (initial) und Dosierungsverhalten im Verlauf (1985)

	mg	Gleich	Reduziert	Erhalten
Haloperidol	20,7	5	9	1
Levomepromazin	175,0	3	5	1
Biperiden	5,6	6	2	
Promethazin	282,1	1	4	2
Butaperazinhydrogen-maleinat	22,9	2	3	1
Trihexyphenidyl-HCl	12,3	3		
Diazepam	250,0	2		
Metofenazat	15,0	2		
Pimozid	2,0	1		
Chlorpromazin-HCl	100,0	1		
Trimipramin-HCl	150,0			1
Clomipramin-HCl	25,0			1
Fluphenazin-HCl	32,0	1		
Fluphenazindecanoat	12,5			1

Tabelle 4. Initiale Medikamentendosen und Dosierungsverhalten im Verlauf (1991)

	mg	Gleich	Reduziert	Erhalten
Promethazin	189,6	14	6	4
Haloperidol	19,2	8	10	5
Biperiden	7,3	8	6	1
Levomepromazin	125,8	5	2	2
Carbamazepin	633,3	5	1	
Diazepam	399,9	5		
Haloperidol-decanoat	15,6	4		
Trimipramin-HCl	126,2	3	1	
Amitriptylin	82,5	2		
Perazin	350,0	2		
Sulpirid	700,0	2		
Thioridazin-HCl	150,0	1	1	
Clomipramin-HCl	50,0	2		
Imipramin-HCl	25,0	1		
Zotepin	450,0	1		
Fluspirilen	4,0	1		
Fluphenazindecanoat	25,0	1		
Amisulprid	125,0	1		
Chlorprothixen	60,0	1		
Maprotilinmesilat	75,0	1		
Pimozid	2,0	1		
Flupentixol	20,0	1		
Trihexyphenidyl-HCl	10,0	1		
Benperidol	24,0	1		
		64	28	13
		61,0%	26,7%	12,4%

Häufigste Kombination in beiden Jahren: Haloperidol + Promethazin

Tabelle 5. Medikamentenkombinationen bei schizophrenen
Erstaufnahmen

	1985	(%)	1991	(%)
NL (+ NL)	29	50,9	44	46,3
NL + AP	23	40,4	27	28,4
T + NL	2	3,5	5	5,3
AD + NL	2	3,5	5	5,3
AD	1	1,8	3	3,2
AK			3	3,2
AD			2	2,1
AP			2	2,1
AK + NL + AD			2	2,1
AK + AD			1	1,0
AP + AD + NL			1	1,0

NL Neuroleptika, *AP* Antiparkinsonika, *T* Tranquillizer, *AD* Antidepressiva, *AK* Antikonvulsiva

Diskussion

In unserer retrospektiven Arbeit fällt zunächst einmal auf, daß sich
der Anteil schizophrener Erstaufgenommener von 18 Patienten
1985 auf 34 Patienten 1991 nahezu verdoppelte. Ob es sich dabei
um einen Zufall handelt, soll eine weitere Studie, das Jahr 1986
betreffend, klären. Erwartungsgemäß wurden sowohl 1985 als auch
1991 alle Patienten mit Psychopharmaka behandelt. Das unterstreicht nur die große Bedeutung, die der medikamentösen Therapie
in der Behandlung der Schizophrenie zukommt ebenso wie die
Tatsache, daß ein Beginn der Pharmakotherapie 1985 am 1,3 Tag
und 1991 am 1,2 Tag nach Aufnahme erfolgte.

Die durchschnittliche Aufenthaltsdauer lag 1985 bei 82,7 Tagen,
1991 bei 54,6 Tagen. Diese Differenz könnte durch die 1991 höhere
Zahl an Notaufnahmen, also Patienten mit akuter psychotischer
Symptomatik, zustandekommen. Entsprechend Pfliegler [15], die in

ihrer Arbeit Angst, Goldberg, Vaillant und Woggon zitiert, sprechen akut einsetzende Psychosen besonders gut auf Neuroleptika an. Dagegen spricht die in etwa gleiche Latenzzeit für die Wirkung der Psychopharmaka, die 1985 bei 20 Tagen (min. 4; max. 100), 1991 bei 21,4 Tagen (min. 2; max. 180) bei allerdings größerer Streuung 1991, lagen. Die Latenzzeit von 20 Tagen liegt im Rahmen der in der Literatur angegebenen Spanne von 1 bis 4 Wochen [16, 17]. Daran schließt sich die Empfehlung, einen Wechsel der Therapie nicht vor zwei Wochen vorzunehmen [3]. Wir ermittelten Werte für den ersten Medikamentenwechsel von 18,9 Tagen 1985 und 16,1 Tagen 1991.

Hinsichtlich Applikationsart (oral, parenteral) sowie Bevorzugung von Kombinationsbehandlung gab es kaum Unterschiede in den beiden Jahren. 1985 wurden 77,8% aller Patienten, 1991 79,4% von Beginn an mit Kombinationstherapie behandelt, wobei diese Therapieform 1985 bei 38,9%, 1991 bei 61,8% beibehalten wurde. Das steht im Gegensatz zu Therapieempfehlungen in der Literatur. Manche Autoren sind der Ansicht, daß es in kontrollierten Studien bisher nicht gelungen ist, signifikante Vorteile der Kombination im allgemeinen nachzuweisen [6]. Franzek und Beckmann [18] halten lediglich eine Kombination Neuroleptikum/Lithium einer Monotherapie bei schizoaffektiven Psychosen für überlegen. Eine solche Kombination kam bei unseren Patienten nicht zur Anwendung. In etwa der Hälfte aller Kombinationen handelte es sich in beiden Jahren um eine Kombination von 2 oder mehreren Neuroleptika: 1985 29mal (50,9%), 1991 44mal (46,3%). Dabei überwog die Kombination eines hochpotenten mit einem niedrig- oder mittelpotenten Neuroleptikum. Bevorzugt wurde die Verbindung Haloperidol mit Promethazin. Die besonders häufige Kombination eines stark antipsychotisch mit einem vorwiegend dämpfend wirkenden Mittel unterstreicht die auf Zielsymptome ausgerichtete Therapie in der Psychiatrie [18] und bestätigt sich auch in der Arbeit von Grohmann et al. [2] sowie Völkel [7]. Die in beiden Jahren 1985 10mal, 1991 10mal auftretende Kombination von hochpotenten Neuroleptika (evtl. auch zusammen mit Vertretern anderer Substanzklassen wie z.B. Antiparkinsonmittel) läßt sich nicht erklären, findet sich aber auch bei Grohmann [2] ebenso wie die relativ große

Anzahl der während der Therapie bei einem Patienten verabreichten Medikamente (1985: 3,4; 1991: 3,4).

Nach der Kombination von Neuroleptika untereinander folgt in der Häufigkeit die eines oder mehrerer Neuroleptika mit einem Antiparkinsonmittel (1985: 40,4%; 1991: 28,4%). Einen Widerspruch zu den allgemeinen Richtlinien der Pharmakotherapie stellt dabei die Tatsache dar, daß in beiden Jahren ca. 50% der Antiparkinsonmittel (1985: 50%; 1991: 64,7%) ohne ein Erwähnen extrapyramidaler Nebenwirkungen in den Krankenakten verabreicht wurden. Das ist aber der Nachteil einer retrospektiven Arbeit, bei der immer mit Informationsverlust gerechnet werden muß. Bisher sind die Unterschiede im medikamentösen Regime der beiden Jahre auffallend gering. Die eingangs geäußerte Vermutung über eine Zunahme der Präparatezahl hat sich aber bestätigt. 1985 wurden 14 verschiedene Präparate verordnet, 1991 waren es 24, also etwa 1/3 mehr. Die Favoriten des Jahres 1985 (Haloperidol, Levomepromazin, Biperiden, Promethazin) standen auch 1991 an der Spitze gefolgt von Carbamazepin, das 1985 noch nicht verordnet wurde.

Atypische Neuroleptika nehmen einen untergeordneten Stellenwert in der Therapie ein. 1985 wurde kein einziges Präparat dieser Substanzklasse verwendet. 1991 ermittelten wir lediglich drei Verordnungen (2 x Sulpirid, 1 x Zotepin) von insgesamt 105 Verordnungen. Das entspricht 2,9%.

Beim initialen Dosierungsverhalten geht die Tendenz in beiden Jahren eher dazu, die Anfangsdosis beizubehalten (47,4% im Jahre 1985; 61,0% im Jahre 1991) bzw. zu reduzieren (40,4% im Jahre 1985; 26,7% im Jahre 1991), anstatt durch langsame Dosiserhöhung die Wirkdosis zu erreichen.

Eine Hochdosistherapie, worunter wir laut Dencker [5] einen ungefähr 10 fach so großen Dosisbereich wie übliche verstehen, wurde in keinem der beiden Jahre beobachtet. Geradezu eine Ausnahme bildeten Dosierungen von 50 bzw. 60 mg/die bei zwei schizophrenen männlichen Patienten im Jahre 1991.

Zusammenfassend läßt sich ein Festhalten an scheinbar bewährten Behandlungsmustern verzeichnen, ohne daß man sich neuen Therapiekonzepten verschließt.

Suchtspezifische Therapie in einer Universitätsklinik für Psychiatrie und Neurologie im Wandel

Trotz des systembedingten Zudeckens der Alkoholismus-Problematik in der ehemaligen DDR war es durch persönliches Engagement leitender Kliniksmitarbeiter möglich, daß 1978 in der Klinik für Psychiatrie und Neurologie Jena, als einziger Universitätsklinik in der DDR, eine sog. Alkohol- und Drogen-Station aufgebaut werden konnte, in der viermonatige Entwöhnungsbehandlungen für Alkohol- und Medikamentenabhängige durchgeführt wurden.

(Vorausgegangen waren insbesondere Abteilungsgründungen in den Bezirkskrankenhäusern für Psychiatrie und Neurologie Brandenburg und Berlin-Biesdorf; Ende der 70er, Anfang der 80er Jahre dehnte sich das Behandlungsnetz auf die meisten Bezirkskrankenhäuser für Psychiatrie und Neurologie sowie konfessionelle Einrichtungen aus und wurde schließlich ergänzt durch zahlreiche ambulante Fürsorgestellen als Teil der Psychiatrischen Beratungsstellen sowie durch Selbsthilfegruppen.)

Auf unserer Alkohol- und Drogen-Station arbeiten wir nach einem systematischen integrativen, überwiegend als kognitiv zu bezeichnenden Therapiekonzept, welches themen- und problemzentriert sowie krankheitsprozeßanalytisch ausgerichtet ist, aber auch persönlichkeitsorientierte, gestaltungs- und verhaltenstherapeutische Anteile enthält. Die Gruppengesprächstherapie wird ergänzt durch informative Gruppen- und Entspannungstherapie. Sozio- und Somatotherapie sind weitere Bestandteile des Therapieprogramms. Psychotrop wirkende Medikamente werden jedoch nur bei schweren Entzugssyndromen eingesetzt, alkoholsensibilisierende Präparate in der Regel überhaupt nicht.

Bis Anfang Mai 1982 erfolgte der überwiegende Teil der langjährig notwendigen Nachbetreuung ebenfalls stationsambulant; danach gelang es, eine Alkoholiker-Fürsorge in der Psychiatrischen Beratungsstelle Jena aufzubauen und die Nachsorge dorthin zu verlagern. Die Selbsthilfegruppen mußten dennoch vom stationären Bereich aus initiiert werden.

– 1985 behandelten wir auf unserer Alkohol- und Drogen-Station (A/D) 67 Patienten, 1991 86 Patienten. Konkrete Zahlen zu differenzierenden Kriterien beinhaltet die nachfolgende Vergleichstabelle unseres Patientengutes von 1985 und 1991 (Tabelle 6).

Obwohl 1991 noch dasselbe Therapieangebot wie 1985 gemacht werden konnte, zeigten sich doch die Auswirkungen der „Nachwende-Entwicklung" bereits überdeutlich.

Gegenüber 53 Entwöhnungs-Patienten 1985 wurden uns 1991 nur 18 Patienten durch die hierfür unter den neuen Bedingungen zuständigen Rentenversicherungs-Träger (BfA, BVA) eingewiesen; bei einem Patienten übernahm der Sozialhilfe-Träger die Kosten, 4 Patienten konnten Anfang des Jahres noch ohne Antragstellung auf Rehabilitation behandelt werden. Das sind insgesamt nur 17% der behandelten Patienten. Da auch in anderen Thüringer Behandlungs-Einrichtungen ein ähnlich drastischer Rückgang an durchgeführten Entwöhnungsbehandlungen zu verzeichnen ist, muß dieses Phänomen erklärt werden durch den für Patienten und Therapeuten erheblich komplizierten Anmeldeweg, der in der Übergangszeit vermutlich durch beide Seiten nur beschritten wurde, wenn es nicht anders umgehbar war, wobei auch die neuen belastenden Arbeitsplatzprobleme von nicht zu unterschätzender Bedeutung gewesen sein dürften. Während der Anteil der Rezidiv-Patienten und der der wenigen rückfallsprophylaktisch aufgenommenen Patienten in etwa konstant blieb, handelt es sich bei ca. der Hälfte der 1991 auf der A/D-Station betreuten Patienten um mehrwöchige erweiterte Kriseninterventionen infolge psycho-physisch-sozialer Komplikationen, wobei unser Entwöhnungs-Programm als suchtspezifische Basistherapie bzw. Motivationstherapie diente.

Wir waren also gezwungen – sowohl um eine therapeutische Gruppenstärke und Bettenauslastung zu gewährleisten als auch um den Bedürfnissen der an Häufigkeit zunehmenden, wegen schwerer Entzugssymptome, Intoxikationen oder Suizidversuche noteingewiesenen Patienten gerecht zu werden – im Jahr 1991 Entwöhnungsbehandlungen und Kriseninterventionen miteinander durch-

Tabelle 6. Behandlungsregime Alkohol- und Drogenstation

Unter-suchungs-jahr	Pat.-Zahl	Frauen-anteil	Abhängigkeitsform			Therapieform						Einzugsbereich					
			A	M	D	EB			R	F	K	J	L	B	Ü	B-St
						n	v	a								
1985	67	28	49	11	7	28	10	15	12	2	0	44	4	8	11	36
		(42%)				53 (80%)								(12%)		(54%)
1991	86	14	78	0	8	16	2	5	18	4	41	42	9	23	12	25
		(16%)				23 (27%)					(48%)			(27%)		(28%)

A alkoholabhängig, *M* medikamentenabhängig, *P* Polytoxikomane, *EB* Entwöhnungsbehandlung, *n* 4monatige Therapie, *v* verlängerte EB, *a* abgebrochene EB, *R* Rezidivbehandlung, *F* rückfallsprophylaktische Festigungsbehandlung, *K* erweiterte Krisenintervention, *J* Jena-Stadt, *L* Jena-Land, *B* ehem. Bezirk Gera, *Ü* überbez. aufgenommene Patienten, *B-St* durch die zuständige Beratungsstelle eingewiesene Jenaer Patienten zuführen, was zu einer deutlichen Mehrbelastung von Stationsklima und Therapeuten führte.

Auffällig ist außerdem der 1991 deutlich niedrigere Frauenanteil (von dem für unsere Abteilung typischen hohen Frauenanteil von 42% auf 16%) sowie das zum Teil damit im Zusammenhang stehende völlige Fehlen von Medikamentenabhängigen (auch bei den Polytoxikomanen war der Medikamenten-Abusus von erheblich untergeordneter oder derzeit fehlender Bedeutung). Mit diesem Wegfall der Medikamentenabhängigen kam es auch nur noch in zwei Fällen aus sozialer Indikation zu einer Therapieverlängerung, während sich 1985 sechs der zehn Therapieverlängerungen aufgrund einer Medikamentenabhängigkeit notwendig gemacht hatten. Die relativ wenigen rückfallsprophylaktischen Festigungs-Behandlungen erfolgten ebenfalls – von einer postoperativen Ausnahme abgesehen – nur bei Medikamentenabhängigen bzw. Polytoxikomanen. – Die leider in den letzten Jahren hohe Quote an vorzeitigen Entlassungen verringerte sich unter den neuen versicherungsrechtlichen Bedingungen leichtgradig von 28 auf 22%.

Bemerkenswert scheinen uns auch die veränderten Einzugsbereiche. Ein wesentlicher Trend hierbei ist der deutlich gewachsene Anteil von Patienten aus dem ehemaligen Bezirksgebiet (27% gegenüber 12% der Patienten) bei einem Rückgang der Patienten von Jena-Stadt. Da letztere jedoch in einer weitaus größeren Zahl als 1985 direkt von der Aufnahme-Station übernommen wurden, sehen wir die Hauptursache dieses unserer Meinung nach für die Jenaer Abhängigen negativen Prozesses in einer veränderten Therapiehaltung der inzwischen gut mit Psychologen und Sozialarbeitern besetzten Psychosozialen Beratungs- und Behandlungsstelle für Suchtkranke und -gefährdete in Jena sowie in Problemen der Zusammenarbeit. Während 1985 durch die damals ärztlich geleitete Alkoholiker-Fürsorge der Psychiatrischen Beratungsstelle 54% aller behandelten Patienten eingewiesen wurden, waren es 1991 28%. Leider reduzierte sich dieser Anteil im ersten Drittel des Jahres 1992 drastisch weiter auf nur noch 8%, während es andererseits zu einer deutlichen Zunahme der Akut-Aufnahmen mit zum Teil weit fortgeschrittenen körperlichen aber auch psychischen Folgeschäden in unserer Klinik kommt. Sollte dieser Trend, den Abhängigen solange wie möglich ambulant zu behalten, nicht nur jenatypisch sein, sehen wir darin eine gefährliche, für die Patienten letztlich schädliche, da den Krankheitsprozeß zumeist nur zeitweise unterbrechende und damit in vielen Fällen die Gesamt-Progredienz sogar begünstigende Entwicklung. Gerade Suchttherapeuten sollten aber um das Bedenkliche von Extremen, auch von extremen Therapieeinstellungen wissen. Abhängige können nur in einem gut zusammengeflochtenen therapeutischen Netz, das stationäre und ambulante Bereiche indikationsgerecht und zum therapeutisch richtigen Zeitpunkt umfaßt, aufgefangen und auf die Beine gestellt werden können.

Die versicherungsrechtlich zwischen Krankenkassen und Rentenversicherung geteilte Kompetenz bringt schon Probleme genug.

Leider werden wir als Universitäts-Klinik infolge des hohen Gesamtkostenpflegesatzes nicht mehr durch die Rentenversicherungsträger belegt. Wir werden aber unsererseits weiterhin versuchen, die Zahl der „Drehtür"-Noteinweisungen dadurch zu reduzieren, daß wir ausreichend lange erweiterte Kriseninterventionen mit intensiver suchtspezifischer Basistherapie durchführen, um möglichst vielen Abhängigen gute Ausgangsbedingungen für eine ambulante Therapie zu schaffen und deren Entschluß für eine später doch notwendig werdende stationäre Entwöhnungsbehandlung zu erleichtern und damit letztlich im Krankheitsprozeß zeitlich vorzuverlagern, wodurch irreversible Folgeschäden vielleicht verhindert, aber zumindest verringert werden können.

Wir halten diese ca. sechswöchigen stationären erweiterten Kriseninterventionen für ein für viele Alkohol- und Medikamentenabhängige unverzichtbares Glied der Therapiekette zwischen ambulanten Behandlungsangeboten, Entgiftung und stationärer Langzeit-Entwöhnungsbehandlung und hoffen, daß auch die Krankenkassen ihre Zuständigkeit für diese – selbst unter ökonomischen Gesichtspunkten – wichtige medizinische Therapieform akzeptieren, so daß uns in Zukunft die bisherigen zeitaufwendigen Kostenverhandlungen erspart bleiben.

Psychotherapie im Wandel

Trotz ideologischer Behinderungen (z.B. Abwertung der Psychoanalyse, sie galt als „bürgerlich dekadent", oder die These, daß es im
Sozialismus keinen Nährboden gäbe für seelische Not) hat sich in
der ehemaligen DDR eine eigenständige Psychotherapie entwik-
kelt. Die intendiert-dynamische Gruppentherapie und die Dynamische Einzeltherapie. Beides sind tiefenpsychologisch fundierte
Verfahren, der Schwerpunkt lag auf der Gruppentherapie. Außerdem gab es selbstverständlich Verhaltenstherapie und klientzentier-
te Gesprächstherapie. Die ehemalige DDR verfügte über ca. 800
Psychotherapiebetten, die sich überwiegend in eigenen Abteilungen der Nervenkliniken befanden. Ambulante Psychotherapie wurde meist von Psychologen in den staatlichen Polikliniken durchgeführt.

Wegen der großen ambulanten Versorgungslücken wurde in der
ehemaligen DDR ein integriert stationsambulantes Versorgungssystem eingeführt. Das sah in der Universitätsnervenklinik Jena z.B.
so aus: Jeder überwiesene Patient oder Selbstmelder wurde zunächst zu einem ambulanten Vorgespräch und dann bei Bedarf zu
einem einwöchigen stationären Diagnostikaufenthalt einbestellt.
Bei entsprechender Motivation und Eignung folgte nach einer
gewissen Wartezeit die stationäre Psychotherapie, die bei der Gruppentherapie acht Wochen und bei der Einzeltherapie unterschiedlich lange dauerte.

Die folgenden Ausführungen beziehen sich nur auf die Gruppentherapie: 10–12 Patienten mit Neurosen unterschiedlicher
Struktur wurden, meist aus dem Arbeitsprozeß heraus, gemeinsam
stationär aufgenommen und nach acht Wochen entlassen. Da es sich
meist um gemischtgeschlechtliche Gruppen handelte, bemühten
wir uns, ein Therapeutenpaar einzusetzen. Das Zusammenleben
wurde nach den Prinzipien der therapeutischen Gemeinschaft mit
einem Patientensprecherrat gestaltet. Der Tagesablauf war sehr
ausgefüllt: 60 Min. Gruppenstunde außer am Sonntag, Gestal-
tungstherapie, Beschäftigungstherapie, Yoga, Sporttherapie, Pan-
tomime, Puppenspiel und andere von der Gruppe selbst geleitete

Veranstaltungen. Wochenendbeurlaubungen erfolgten in der Regel erst in der 2. Therapiehälfte, um die aktuellen Probleme des sozialen Umfeldes stärker einbeziehen zu können. Wir arbeiteten nach dem „Familienmodell", d.h. in der Regel stellten sich intensive Übertragungsbeziehungen zu den Therapeuten und Mitpatienten her, die gemeinsam bearbeitet werden konnten. Am Ende der stationären Behandlungsphase wurde jedem Patienten ein Gespräch gemeinsam mit beiden Therapeuten und einem Familienangehörigen oder Partner angeboten. Die gesamte Gruppe wurde ca. 1–1 1/2 Jahre ambulant nachbehandelt, d.h. die Gruppe wurde in 6–8wöchigen Abständen für einen Tag zu einem mehrstündigen Gruppengespräch einbestellt. Auch zwischenzeitliche ambulante oder stationäre Kriseninterventionen einzelner Patienten wurden von uns gewährleistet. Nach der ambulanten Phase wurde der Gruppe noch eine 8–10tägige stationäre Abschlußbehandlung angeboten. Danach wurden die Patienten wieder an die Erstbehandler zurücküberwiesen.

Seit der Wende hat sich das Bild in den stationären Psychotherapieeinrichtungen erheblich gewandelt. 1990 und 1991 kamen wesentlich weniger Patienten zur stationären Behandlung. Ein Vergleich: 1985 wurden auf der Neurosenstation der Universitätsnervenklinik 289 Patienten behandelt. Dagegen kamen 1991 nur 146 Patienten zur Aufnahme. Zur Zeit existiert in den neuen Bundesländern etwa nur noch die Hälfte der früheren Psychotherapiebetten.

Seit 1992 kommen wieder mehr Patienten zur Behandlung. Es handelt sich fast ausschließlich um sehr schwer gestörte Patientinnen und Patienten mit Kernneurosen, Borderline-Störungen und schweren psychosomatischen Erkrankungen. Sie waren die ersten, die durch den gesellschaftlichen Wandel aus dem beruflichen und sozialen Netz herausgefallen sind. Die meisten von ihnen suchen z.Z. weniger Therapie als mehr Schutz vor der Bedrohung durch die äußeren Veränderungen. Sie können sich nur schwer auf die Therapie einstellen, da sie selbst oder nahe Familienangehörige durch verschiedene Aktivitäten der Existenzsicherung abgelenkt und belastet sind. Das hat zu tiefgreifenden Veränderungen des psychotherapeutischen Settings geführt. Die Patienten benötigen mehr Freiraum und Ruhe. Das Schwergewicht liegt jetzt auf der Einzeltherapie, wir wenden wesentlich mehr körperbezogene Therapieverfahren an und setzen auch Medikamente ein, was früher nur sehr selten notwendig war. Die äußeren Stationsbedingungen mit großen Mehrbettzimmern und der ungünstige Personalschlüssel sind für unsere jetzigen Patienten denkbar ungeeignet. Wir behandeln nur noch selten geschlossene Gruppen, da Arbeitssuche, Wohnungssuche, Bank- und Versicherungsgeschäfte oder andere existenzsichernde Notwendigkeiten individuelle Zeitpläne erfordern.

Andererseits gibt es auch viele Patientinnen und Patienten, die durch die politischen Veränderungen deutlich stärker als früher zur Psychotherapie motiviert sind, z.B. bevor sie eine eigene Firma gründen oder den Beruf wechseln oder vielleicht ins Ausland gehen wollen. Allerdings bevorzugen diese einen ambulanten Behandlungsplatz. Leider ist jedoch durch den Untergang der Polikliniken die ambulante psychotherapeutische Versorgung in vielen Landesteilen zusammengebrochen, so daß etliche keinen Therapieplatz bekommen können.

Für uns Psychotherapeuten ist der lange verwehrte wissenschaftliche Austausch mit westlichen Kollegen und anderen Schulen sehr wertvoll. Wir stehen vor der Aufgabe, unsere Erfahrungen und Kenntnisse zu überprüfen, gegebenenfalls neu zu bewerten und offen für Veränderungen zu sein. Aber wir wehren uns auch entschieden gegen pauschale Entwertungen. Die intendiert-dynamische Gruppentherapie und die dynamische Einzeltherapie sind nach unserer Meinung wertvolle Beiträge für die gesamtdeutsche Psychotherapie. Wir kämpfen darum, daß diese beiden Verfahren auch über die Übergangsregelungen hinaus für Therapie und Ausbildung anerkannt werden.

Literatur

1. Linde OK (1980) Pharmakopsychiatrie im Wandel der Zeit. Tilia-Verlag, Klingenmünster
2. Grohmann R, Strauss A, Gehr Ch, Rürther E, Hippius H (1980) Zur Praxis der klinischen Therapie mit Psychopharmaka. Pharmako-psychiatrie 13: 1–19
3. Matussek N, Hippius H (1984) Tabulae Psychiatricae et Psychophar-macologicae. Aesopus, Basel Wiesbaden
4. Huber G (1981) Das ärztliche Gespräch 31. Die Bedeutung der Neuro-leptika für die Behandlung schizophrener Erkrankungen. Symposium der Tropon-Werke. pmi-pharm and medical information Verlags-GmbH, Frankfurt/Main, S 9
5. Blaha L, Wieck H (1981) Nutzen und Risiken der Hochdosierung von Neuroleptika bei schizophrenen Psychosen. In: Das ärztliche Gespräch 31. Die Bedeutung der Neuroleptika für die Behandlung schizophrener Erkrankungen. Symposium der Tropon-Werke. pmi-pharm and medi-cal information Verlags-GmbH, Frankfurt/Main, S 80–90
6. Barash DP (1986) Biologische und organische Psychiatrie. G Thieme, Stuttgart, S 158 (Psychiatrie in Praxis und Klinik, Bd 2)
7. Völkel Th (1987) Eine retrospektive Studie aus den Jahren 1979–1985 unter besonderer Berücksichtigung schizoaffektiver Psychosen. Dissertation, Hamburg
8. Heinrich K (1991) Resümee bisheriger Erfahrungen mit Zotepin. Fortschr Neurol Psychiatr (Sonderheft) 1: 56
9. Hippius H (1986) Perspektiven der psychiatrischen Pharmakotherapie. Wien Klin Wochenschr 98: 7–10
10. Müller-Spahn F, Hippius H (1987) Zukunftsperspektiven der Neuro-leptika. In: Tropon-Symposium, Bd II. Springer, Berlin Heidelberg New York Tokyo, S 152–164
11. Wunderlich HP (1990) Carbamazepin bei affektiven Psychosen. Zuk-kerschwerdt, München
12. Finzen A (1991) Carbamazepinbehandlung bei affektiven Psychosen. Psychiatrie-Verlag, Bonn
13. Internationale Statistik der Klassifikation der Krankheiten, Verletzun-gen mit Todesursachen (IKK) der Weltgesundheitsorganisation (WHO), 9. Revision (1975) Berlin 1985
14. Diagnostisches und Statistisches Manual Psychischer Störungen. DSM-III- R, 2. korr Aufl, deutsche Bearbeitung. (1989) Beltz, Wein-heim Basel
15. Pfliegler R (1990) Die Prädiktion neuroleptischer Therapieerfolge bei akuten schizophrenen Exacerbationen. Dissertation, München

16. Benkert O, Hippius H (1986) Psychiatrische Pharmakotherapie. Springer, Berlin Heidelberg New York Tokyo
17. Finzen A (1986) Medikamentenbehandlung bei psychischen Störungen. Leitlinien für den psychiatrischen Alltag. Psychiatrie-Verlag, Bonn, S 117
18. Franzek E, Beckmann H (1990) Kombinationsbehandlung bei Therapie mit Neuroleptika – Polypragmasie oder Notwendigkeit? In: Franzek E, Beckmann H (Hrsg) Leitlinien neuroleptischer Therapie. Springer, Berlin Heidelberg New York Tokyo

Anschrift der Verfasser: OA Dr. med. K. Peter, Klinik für Psychiatrie und Neurologie „Hans Berger", Friedrich-Schiller-Universität Jena, Philosophenweg 3, D-O-6900 Jena, Bundesrepublik Deutschland.

Paranoides Verfolgungs- und Bedrohungserleben bei schizophrenen Kranken vor und nach der politischen Wende in der (ehemaligen) DDR

E. Lange, O. Bach und **J. Kaltofen**

Fachbereich Nervenheilkunde, Klinik und Poliklinik für Psychiatrie,
Medizinische Akademie „Carl Gustav Carus", Dresden,
Bundesrepublik Deutschland

Zusammenfassung

Das Auftreten von paranoidem Bedrohungs- und Verfolgungserleben mit zeitgeschichtlichem Bezugsgehalt (staatliche Überwachung, Staatssicherheit) von ausgesuchten Jahrgängen stationärer Behandlung vor der politischen Wende 1989 einerseits, andererseits von 1990/91 wurde verglichen, getrennt nach Wahn bei Schizophrenie und nicht-schizophrener Wahnentwicklung. Bei schizophren Erkrankten waren die speziellen Bedrohungs- und Verfolgungsinhalte nach der politischen Wende noch unverändert hoch, bei den Kranken mit nicht-schizophrener Wahnentwicklung zeigte sich eine Reduzierung.

Schlüsselwörter: Paranoides Bedrohungs- und Verfolgungserleben, Abhängigkeit von politischen Einflüssen.

Summary

Paranoic ideas of persecution and threat in schizophrenic patients before and after the political change ("Wende") in the past GDR. The phenomena of delusion of persecution and threat as to the prevailing political situation (observation by governmental institutions and the so-called "Staatssicherheit") by schizophrenic and non-schizophrenic paranoid psychoses were compared two years befor and after the political changes in 1989 in East Germany. The findings suggest, that schizophrenic patients of both groups (after and before 1989) express the same delusional experiences; on the other hand patients with non-schizophrenic paranoid psychoses show a decrease of such delusional themes.

Keywords: Delusion of threat and persecution, dependency of political influences.

Subjektive Verunsicherung bei diffuser Angst kann – überwertig verarbeitet – mit Ich-Entgrenzung paranoide Bedrohungs- und Verfolgungssyndrome schaffen. Mit abnormem Bedeutungsbewußtsein fixiert sich paranoide Gewißheit, die ein gewandeltes, verrücktes In-der-Welt-Sein, einer feindlichen Welt ausgeliefert, erleben läßt. Auffallend häufig zeigt sich die Entwicklung von der abnormen Beziehung zur paranoiden Beeinträchtigung in einförmiger syndromaler Struktur bzw. mit immer wiederkehrender Pathodynamik: Im Phaenomen des Blickens und Erblicktwerdens – nach Sartre von konstituierender Bedeutung im Urverhältnis der zwischenmenschlichen Beziehungen – erwächst Alarmierendes. Das Erblicktwerden und der Blick anderer werden Ausgangs- und Mittelpunkt eines speziellen Anders-Gewordenseins der individuellen Ich-Welt-Beziehung. Entgrenzung und Überwältigung werden zu bestimmenden Positionen. Allgemeine innere Ordnungskräfte im Da- und Miteinandersein verlieren ihre distanzierenden wie verbindend-bergenden Valenzen. Sicherheit und Vertrauen schwinden, Angst und Mißtrauen schaffen Verlorenheit und Ohnmacht, die fremder Allmacht ausgeliefert ist.

Heimisches geht verloren, Unheimliches ist entstanden. Der in der Blickbegegnung geschwächte Mensch fühlt sich in auffallender Weise angesehen, die Blicke der anderen bekommen eine besondere Bedeutung: man wird beobachtet, gemustert, ausspioniert. Selbst in abgeschlossene Räume verschaffen sich die Blicke der anderen Eingang, erreichen die Wohnung auf geheimnisvolle Weise. Besondere Konstruktionen und modernste Apparate durchbrechen Begrenzungen, es wird bis in den letzten Herzenswinkel hineinspioniert, privateste Abgrenzungen werden durchdrungen. Der davon

Betroffene weiß sich einer veränderten Menschenwelt ausgesetzt, ihrer Allmacht in eigener Ohnmacht ausgeliefert.

Solche psychopathologisch-paranoiden Syndrome sind der Psychiatrie seit je bekannt, sind entgegen früheren Ansichten nicht krankheitsspezifisch, sind auch nosologisch unspezifisch und treten als katathyme Wahnbildungen ubiquitär auf: bei Schizophrenen aus apophaenem Erleben heraus, in der paranoiden Deformierung ängstlicher Befürchtungen depressiver sowie in Fällen psychogen-situativer Wahnentwicklung vorwiegend sensitiver Menschen, als nicht-schizophrene Wahnentwicklung bzw. wahnhafte Episoden.

Es liegt der Gedanke nahe, zumindest bietet er sich verlockend an, daß in autoritären gesellschaftlichen Systemen, in denen dem einzelnen Menschen nur wenig an unbekannt bleibendem Freiraum bleibt und in denen spezielle Sicherungspotentiale systematisch die innere Ordnung überwachen, erhöhte Dispositionen für abnormes bis paranoides Beziehungs-, Beeinträchtigungs- und schließlich Verfolgungserleben entstehen. Wenn das so ist, wäre ein hoher Anteil solchen paranoiden Erlebens bei psychisch Kranken, eben auch bei Schizophrenen zu erwarten sowie eine erhöhte paranoide Reaktionsbereitschaft primär nicht-psychotischer, vornehmlich sensitiv-selbstunsicherer Menschen. Damit steht die Frage, ob sich eine solche staatlich-binnenstrukturelle atmosphärische Besonderheit, die im deformierten Gesellschaftssystem des gewesenen real existierenden Sozialismus in der ehemaligen DDR sich nicht nur verhaltensformend bzw. -verformend auf den einzelnen Menschen ausgewirkt hat, sondern auch gestaltend bei psychisch Kranken, speziell bei Schizophrenen – unabhängig davon, ob im pathoplastischen Sinne oder pathogenetisch.

Stellt man solche Fragen, so weiß man auch um bereits früher gegebene Antworten. Gälte die von Gruhle 1952 gegebene lapidare Erklärung, „der Wahn entsteht nicht aus sublimalen Wünschen, nicht aus irgendwelchen unterdrückten Regungen. Er ist ein organisch-zerebrales, nicht einfühlbares Symptom", dann wäre allein die Fragestellung wenig sinnvoll, weil unwissenschaftlich. Doch dieser apodiktisch-dogmatische Lehrsatz ist zwischenzeitlich nicht nur ernsthaft in Frage gestellt worden, er kann als verworfen gelten, wobei Kranz, selbst Kurt Schneider zuletzt Janzarik und Berner, auch Tölle zu konditionalen Aspekten von Wahnthematik und paranoider Pathodynamik weiterführend Gedanken erarbeitet haben. Auch von uns wurde bereits in den 50er Jahren mit Hinweis auf die paranoide Reagibilität kommunikationsgeschwächter, konkurrenzbehinderter Schwerhöriger und Verkrüppelter Gruhles Lehrsatz gekontert. Wenn dem so ist, wie auch von Janzarik herausgestellt, nämlich daß prämorbide Persönlichkeit, individuelles Wertgefüge und lebensgeschichtliche Bedingungen eine wesentliche Rolle sicher bei der sog. Themenwahl, wahrscheinlich auch hinsichtlich der Pathodynamik des Paranoiden eine wesentliche Rolle spielen, dann ist es nicht nur verlockend, sondern geradezu wissenschaftlich geboten, eben der Frage nachzuspüren, ob im Zusammenhang mit alles durchgreifenden, grundlegenden Veränderungen der Gesellschaftsgefüge (politische Wende) auch bestimmte Veränderungen in der Entwicklung und Gestaltung bestimmter psychischer Krankheiten festzustellen sind. Bei schizophrenen Erkrankungen, insbesondere bei denen, die Kernschizophrenien genannt werden, gilt allgemein die Annahme einer geringeren Umweltabhängigkeit, wenngleich diese Annahme nicht unbestritten geblieben ist. Aus der großen Kranz'schen Bearbeitung des Wahns im Wandel der Zeiten ist zu entnehmen, daß sog. Zeitbezüge stärker erkennbar waren im schizophrenen Wahn als im holothymen Wahn des Depressiven (Schuldwahn, hypochondrischer Wahn, Verarmungswahn).

Mit der Übernahme des Auftrages, für die wissenschaftliche Veranstaltung eine Aussage zu erarbeiten zu möglichen Zusammenhängen von paranoidem Beziehungs-, Bedrohungs- und Verfolgungserleben bei schizophrenen Erkrankten in Zusammenhang mit den kennzeichnenden politischen Lebensbedingungen vor und nach der politischen Wende 1989, wurde uns im Zuge der Bearbeitung immer mehr klar, daß dem aufwendigen Bemühen ein nur dürftiges Ergebnis gegenüberstehen wird. Es war ein Sichten und Auflisten erforderlich, und je mehr wir aufgelistet und abgehakt, gesammelt hatten und zu vergleichen versuchten, umso mehr kamen uns Zweifel am Sinn unseres Mühens. Erwogen und überdacht wurde bis in die letzten Tage hinein, für die Anfertigung von schnell orientierenden Diapositiven blieb keine Zeit mehr. So werden die jeweiligen möglichen Aussagen in Grobpositionen vorgetragen, mehr ist ohnehin nicht erreichbar gewesen. Prozentuale Aussagen haben nur orientierenden Wert.

Wir suchten im Sinne der Themenstellung in den Krankenblättern der Jahrgänge 1980/81 – eine Zeit, in der die nachstalinistische Deformierung der Gesellschaft deutlich wurde, in der mit dem real existierenden Sozialismus der befürsorgende ein bevormundender Staat geworden war, mit ihm die Aktivitäten seines durchgehenden Sicherheitssystems.

Als zweites bearbeiteten wir die Aufnahmejahrgänge 1987/88 – die Zeit, in der einige Bewegungen deutlich hervortraten, ein da und dort stärkeres Aufmucken mit Hinweisen auf Gorbatschow, eine erkennbare, auch aggressive Unsicherheit staatlicher Leitungsorgane und die ständige zunehmend schwelende Angst vor Lösungen, wie sie später in China erfolgt sind.

Und zum dritten die Aufnahme-Jahrgänge 1990/91 – Vereinigung, Befreiung, große Hoffnung und beginnende Enttäuschung.

In die Bearbeitung einbezogen wurden insgesamt 123 Krankengeschichten stationär aufgenommener Patienten mit der Diagnose Schizophrenie, die Dresdener Klinik vertrat und vertritt einen eher etwas engen Schizophreniebegriff, so daß wir sicher sind, daß diese Krankheitsfälle auch an anderen psychiatrischen Einrichtungen als schizophren erfaßt worden wären.

Daneben erfolgte die gleichsinnige Auswertung von 115 Krankengeschichten stationär behandelter Kranker, bei denen die Diagnosen paranoide Episode, paranoide Entwicklung, sensitiver Beziehungswahn u. ä. gestellt worden war, also nicht-schizophrener Wahn gemäß F 22 der ICD 10.

Nun die bescheidenen Ergebnisse der mühevollen Bearbeitung eines anspruchsvollen Vorhabens:

1. Es fällt auf, daß in allen drei gewählten Zeitbegrenzungen die Diagnose Schizophrenie nur wenig mehr gestellt wurde als die Diagnose nichtschizophrener wahnhafter Störungen. Hier mag die

diagnostische Auffassung der Klinik mitbestimmend gewesen sein. Ebenso ist aber nicht von der Hand zu weisen, daß bestimmte Lebensbedingungen eben dieser Zeit mit ihren Behütungs- und Überwachungssystemen allgemein vorhandene Persönlichkeitszüge, vor allem Sensitivität mit schwelender Verunsicherung und überwertigen Befürchtungen bei diffuser Angst zu paranoidem Erleben aktiviert haben. Letzteres liegt nahe aus empirisch-pragmatischem Erfahrungsgewinn, aus dem nicht-sensitiven Miterleben gleicher Bedingungen. Das kann mit Vorbehalt angenommen, aber nicht bewiesen werden.

2. Paranoides Bedrohungs- und Verfolgungserleben war bei den Schizophrenen

- 1980/81 zu 18% vorhanden,
- 1987/88 zu 41% und
- 1990/91 zu 39%.

Bei den nichtschizophrenen wahnhaften Störungen betrugen die gleichen Anteile

- 1980/81 48%,
- 1987/88 63% und
- 1990/91 63%.

Bei den Schizophrenen ist also im Zeitraum 1980 bis 1988 eine Erhöhung des Anteiles an paranoider Bedrohung und Verfolgung von 18% auf 40% festzustellen und diese Erhöhung bleibt auch nach der Wende. Die nicht-schizophren Wahnerkrankten wiesen eine Erhöhung von 49 auf 63% auf, die Erhöhung blieb auch nach der Wende.

Natürlich bieten sich Deutungen an, über sie muß nachgedacht werden. Wir verzichten darauf, um uns nicht in wohl plausible, aber nicht beweisfähige Spekulationen zu begeben.

3. Verunsicherung mit diffuser Angst, apophaenes Erleben mit abnormer Bezugsbesetzung und Übergang in psychopathologisch

sich konkretisierendes abnormes Bedeutungsbewußtsein mit Bedrohung und Verfolgung schwankten bei den Schizophrenen zwischen 30 und 40% mit unwesentlicher Erhöhung 1987/88.

Bei den Kranken mit nicht-schizophrener Wahnstörung trat im erfaßten Zeitraum nach der Wende die diffuse Angst, aus der sich heraus bzw. mit der sich das paranoide Syndrom entwickelte, auf unbedeutende 5% zurück – 1–2 Jahre vor der politischen Wende war sie auf 22% angestiegen. Vorübergehend bestimmendes apophaenes Erleben war nicht faßbar, wäre dann auch verdächtiger für beginnende Schizophrenie gewesen.

4. Engen wir die paranoiden Bedrohungs-Verfolgungssyndrome auf die Inhalte spezifischer gesellschaftlicher Überwachung (Staatssicherheit) ein, dann bleiben in den jeweiligen Zeitabschnitten bei den Schizophrenen

– 7% bzw. 10% – und nach der politischen Wende 14%;

bei den nicht-schizophren wahnhaft Gestörten

– 13% bzw. 17% – und nach der politischen Wende 13%.

Dazu kann man wohl nur sagen, daß in 1–2 Jahren aus dem kollektiven Bewußtsein nicht verschwindet, was 30–40 Jahre anhaltend und systematisch wirksam war.

Wir meinen, es wird noch geraume Zeit vergehen müssen, bevor man in wissenschaftlichen Analysen herausarbeiten kann, was an spezifisch Zeitgeschichtlichem potentiell pathogenetisch wirksam war und inwieweit psychische Erkrankungen in Symptomwahl und -entstehung davon beeinflußt worden sind.

Vielleicht aber hilft unsere Bearbeitung mit den wenigen Grobpositionen ihres bescheidenen Ergebnisses, gute Ansätze für spätere Forschungen zu finden.

Anschrift der Verfasser: Prof. Dr. med. E. Lange, Medizinische Akademie „Carl Gustav Carus", Fachbereich Nervenheilkunde, Klinik und Poliklinik für Psychiatrie, Fetscherstraße 74 , D-O-8019 Dresden, Bundesrepublik Deutschland.

Resonanz auf gesellschaftliche und politische Änderungen in der Tschechoslowakei unter Berücksichtigung der Psychopathologie

J. Beran

Lehrstuhl für Psychiatrie, Institut für arztliche und pharmazeutische
Fort- und Weiterbildung, Prag, Tschechien

Zusammenfassung

Es werden einige psychopathologische Zustandsbilder vorgestellt, die in
der Tschechoslowakei nach der Revolution (17. November 1989) beobachtet wurden. Interessanterweise erwiesen sich die den gesellschaftlichen und
politischen Änderungen nachfolgenden psychopathologischen Manifestationen bei weitem nicht so häufig und ausgeprägt wie erwartet.

Als Erklärungsansatz dienen zwei Theorien: Entweder verfügt die
Bevölkerung über sehr gute Bewältigungsmechanismen, oder die derzeit
herrschenden positiven und negativen Aspekte der neuen Entwicklung
stehen in einem ausgewogenen Verhältnis zueinander.

Schlüsselwörter: Gesellschaftlich-politische Änderungen und Psychopathologie, Streßbewältigung.

Summary

**Resonance of social and political changes in Czechoslovakia conside-
ring psychopathology.** Some psychopathological manifestations observed
in Czechoslovakia after the revolution on November 17th, 1983 are presented. It is interesting that psychopathological pictures following social and
political changes in this country were not so frequent and intensive as
expected.

Reasons for this behaviour may be that population has either developed good coping strategies or it exists a balance according to positive and negative aspects influencing the present situation.

Keywords: Social changes and psychopathology, coping with stress.

Einleitung

Aus der Geschichte des Homo sapiens sind uns viele Ereignisse bekannt, die ein gewaltiges Echo in der Psyche der Menschen hervorriefen. Man denke nur an Kriege mit all ihrem Schrecken, Okkupationen durch eine fremde Macht, Befreiungskämpfe, Naturkatastrophen und ähnliches mehr. Stets kam es im Gefolge solcher Begebenheiten zum Auftreten mehr oder weniger eindeutiger Reaktionen im Sinne eines Pro oder Kontra. Im speziellen Fall der Umwälzungen in der Tschechoslowakei nach dem 17. 11. 1989 konnten sowohl Akzeptanz als auch Ablehnung der neuen Situation durch die Bevölkerung erwartet werden.

Vom Standpunkt des Psychiaters aus mußte es zu einer Fülle psychopathologischer Reaktionen kommen, u.a. zum Auftreten situationsbedingter pathologischer Reaktionen, reaktiver Störungen, psychogener Psychosen und evt. sogenannter Massenpsychosen.

Ich will zuerst versuchen, eine Darstellung der dem 17. 11. 1989 unmittelbar folgenden Periode – begrenzt auf ein halbes Jahr –, zu vermitteln, um mich dann mit einem zweijährigen Zeitabschnitt, der bis in die Gegenwart reicht, zu befassen.

November 1989 bis April 1990

Die Geschehnisse des Novembers 1989 entwickelten sich in Prag und der übrigen Tschechoslowakei plötzlich und unerwartet. In der Gesellschaft konnten vor dem 17. November keinerlei Anzeichen eines revolutionaren Gärungsprozesses bemerkt werden. Niemand hätte der Versammlung der Studenten, die für den betreffenden Tag geplant war, solch eine Bedeutung beigemessen.

Die Zeit unmittelbar nach dem 17. November stellte an die Studenten sowie an andere Teile der Bevölkerung, die z. B. für die Übermittlung von Informationen zuständig waren, enorme Anforderungen. Hinsichtlich dieser „Informantenrolle" muß man bedenken, daß diese Tätigkeit eine große Unsicherheit in sich barg, da eine gewaltsame Unterdrückung der revolutionären Aktivitäten stets im Raume stand.

Die meiste Zeit verbrachten die Studenten in ihren Unterrichtseinrichtungen, wo sie sich selbst verköstigten und auch schliefen. Unter solchen Bedingungen kam es verständlicherweise leicht zu Erschöpfungszuständen und verschiedenen psychopathologischen Äußerungen. Einige der Studenten wandten sich infolgedessen an Psychologen oder Psychiater.

Eine besonders hervorzuhebende Gruppe der psychologisch oder psychiatrisch untersuchten bzw. betreuten Personen ist diejenige, die am 17. 11. an der Demonstration auf der Nationalstraße in Prag teilnahm.

In weiten Kreisen der Bevölkerung konnten nach dem bedeutsamen Datum Zustandsbilder gesteigerter Aktivität und ausgeprägter Euphorie bemerkt werden, wobei eine psychiatrische Intervention nur in Ausnahmefällen notwendig war.

Wie reagierte nun die nicht unbeträchtliche Anzahl jener Menschen, die sich in den vielfältigen Strukturen der Kommunistischen Partei engagiert hatten? Sie mußten mannigfaltige Befürchtungen hinsichtlich ihrer gesellschaftlichen Stellung hegen, weiters drohten finanzielle und allgemein ihr Eigentum betreffende Einbußen.

Die befürchtete Prognose, daß außerordentlich viele und sehr ausgeprägte psychopathologische Reaktionen auftreten würden, entsprach nicht den Tatsachen. Weder depressive Zustandsbilder noch verstärkte Suizidtendenzen/aktivitäten konnten in erhöhtem Ausmaß registriert werden.

Als Erklärungsversuch könnte die Annahme dienen, daß diese Menschen eher auf anonyme Art und Weise Hilfe suchten. In Erwägung zu ziehen ist aber auch der Umstand, daß die Auseinandersetzung mit der neuen Situation, mit dem Zusammenbruch des bisherigen Wertesystems, sozusagen in „Eigenregie" funktionierte, d.h. hervorragende Bewältigungsmechanismen existierten, was einem bemerkenswerten psychologischen Phänomen entspräche.

Die ereignisreiche Zeitspanne im Gefolge des 17. 11. 1989 erweckte das Interesse mancher Psychiater, die Resonanz der Geschehnisse in bezug auf die Psychopathologie ihrer Patienten zu beleuchten. Es entstanden diverse Arbeiten zu dieser Thematik, aus denen ich einige Exzerpte vorstellen will.

(1) Der Kollege Homola [2] ermittelte z.B. die Zahl der Neuaufnahmen in der psychiatrischen Heilanstalt in Bohnice/Prag im Zeitraum von zwölf Wochen, ausgehend vom 17. 11. 1989 bis einschließlich 8. 2. 1990. Der Vergleich mit Werten aus denselben Perioden der vergangenen fünf Jahre zeigte eine Erhöhung der neu hospitalisierten Patienten um 2,3% bei einer durchschnittlichen Aufnahmezahl von 1043 Neuzugängen. In der dritten Woche nach dem 17 . 11. kam es übrigens zur größten Zahl an Neuaufnahmen.

Homola führt weiters aus, daß aus einem Teil Prags (entsprechend 122.000 Einwohnern) während der oben erwähnten zwölf Wochen 110 Personen in stationäre Pflege aufgenommen werden mußten, von denen wiederum bei elf ein direkter Zusammenhang mit den Revolutionsgeschehnissen eruiert werden konnte.

Im gleichen Zeitraum wurden aus demselben Teil Prags 127 Personen in psychiatrischen Ambulanzen untersucht, wobei bei 17 Fällen ein unmittelbarer Zusammenhang mit der Revolutionsthematik festgestellt wurde. In zehn Fällen handelte es sich um Zustände psychotischer Natur, zwölf Fälle zeigten eine Depression, weitere fünf Fälle boten ein manisches Zustandsbild. Bei elf Personen traten paranoide Symptome auf. Auffallend war eine Häufung depressiv gefärbter Zustandsbilder.

(2) Ähnliches beobachtete Dr. Zatloukalovà in der Universitätsklinik in Olmütz. In der Zeit vom 17. 11. bis zum 17. 12. 1989 wurden mehr Personen stationär aufgenommen als in entsprechenden Vergleichszeiträumen, nämlich 52 Personen. Hervorzuheben ist hiebei eine Gruppe von 14 Patienten mit Bildern einer psychogenen Psychose, die nur selten in Erscheinung tritt. Den Weg ins Krankenhaus

fanden die Betroffenen mittels eines ärztlichen Notfalldienstes, der sie mit dem akuten Bild psychomotorischer Unruhe sowie nicht adäquatem Verhalten von diversen gesellschaftlichen Veranstaltungen wie Theater, Versammlungen oder vom Berufsplatz ins Krankenhaus brachte. Zwei Personen litten an einer psychogen-depressiven Psychose, vier an einer psychogen-paranoiden depressiven Psychose, weitere vier an einem psychogen-amentiellen deliranten Syndrom und die übrigen an einer psychogen-paranoiden Halluzinationspsychose bzw. psychogenen Psychose mit manischem Charakter. In sieben Fällen zeigten sich zusätzlich zur oben beschriebenen Symptomatik ausgeprägte hysterische Merkmale.

Beispiel: Aus der zuvor gezeigten Gruppe möchte ich den Fall einer Patientin erläutern, die 1946 geboren und am 5. 12. 1989 hospitalisiert wurde. Sie erzählte, daß sie vor dem Umsturz einen anonymen Brief verfaßt hatte, durch den sie sich an jemandem rächen wollte. Zum Zeitpunkt der stationären Aufnahme verspürte sie Angst, sich vor dem Bürgerforum wegen ihrer Tat verantworten zu müssen und in weiterer Folge ihre Familie ins Verderben zu stürzen, da sie in den Augen der Leute mit dem Staat zusammengearbeitet hätte. Nach vierzehn Tagen konnte sie entlassen werden und wurde im August 1990 erneut mit einer endogenen Depression aufgenommen.

(3) Andere Beobachtungen stammen aus den Aufzeichnungen von Grónský, der in Sternberg tätig ist.

Beispiel: Es handelte sich um die Kasuistik eines dreißigjährigen Patienten, der in einer psychiatrischen Abteilung in Nordmähren am 28. 11. 1989 erstmalig stationär aufgenommen wurde. Laut Auskunft seiner Gattin hatte er ungefähr eine Woche lang nicht geschlafen, schien wie in „Trance" und verfolgte unablässig sämtliche Meldungen in den Massenmedien. Sein Zustand wurde als massive Erschöpfung im Rahmen einer hysterischen Persönlichkeit bewertet. Nach vierzehn Tagen erfolgte die Entlassung.

(4) Erwähnenswert scheint mir auch der folgende Fall aus der Klinik in Prag, in der ich tätig bin.

Beispiel: Anfang Dezember 1989 wurde eine jüngere Frau, die in einer Prager Zeitungsredaktion angestellt war, eingeliefert. Sie hatte regelmäßig bis tief in die Nacht hinein intensiv gearbeitet und zeigte sich bei der Untersuchung verängstigt und unruhig. Nach einigen Tagen konnte sie beschwerdefrei entlassen werden.

(5) An der psychiatrischen Universitätskinik in Brünn wurde am 5. 12. 1989 ein Kriseninterventionszentrum installiert zwecks Betreuung solcher Personen, bei denen es im Zusammenhang mit den gesellschaftlichen respektive politischen Änderungen zum Ausbruch einer Krise gekommen war [5]. Ab 5. 12. 1989 wurden dort binnen eines Jahres insgesamt 306 Personen ambulant oder stationär behandelt. Eine nachfolgende Analyse zeigte jedoch, daß nur ein Bruchteil dieser Klientel sich aufgrund unzulänglicher Bewältigungsmechanismen – in bezug auf die „Novembergeschehnisse" – in psychiatrische Behandlung begab. Der Großteil der Patienten des Kriseninterventionszentrums umfaßte Adaptationsreaktionen, Neurosen sowie Persönlichkeitsstörungen, die in keinem Zusammenhang mit der gesellschaftlichen bzw. politischen Umwälzung in der Tschechoslowakei standen [5].

Resümee: Zusammenfassend kommen wir zu dem Schluß, daß der Zeitraum nach dem 17. 11. 1989 zwar einen erhöhten, aber nicht wie erwartet enormen Bedarf an psychiatrischer Fürsorge erforderte. Hervorzugeben ist auch die nur mäßig ausgeprägte psychische Alteration der Personen, die im Dunstkreis des kommunistischen Parteiapparates tätig gewesen waren.

Frühling 1990 bis Frühling 1992

Wir wollen nun den Abschnitt vom Frühling 1990 bis Frühling 1992 näher untersuchen.

Es zeigte sich ein Ansteigen der Zahl derer, die befürchteten, daß sie sich beruflich verändern bzw. bei steigenden Lebenserhaltungskosten ein Sinken ihres bisherigen Lebensstandards in Kauf nehmen müßten. Solch ein erzwungener Wechsel des Berufs, unter Umständen verbunden mit finanziellen Schwierigkeiten, wirkte sich besonders auf bereits psychiatrisch stigmatisierte Personen aus, die sich nur schwer mit den neuen Bedingungen anfreunden konnten und häufig depressive Reaktionen zeigten.

Nach den Erfahrungen des Zentrums für Krisenintervention in Prag-Bohnice [4] überwogen jene Patienten, die unter Beziehungsproblemen gegenüber Partner oder Mitarbeitern litten. Die zweitgrößte Gruppe bildeten Menschen, die durch ihre Einsamkeit in ihrer psychischen Erlebniswelt eingeschränkt waren. Eine andere Patientenpopulation umfaßte Personen mit ökonomischen Schwierigkeiten: Erfolglose Unternehmer suchten Hilfe, aber auch solche, die durchaus gewinnbringend arbeiteten, jedoch in einer zerrütteten Familiensituation lebten. Weiters zeigten sich Fälle, die aufgrund ihrer früheren Zusammenarbeit mit dem Staatssicherheitsdienst unter Angstzuständen litten, namentlich dann, wenn die eigene Familie davon nichts gewußt hatte. Auch im Kriseninterventionszentrum in Bohnice blieb die Zahl der Patienten weit hinter den Erwartungen zurück.

Die angeführten Beobachtungen kann man dadurch erklären, daß viele Menschen ihre Probleme mit Hilfe anderer Institutionen bzw. unter einer Art von „Tarnkappe" zu lösen versuchten, u.a. aus Furcht vor einem Kontakt mit der Psychiatrie und dem daraus resultierenden Stigma. So kam es im Jahre 1991 zu einem explosionsartigen Ansteigen der Krankenstände im gesamten Lande, wobei die staatlichen Betriebe häufiger betroffen waren als die privaten [7]. In Erwägung zu ziehen ist natürlich auch der Umstand, daß sich – unter den nun herrschenden anspruchsvolleren Bedingungen im Berufs- und Alltagsleben – manche latente somatische und psychiatrische Störung demaskierte.

Überblicksmäßig konnte man zwei Reaktionsformen in bezug auf die neue Situation im Lande mit all ihren Änderungen wie z.B. Berufswechsel, Steigen der Waren- und Mietpreise etc. registrieren: Eine asthenische Reaktion auf die psychosoziale Belastung mit depressiver Symptomatik und eine asthenische Reaktion mit Wahrnehmung der Gelegenheit zur Selbstverwirklichung.

Zum besseren Verständnis möchte ich wiederum einige spezielle Fälle herausgreifen und kurz schildern.

Beispiel 1

In unserer Klinik wurde 1991 eine Frau stationär aufgenommen, die sich nicht damit abfinden konnte, daß ihr Gatte seinen Posten als Schuldirektor verloren hatte. Sie empfand die Entlassung ihres Mannes als grobes Unrecht, da er sich angeblich kaum für die alten Machthaber engagiert hatte.

Beispiel 2

In der Ambulanz einer Bezirksstadt wurde auf eigenen Wunsch eine dreißigjährige Frau untersucht [3]. Sie erzählte, daß sie vor drei Jahren ihren Gatten betrogen hätte. Nun sei ihr Gatte als Privatunternehmer tätig und häufig im Ausland beschäftigt, was in ihr die Befürchtung auslöste, daß er sie ebenfalls betröge. Andeutungsweise skizzierte sie auch eine weitere Problematik: Ihr Gatte sei früher Mitglied beim Staatssicherheitsdienst gewesen und die Leute behaupteten, daß sie das Geld für ihren Hausbau nur gestohlen hätten.

Natürlich konnte es sich bei den Befürchtungen dieser Frau um durchaus reale handeln, denn laut dem Wiedergutmachungsgesetz dürfen ehemalige Agenten der Staatssicherheit und Funktionäre der Kommunistischen Partei in der Verwaltung keine bedeutenden Posten mehr einnehmen. In Erwägung zu ziehen wäre auch die Tatsache, daß die Umgebung erst nach dem Sturz der alten Regierung Mißfallenskundgebungen zu äußern wagte. Eine anderer Erklärungsversuch wäre das Bestehen nichterfüllter Befürchtungen der Frau, die auf Gewissensbissen basierten.

Ein eigenständiges Kapitel bildeten psychopathologische Aspekte hinsichtlich der Rückerstattung von Eigentum, das nach dem Februar 1948 beschlagnahmt worden war.

Beispiel 3

Mir selbst oblag die Aufgabe, einen 75 Jahre alten Mann zu untersuchen, der sich intensiv mit der Rückerstattung des Familieneigentums befaßt hatte. Jahrelang hatte er den Verlust des Besitzes als starkes Unrecht empfunden, und nun sah er quasi die letzte Chance für eine Wiedergutmachung gekommen. Die rechtlichen Belange, welche die Rückerstattung nach sich zog, waren für ihn als juristisch nicht gebildeten Laien äußerst kompliziert, obendrein verfolgte er genauest alle Verhandlungen und führte eine umfangreiche Korrespondenz, sodaß er sich schließlich nur mehr dieser Tätigkeit widmete. Seine Familie fühlte sich nach und nach ziemlich vernachlässigt. Nach erfolgter Rückerstattung seines Eigentums kam er auf Drängen seiner Familie wegen Schlaflosigkeit, Nervosität, depressiver Verstimmung sowie schwelender Familienstreitigkeiten zum Psychiater, dem gegenüber er seine Familie anklagte, daß sie ihn nicht unterstützen wollte, und die gesamte Last auf seinen Schultern ruhte.

Beispiel 4

Bei einem anderen Fall handelte es sich um einen 72jährigen Mann, der für eine Rehabilitierung seiner eigenen Person eintrat, da man ihn in den fünfziger Jahren mit Berufsverbot belegt hatte aufgrund seines Engagements gegen das Regime. Dieser Mann verfaßte eine Reihe von Anträgen an die verschiedensten Ämter, war mit der Erledigung seitens der Ämter jedoch nie zufrieden und wurde schließlich wegen Beleidigung einer Amtsperson angeklagt. Im Rahmen einer psychiatrischen Untersuchung wurde ein paranoides Syndrom im Zuge einer arteriosklerotisch bedingten Demenz diagnostiziert.

Beispiel 5

Ein aufsehenerregender Fall betraf den Hungerstreik eines Bürgers, der dadurch die Wiedergutmachung des persönlichen Unrechts, das ihm im Zusammenhang mit einigen ihn belastenden Gerichtsakten zugefügt worden war, erzwingen wollte. Die Betrachtung dieses sehr interessanten Falles weist verschiedene Facetten auf, so stehen neben Aspekten des Rechts und der Medizin auch solche der Politik und Religion zur Diskussion. Nach ungefähr fünfzigtägiger Dauer des Hungerstreiks erhob sich in der Öffentlichkeit die Frage, ob man diesem Mann gegen seinen Willen ärztliche Hilfe zukommen lassen sollte oder nicht. Laut der Menschenrechtsdeklaration von Helsinki muß man den Willen eines Bürgers respektieren. Nach dem tschechoslowakischen Gesetz [6] ist hingegen Hilfe in folgenden Fällen zu gewähren:

- bei Geisteskrankheiten, d.h. wenn sich die Person selbst oder (ihre) Umgebung gefährdet,
- bei Krankheiten infektiösen Charakters,
- bei unaufschiebbaren Leistungen zur Rettung eines Lebens/der Gesundheit.

Dieser Mann konnte nicht untersucht werden, da er sich in seinem Haus eingeschlossen hatte. Am 75. Tag des Hungerstreiks wurde das Haus gewaltsam geöffnet und eine detaillierte ärztliche Untersuchung des Mannes vorgenommen. Sein Zustand wurde als zufriedenstellend bewertet, von einer Hospitalisierung Abstand genommen. Die Entscheidung bezüglich dieser Streitfrage steht also nach wie vor im Raum.

Diskussion

Ein Open End bietet sozusagen auch dieser Überblick, aus Beobachtungen und klinischen Erfahrungen einiger Psychiater bestehend, der einen kurzen Abriß psychopathologischer Bilder aufzeigt, die in einer spezifischen gesellschaftspolitischen Situation entstanden. Resümierend kann man sagen, daß psychopathologische Reaktionen, die durch gesellschaftliche und politische Änderungen in Gang gesetzt werden, eher selten und nur in mäßig prägnanter Form auftreten.

Als Erklärungsansatz dienen zwei Theorien: Entweder verfügt die Bevölkerung über sehr gute Bewältigungsmechanismen, oder die derzeit herrschenden positiven und negativen Aspekte der neuen Entwicklung stehen in einem ausgewogenen Verhältnis zueinander.

Literatur

1. Grónský L (1991) Der 17. Nobember und die nachfolgenden psychiatrischen Hospitalisierungen (vier Kasuistiken). Seminararbeit, Sternberg
2. Homola Z (1991) Problematik der psychiatrischen Störungen nach dem 17. November 1989 in Prag. Seminararbeit, Prag
3. Kučerová H (Persönliche Mitteilungen)
4. Peška I (1991) Das Krisenzentrum der psychiatrischen Klinik in Brünn (Erfahrungen, gewonnen während seiner ersten Tätigkeit). Seminararbeit, Brünn
5. Durchführung von Untersuchungs- und Heilleistungen und Übernahme des Kranken in Heilanstalten ohne seine Zustimmung (1992) Medizinische Zeitung 10: 16
6. Statistische Angaben, Gesundheitsministerium der Tschechischen Republik
7. Zatloukalová M (1992) Änderungen psychopathologischer Bilder mancher Psychosen im Zusammenhang mit den gesellschaftlichen Änderungen in der Tschechoslowakei. Seminararbeit, Olmütz

Anschrift des Verfassers: Dr. J. Beran, 181 02 Prag 8, Bohnice Ústavní Straße 91, Tschechien.

Die Auswirkungen des gesellschaftlichen Wertewandels auf schizophrene Patienten und ihre Betreuungsnetzwerke

K. Purzner

Psychiatrisches Krankenhaus der Stadt Wien, Österreich

Zusammenfassung

Drei Phasen des gesellschaftlichen Wertewandels in den letzten dreißig Jahren werden unter Bezug auf einschlägige soziologische und philosophische Literatur kurz skizziert. Konkrete Auswirkungen dieses Wandels auf schizophrene Patienten und die sie betreuenden Personalgemeinschaften werden beschrieben. Gefahren der Spaltung im sozialen Netzwerk und Möglichkeiten zu deren Überwindung werden aufgewiesen. Eine Erweiterung des Konzepts der mehrdimensionalen Diagnose und Therapie wird vorgeschlagen: Zu den biopsychosozialen Aspekten von Diagnose und Therapie sollen matrixartig *symptomorientiertes, alltagsorientiertes und spirituell-kulturelles Versorgungshandeln* in Beziehung gesetzt werden. Der einfühlsam gestaltende Umgang mit Werten – heute im allgemeinen als bewußte Handhabung der *Organisationskultur* bezeichnet – wird neuerdings zu den unabdingbaren Bestandteilen modernen integrierten Managements gezählt. Für die Psychiatrie ist er von besonderer Bedeutung.

Schlüsselwörter: Wertewandel, Erweiterung des mehrdimensionalen Konzepts von Diagnose und Therapie, Spaltungsüberwindung, Organisationskultur, integriertes Management.

Summary

Valueshifts in society. Their effects on schizophrenic patients and therapeutic networks. Three phases of valueshifts in society within the last three decades are characterized relating to sociological and philosophical

literature. Effects of this change on schizophrenic patients and their therapeutic communities are described. Possibilities to overcome the risk of
splitting are demonstrated. An enlargement of the concept of multidimen-
sional diagnoses and therapy is being put forward: the biopsychosocial
aspects of diagnoses and therapy should be combined with symptom-
oriented, everydayoriented and spiritual-culturally oriented treatment perspectives. Sensible handling of values in organisations belongs to the
important parts of modern integrated management. This ist true especially
for psychiatry.

Keywords: Valueshift, enlargement of the diagnostic- and theapeutic-
concept, splitting, organisationsculture, integrated management.

Einleitung

In meinem Beitrag zum Klagenfurter Schizophrenie-Workshop
1990 über „Schizophrene Patienten im Krankenhaus" wies ich auf
die Bedeutung der „Ganzheitlichkeit des Behandlungsangebots"
hin, die – gerade für schizophrene Patienten besonders wichtig –
durch soziodynamische Prozesse in der Versorgungsgemeinschaft
immer wieder gefährdet sei [10]. Auch andere Referenten sprachen
von diesem Risiko der „Schizoidie" (Veer) oder der „Unklaren und
uneinheitlichen Vermittlung von Werten und Normen" – übrigens
nicht nur in terziären sozialen Netzwerken (Platz, Roder) sondern
auch in den Ursprungsfamilien (Raisch) später erkrankter Patienten. Ich versuchte damals, mittels eines kurzen historischen Rück-
blicks auf bislang wenig verwertete Forschungsergebnisse und
Praxiserfahrungen soziologischer, sozial- und tiefenpsychologi-
scher Art hinzuweisen, die uns unter bestimmten Bedingungen
helfen könnten, die soziodynamische Gestaltungsaufgabe im Krankenhaus zukünftig besser zu bewältigen.

Mit dem vorliegenden Artikel greife ich das eben erwähnte
Thema von einer anderen Seite her neuerlich auf. Die Gefahr des
Auftretens der „Schizoidie" bzw. von Spaltungsprozessen, die unsere Versuche, Patienten heilkundlich zu beeinflussen, behindern,
soll diesmal aus der Sicht des Wertewandels in der Gesellschaft
beleuchtet werden und auch diesmal soll einerseits auf Möglichkeiten hingewiesen werden, solchen ungünstigen Entwicklungen ge-

genzusteuern; soll andererseits auf die Bedeutung dieses Aspekts für eine zeitgemäße Handhabung der Führungsaufgaben in psychiatrischen Institutionen hingewiesen werden.

Material, Methode und Protokolle

Die im folgenden dargestellten und diskutierten Ergebnisse wurden in den letzten zwei Jahrzehnten mit den Mitteln der routine-integrierten Aktionsforschung im PKH-BH erhoben [8]. Darunter sind aktive und passive teilnehmende Beobachtung in unzähligen Situationen der Versorgungspraxis ebenso zu verstehen, wie Einzel- und Gruppeninterviews bzw. -diskussionen mit Mitarbeitern unterschiedlichen Rangs und Profession, in den Krankenpflegeschulen und zuletzt im Rahmen von diversen Organisationsentwicklungsprojekten, die in unserem Krankenhaus ablaufen [11].

Ergebnisse

Das Werte-Einstellungs-Verhaltens-Gefüge (WEVG)

Für praktische Zwecke hat sich gezeigt, daß es sinnvoll ist, von der Vorstellung auszugehen, daß Werte zunächst und primär Einstellungen prägen und diese dann auf das konkrete Verhalten einwirken [12]. Werte beeinflussen Einstellungen in der Weise, daß sie als Beurteilungsstandards, als allgemeine und elementare Maßstäbe herangezogen werden. Sie liefern somit das normative Referenzsystem, in dem Einstellungen verankert sind.

Der Zusammenhang zwischen WEVG, personalen Kapazitäten und situativen Gegebenheiten

Neben *Werten* und *Einstellungen* bedingen aber auch *personale Kapazitäten* und *situative Gegebenheiten* das Verhalten des Menschen. Mit *personalen Kapazitäten* (PK) sind im Unterschied zu den Einstellungen (als den Neigungen), die Eignungen, also Fähigkeiten, Fertigkeiten und Ressourcen eines Menschen gemeint. Der Wunsch nach Selbstverwirklichung durch Selbermachen kann ebenso an die Grenzen der personalen Machbarkeit stoßen wie das Streben nach sozialer Anerkennung, das eine gewisse „soziale

Intelligenz" voraussetzt. Gleiches gilt für personale Ressourcen wie Zeit, Geld und (psychische) Energie. Sind Neigungen und Eignungen vorhanden, kann eine Umsetzung von Werten in Verhalten, die Werterealisierung, durchaus noch daran scheitern, daß die erforderliche Zeit, das nötige „Kleingeld" oder die erforderliche Ausdauer fehlen.

Was soeben für Eignungen und Ressourcen festgestellt wurde, gilt ebenso für *situative Gegebenheiten* (SG) in ihrer Bedeutung für die Umsetzung von Werten im Verhalten. In vielen Bereichen des Lebens in privaten wie in beruflichen Angelegenheiten, zuhause wie am Arbeitsplatz, sind Akteure auf die Mithilfe oder zumindest auf die Toleranz anderer Menschen und sozialer Institutionen angewiesen. Das gilt auch für die Realisierung von Werten. Letztere konkurrieren bekanntlich im Sozialgefüge sehr häufig. Die Werterealisierung hängt daher wesentlich auch ab vom Angebot an Alternativen bzw. dem Schließen von Kompromissen.

Der gesellschaftliche Wertewandel in den letzten Jahrzehnten

Im Folgenden sollen holzschnittartig drei Phasen des Wertewandels einschließlich der jeweiligen Polarisierungsgefahren und Möglichkeiten zu deren Überwindung skizziert werden. Beispiele sollen dabei jeweils die Auswirkungen auf Patienten und Personal der Psychiatrie illustrieren.

Die 60er und 70er Jahre: Von Pflicht- und Akzeptanz- zu Selbstentfaltungswerten (PAW, SEW)

Helmut Klages, ein deutscher Soziologe und Werteforscher beschreibt mit Wertewandel ein gesamtgesellschaftliches Wandlungsphänomen von umfassender Reichweite [2]. Der Wertwandlungsschub müsse als ein „säkulares Ereignis" angesehen werden, dessen Bedeutung für die Entwicklung der Verhältnisse zwischen Mensch und Gesellschaft schwerlich übertrieben werden könne. Im Kern meint Klages hiemit einen Wandel der in der Bevölkerung antreffbaren Wertorientierungen, der sein Zentrum – zeitlich gesehen – in der Periode zwischen der ersten Hälfte der 60er und der zweiten Hälfte der 70er Jahre hatte und der keinesfalls auf die Bundesrepublik allein beschränkt blieb. Es lasse sich – mit einigem Mut zur Verallgemeinerung – sagen, daß in dieser Zeitspanne die gesamte Gruppe der „Pflicht- und Akzeptanzwerte" (PAW) hinsichtlich der ihnen seitens der Menschen zugewiesenen Wichtigkeit und Verbindlichkeit Rangplatzverluste erlitt, die teils sehr einschneidend waren. Umgekehrt hätten alle „Selbstentfaltungswerte" (SEW) in der Einschätzung der Menschen mehr oder weniger dramatische Wichtigkeits- und Verbindlichkeitsaufwertungen erfahren. Der Wertewandel – oder genauer gesagt der Wertewandlungsschub – dieser Zeitspanne kann laut Klages dementsprechend mit der Kurzformel „von PAW zu SEW" zutreffend gekennzeichnet werden. In Verbindung mit dieser Veränderung reduzierte sich die gesellschaftliche Bedeutung von „Tugenden", wie Disziplin, Gehorsam, Pflichterfüllung, Selbstbescheidung, Anpassungsbereitschaft und Fügsamkeit, während gleichzeitig Bedürfnisse nach bedingungsloser „Emanzipation" von Autoritäten nach „Autonomie" des Einzelnen nach persönlicher Ungebundenheit und nach „Eigenständigkeit" mächtigen Auftrieb erhielten. Es ließe sich hinzufügen, daß sich in der Zeit nach 75 in einzelnen Bereichen des damit abgesteckten Wertespektrum Rückläufigkeiten einstellten. Diese konnten jedoch den Gesamttrend der Veränderungen nicht umkehren. Der eben beschriebene Wertewandel als gesamtgesellschaftliches Phänomen wirkte sich spürbar auf die Psychiatrie aus und zwar sowohl auf Patienten- wie auch auf Personalseite. Dazu einige Beispiele.

Auswirkung auf Patientenseite: Ein nach einer länger zurückliegenden schizophrenen Episode in psychoanalytischer Therapie befindlicher Patient verwendet die Grundregeln des Verfahrens in abwehrender Weise zum Agieren. Er meint, trotz gegenläufiger wiederholter Information und Instruktion, es genüge, in der Behandlung frei zu assoziieren. Bei Konfrontation mit der Notwendigkeit, auch zu analysieren, äußert er fast entrüstet, es erstaune ihn, daß es in dieser Situation auch ein Muß gäbe. Die Antwort des

Analytikers betont die Konditionalität des Müssens: wenn der Patient von diesem Behandlungsverfahren profitieren will, dann muß er versuchen, beide Grundregeln einzuhalten.

Auswirkung auf Personalseite: Wenn ein Arzt auf einer psychiatrischen Aufnahmestation sich weigert, einem schizophrenen und gleichzeitig zuckerkranken Patienten, der wegen eines hypoglykämischen Zustandes verwirrt ist, die lebensrettende Glukoseinjektion zu verabreichen, nur weil sich der Patient dagegen wehrt, gehört das ebenso hierher, wie jene Beispiele, die von mir schon früher dargestellt wurden [9, 10].

Hinter dem in den Beispielen beschriebenen Verhalten sowohl bei Patienten als auch beim Personal steht die offene oder stillschweigende Grundauffassung, die beiden oben genannten Wertegruppen (PAW und SEW) seien einander ausschließende Gegensätze. Dies ist laut Klages irrig. Man sollte daher seiner Meinung nach einseitige Optionen nach dem Pro- und Kontramodell außer acht lassen. Vielmehr verhalte es sich so, daß die Majorität der Menschen beide Wertegruppen gemeinsam besitzt, also „Mischlagen" mit verschiedenen Qualitäten vorliegen. Diese Wertesynthese hat nach Klages auch am ehesten die Chance dazu beizutragen, den Anforderungen, welche die „moderne" Gesellschaft kennzeichnen, gewachsen zu sein.

Menschen, die eine solche Wertesynthese bewerkstelligen können, sind ebenso disziplinfähig und einfügungsbereit, wie auch zu einem – vermutlich „konstruktiven" – kritischem Engagement bereit und in der Lage. Sie sind ebenso familien- und freizeit-, wie auch berufsorientiert und sie entwickeln in beiden Richtungen eine besonders hohe Aktivität. Sie sind ebenso zur Respektierung von Gesetz und Ordnung, wie auch zur Verteidigung ihrer Rechte und Interessen gegenüber Ämtern und Behörden bereit. Im Bereich des alltäglichen Arbeitens sind diese Menschen durch eine Leistungsbereitschaft gekennzeichnet, die mit hoher Eigeninitiative und mit einem stark entwickelten Interesse „an sinnvoller" Arbeit gepaart ist. Sie sind weiterhin in hohem Maße bereit, Verantwortung zu übernehmen, wenn ihnen ein ausreichend erscheinender Freiraum zugebilligt wird. Sie besitzen nichtsdestoweniger aber gleichzeitig auch ein deutliches Interesse an einer handlungsfähigen kompetenten Führung.

Für den betrieblichen Praxis- und Aus-, Weiter- und Fortbildungszusammenhang ist natürlich die Fragestellung von großer Bedeutung, wie es gelingen kann, bei möglichst vielen Mitarbeitern die Entwicklung zur Wertesynthese zu fördern. Dies insbesondere, weil – wie Klages betont – die bisherige Entwicklung des Bildungssystems an der Chance der Wertesynthese vorbeigeführt hat. Die von Klages aufgestellte These, daß mit einem Vorhandensein – oder mit der Entstehung – der Bedingungen der Wertesynthese überall dort zu rechnen ist, wo Aktiv- und Verantwortungsrollen in angemessener Zahl und Qualität zur Verfügung stehen, ist daher für alle, die sich die Förderung der Wertesynthese zur Aufgabe machen, von allergrößter Bedeutung. Will man die Förderung der Wertesynthese zum Programmpunkt erheben, so kann die formelhafte Antwort gegeben werden, daß es in jedem Fall um die Bereitstellung von Aktiv- und Verantwortungsrollen gehen muß, welche individuelle Handlungsspielräume eröffnen, in denen SEW zur Geltung kommen können, welche aber gleichzeitig auch – von der Natur der Sache her – PAW einen hohen Stellenwert zukommen lassen. Das Programm einer „Optimierung" des Rollenangebotes auf dieses Ziel hin, vermag uns jene Orientierungsgrundlage zu geben, die erforderlich ist, um in der gegenwärigen Situation die gestörten Beziehungsverhältnisse zwischen Mensch und Gesellschaft auf eine entwicklungsoffene Weise auszubalancieren.

Die 80er Jahre: Von der Selbstentfaltung zur
„Bewußtseinsentfaltung"

Dieser zweite Wertewandel hat dafür gesorgt, daß es eine enorme Zuwendung zu esoterischen und spirituellen Themen gegeben hat (New Age). Auch dieser Wertewandel zeitigte Auswirkungen auf das psychiatrische Versorgungssystem.

Auswirkungen auf Patientenseite: In zunehmendem Maße haben wir es mit schizophrenen Patienten zu tun, bei denen Entstehung, Erscheinungsbild und Behandlung der Krankheit innigst mit spirituell-esoterischen Sozialerfahrungen und Gedankengut verknüpft sind. Der Beitrag des Sekteneinflusses z.B. auf den Ausbruch von Krankheiten, die Schwierigkeit mystische Versenkungszustände von psychotischen Episoden oder hysterischen Dämmerzuständen diagnostisch zu trennen, die Abhängigkeit des Krankheitsverlaufs und Behandlungserfolgs vom Verbleib in oder dem Ausstieg aus dem Sektenmilieu, sind nur Beispiele für diesen Effekt, der für unser Aus-, Weiter- und Fortbildungssystem eine Herausforderung bedeutet.

Auswirkungen auf Personalseite: Auch unsere akademischen und nichtakademischen und paramedizinischen Mitarbeiter sind natürlich von der „esoterischen Welle" nicht unbeeindruckt geblieben und daher davon beeinflußt worden. Sowohl im Bereich der Krankenpflegeschulen als auch im Versorgungsfeld taucht entsprechendes Gedankengut auf und will auch im Versorgungsalltag Eingang finden. Gar nicht so selten wird dabei übersehen und wenig Verständnis dafür aufgebracht, daß Integration nötig ist, daß man nicht einfach das, was man irgendwo gehört, gelesen oder in Selbsterfahrung für gut befunden, einen begeistert hat, jetzt ohne weiteres in den Klinikzusammenhang übertragen kann.

Auch in diesem Bereich gilt es aber, sowohl den Patienten als auch dem Personal gegenüber ein Entweder–Oder, also Spaltung, zu vermeiden. Esoterisch-spirituelles Gedankengut als Unsinn abzutun, zurückzuweisen, kann wichtige Kraftquellen von Patienten und Mitarbeitern zum Versiegen bringen und daher dem Wohl des Ganzen Schaden zufügen. Greift man hingegen in Praxis- und Aus-, Weiter- und Fortbildungszusammenhängen die eingebrachten Beiträge auf und versucht, wie im Abschnitt „Die 60er und 70er Jahre" beschrieben, für Patienten und Personal Aktiv- und Verantwortungsrollen bereit zu stellen, die die Aufgabe der Integration des Neuen in das traditionelle System betonen, so kann es oft gelingen, die Energie der Betroffenen zu bewahren und zu einer Bereicherung des Herkömmlichen durch das Neue beizutragen. Die gemeinsame, vergleichende Untersuchung kulturrelativer Gesundheits-, Krankheits- und Behandlungsvorstellungen (z.B. die mittelalterliche Praxis des Exorzismus, die fernöstliche Chakrenlehre und die Vorstellung südamerikanischer Schamanen von der Bedeutung der Krafttiere für den Menschen) eröffnen z.B. die Möglichkeit, unsere eigenen diesbezüglichen Vorstellungen mit Gewinn aus anderer Perspektive zu betrachten.

Die 90er Jahre: Von der Bewußtseinsentfaltung zur „Kinetik"

In den späten 80er Jahren und in diesem Dezennium ist es – vorbereitet durch die Prozesse in den vorherigen Phasen – zu einer derartigen Vielfalt und Beschleunigung der Veränderungen im Rahmen von Wachstum und Fortschritt gekommen, daß unser Verarbeitungsvermögen (Ordnungs- bzw. Erinnerungskraft etc.) nicht mehr wirklich mithalten kann. Chaotische Zustände allenthalben sind die Folge, eine Situation, die Chancen, aber auch Gefahren beinhaltet. Auch in diesem Bereich machen sich Auswirkungen auf die Psychiatrie bemerkbar.

Auswirkungen auf Patienten- und Personalseite: Ausdrücke wie „Multiphrenie" und „Patchwork-Identity" spiegeln Möglichkeiten oder Notwendigkeiten für Einzelne in einer derartig verfaßten Gesellschaft zu (über)leben. Was den engeren psychiatrischen Kontext betrifft, haben in den letzten Jahren einige Autoren [1, 3–5] energisch auf die verheerenden Auswirkungen eines solchen Chaos in unterschiedliche Richtungen aufmerksam gemacht: Patienten und Angehörige verweigern angesichts unterschiedlichster Meinungen im betreuenden Netzwerk den vernünftigen Umgang mit Krankheit und die Errichtung einer vertrauensvollen Beziehung zu Personal, Forscher reden aneinander vorbei und Lehrende hören von den Auszubildenden vielfach geäußerten Überdruß an der Vielfalt im Unterricht vorgetragener und zu lernender Konzepte bzw. Modelle.

Es mehren sich in den letzten Jahren Zeichen für Versuche, gegen diese Beschleunigung, Zersplitterung anzukämpfen. Aus gesamt-gesellschaftlicher Perspektive wird die Problematik der Beschleunigung sowohl theoretisch (siehe die einschlägigen philosophischen, soziologischen, anthropologischen etc. Untersuchungen diverser „Dromologen"), jüngst aber auch praktisch (siehe die

Gründung des „Vereins zur Verzögerung der Zeit") angegangen.
Auch in der Psychiatrie gibt es Anzeichen für eine Besinnung. Was
die Zersplitterung betrifft, gibt es sowohl theoretische (Chaos-
Forschung) als auch praktische Versuche (multidiagnostischer An-
satz, Konsensus-Konferenzen, Brückenkonzeptbildung, etc.), die
Chancenseite der chaotischen Situation fruchtbar zu machen. Die
Pragmatik dieser Versuche befindet sich aber erst in den Anfängen.

Vorschlag zur Erweiterung des Konzepts der multidimensionalen Diagnose und Therapie

In der eben beschriebenen Situation scheint es mir sinnvoll, weil
verständigungsfördernd, das herkömmliche gedankliche Gerüst der
multidimensionalen Diagnostik und Therapie im Sinne der Beachtung von bio-psycho-sozialen Bedingungen bei der Betrachtung
von Gesundheit, Krankheit und Behandlung um drei weitere
Aspekte zu ergänzen: Zu den bio-psycho-sozialen Aspekten von
Diagnose und Therapie sollen matrixartig symptom-, alltags- und
spirituellkulturelles Versorgungshandeln in Beziehung gesetzt

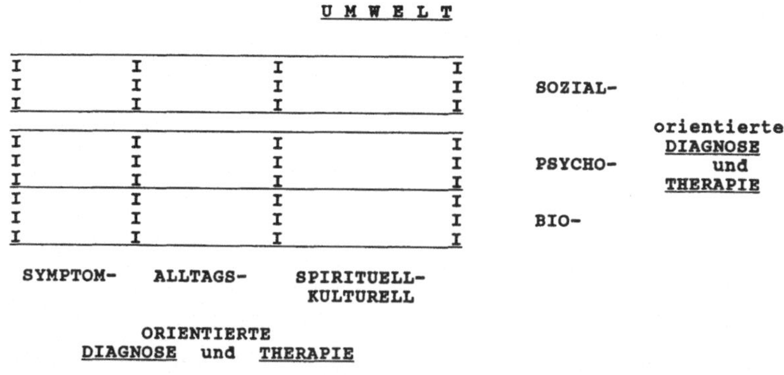

Abb. 1. Perspektivenmatrix moderner psychiatrischer Diagnose und
Therapie

werden. Dabei kann eine solche Matrix an dieser Stelle nur skizziert werden und bleibt eine nähere Ausführung und Erläuterung einer gesonderten Arbeit vorbehalten (siehe dazu aber Vorstudien in Purzner [6, 7]).

Diskussion

Die empirisch erhobenen und theoretisch erarbeiteten Befunde bzw. Ergebnisse zum gesamtgesellschaftlichen Wertewandel in den vergangenen Jahrzehnten sind für die Praxis im psychiatrischen Versorgungssystem von großer Bedeutung. Wenn wir nämlich bei Patienten, Angehörigen und Mitarbeitern Hoffnung in einer Zeit der Verunsicherung (Berger) wecken und erhalten wollen, wenn wir wirklich unsere Patienten, Angehörigen und Mitarbeiter als mündige und kompetente Partner ernst nehmen wollen (Berner), ist der Einbezug des Themenzusammenhangs WEVG-PK-SG von zentraler Bedeutung. Der einfühlsam gestaltende Umgang mit Werten (eben nicht spaltend sondern ganzmachend) – heute im allgemeinen als bewußte Handhabung der Organisationskultur bezeichnet – wird neuerdings zu den unabdingbaren Bestandteilen modernen integrierten Managements gezählt. Für die Psychiatrie ist er von besonderer Bedeutung [11].

Literatur

1. Kissling W (1992) Ist die Hälfte aller schizophrenen Rezidive iatrogen? In: König P (Hrsg) Rückfallprophylaxe schizophrener Erkrankungen. Springer, Wien New York, S 1–11
2. Klages H (1989) Der Wertwandlungsschub. Empirie und kulturtheoretischer Stellenwert. In: Papalekes J Chr (Hrsg) Kulturelle Integration und Kulturkonflikt in der technischen Zivilisation. Campus, Frankfurt/ Main New York
3. Meise U, Kurz M, Schätt P, Fleischhacker WW (1991) Die neuroleptische Langzeittherapie schizophrener Psychosen: Einstellungen und Richtlinien. In: Platz T, Schubert H, Neumann R (Hrsg) Fortschritte im Umgang mit schizophrenen Patienten. Springer, Wien New York, S 145–162

 4. Meise U (1991) Compliance – ein Aspekt der Arzt-Patient-Beziehung.
    In: Danzinger R (Hrsg) Psychodynamik der Medikamente. Interaktion
    von Psychopharmaka mit modernen Therpieformen. Springer, Wien
    New York
 5. Meise U (1991) Zum Stellenwert und Image der Psychiatrie innerhalb
    der Medizin. In: Meise U, Hafner F, Hinterhuber H (Hrsg) Die Versor-
    gung psychisch Kranker in Österreich. Eine Standortbestimmung.
    Springer, Wien New York
 6. Purzner K (1988) Die Lebenslage als Gegenstand psychiatrischen
    Handelns. Ein anthropologisches Modell des psychiatrischen Patienten
    unter besonderer Berücksichtigung der Gerontopsychiatrie. In: Kalou-
    sek ME (Hrsg) Gerontopsychiatrie. Janssen, Neuss
 7. Purzner K (1988) Modellüberlegungen zur Verlaufsdynamik von see-
    lischen Störungen im Alltag. In: Kanowski S, Dimroth G (Hrsg)
    Gerontopsychiatrie. Chronische psychische Erkrankungen im Alter.
    Janssen, Neuss
 8. Purzner K (1990) Psychiatriereform als Organisationsentwicklung.
    Innovationsförderung durch Kooperation zwischen soziologietreiben-
    der Psychiatrie und professioneller Soziologie. In: Forster R, Pelikan
    JM (Hrsg) Psychiatriereform und Sozialwissenschaften. Erfahrungs-
    berichte aus Österreich. Facultas, Wien
 9. Purzner K (1991) Soziodynamische Wechselwirkungen in und zwi-
    schen Patienten-, Personal- und Versorgungsgemeinschaft und ihr
    Einfluß auf die Ganzheitlichkeit des Behandlungsangebotes. In: Dan-
    zinger R (Hrsg) Psychodynamik der Medikamente. Interaktion von
    Psychopharmaka mit modernen Therapieformen. Springer, Wien New
    York, S 62–72
10. Purzner K (1991) Schizophrene Patienten im Krankenhaus: Soziody-
    namische Prozesse im Spiegelsystem dynamischer Modelle. In: Platz
    T, Schubert H, Neumann R (Hrsg) Fortschritte im Umgang mit schizo-
    phrenen Patienten. Springer, Wien New York
11. Purzner K (1991) Das „gesunde" Krankenhaus. Leitbild (Vision) oder
    Utopie? Die Bedeutung des strategischen und Chancen – Manage-
    ments für das Fachmanagements von Krankenhäusern. Österreichische
    Krankenhauszeitung 32
12. Silberer G (1990) Werteforschung und Werteorientierung im Unter-
    nehmen. Poeschel, Stuttgart

Anschrift des Verfassers: Dr. K. Purzner, Psychiatrisches Krankenhaus
der Stadt Wien, Baumgartner Höhe 1, A-1145 Wien, Österreich.

Die Bedeutsamkeit des emotionalen Klimas in den Familien schizophrener Patienten für Krankheitsverlauf und Behandlung

P. Fiedler

Psychologisches Institut, Universität Heidelberg,
Bundesrepublik Deutschland

Zusammenfassung

Der inzwischen häufig replizierte Befund, daß ein erhöhtes Expressed Emotion naher Verwandter das Rückfallrisiko für schizophrene Patienten vergrößert, hat in den vergangen Jahren ein besonderes Interesse in der klinischen Forschung zu den psychosozialen Rückfallursachen psychiatrischer Störungen ausgelöst. In der Folge dieser Forschungsaktivitäten wurden erhebliche Anstrengungen unternommen, auch die therapeutischen Angebote für Angehörige und Familien schizophrener Patienten zu verbessern. Besonderes Gewicht wurde dabei auf die Entwicklung einer strukturierten, psychoedukativen Familientherapie gelegt. In diesen Therapieprogrammen, die die Wirkungen einer Neuroleptikabehandlung beträchtlich erhöhen können, erweisen sich drei Schwerpunkte als besonders bedeutsam für eine effektive Rückfallprophylaxe: (a) sachliche Aufklärung und Unterstützung der Familien im Verständnis und im Umgang mit der Erkrankung, (b) strukturierte Therapieangebote zur Bearbeitung innerfamiliärer Beziehungsschwierigkeiten und (c) Absicherung eines Transfers im sozialen und gesellschaftlichen Umfeld der Familien.

Schlüsselwörter: Expressed Emotion, Schizophrenie, psychosoziale Nachsorge, psychoedukative Familientherapie, Angehörigengruppen.

Summary

The significance of the emotional conditions in the families of schizophrenics for the course and therapy of the illness. The finding that expressed emotion is associated with the course of schizophrenia has generated a great deal of clinical and research interest in expressed emotion as an important risk factor. The constellation of emotions, attitudes, and behaviors that are indexed by the expressed emotion method represent variable features of family response to an ill relative. Therefore, therapeutic groups with relatives and families of schizophrenic patients, which are frequently very pragmatic in orientation, attempt to provide an additional psychosocial dimension to aftercare beyond the protection against relapse provided by pharmacological agents. These programs of family psychoeducation appear to have certain common components: (a) the provision of information and support, and (b) the creation of highly structured predictable environments in the treatment setting and in the home.

Keywords: Expressed emotion, schizophrenia, family assessment, aftercare treatment, family psychoeducation, family intervention.

Einleitung

In den siebziger Jahren brachte eine kleine Abbildung ein gehöriges Maß an Aufregung in die Welt der Schizophrenieforschung (vgl. Abb. 1). Diese kleine Abbildung machte darauf aufmerksam, daß das Rückfall- oder Wiedererkrankungsrisiko schizophrener Patienten in erheblichem Ausmaß vom emotionalen Klima in deren Familien abhängig zu sein schien. Der neue Verlaufsprädiktor hieß *„Expressed Emotion"* (kurz EE), und mit Expressed Emotion bezeichnet man seither ein zu intensives emotionales Engagement von Angehörigen in Richtung auf die Patienten. Es handelt sich dabei um ein ungünstiges Verhaltensmuster, das sich einerseits aus einem Zuviel an Überfürsorglichkeit, und andererseits aus einem Zuviel an Kritik bis hin zur Feindseligkeit zusammensetzt.

Gemessen wird Expressed Emotion nicht in direkter Beobachtung, sondern es wird schlicht durch nachträgliche Auswertungen der Tonaufzeichnungen von Interviews bestimmt, die mit wichtigen Angehörigen zur Familiensituation und zum Zusammenleben mit dem schizophrenen Patienten geführt werden. Es zeigte sich in frühen Studien, daß das Rückfallrisiko von Patienten, die mit Angehörigen zusammenleben, deren ausgedrückte Beziehungsgefühle im Interview das EE-Kriterium überschritten, bereits nach neun

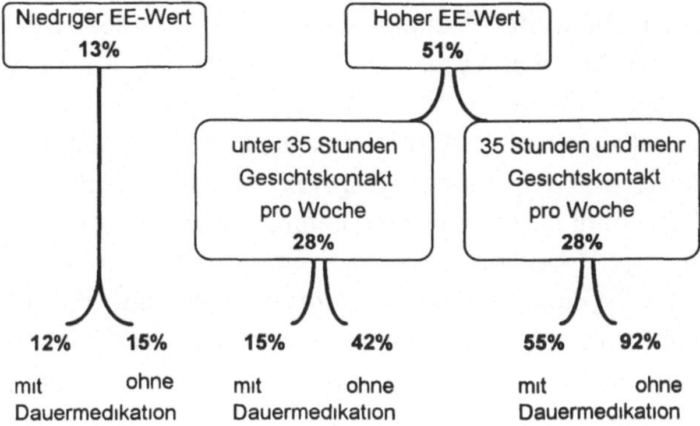

Abb. 1. Rückfallraten (%) in einer Gesamtgruppe von 125 schizophrenen Patienten innerhalb von 9 Monaten nach Klinikentlassung in Abhängigkeit von der Medikation; aufgeteilt nach dem emotionalen Überengagement (EE) ihrer Angehörigen (niedriger EE-Wert n = 69, hoher EE-Wert n = 56); sowie aufgeteilt nach der Länge des durchschnittlichen Gesichtskontaktes pro Woche mit emotional hoch engangierten Angehörigen [31]

Monaten etwa viermal so hoch lag wie das Rückfallrisiko von Patienten, deren Angehörige oder Partner sich nicht in einer derart überfürsorglichen, kritischen oder feindseligen Art über den Patienten geäußert hatten. Außerdem wurde durch diese Studien belegt, daß auch einer Neuroleptikabehandlung eine hohe rückfallprophylaktische Wirkung zugesprochen werden muß.

Kurz die Extreme der Untersuchung von Vaughn und Leff [31] in Erinnerung gebracht (vgl. Abb. 1): Das Risiko eines schizophrenen Patienten, innerhalb von 9 Monaten einen Rückfall zu erleiden, lag bei 92 Prozent, wenn er sich einer Dauermedikation verweigerte und auf sehr engem Raum mit einem EE-hohen Angehörigen zusammenlebte (mit mehr als 35 Stunden Gesichtskontakt). Ganz im Unterschied dazu erlitten nur 12 Prozent der Patienten mit EE-niedrigen Angehörigen einen Rückfall, wenn sie sich in bezug auf eine anempfohlene Dauermedikation zugleich als compliant erwiesen.

Es gab in der Psychiatrie bisher kaum empirisch faßbare Indikatoren, mit denen sich Rückfälle so deutlich voraussagen ließen. So nimmt es nicht weiter Wunder, daß die EE-Befunde sowohl das Interesse der Praktiker wie das der Wissenschaftler als auch schließlich das der Patienten und Anghörigen selbst auf sich gezogen haben – und zwar weltweit. Im deutschsprachigen Raum jedenfalls setzte das Expressed-Emotion-Konzept – nachdem es uns 1977 von Heinz Katschnig in seinem Trendsetter „Die andere Seite der Schizophrenie" [17] bekannt gegeben wurde – als praktische Konsequenz eine Psychiatriereform *en miniature* in Gang: So dürfte es heute wohl nur noch wenige Kliniken geben, in denen die Angehörigenarbeit nicht in irgendeiner Form zum Standardversorgungsangebot gehört, sei es in der Form von Anghörigengruppen oder gar als strukturierte Familientherapie.

Über den Fortgang der Entwicklung in beiden Bereichen möchte ich heute kurz berichten, also einerseits über inzwischen vorliegende Forschungsarbeiten zur weiteren Ausdeutbarkeit des Expressed-Emotion-Konzeptes und andererseits über wichtige Konzepte im Bereich der therapeutischen Arbeit mit Angehörigen und Familien schizophrener Patienten.

1. Das Expressed-Emotion erlaubt keine Voraussage auf eine Ersterkrankung schizophrener Patienten

Immer schon haben die häufig beobachtbaren, komplizierten Interaktionsmuster in den Familien schizophrener Menschen dazu angeregt, über einen möglichen kausalen Zusammenhang von familiärer Beziehungsstruktur und Entstehung der Schizophrenie nachzudenken und solche Meinungen auch explizit zu vertreten (man denke dabei an die auf Frieda Fromm-Reichmann zurückgehende, heute nurmehr selten vertretene Idee der „schizophrenogen Mutter", oder auch an das Kozept der „schizophrenen Transaktion", wie es die Mailänder Gruppe um Selvini-Palazzoli vertrat und vertritt). Man muß heute dazu eindeutig sagen, daß sämtliche Versuche, eine Mitverursachung der familiären Interaktion für das *erstmalige* Auftreten der Schizophrenie empirisch abzusichern, so gut wie gescheitert sind (vgl. zusammenfassend [22, 23]). Die Hypothese mag in einzelnen, eher sehr seltenen Fällen zwar zutreffen, aber für die allermeisten Ersterkrankungen lassen sich Beziehungen zwischen familiärer Interaktion und Krankheitserstmanifestation nicht herstellen.

Andererseits spricht heute sehr viel für eine Abhängigkeit der innerfamiliären Beziehungsschwierigkeiten und des Expressed Emotion der Angehörigen von deren Unsicherheiten im Umgang mit der Erkrankung Schizophrenie (vgl. u.a. die Beiträge in [17]). Familiäre Merkmale lassen sich nämlich durchaus mit dem Auftreten einer Schizophrenie in Verbindung bringen, wenn sie in einem sehr kurzen Abstand vor der bzw. etwa zum Zeitpunkt der manifesten Erkrankung erfaßt werden (vgl. die Zusammenfassung entsprechender Forschungsergebnisse in: [10]). Wie die meisten der dazu durchgeführten Studien nahelegen, lassen sich diese Beziehungsunsicherheiten vermutlich auf ein eklatantes Informationsdefizit der Angehörigen über Wesen, Entstehung, Verlauf und Behandlungsmöglichkeiten der Schizophrenie zurückführen. Genau dies war denn ja auch der Ausgangspunkt für die oben angesprochene Notwendigkeit, sich von psychologischer und psychiatrischer Seite für eine Entwicklung spezieller Beratungs- und Behandlungsformen für die Angehörigen schizophrener Patienten einzusetzen.

2. Das Expressed Emotion ist Ausdruck einer besonderen Interaktionsunsicherheit der Angehörigen schizophrener Patienten und kein Synonym für problematisches Angehörigenverhalten

Inzwischen sind weltweit zahlreiche Studien und Replikationsversuche zur Rückfallprädiktion mittels EE durchgeführt worden. In der Abb. 2 ist die gefundene prädiktive Validität von „high-" versus „low"-EE für die jeweils gefundenen Rückfallhäufigkeiten dargestellt (im oberen Abbildungsteil befinden sich die Studien mit 9monatiger Katamnese, im unteren Abbildungsteil Studien mit 12-, 18- und 24monatiger Katamnese). Wie aus den Sternchen-Einzeichnungen zu den Signifikanzangaben rückschließbar ist, finden sich in den meisten Studien – wenngleich nicht bei weitem in allen – signifikante Unterschiede zwischen Patienten mit niedrigem und hohem Angehörigen-EE. Angehörige wurden dabei überwiegend aufgrund des „Kritik"-Kriteriums als hoch-EE eingestuft, seltener aufgrund eines emotionalen Überengagements. Faßt man die Ergebnisse der neunmonatigen Studien zusammen, so erlitten etwa um die 50 Prozent der Patienten mit EE-hohen Angehörigen einen Rückfall, im Unterschied zu nur etwa 20 Prozent der Patienten aus EE-unauffälligen Familien.

Wie die Daten jedoch auch verdeutlichen, zeigen sich zwischen den Studien überraschende Unterschiede hinsichtlich der Rückfallraten – bis hin zur Möglichkeit, in einigen Forschungsarbeiten gar ein niedriges Expressed Emotion als kritische Größe zu diskutieren. Eine Erklärung für diese Divergenzen ist, daß die Studien – trotz ähnlicher Konzeption dennoch – nicht unmittelbar miteinander vergleichbar sind: Sie unterscheiden sich vielfach, insbesondere hinsichtlich Rückfallkriterien, Krankheitsdauer, Durchschnittsalter der Patienten und Katamnesezeiten. In einigen Übersichtsarbeiten wurden nun diese Unterschiede positiv genutzt, um die mögliche differentielle Bedeutsamkeit des EE-Konzeptes weiter aufzuklären (vgl. insbesondere [15, 28]):

So zeigen sich beispielsweise kulturspezische Unterschiede [15]. In einigen Ländern (etwa in Indien) finden die Forscher kein emotionales Überengagement, und als einziger Prädiktor für Rückfälle findet sich dort vor allem die feindselige Einstellung der Angehörigen gegenüber den Patienten. Ganz im Unterschied dazu trägt die emotionale Überinvolviertheit in den US-amerikanischen Familien erheblich zur Varianzaufklärung bei. Überhaupt finden sich in US-amerikanischen Familien deutlich höhere EE-Indexwerte als in britischen oder europäischen Familien; und in den britischen und deutschen Haushalten mit schizophrenen Patienten erweist sich vorrangig ein kritisierendes Angehörigenverhalten als zentraler Prädiktor.

In den Studien, in denen ausdrücklich das strenge Kriterium des Rückfalls als „Wiederaufnahme in die Klinik" genommen wurde, zeigt sich vielfach eine Tendenz zur geringen Differenzierung [28]: Dort, wo – als weicheres Kriterium – lediglich die Verschlechterung der Symptomatik als Rückfall gewertet wurde, treten die

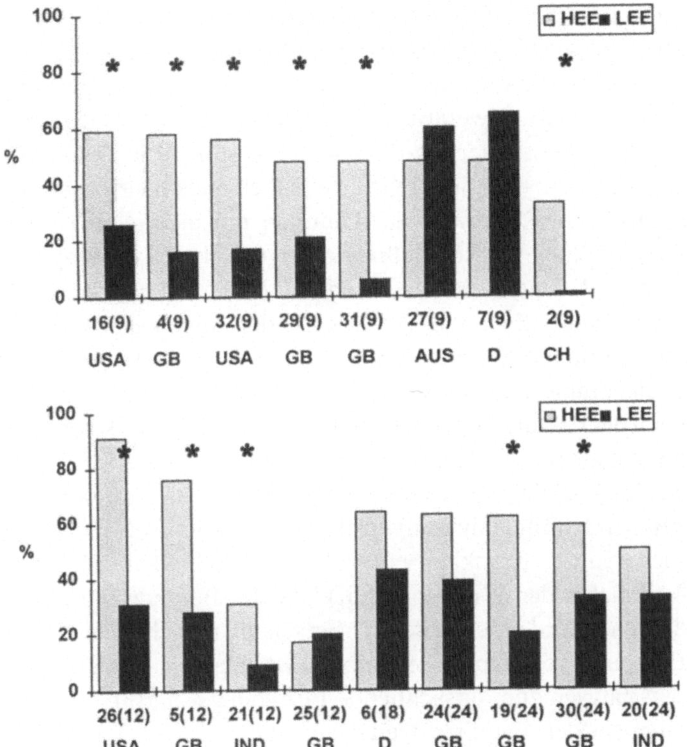

Abb. 2. Rückfallhäufigkeiten schizophrener Patienten in EE-Studien mit 9monatiger Katamnese (oberer Abbildungsteil) und mit 12-, 18- und 24monatiger Katamnese (unterer Abbildungsteil). Dunkler Balken: Patienten mit niedrigem EE der Angehörigen. Studiendurchführung in England/Schottland (GB), Deutschland (D), Indien (IND), Australien (AUS), in der Schweiz (CH) und in den USA. Studiennummern vgl. Literaturverzeichnis (Katamnese-Monate in Klammern)

Unterschiede zwischen „high-" und „low-EE" deutlicher zutage. Es gibt also offensichtlich einen engen Zusammenhang mit einem kritisch-involvierten Angehörigenverhalten und sich verstärkender Symptomatik.

Auch zeigt sich ein wichtiger EE-Zusammenhang mit dem Alter: Bei niedrigem Durchschnittsalter und bei Ersterkrankungen lassen sich mittels EE mögliche Rückfälle nicht so eindeutig prognostizieren wie bei schon älteren und chronisch erkrankten Patienten. So wurden beispielsweise in einer in Münster durchgeführten Studie [6, 28] zwar Zweidrittel der Angehörigen von Patienten mit kurzer Krankheitsdauer als EE-hoch eingestuft, Rückfälle ließen sich bei den Patienten dieser Gruppe jedoch nicht häufiger voraussagen als beim Restdrittel der Familien mit niedrigem EE. Ein deutlich erhöhtes EE-Rückfallrisiko zeigte sich erst bei langjährig erkrankten Patienten. Schulze Mönking [28] zieht aus diesen Befunden folgende Schlüsse: (a) Das EE der Angehörigen mit erst kurzzeitig erkrankten Patienten verweist auf eine starke emotionale Verunsicherung, die angesichts der geringen Kenntnisse im Umgang mit der Erkrankung sehr verständlich seien und als solche auch noch nicht als rückfallbedeutsam einzustufen wären. (b) Rückfallkritisch würde das emotionale Überengagement erst, wenn die betroffenen Familien ihre ungünstigen Interaktionsmuster im Verlauf der weiteren Krankheitsentwicklung beibehielten.

Angesichts der Widersprüchlichkeit der Befunde wird schon seit Jahren gefordert, es in der EE-Forschung nicht bei der schlichten Erhebung von Expressed Emotion zu belassen, sondern dieses durch Analysen zum tatsächlichen Beziehungs- und Interaktionsverhalten in den Familien weiter aufzuklären. Eine solche Konstruktvalidierung des EE-Maßes ist erst in Ansätzen erfolgt. Zumeist wurden dazu sogenannte Konfliktgespräche der Familien mit Video aufgezeichnet und anschließend einer sorgsamen Analyse unterzogen (vgl. zusammenfassend [12]):

Diese Vergleiche von zeitgleich durchgeführten EE-Bestimmungen und Interaktionsanalysen zeigen weitgehend übereinstimmend, daß die EE-hohen Angehörigen während der Familieninteraktion zumeist signifikant kritisierender mit den Patienten interagieren als die niedrig EE-Angehörigen. Die Interaktionsanalysen machen weiter auf ungünstige Eskalationsmuster aufmerksam, bei denen sich die EE-Familien in länger dauernde negative Interaktionsschwierigkeiten verstricken. An der Entstehung und Aufrechterhaltung dieser ungünstigen Eskalationsprozesse sind die Patienten schließlich in gleicher Weise beteiligt wie die Angehörigen.

Faßt man die bisherigen Befunde grob zusammen, dann lassen sich einige wichtige Schlußfolgerungen für die therapeutische Praxis ableiten, auf die ich jetzt kurz zu sprechen kommen möchte:

Zum einen erscheint nach den EE-Studien, in denen die Medikation mitkontrolliert wurde, die Nicht-Compliance chronisch schizophren erkrankter Menschen gegenüber der Neuroleptika-Prophylaxe das Rückfallrisiko in etwa gleich hoher Weise zu bestimmen, wie ein hohes Ausmaß an Expressed Emotion eng verwandter Angehöriger. Über alle Studien hinweg erweist sich die EE-Indizierung von Angehörigen zugleich als wichtiger Indikator für zeitgleich gegebene komplexe Störungen der zwischenmenschlichen Beziehungsmuster in ihren Familien. Zu Beginn der Erkrankung sind diese Beziehungsschwierigkeiten möglicherweise auf Unsicherheiten der Beteiligten im Umgang mit der Erkrankung zurückzuführen – Unsicherheiten, die ihre Ursache im wesentlichen in einem Wissens- und Kompetenzdefizit haben. Angehörige wie Patienten wissen vielfach nur wenig über die Schizophrenie, und sie verfügen zumeist nur über geringe Kenntnisse und Kompetenzen, wie mit den Symptomen und den schizophrenietypischen Interaktionseigenarten der Patienten umgegangen werden könnte. Wird ihnen nicht bereits frühzeitig Hilfe zuteil, können sich die anfänglichen Interaktionsunsicherheiten zu ungünstigen Beziehungsstrukturen verfestigen, die einen erheblichen und ungünstigen Einfluß auf die weitere Krankheitsentwicklung ausüben.

3. Angehörigenarbeit und psychotherapeutische Familienbetreuung gehört zwingend zum Standardversorgungsangebot psychiatrischer Kliniken

Die Bemühungen, die in den vergangenen Jahren von klinisch-psychologischer und psychiatrischer Seite unternommen wurden, die Situation der Familien mit schizophrenen Patienten zu verbessern, erhalten im Kontext der EE-Forschungen einen besonderen Wert. Die bis heute in der Praxis erprobten Konzepte sind inzwischen so vielfältig, daß sie kaum mehr überblickt werden können. Die Arbeitsgruppe um Heinz Katschnig [17, 18] und wir in Heidelberg [9, 10] haben Mitte der achtziger Jahre einige Versuche unternommen sie zu systematisieren und zu bewerten – und nach wie vor dürfte die von uns herausgegebene Materiale für die ersten Schritte in die Praxis der Gruppenarbeit mit Angehörigen und Familien schizophrener Patienten wichtige Leitlinien in die Hand geben (vgl. [10]).

Die meisten Klinikangebote beinhalten inzwischen sogenannte Angehörigengruppen, die im wesentlichen zwei Zielstellungen verfolgen:

1. Sie verstehen sich zumeist als Krisenbegleitung oder Begleitung der Angehörigen während der Zeit der Hospitalisierung der Patienten und sie gelten
2. als Versuch, mit den Angehörigen Formen geeigneter Rückfallprophylaxe zu entwickeln und zu erproben.

In aller Regel treffen sich in den Angehörigen-Gruppen einzelne oder beide Elternteile, Partner oder auch erwachsene Kinder und fernere Verwandte, die mit den Patienten zusammenleben oder diese betreuen. Sie treffen wöchentlich, vierzehntägig oder alle vier Wochen zu zwei- oder dreistündigen Gesprächen. Zumeist sind die Gespräche themenoffen und teilnehmerorientiert. Und die Gesprächsinhalte kreisen um Fragen zur Krankheit und zum Krankheitsverlauf, zu den Schwierigkeiten und Möglichkeiten im Umgang mit dem Patienten, um Fragen der Verursachung und die mögliche persönliche Mitverantwortung für den weiteren Verlauf. Und die Gruppe nutzt *en passant* viele Möglichkeiten, die eben nur die Gruppenarbeit gegenüber den Einzelkontakten bietet. Im wesentlichen sind dies für die Angehörigen: wechselseitiges Verständnis und Hoffnung geben bis hin zu gegenseitiger Unterstützung und Hilfe. Die Experten (zumeist Psychologen und Ärzte) übernehmen in diesen Gruppen über die Gesprächsleitung hinaus wesentliche weitere Funktionen: Die wichtigsten dürften in einer sachlichen Aufklärung über die Schizophrenie und ihre Behandlungsmöglichkeiten liegen sowie in der Anregung einer offenen Aussprache über alle Probleme, die im Zusammenhang mit der Psychiatrisierung für die Familie, für den Berufs- und Lebensalltag von Belang sein könnten (unterschiedliche Beispiele für die Planung und Durchführung von Angehörigengruppen finden sich in [10]).

Wenn man nun jedoch die von mir vorgetragenen Befunde der bisherigen EE-Forschung – insbesondere auch die der begleitenden Interaktionsstudien – angemessen würdigen möchte, dann kommt man zukünftig nicht umhin, über die Angehörigengruppen hinauszudenken. Sollten wirklich ernsthafte innerfamiliäre Probleme das Rückfallrisiko betreffen – und nach allem, was ich vorgetragen habe, ist das der Fall – dann scheint es für eine wirklich effektive Rückfallprophylaxe unerläßlich, daß der Patient in die Familienbetreuung einbezogen werden sollte, um das Interaktionsverhalten aller Familienmitglieder simultan verändern zu können. Eine solche Familienarbeit jedoch ist anders zu organisieren als die gerade beschriebenen Gesprächsgruppen. Wir betreten hier den Bereich der Familientherapie, und der erfordert die Beachtung einiger Besonderheiten sowie möglichst einen mit therapeutischer Familienarbeit vertrauten Therapeuten.

Ich möchte Ihnen jetzt kurz die wesentlichen Elemente einer strukturierten, in der Regel verhaltenstherapeutisch orientierten Familientherapie vorstellen, wie sie in den vergangenen Jahren an jenen Forschungsinstituten in Amerika und Deutschland erprobt wurden, die zugleich maßgeblich an Expressed-Emotion-Forschung beteiligt sind ([1, 8], unterschiedliche Projekte finden sich kurz dargestellt in [3, 10, 11]).

Die verschiedenen Ansätze unterscheiden sich vor allem in ihrem formalen Aufbau. So gibt es neben der zumeist üblichen Arbeit mit einzelnen Familien vor allem zwei interessante Alternativen, die sich als besonders wirksam erwiesen haben. Einerseits ist dies die Zusammenfassung mehrerer (in der Regel von drei oder vier Familien), die zu gleichen Terminen in die Behandlung kommen. Die Therapie beginnt in der Regel durch verschiedene Therapeuten mit den teilnehmenden Familien in parallel laufenden Sitzungen. Es folgt dann eine Schlußsitzung, in der die drei oder vier teilnehmenden Familien in einer Gruppensitzung ihre Erfahrungen untereinander austauschen. Ein wohl noch wichtigeres Konzept stammt von Falloon et al. [8]: Sie führen ihre Therapie häufig bei den Patienten zu Hause in ihrer gewohnten Umgebung durch, wo sich ganz offensichtlich viele Probleme erheblich besser erfassen und behandeln lassen.

Kaum mehr unterscheiden sich jedoch die bisher wissenschaftlich untersuchten Angebote in ihrem inhaltlichen Aufbau. Es gibt inzwischen also einige feste Bausteine, die im Rahmen einer strukturierten Familientherapie als unverzichtbar betrachtet werden. Dazu gehören [10, 12]:

(1) Die Behandlungsansätze sind relativ kurz (im Durchschnitt 10 bis 15 Sitzungen). Und sie beginnen in aller Regel mit einer intensiven Phase, in der sachliche Informationen über die Schizophrenie gegeben werden – und über die Möglichkeiten bzw. Notwendigkeiten ihrer medikamentösen Behandlung. Insbesondere die Medikamentenbesprechung wird vielerorts soweit fortgeführt, daß die Familienmitglieder ausreichend über Wirkungen und Nebenwirkungen informiert sind und daß sie zugleich in der Lage sind, in bestimmten Grenzen die aktuelle Angemessenheit einer Medikation zu beurteilen.

(2) Die Informationen über Ursachen, Verläufe und Behandlungsmöglichkeiten der Schizophrenie schließen in aller Regel längere Gespräche über die bisherigen Erfahrungen der Patienten und Angehörigen mit der Erkrankung ein. Diese Phase dient der Analyse Patienten-typischer Krankheits- und Frühsymptome sowie der ersten Besprechung möglicher zwischenmenschlicher Bedingungen und Konflikte, die den bisherigen Krankheitsverlauf günstig und ungünstig beeinflussen können. Ziel dieser Phase ist in der Regel die Sensibilisierung der Familienmitglieder zur Früherkennung nahender Rezidive. Auch erste Überlegungen für eine mögliche Krisenprophylaxe unter Einschluß professioneller Hilfe gehören in diesen Bereich.

(3) Der Schwerpunkt des weiteren Vorgehens liegt dann gezielt im Bereich der Verbesserung der innerfamiliären Beziehungsgestaltung und dient im wesentlichen dem Abbau ungünstiger Kritik und Feindseligkeit sowie des ungünstigen emotionalen Überengagements der Angehörigen. Ganz im Unterschied zur systemischen

oder dynamischen Familientherapie wird dabei versucht, die aktuellen Konflikte in der Familie in sachlich geführten Gesprächen zu lösen – mit dem Ziel, interpersonellen und sozialen Streß abzubauen. Vielfach wird in diese Phase eine familienorientierte Vermittlung sozialer Fertigkeiten eingeschlossen, die grob dem verhaltenstherapeutischen Vorgehen des sogenannten *Social-Skills*-Trainings entspricht. Angestrebt wird dabei vor allem eine klare und eindeutige Kommunikation unter den Familienmitgliedern. Und die Angehörigen werden ermutigt, neue Möglichkeiten zu erproben, wie sie zukünftig mit krankheitsbedingten Phasen der Inaktivität, Motivationslosigkeit und Apathie der Patienten besser umgehen können.

(4) Das Ziel der strukturierten Familientherapie ist nicht nur auf die Probleme des Patienten ausgerichtet, sondern es wird schließlich immer auch versucht, die Lebensumstände aller Familienmitglieder zu thematisieren und zu verbessern. Eine besondere Rolle spielen dabei die nach wie vor gegebenen sozialen und gesellschaftlichen Vorurteile gegenüber Menschen, die mit der Psychiatrie in Berührung kommen, und die Frage, wie mit ihnen in Verwandtschaft, Nachbarschaft und im Berufsleben umgegangen werden kann.

Die bisher vorliegenden Forschungsergebnisse zur strukturierten Familienverhaltenstherapie sind sehr ermutigend. Die Rückfallraten konnten in allen publizierten Projekten eindeutig gesenkt werden. Auch die familiäre Interaktion konnte zumeist langfristig verbessert werden. In den Studien von Hogarty und Kollegen [13, 14] zeigte sich zudem, daß sich auch die Expressed-Emotion-Werte der Angehörigen durch die Familientherapie deutlich beeinflussen ließen. Die Daten zeigen weiter, daß Familienarbeit offensichtlich einen deutlichen additiven Effekt zur Standardversorgung hat und daß dies langfristig – wegen der wirksamen Rückfallprophylaxe – eine nicht unerhebliche Konsteneinsparung bedeutet. Die Studien – in denen im übrigen sehr viel Sorgfalt auf eine katamnestische Aufklärung der Therapiewirkungen gelegt wurde – belegen nämlich, daß die Patienten in der Folge familiärer Verhaltenstherapie

nicht nur deutlich länger ohne Rehospitalisierung zu Hause leben
können, sondern daß sie in dieser Zeit signifikant seltener schizophrene Symptome zeigen, weniger Neuroleptika verbrauchen und
nach Therapieende sozial deutlich besser angepaßt waren als Patienten im üblichen Behandlungssetting [8].

Literatur

1. Anderson CM, Reiss DJ, Hogarty GE (1986) Schizophrenia and the
   family. Guilford, New York
2. Barrelet L, Ferrero L, Szigethy C (1990) Expressed emotion and first-
   admission schizophrenia: nine-month follow-up in a French cultural
   environment. Br J Psychiatry 156: 357–362
3. Boker W, Brenner HD (Hrsg) (1989) Schizophrenie als systemische
   Störung. Die Bedeutung intermediärer Prozesse für Theorie und Therapie. Huber, Bern
4. Brown GW, Birley JLT, Wing JK (1972) The influence of family life
   on the course of schizophrenic disorders: a replication. Br J Psychiatry
   121: 241–258
5. Brown GW, Monck EM, Carstairs GM, Wing JK (1962) Influence of
   family life on the course of schizophrenic illness. Br J Prev Soc Med 16:
   55–68
6. Buchkremer G, Rath N (Hg) (1989) Therapeutische Arbeit mit Angehörigen schizophrener Patienten. Meßinstrumente, Methoden, Konzepte. In: Stricker K, Schulze Mönking H (Hrsg) Die prognostische
   Bedeutung der emotionalen Familienatmosphäre bei ambulanten schizophrenen Patienten. Ergebnisse einer 18-Monats-Katamnese. Huber,
   Bern, S 61–67
7. Dulz B, Hand I (1986) Short-term relapse in young schizophrenics: can
   it be predicted and affected by family (CFI), patient, and treatment
   variables? In: Goldstein MJ, Hand I, Hahlweg K (eds) Treatment of
   schizophrenia: family assessment and intervention. Springer, New
   York, pp 59–77
8. Falloon IRH, McGill CW, Boyd JL (1984) Family care of schizophrenia. Guilford, New York
9. Fiedler P (1986) Neue Entwicklungen in der sozialtherapeutischen
   Arbeit mit Angehörigen und Familien schizophrener Patienten. Verhaltenstherapie & Psychosoziale Praxis 18: 146–156
10. Fiedler P, Niedermeier T, Mundt C (1986) Gruppenarbeit mit Angehö-
    rigen schizophrener Patienten. Materialien für die therapeutische
    Gruppenarbeit mit Angehörigen und Familien. Psychologie Verlags
    Union, München

11. Goldstein MJ, Hand I, Hahlweg K (eds) (1986) Treatment of schizophrenia. Familiy assessment and intervention. Springer, Berlin Heidelberg New York Tokyo
12. Hahlweg K, Dose M, Feinstein E, Müller U (1989) Familienbetreuung schizophrener Patienten: Rückfallprophylaxe und Änderung der familiären Kommunikationsmuster. In: Böker W, Brenner HD (Hrsg) Schizophrenie als systemische Störung. Huber, Bern, S 243–255
13. Hogarty GE, Anderson CM, Reiss DJ, Kornblith SJ, Greenwald DP, Javna CD, Madonia MJ, EPICS Schizophrenia Research Group (1986) Family psychoeducation, social skills training and maintenance chemotherapy in aftercare treatment of schizophrenia. I. One year effects of a controlled study on relapse and expressed emotion. Arch Gen Psychiatry 43: 633–642
14. Hogarty GE, Anderson CM, Reiss DJ, Kornblith SJ, Greenwald DP, Ulrich RF, Carter M, EPICS Research Group (1991) Familiy psychoeducation, social skills training, and maintenance chemotherapy in the aftercare treatment of schizophrenia. II. Two years effects of a controlled study on relapse and adjustment. Arch Gen Psychiatry 48: 340–347
15. Jenkins JH, Karno M (1992) The meaning of expressed emotion: theoretical issues raised by cross-cultural research. Am J Psychiatry 149: 9–21
16. Karno M, Jenkins JH, de la Selva A, Santana F, Telles C, Lopez S, Mintz J (1987) Expressed emotion and schizophrenic outcome among Mexican-American families. J Nerv Ment Dis 175: 143–151
17. Katschnig H (Hrsg) (1984) Die andere Seite der Schizophrenie. Patienten zu Hause, 2. Aufl. Urban & Schwarzenberg, München
18. Katschnig H, Koniecna T (1984) Neue Formen der Angehörigenarbeit in der Psychiatrie. In: Katschnig H (Hrsg) Die andere Seite der Schizophrenie. Patienten zu Hause. Urban & Schwarzenberg, München, S 207–228
19. Leff JP, Vaughn CE (1981) The role of maintenance therapy and relatives' expressed emotion in relapse of schizophrenia patients: two-year follow-up. Psychiatry 139: 102–104
20. Leff JP, Wig NN, Bedı H, et al (1990) Relatives' expressed emotion and the course of schizophrenia in Candigarh: a two-year follow-up of the first-contact sample. Br J Psychiatry 156: 351–356
21. Leff JP, Wig NN, Gosh A, Bedi H, Menon DK, Kuipers L, Korten A, Ernberg G, Day R, Sartorius N, Jablensky A (1987) Expressed emotion and schizophrenia in north India. III. Influence of relatives' expressed emotion on the course of schizophrenia in Chandigarh. Br J Psychiatry 151: 166–173
22. Liem JH (1980) Familiy studies of schizophrenia: an update and commentary. Schizophr Bull 6: 429-455

23. Lukoff D, Snyder K, Ventura J, Nuechterlein KH (1984) Life events, familial stress, and coping in the development course of schizophrenia. Schizophr Bull 10: 258–292
24. MacMillan JF, Gold A, Crow TJ, Johnson AL, Johnstone EC (1986) Expressed emotion and relapse. Br J Psychiatry 148: 133–143
25. McCreadie RG, Phillips K (1988) The Nithdale schizophrenia survey VII. Does relatives' high expressed emotion predict relapse? Br J Psychiatry 152: 477–481
26. Moline RA, Singh S, Morris A, Meltzer HY (1985) Family expressed emotion and relapse in schizophrenia in 24 urban American patients. Am J Psychiatry 142: 1078–1081
27. Parker G, Johnston P, Hayward L (1988) Parental „expressed emotion" as a predictor of schizophrenic relapse. Arch Gen Psychiatry 45: 806–813
28. Schulze Möncking H (1993) Ist hohes emotionales Engagement ein Synonym für problematisches Angehörigenverhalten? In: Mundt C, Fiedler P, Kick H (Hrsg) Angehörigenarbeit und psychosoziale Intervention in der Psychiatrie. Huber, Bern (in Druck)
29. Tarrier N, Barrowclough C, Vaughn C, Bamrah JS, Porceddu K, Watts S, Freeman H (1988) The community management of schizophrenia: a controlled trail of a behavioural intervention with families to reduce relapse. Br J Psychiatry 153: 532–542
30. Tarrier N, Barrowclough C, Vaughn C, et al (1989) The community management of schizophrenia: a two year follow up of a behavioral intervention with families. Br J Psychiatry 154: 625–628
31. Vaughn CE, Leff J (1976) The influence of family and social factors on the course of psychiatric illness: a comparison of schizophrenic and depressed neurotic patients. Br J Psychiatry 129: 125–137
32. Vaughn CE, Snyder KS, Jones S, Freeman WB, Falloon IR (1984) Family factors in schizophrenia relapse: replication in California of British research on expressed emotion. Arch Gen Psychiatry 41: 1169–1177

Anschrift des Verfassers: Univ.-Prof. Dr. P. Fiedler, Psychologisches Institut, Ruprecht-Karls-Universität, Hauptstraße 47–51, D-W-6900 Heidelberg 1, Bundesrepublik Deutschland.

Die Verantwortung des Therapeuten in der Arbeit mit den sozialen Netzwerken psychiatrischer Langzeitpatienten

Lösungsorientierte versus problemorientierte Intervention

M. Raisch

Pro mente infirmis Kärnten und IFF, Abteilung Gesundheit und Organisationsentwicklung, Studienzentrum Klagenfurt, Österreich

Zusammenfassung

Angehörigenarbeit wird in diesem Modell auf der Basis eines systemischen Netzwerkverständnisses konzipiert. Die Kritik an der traditionellen Familientherapie wird aufgenommen, ohne den sich auf den Krankheitsbegriff festlegenden psychoedukativen Ansatz zu imitieren. Stattdessen werden die Fallen der mit Schuldgefühlen und -vorwürfen belasteten problemorientierten Familiengespräche durch eine Fokusverschiebung auf zukünftige Lösungsmöglichkeiten umgangen. Ein Fallbeispiel illustriert den Unterschied zwischen problem- und lösungsorientierten Fragestellungen im Kontext einer Netzwerksitzung.

Schlüsselwörter: Psychiatrische Langzeitpatienten, soziale Netzwerke, Interventionstypen.

Summary

The therapists responsibility in working with the social networks of chronic psychiatric patients. Solution-oriented versus problem-oriented interventions. The model of working with relatives described in this article derives from a systemic concept of networks. Criticism of traditional family therapy is accepted without however imitating a psycho-educative approach which is rooted in an illness model. Instead the blind alleys of accusations and feelings of guilt as they derive from problemoriented family work are circumvented. A case study serves to illustrate the difference between problem- and solutionorieted questioning in the context of a network-meeting.

Keywords: Chronic psychiatric patients, social networks, types of intervention.

Einführung

In diesem Aufsatz werde ich das Thema der Angehörigenarbeit aus einem systemisch orientierten Netzwerkverständnis erläutern. Dieses beinhaltet eine Verknüpfung der Netzwerk-Forschung mit systemisch-familientherapeutischen Konzepten. Da sich die Netzwerke psychiatrischer Langzeitpatienten im wesentlichen auf die Angehörigen und die Bezugspersonen in den Betreuungseinrichtungen beziehen, geht es bei diesem Ansatz vor allem um das Zusammenspiel zwischen betreuenden und familiären Netzwerken.

Im folgenden werde ich mich auf die beiden Prämissen dieses Konzepts und auf einen einzigen – wenn auch zentralen – Interventionsaspekt beschränken: die Förderung der Ressourcen durch die Focussierung zukunftsorientierter Lösungsmöglichkeiten.

Zwei Prämissen

Zunächst zu den beiden Prämissen dieses Ansatzes:

Der Netzwerkansatz bezieht sich auf die Eingebundenheit eines Individuums in verschiedene Beziehungsnetze. Er zeigt auf, wie sich in einer wandelnden Gesellschaft mit einer hochdifferenzierten Arbeitsteilung die Ansprüche an die soziale und geografische Mobilität ihrer Mitglieder ständig erhöhen. Somit kommen Individualisierungsprozesse in Gang, die den einzelnen vor die Notwendigkeit stellen, seine eigene Lebensplanung auf Basis autonomer Entscheidungen ständig selbst zu vollziehen. Gerade auch unter dem Eindruck zunehmender Erwerbstätigkeit der Frauen kommt es hierbei zu immer wiederkehrenden Kreuzungen und auch Brüchen zwischen Entscheidungen für eine Erwerbsarbeit bzw. Ausbildung und Entscheidungen zugunsten des Aufbaus bzw. Erhalts von Familien- und Beziehungsstrukturen. In dem Maße, in dem regional gewachsene soziale Netzwerke durch die Mobilitätsansprüche der modernen Gesellschaft aufbrechen, wird Beziehungsarbeit zu einer neuen Herausforderung. Die anwachsenden psychosozialen Versorgungsansprüche verweisen auf den enormen Handlungsbedarf, der sich über das Feld der Beziehungsarbeit erstreckt, und zugleich auf die eklatantesten Überforderungen, die sich aus einer Umstellung einer stratifikatorischen zu einer hochdifferenzierten Gesellschaft ergeben. Individuell betrachtet fällt dies häufig zusammen mit den biografischen Bruchstellen zwischen Arbeits-und Beziehungsentscheidungen. Unabhängig davon, ob man diese markanten Veränderungen der modernen Gesellschaft in der Interaktion zwischen Arbeit und Beziehung als kausal oder intermittierend für das Auftreten gehäufter psychiatrischer Probleme betrachtet, bleibt die Relevanz der Netzwerktheorie für einen sozialpsychiatrischen Forschungsansatz unbestreitbar (vgl. Keupp [2]).

Der systemtheoretische Ansatz hingegen zeigt uns mit Hilfe seines eigenen Begriffsinstrumentariums dezidiert auf, wie soziale und auch psychische Systeme in ihrer gesamten hochkomplexen Struktur funktionieren. Dabei geht der Ansatz von der Prämisse aus, Systeme zunächst einmal als operant geschlossene Einheiten zu begreifen, die in ihrer Organisationsstruktur determiniert sind auf der Basis ihrer eigenen Kommunikationsstrukturen und Codierungen. Außeneinflüsse werden – wenn überhaupt – erst da zu Neuinformationen für ein System, wenn sie als relevant erachtet in den eigenen Code übersetzt und der eigenen Semantik folgend anschlußfähig prozessiert werden können. In diesem Verständnis stellt sich die Frage, wie überhaupt ein soziales oder psychisches System von außen therapeutisch beeinflußt werden kann.

Die zentrale These der systemischen Therapie besagt, daß dies nur entlang der Erwartungshaltungen, des Sprachverständnisses und der Motive eines Systems und anhand der bereits vorhandenen Ressourcen zu bewerkstelligen ist. Schlicht gesagt geht es darum, die Kontextbedingungen eines Systems so zu verändern, daß es somit quasi von selbst, aus der eigenen Struktur heraus, in die Lage gerät, seine bereits vorhandenen Ressourcen besser zu nutzen, um die eigenen Motive zu verwirklichen (vgl. Willke [6]).

Bevor ich anhand eines Fallbeispiels aus einer Netzwerksitzung darauf zurückkommen werde, wo in der klinischen Praxis die Tücken dieses Modells liegen und wie man mit diesen umgehen könnte, möchte ich zunächst auf einen bewährten Ansatz der Angehörigenarbeit unter einem einzigen Blickwinkel eingehen: Wie fördert er die gesunden Anteile bzw. die in einer Struktur eines Systems bereits angelegten Ressourcen?

Vor- und Nachteile des psychoedukativen Ansatzes

Aus einer klinischen Perspektive sind Angehörige eine der relevantesten Umwelten für das Klient-Therapeut-Verhältnis.

In der Geschichte der Psychiatrie hatten sie – je nach der ideologischen Grundkonzeption – schon sehr verschiedene Rollen gespielt. Während sie in der Phase der individuumzentrierten Psychiatrie eigentlich nur aus hereditären Motiven Berücksichtigung fanden, ansonsten aber eher den funktionellen Ablauf des Klinikbetriebs beeinträchtigen und somit als Störfaktoren erlebt wurden, verschärfte sich dieser Eindruck unter dem Einfluß der ersten familien-therapeutischen und auch antipsychiatrischen Studien, die die Familie häufig zum Agenten einer ausgrenzenden und intoleranten Gesellschaft stilisierten und ihr eine Sündenbockrolle einräumten, gegen die mit Recht die sich alsbald etablierenden Angehörigenverbände zur Wehr setzten.

Auf diesem Hintergrund entwickelte sich eine Strömung, die eine Neubestimmung der wichtigen Funktion der Familie in der gemeindenahen Versorgung im Umgang mit einem psychiatrischen Patienten vornahm und diese Funktion erstmals positiv anerkannte. Hieraus entwickelten sich verschiedene Spielarten, deren populärste, der psychoedukative Ansatz, hier stellvertretend auf seine gesundheitsfördernden Aspekte hin untersucht wird. Die Ressourcen dieses Ansatzes, der ja auf der EE-Konzeption beruht, liegen auf der Hand:

- Angehörige werden wichtig und ernst genommen,
- Kontakte zwischen Angehörigen und Betreuern und zwischen Angehörigen und Angehörigen werden institutionalisiert und stark aufgewertet,
- Unterstützung für die Angehörigen und Austausch von Informationen werden angeboten.

Die erfreulichen Resultate (vgl. Falloon [1]):

- Verunsicherung wird abgebaut zugunsten von (mehr) Information,
- die Konkurrenz zwischen Betreuern und Angehörigen wird abgebaut zugunsten einer verbesserten Kooperation,
- das emotionelle Klima in den Familien verbessert sich,
- die Toleranz gegenüber dem als psychisch krank definierten Mitglied wird größer und
- die Rückfallraten werden deutlich geringer.

Allerdings basieren diese Erfolge auf der das Familiensystem entlastenden Aufklärung über eine medizinisch definierte Krankheit, ein Umstand, der der systemisch grundlegenden Ressource der Förderung der gesunden Anteile an entscheidender Stelle gewissermaßen entgegenläuft.

Es scheint beinahe nach dem Motto zu laufen: die gute Zusammenarbeit mit den Angehörigen hat den Preis der definitorisch instruierten Festlegung auf eine Krankheit, was zwar auch aus einer autopietischen Beschreibung des Festhaltens an verschiedenen Krankheitsgewinnen Rückfalle weniger notwendig erscheinen läßt, gleichzeitig aber Chronizität fördert.

Probleme bei der traditionellen familientherapeutischen Arbeit

Wer jedoch grundsätzlich die Förderung der gesunden Anteile im Auge hat und deshalb eher geneigt ist, in der Arbeit mit den sozialen Netzwerken auf den Krankheitsbegriff zu verzichten, sei auf folgende Fallen aufmerksam gemacht:

Die Familie wertet, ob es der Therapeut will oder nicht, meist schon die Einladung zu einem Gespräch als potentiell bedrohliche Situation. Aus der Sicht der Familie könnte ja der Anteil der Familieninteraktion und damit auch der einzelnen Familienmitglieder am Zustandekommen einer psychischen Krankheit zur Diskussion stehen.

Ätiologische Fragen erhöhen diese Befürchtung und lösen bestimmte familientypische Reaktionsmuster aus, wie ausführliche und leicht ausufernde Rechtfertigungsversuche, häufig begleitet von gegenseitigen Schuldvorwürfen und Schuldzuschreibungen an andere Personen, Situationen und Institutionen.

Gerade bei als schizophren diagnostizierten Klienten ist der familieneigene Code in der Regel, wie von der EE-Forschung beschrieben, vorwurfsvoll bis überbesorgt. Bei entsprechender Fragestellung entfaltet sich in Windeseile ein Schuld- und Rechtfertigungszirkel und damit ein wechselseitig angeheiztes Reizklima, als Bedingung dafür, daß Intensität und Schnelligkeit der schizophrenietypischen konfusen Kommunikationsstile zunehmen.

Ein Fallbeispiel

Dazu ein Fallbeispiel: In einer Netzwerksitzung, in der wir als relevante Bezugspersonen des Indexpatienten (IP) neben diesem selbst in der Regel die Angehörigen und zumeist einen Betreuer aus dem Betreuungssystem einluden, stellte ich anfangs, wie dies auch in der familientherapeutischen Tradition üblich war, problemorientierte Fragen.

Es handelt sich hiebei um das Erstgespräch mit einer Familie, deren jüngster Sohn seit über acht Jahren mit den üblichen Unterbrechungen psychiatrisch behandelt wurde. Zum Zeitpunkt des Gesprächs ist er wieder seit mehreren Monaten mit der Diagnose *„affektive Psychose"* stationär aufgenommen worden.

Dieses Erstgespräch ist auf den ersten Blick ein Beleg für die (in vielen Studien zitierten) schizophrenietypischen familialen Kommunikationsstrukturen: – Konfusion, Unterbrechungen, gegenseitige Abwertungen, Rechtfertigungen und Schuldvorwürfe.

Das Interview war geprägt von verwirrenden Äußerungen. Im Laufe von ca. 90 Minuten konnten wir im nachhinein – wir hatten die Sitzungen auf Video aufgenommen – über 85 familieneigene Unterbrechungen bzw. Ins-Wort-Fall-Versuche registrieren. Diese chaotische Struktur des Gesprächs korreliert mit einer extremen Uneindeutigkeit in den Botschaften der einzelnen Gesprächsteilnehmer.

Wie man jedoch aus einer exakteren Sekundäranalyse entnehmen kann, sind Passagen innerhalb des Interviews auszumachen, die sich durch eine enorme Klarheit und Widerspruchsfreiheit auszeichnen. Wir stellten uns die Frage, ob diesen konstruktiven Ausnahmen innerhalb des Interviews eine unterscheidbare Art der Kontextsteuerung seitens des Netzwerkmoderators vorausging.

Wie unterschieden sich Fragestellungen und Interventionen vor diesen Passagen im Gegensatz zum Gros der verwirrenden und hoch emotionalisierten Interaktionen?

Bereits im Einstieg in das Gespräch kann die Ungewißheit der Familie, ob sie als mitschuldig für die diagnostizierte Psychose des Sohnes aufgefaßt wird und demzufolge inquisitorische Fragen über eine konflikthafte Vergangenheit über sich ergehen lassen muß, durch die Art der Einleitung bestätigt oder abgemildert werden, je nach der nachvollziehbaren Ausrichtung und Zielsetzung des Gesprächs.

Eine eher offene und somit unklare Definition des Gesprächszieles, ebenso wie eine eher ätiologisch ausgerichtete Gesprächsführung erhöhten in unserem Beispiel die Unsicherheiten für die Familie und wurden dementsprechend mit konfusionierenden Mustern beantwortet.

Als ich solchermaßen traditionell familientherapeutische Fragen nach den Problemmustern stellte, wie z.B. in folgender Passage: „Wenn sich die Eltern Sorgen machen und mit dem Georg – dem IP – darüber sprechen, mach dies oder das …“, an dieser Stelle wurde ich bereits von der Mutter abrupt unterbrochen „Das tun wir nicht.“ Ich, bereits durch unzählige Unterbrechungen gefestigt, unbeirrt weiter

„Wie reagiert der Georg da normalerweise, in einer typischen Sequenz, wenn Sie sich an eine typische Sequenz erinnern …“

hörte ich immer wieder exemplarische Antworten, wie diese. Ich zitiere in der zeitlichen Reihenfolge bestimmte Fragmente, zunächst ungekürzt eine Aussage des Bruders:

„Nein er fühlt sich, … du fühlst dich, glaub' ich, schon irgendwie dann äh befürsorgt, und dir ist es sicher nicht recht, ich mein', weil, dir ist es nicht recht, … nur willst du das zeitlich hinbekommen, daß es solche Gespräche … weil die entstehen zwangsläufig, wenn … wenn du dort daheim bist, dann wird zwangsläufig einmal die Frage kommen, ja, wie läuft's weiter? Ich mein', nur ist die Frage wie du drauf reagierst (…), mir kommt dann vor, daß einfach schon Spannungen entstehen, manchmal ist es ja dann so …“

Wird unterbrochen von Georg, dem IP, und führt sogleich weiter aus

> *„daß es nicht immer fair dann abläuft ..."*

Parallel dazu sagt der Vater etwas zu Georg, während der Bruder irritiert weitererzählt

> *„sondern manchmal kommen halt auch wahrscheinlich vom Vater dann ...",*

wird unvermittelt unterbrochen vom Vater

> *„ich mein', daß du beleidigt bist, wenn er irgendwas fragt, wie wird es denn weitergehen, nicht ..."*

ohne zu erklären, auf wen er dieses *„er"* bezieht, unterbricht ihn der IP lautstark

> *„Nein, nein, es ist ja unfair, daß ich unfair bin ...",*

während er sich mit den Händen zum Kopf und zum Hals greift als wolle er sich wieder abwürgen, und steigert sich in den nächsten Passagen des Interviews, so als habe diese Frage ein impulsives Wespennest getroffen. Die Familie verfällt gegenüber dem Interviewer in eine Art Geheimcode, indem sie in immer schnellerer Abfolge sich gegenseitig unterbrechend und gleichzeitig redend plötzlich von einem ganz anderen Zusammenhang spricht, dies verläuft folgendermaßen:
Der IP

> *„Da fragst zehnmal nach"*

wird unterbrochen, setzt sich weiter durch

> *„und ich hab's noch immer nicht geschrieben"*

(blickt dabei den Vater an), während der Bruder übernimmt

> *„das Problem ist natürlich, ganz einfach, Studienbuch"*

Dieses Stichwort reicht aus, um eine neue Kette von Zwischenrufen und Gesprächsfetzen zu provozieren, bevor er sich weiter durchsetzen kann

> *„ich mein', wenn ich wissen will, wie einer ... dann brauch' ich immer nur ins Studienbüchlein hineinschauen. Ich weiß nicht, ob's da etwas gibt, ..."*

und wird wieder unterbrochen, von der alles auf einen Punkt bringenden Feststellung des IP

> *„irgendwie geht's mir auch auf die Nerven."*

Wer mit Familien mit einem schizophren diagnostizierten Indexpatienten gearbeitet hat, kennt wahrscheinlich ähnliche Situationen aus der täglichen

Praxis. Selbst wenn man nur mit den Eltern von schizophrenen Patienten spricht, passiert es immer wieder, daß eine enorme Konkurrenzsituation um ein vermeintliches Monopol entstehen kann, wer die Situation bestimmt und wer damit den Zugang zur Definition von „Wahrheit" hat. Diese Beobachtung entspricht einer von F. Simon [4] beschriebenen schizophrenietypischen Familienepistemologie, nur ein Standpunkt könne prinzipiell richtig bzw. wahr sein, also einem sehr rigiden Entweder–Oder-Muster. Der Therapeut kommt dadurch schnell in die Position eines Schiedsrichters über Schuld, Wahrheit und Rechtfertigung, eine Situation, die weit davon entfernt ist, Lösungen zu ermöglichen.

Welche Kontextsteuerung könnte dann sinnvoll sein, um den besprochenen Umstand zu vermeiden und gemeinsam entspannt zu kommunizieren?

Ein Beispiel einer zukunftsorientierten Fragestellung aus demselben Gespräch mit derselben Familie kann dies illustrieren.

Frage des Netzwerkmoderators:

> *...woran würden Sie merken, daß er auf dem Weg der Gesundung wäre, wenn er Fortschritte machen würde, gibt's da noch was dazuzufügen aus Ihrer Sicht?* (sieht dabei B an) *Die Eltern sagen, Initiative ergreifen, wieder mehr für sich selber machen ...*

Dazu der Vater:

> *Ja, wenn er nicht mehr sagt, zum Beispiel, so jetzt geht es mir im Kopf schon wieder durcheinander, das sagt er jetzt fallweise noch, nicht.*

Netzwerkmoderator (zum Bruder):

> *Woran würde Sie's selber merken, daß er Fortschritte macht?*

Der Bruder:

> *Fortschritte, ja ...*

Der IP:

> *Wenn du weniger hörst von mir wahrscheinlich ...* (lächelt verlegen, sagt noch etwas Unverständliches)

Mutter:

> *„Wenn er mit dir* (meint B) *einmal schwimmen geht und einmal zwei Stunden durchhaltet",* fügt die Mutter hinzu.

Der IP:

> *Ja, durchhaltet ...* (Rest unverständlich)

Der Bruder:

*Wenn gewisse Sachen halt selbstverstandlich werden und nicht mehr so
schwierig sind oder so.*

Netzwerkmoderator:

Gewisse Sache, was kann man darunter verstehen?

Der Bruder:

*Ja, die wir halt früher gesagt haben, daß er sich halt einmal selberfindet
und daß halt diese ganzen Störungen da aufhören, nicht. Aber ich
meine, das kann halt sein, daß es wieder vorkommt, oder was weiß ich
was, ich kenne mich da ja auch nicht aus. Aber es ist ja, vielleicht bei
einer Depression ist es vielleicht anders, ich meine da kannst du einen
Fortschritt machen, aber da, ein Fortschritt, wenn da ein Schub da ist,
ich mein' gut, ist das dann ein Ruckschritt oder ist das nur eine
Unterbrechung, oder was? Ich meine, ich kenn' mich da auch nicht aus,
ja aber wenn halt, wenn halt er, ich kann nur sagen, Stabilität hätte in
den ganzen Lebenslagen, die es halt so gibt.*

Netzwerkmoderator:

Ja, das ist so allgemein für mich, ich wurd ganz gern konkret wissen ...
(Alle wollen wieder auf einmal sprechen, unverständlich)

Die Mutter:

*Wenn er einmal sagen würde, jetzt wurde ich gerne dies oder das
machen.*

Anhand der Videoaufzeichnungen läßt sich feststellen, daß in dieser Passage die gesamte Stimmung des Gesprächs sehr viel entspannter und gelasse-
ner ist, als im problemorientiert aufgeheizten Gesamtverlauf.

Die Kommunikationsteilnehmer unterstutzen sich in ihren Antworten
und regen sich gegenseitig zu neuen Gedankengängen an. Aus dem vor-
hergehenden Kampf um das Meinungsmonopol mitsamt all ihren Abwertungen und Unterbrechungen wird plotzlich in derselben Familie zur
gleichen Tageszeit ein konstruktives und in die Zukunft weisendes Miteinander.

Diese Phantasien über die Merkmale eines Gesundungsprozesses sind
gleichzeitig kontingenzreduzierende Handlungsanleitungen im Sinne von
Optionen, die die selbstverantwortliche Entscheidungsfähigkeit des IP
nicht einschränken, sondern als durchgespielte Veränderungs- und Verhal-
tensmöglichkeiten weiter erhöhen.

Resumee

Es macht eben einen großen Unterschied, dies haben die psychoedukativen Praktiker gut erkannt, ob ich einen Kontext gestalte, der als bedrohlich von der Familie aufgefaßt wird oder ob ich einen Kontext herstelle, der Ängste vor impliziten Schuldvorwürfen gezielt abbaut, indem der Blick auf eine von Schuldgefühlen noch unbelastete Zukunft gelenkt wird. Somit hängt es von zwei zentralen Rahmenbedingungen des Kontextes ab, die zu beachten aus meiner Sicht bei einer ressourceorientierten Vorgehensweise unabdingbar erscheinen.

– Die Klärung und ausdrückliche Definition der Gespräche als zukunfts- und lösungsorientiert und
– die Lenkung des Gesprächsfokus (durch die gestellten Fragen, aber auch durch die Orientierung der Empfehlung am Ende der Sitzung) auf zukünftige Möglichkeiten zum besseren Umgang mit den vorhandenen Problemen, möglichst ohne im familiären Netzwerk – gemäß dessen Codierung – linear für eine Position Partei zu ergreifen und somit zum Schiedsrichter zu werden, beispielsweise über die Erhebung der unterschiedlichen Erwartungen und der Einschätzungen gegenüber den jeweiligen Auswirkungen der anklingenden Problemlösungsmöglichkeiten.

Wie Sie aus dem Fallbeispiel sehen können, macht tatsächlich der Kontext die Musik, problemorientierte Fragen werden gemäß des familieneigenen Codes als verdeckte Schuldvorwürfe mit Konfusion, Rechtfertigung, Gegenaggression und Widerspruch beantwortet, lösungs- und zukunftsorientierte Fragen mit erstaunlicher Kongruenz und wohltuender Gelassenheit. Hier zeigt sich – und ich könnte noch sehr viele ähnlich gelagerte Beispiele anführen –, daß es sehr wohl auf die bewußte Beteiligung des Therapeuten an der Konstruktion verschiedener Kontexte ankommt, um zu verstehen, wann eine Familie wie reagiert und um letztendlich einen therapeutischen Kontext zu gestalten, der für die Familie anregend wirkt ihre Ressourcen zu entfalten, um somit ihrerseits ein kommunikatives Klima aufzubauen, das förderlich wirkt, die gesunden Anteile zu aktivieren.

Literatur

1. Falloon I (1991) Das Familienmanagement der Schizophrenie. In: Retzer A (Hrsg) Die Behandlung psychotischen Verhaltens. Psycho-edukative Ansätze versus systemische Ansätze. Auer, Heidelberg
2. Keupp H (1987) Soziale Netzwerke – eine Metapher des gesellschaftlichen Umbruchs? In: Keupp H, Röhrle B (Hrsg) Soziale Netzwerke. Campus, Frankfurt/M New York
3. Konieczna T (1989) Interventionen am sozialen Netzwerk in der Rehabilitation schizophrener Patienten. In: Angermeyer MC, Klusmann D (Hrsg) Soziales Netzwerk. Ein neues Konzept für die Psychiatrie. Springer, Berlin Heidelberg New York Tokyo
4. Simon F (1988) Unterschiede, die Unterschiede machen. Klinische Epistemologie: Grundlagen einer systemischen Psychiatrie und Psychosomatik. Springer, Berlin Heidelberg New York Tokyo
5. Wedekind E (1986) Beziehungsarbeit. Zur Sozialpsychologie pädagogischer und therapeutischer Institutionen. Brandes & Apsel, Frankfurt/M
6. Willke H (1988) Systemtheoretische Grundlagen des therapeutischen Eingriffs in autonome Systeme, In: Reiter L, Brunner EJ, Reiter-Theil S (Hrsg) Von der Familientherapie zur systemischen Perspektive. Springer, Berlin Heidelberg New York Tokyo

Anschrift des Verfassers: Dr. M. Raisch, Pro mente infirmis Karnten, Hoffmanngasse 12, A-9020 Klagenfurt, und Studienzentrum Klagenfurt, Sterneckstraße 15, A-9020 Klagenfurt, Österreich.

Systemtherapeutische Strategien in der Behandlung schizophrenen Verhaltens unter stationären Bedingungen: Entwicklung des Therapieangebotes auf einer sozialpsychiatrischen Aufnahmestation. Ein Erfahrungsbericht

Ch. Moser und **R. M. Bartl**

Landes-Nervenkrankenhaus, Hall in Tirol, Österreich

Zusammenfassung

Erfahrungen mit chronischen Verläufen bei schizophren diagnostizierten Personen veranlaßten uns zu einer verstärkten Reflexion unseres Krankheitsverständnisses. Daraus resultierte eine, in Ergänzung zu bewährten Behandlungsmethoden und Sichtweisen von psychischer Erkrankung, verstärkte Einbeziehung von systemischen Ideen in den stationären therapeutischen Alltag. Dies ist nach unserer bisherigen Erfahrung möglich und hilfreich.

Sich daraus ergebende Konsequenzen, Aspekte des Krankheitsbegriffs und therapeutische Schlußfolgerungen werden dargestellt.

Schlüsselwörter: Schizophrenie, systemische Therapie, Krankheitsbegriff.

Summary

Systemtherapeutical strategies in the treatment of schizophrenic behaviour in an inpatient setting: the development of the therapy supply on a sociopsychiatric ward. An empirical report. Experiences with patients suffering from chronic schizophrenia have led us to extend our considerations of our concept of illness. This has resulted in an increased incorporation of systemtherapeutic ideas into everyday life on a ward, in addition to well established treatment strategies and attitudes toward psychiatric illness. In our experience this proves to be possible and helpful.

Concept of illness, therapeutic conclusions and consequences are discussed.

Keywords: Schizophrenia, systemic therapy, concept of illness.

Einleitung

Die Behandlung schizophrenen Verhaltens unter stationären Bedingungen und deren Darstellung kann nur vor dem Hintergrund der Rahmenbedingungen psychiatrischer Versorgung gesehen werden. Dies setzt eine kurze Beschreibung der intra- und extramuralen Situation unter qualitativen, topographischen und historischen Gesichtspunkten voraus. In unserem Fall handelt es sich um das, neben einer Psychiatrischen Universitätsklinik in der nahen Bundeshauptstadt, einzige psychiatrische Großkrankenhaus mit Versorgungspflicht in Tirol. Die regionale Versorgungssituation ist insgesamt durch Probleme in personeller und struktureller Hinsicht gekennzeichnet, es gibt im gesamten Tiroler Bereich „ernsthafte Hinweise auf gravierende Mängel in der psychiatrischen Versorgung" [1].

In unserem Krankenhaus befinden sich nicht nur Patienten, die eine stationäre Behandlung brauchen, sondern eine erhebliche Anzahl von fehlplazierten Personen, wie ambulant behandelbare Patienten, geistig Behinderte, geriatrische Patienten und Pflegefälle.

Seit Jahrzehnten wurden und werden hier Menschen, so wie in anderen psychiatrischen Anstalten, behandelt, manchmal gegen ihren Willen gerichtlich angehalten oder auch nur verwahrt. Nach heutiger Meinung spricht man deswegen von Fehlplazierungen, weil eine Versorgung oder Behandlung, bei Vorhandensein entsprechender Einrichtungen, auch außerhalb des psychiatrischen Krankenhauses möglich wäre. So gibt es erst seit kurzem für den geschlossenen stationären Bereich eine gesetzliche Basis dafür, daß anderswo behandelbare psychisch erkrankte Menschen nicht in der Psychiatrie aufgenommen werden dürfen [2].

Neben der Tabuisierung psychischer Störungen dürften Zwangsmaßnahmen, Fehlplazierungen, schlechte Behandlungsmöglichkeiten und alle daraus erwachsenden Konsequenzen wesentlich für immer noch vorhandene negative Einstellungen der Bevölkerung gegenüber der Anstaltspsychiatrie verantwortlich sein. Wir sollten realisieren und akzeptieren, daß Menschen, die wegen Problemen zu uns kommen oder gebracht werden, sich mitunter vorstellen, daß Psychiatrie vorwiegend etwas mit Einsperren, Irrenhaus, Verrücktsein, Abnormität, Elektroschock, schädlichen Medikamenten oder ähnlichem zu tun hat.

Diese Vorstellungen, Erwartungen oder Befürchtungen prägen neben strukturellen und personellen Schwächen psychiatrischer Versorgung in erheblichem Ausmaß stationäre psychiatrische Tätigkeit und unsere Versuche, therapeutische Bemühungen zu verbessern und weiterzuentwickeln.

Weiterentwicklung des stationären Theapieangebotes

Seit einigen Jahren entwickelt sich die Arbeit mit schizophrenen Patienten zu einem der Arbeitsschwerpunkte unserer Station. Die Abteilung ist eine offene, gemischte sozialpsychiatrische Aufnahmestation mit dem, nach diagnostischen Gesichtspunkten geordnet, gesamten psychiatrischen Klientel, wobei zahlenmäßig Alkoholabusus und psychotisches Verhalten dominieren. Die Herausbildung dieses Arbeitsschwerpunktes hing damit zusammen, daß Patienten mit rezidivierenden psychotischen Symptomen einerseits eine kontinuierliche Betreuung oftmals benötigen, andererseits aber in einem relativ geringen Prozentsatz die Angebote der niedergelassenen Fachärzte unserer Region in Anspruch nehmen [3].

An die Station angegliedert ist eine ambulante Nachbetreuung an einem Nachmittag pro Woche. Viele Patienten werden stationär und ambulant behandelt, von demselben Team, dies scheint oft eine hilfreiche Sicherheit und Kontinuität zu vermitteln. Die Möglichkeit dieser „Behandlungskette" schafft die Voraussetzungen für kontinuierliche Planung, Kooperation und Durchführung der Therapie unter Einbeziehung aller intra- und extramuralen Ressourcen im Sinne von Sozialpsychiatrie. Ciompi hat schon vor Jahren auf die Wichtigkeit bestimmter übergeordneter therapeutischer Grundregeln hingewiesen [4].

Das stationäre Angebot umfaßt die bekannten und in psychiatrischen Großkrankenhäusern häufig vorhandenen Möglichkeiten wie Einzel- und Gruppengespräche, Beschäftigungsmöglichkeiten in vielfältiger Form sowohl innerhalb als auch außerhalb der Station, außerdem relativ differenzierte Angebote der Sozialarbeit, Ergo- und Physiotherapie. Vor diesem Hintergrund ist es möglich, unsere therapeutischen Strategien und Bemühungen individuell auf Entwicklungsmöglichkeiten, Ressourcen und wechselnde Belastungsfähigkeit der Patienten während des stationären Aufenthaltes abzustimmen.

Es erscheint uns angemessen, unter den gegebenen Umständen von einem guten „therapeutischen Klima" zu sprechen, das sich u.a. in der engagierten Kooperation aller auf der Station Arbeitenden und unseren extrastationären Mitarbeitern zeigt. So entstanden für viele Patienten hilfreiche therapeutische Angebote [5] und gute Ausgangsbedingungen (Tabelle 1) für die Weiterentwicklung unserer therapeutischen Strategien.

Tabelle 1. Ausgangsbedingungen für eine positive Weiterentwicklung

– Vorhandensein von Ressourcen und Motivation beim Patienten

– Stabile Lebenssituation, tragfähige Kontakte zu Angehörigen

– Gute Beziehung zwischen Patient und Team

– Möglichkeit psychotherapeutischer Einzeltherapie

– Behandlungskontinuität über längere Zeit

– Neuroleptika werden vom Patienten als hilfreich erlebt

– Akzeptanz therapeutischer Maßnahmen

– Verschiedenste Angebote extramuraler professioneller Betreuung

Die Problematik chronischer Verläufe und sich daraus ergebende Konsequenzen

Je größer die Zahl der von uns behandelten schizophrenen Patienten wurde, desto mehr waren wir in unserer Praxis mit chronisch rezidivierenden psychotischen Symptomen und damit verbundenen destruktiven Auswirkungen auf Patienten und Angehörige konfrontiert. Diese Erfahrungen machten wir auch mit Patienten, bei denen die erwähnten guten Ausgangsbedingungen für eine positive Weiterentwicklung vorlagen (vgl. Tabelle 1).

Damit wurden wir in zunehmendem Maße vor die Frage gestellt, womit die stagnierenden Entwicklungen bei den genannten Patienten zusammenhängen, und wie man sich das Wiederauftreten von Symptomen und die relative Unbeeinflußbarkeit von Plus- und Minussymptomen erklären könnte. Die in diesem Zusammenhang oft gemachte lapidare Feststellung, es gäbe eben in einem gewissen Prozentsatz unbeeinflußbare Verläufe [6] mutet als Bankrott-„erklärung“ an, die wir ungern akzeptieren, da darin von Krankheit im Sinne eines unbeeinflußbaren autonomen Prozesses die Rede ist.

Die Beobachtung von sich wiederholenden und stagnierenden Entwicklungsprozessen führt in der Praxis üblicherweise zu Bestrebungen, schizophrenes Verhalten gemäß bewährter Grund- und Vorannahmen aetiologischer Konzepte, wie Dopaminhypothese [7], Vulnerabilitätskonzept nach Zubin [8], Basisstörungskonzept [9] noch intensiver zu behandeln. Dies hat zur Folge, daß man sich z.B. für eine Neuroleptikahochdosierung [10], einen Wechsel der Medikation oder für ausgeklügelte Psychopharmakakombinationen entscheidet. Sind diese Möglichkeiten ausgeschöpft, suchen wir nach multifaktoriellen Zusammenhängen, nach familiären Ursachen oder Umweltfaktoren und aktivieren linear-kausale Erklärungsmodelle wie die Idee der „schizophrenogenen Mutter“, oder das Modell der „high expressed emotions“, wir vermuten „überprotektives Verhalten“ eines Elternteils und laufen damit Gefahr, die Kooperationsbasis zu einem Teil des Familiensystems zu verlieren [11].

Trotzdem erlebten wir uns vermehrt unzufrieden mit unseren Erklärungskonzepten und -modellen und den aus ihnen ableitbaren Handlungsstrategien. Bei der Reflexion therapeutischer Arbeit wurde uns zunehmend bewußt, daß unsere therapeutischen Vorgehensweisen auf expliziten wie impliziten Prämissen von bewährten und anerkannten Denkmodellen unseres Krankheitsverständnisses und aetiopathogenetischer Vorstellungen beruhen. Unsere theoretischen Vorannahmen bestimmen in erheblichem Ausmaß unsere therapeutischen Handlungen. Diese an sich lapidare Erkenntnis hatte zur Folge, sich genauer mit unseren theoretischen Grund- und Vorannahmen von psychischer Krankheit zu beschäftigten. Dabei achteten wir insbesondere darauf, in welcher Weise die Prämissen unseres Krankheitsverständnisses Vorteile und Nachteile für die Gestaltung therapeutischer Prozesse mit sich bringen. In diesem Zusammenhang erwies sich die Einbeziehung von Ideen aus der systemischen Therapie als besonders hilfreich [12].

Vorteile des Krankheitsbegriffs

Bezogen auf die historische Entwicklung bedeutet die soziale Anerkennung bestimmter symptomatischer Verhaltens- und Erlebnisweisen von Menschen als psychische Krankheit einen entscheidenden Fortschritt. Die oft grauenhaften Konsequenzen abweichenden Verhaltens (Folter, Verbrennung, Ächtung, Gefängnis) machten damit Behandlungsmöglichkeiten Platz. Diese bedauernswerten Menschen wurden nicht mehr als „böse" und entrechtet deklariert, sondern bekamen den Status des Erkranktseins mit allen sich daraus ergebenden Vorteilen.

Die Enwicklung der Psychopharmaka brachte einen großen und unbestrittenen Fortschritt insbesondere in der Behandlung psychotischer Auffälligkeiten. Mit deren Hilfe gelang es, Symptome schnell und wirkungsvoll zu behandeln, die Dauer von Erkrankungen wesentlich zu verkürzen und Chronifizierungen zu vermindern. Die heute differenzierten Kenntnisse über die Anwendung von Psychopharmaka helfen vielen Patienten auf wirkungsvolle und dauerhafte Weise.

Erst die Anerkennung menschlicher Verhaltens- und Erlebnisweisen als Zeichen von psychischer Krankheit ermöglicht es Personen, die sich daraus ergebenden Vorteile zu nutzen (Tabelle 2). So erhalten Personen sofortige Hilfe und Entlastung durch Aufnahme und Behandlung in einem psychiatrischen Krankenhaus. Der psychisch Erkrankte wird unter den Schutz des Krankenhauses gestellt. Seine Verhaltens- und Erlebnisweisen werden als Krankheit akzeptiert, und die Behandlungskosten von Sozialversicherung oder Fürsorge übernommen. Dadurch ermöglicht die Einstufung „psychisch krank" auch mittel- und unterstandslosen Personen den Aufenthalt in einer psychiatrischen Anstalt und damit fachgerechte Behandlung, Sicherung basaler Lebensbedürfnisse und die Chance für soziale Wiedereingliederung.

Unser gewohntes Krankheitsverständnis enthält noch weitere Prämissen über beobachtbare Symptome und die zu Grunde liegenden diagnostizierten Krankheitsbilder, die sich in besonderem Maße auf die Beziehungsdynamik zwischen Patienten, Angehörigen und professionellen Helfern auswirken.

Es wird von Personen, die wir als „krank" bezeichnen, implizit angenommen, daß die gezeigten psychotischen Symptome von ihnen nicht aktiv gestaltet werden, daß sie dafür folglich keine Verantwortung haben und auch nicht verantwortlich gemacht wer-

Tabelle 2. Vorteile der Sichtweise „Psychisch krank"

- Krankheit ist sozial akzeptiert

- Sofortige Hilfe und Entlastung

- Keine unmittelbare Schuldzuschreibung

- Kontakt der Beteiligten ist wieder möglich

- Delegation von Verantwortung an Experten

- Schaffung neuer Orientierungen

- Aufschieben bedrohlicher Entscheidungen

den können. Das kommt in der von Patienten oder Angehörigen hinlänglich bekannten Beschreibung, die Krankheit oder die Symptome seien wieder „gekommen", es wäre wieder „zu einem Rückfall gekommen" etc. deutlich zum Ausdruck. Dieses Symptom- und Krankheitsverständnis hat zumeist bedeutsame Konsequenzen. Die vor stationären psychiatrischen Aufnahmen häufig beobachtbaren Anklagen, Schuldzuschreibungen und Vorwürfe durch Familienmitglieder fallen für eine gewisse Zeit weg oder werden zumindest weniger intensiv geäußert. Die Verantwortung für das Geschehen wird quasi an die „Krankheit", gegen die es nun etwas zu tun gilt, abgegeben.

Durch die Definition „krank" wird klargestellt, wer krank ist, wer nicht, und wem von welchen Helfern auf welche Art und Weise geholfen werden soll. Dies wirkt sich hilfreich auf die von uns beobachteten Familien aus. Die bei akut-psychiatrischen Krisen oft auftretenden Eskalationen in den Beziehungen zwischen Patient, Angehörigen und sozialem Umfeld, begleitet von intensiver Orientierungslosigkeit, Hoffnungslosigkeit, Leid und Verzweiflung, werden durch die Definition des auffälligen Verhaltens als „krank" und eine damit verbundene Einweisung in die Psychiatrie gestoppt. Oftmals wird dadurch die Voraussetzung wieder neu geschaffen, daß nach Abklingen der akuten Krise ein – vorher erheblich gestörter – Kontakt zwischen den Beteiligten wieder möglich wird und sich Chancen für konstruktivere Orientierungen öffnen.

Da unsere Patienten und deren Angehörige zumeist auch annehmen, daß das Auftauchen von Krankheit mit autonomen biologischen Prozessen im Zusammenhang steht, wird von uns logischerweise erwartet, daß wir als Experten die Verantwortung für das weitere Geschehen übernehmen. Dies erweist sich vor allem für die Zeit während und unmittelbar nach akut-psychotischen Episoden als hilfreich und sinnvoll, sind doch Familien in dieser Zeit stark verunsichert und kaum in der Lage, selbst orientierungsgebende Verantwortung für weitere Entwicklungen zu übernehmen.

Die im Vorfeld von und im zeitlichen Zusammenhang mit psychotischen Episoden oft beobachtbaren instabilen familiären Beziehungskonstellationen (im Rahmen von Ablösung, Trennung, markanten Lebensereignissen wie Scheidung, Tod, Heirat, Ortswechsel, Erbschaftsregelungen etc.) werden aus unserer Erfahrung durch die Idee von „Krankheit" in einer bestimmten Weise stabilisiert und verlieren damit teilweise ihre Bedrohlichkeit. Denn die Folge des Auftauchens von als pathologisch bezeichneten Erlebnis- und Verhaltensweisen in Familien ist zumeist, daß die Beschäftigung mit anstehenden Beziehungsentscheidungen zugunsten einer gemeinsamen Sorge um die als erkrankt definierte Person in den Hintergrund rückt. Diese unmittelbar anstehenden Entscheidungen und Neuorientierungen, für die die Familie momentan zu wenig Lösungskapazitäten zu haben glaubt, können damit auf später verschoben werden. Häufig eröffnet sich so wieder eine Basis für gemeinsame Gespräche der Beteiligten und therapeutische Hilfestellungen.

Nachteile des Krankheitsbegriffs und therapeutische Implikationen

Die spezifischen und gewohnten Sichtweisen von psychischer Krankheit mit den geschilderten beziehungsdynamischen Aspekten haben aus unserer heutigen Sicht aber auch Nachteile für die Gestaltung therapeutischer Prozesse (Tabelle 3).

Tabelle 3. Nachteile der Sichtweise „Psychisch krank"

- Kontextunabhängige Interpretation von Symptomen als stabile Merkmale einer Person

- Pathologieorientierte und individuumzentrierte Symptomsicht ohne funktionale Zusammenhänge

- Neutralitätsverletzung und damit Vernachlässigung der Ressourcen des familiären Systems

- Fehlende Klärung verdeckter Behandlungsaufträge und Vernachlässigung der Eigenverantwortung von Patienten und Angehörigen

- Der Blick auf individuelle Pathologie erschwert die Identifizierung von Fähigkeiten und Ressourcen

Einige dieser Nachteile sollen anhand von Beispielen aus unserer praktischen Arbeit kurz dargestellt werden.

Kontextunabhängige Interpretation von Symptomen als stabile Merkmale einer Person

Gewohnte Sichtweisen von psychischer Krankheit laden uns ein, Symptome einseitig als mehr oder wenlger stabile Merkmale einer Person zu betrachten. Dies verstellt uns in unserer täglichen Arbeit den Blick für häufig beobachtbare Situationen, in denen das Auftauchen bzw. Nichtauftauchen von Symptomen in einem deutlichen Zusammenhang mit bestimmten Kontextbedingungen steht, d.h. wann, wo und in An- oder Abwesenheit welcher Personen welche Symptome gezeigt werden.

Beispiel 1: Berichte unserer Ergotherapeutinnen überraschen uns oftmals, wenn wir hören, daß Patienten im Kontext Ergotherapie oft hohe gestalterische und auch kommunikative Fähigkeiten entfalten, während wir im Stationsalltag und in Einzelgesprächen den Eindruck starrer Defizite und Handlungsbeeinträchtigungen haben.

Beispiel 2: Angehörige berichten mitunter, daß sich Patienten zu Hause eher gestört und auffällig zeigen, dieses Verhalten aber deutlich seltener in anderen Situationen, wie am Arbeitsplatz, in einer Gruppe von Freunden oder auf der Station beobachtbar ist.

Beispiele 3: Ein Patient zeigte sich zu Hause (Bauernhof) zumeist sehr unselbständig, passiv und inkompetent bezüglich der anstehenden Arbeiten. Während der Zeit, in der seine Schwester für drei Wochen auf Urlaub war, erinnerte er sich seiner Kompetenzen, erledigte die Arbeit zur Zufriedenheit aller und versorgte sich selbst.

Diese und viele ähnliche Erfahrungen lassen es uns sinnvoll erscheinen, Menschen auch als „Kontextpersönlichkeiten" zu beschreiben, denen in unterschiedlichen Kontexten ein unterschiedlich guter Zugriff auf ihre Fähigkeiten und Ressourcen möglich ist. Derartige, vor allem aus systemischem Gedankengut abgeleitete Sichtweisen ermuntern uns, neben der in der gewohnten Psychopathologie vorherrschenden individuumzentrierten Orientierung, intensiv auch nach Kontextbedingungen zu forschen, in denen Patienten kompetent und fähig handeln. So können wir durch differenzierte Analyse von Situationen, Orten und Zeitpunkten, wo Patienten und/oder Angehörige ihr Leben auf eine zufriedenstellenden Weise führen oder geführt haben, wertvolle zusätzliche Informationen für eine ressourcenorientierte Gestaltung therapeutischer Prozesse erhalten. Diese Fokussierung auf Fähigkeiten erleben besonders schizophren erkrankte Menschen mit ihren oftmals großen Einbußen in verschiedensten Bereichen als äußerst hilfreich.

Pathologieorientierte und individuumzentrierte Symptomsicht ohne funktionale Zusammenhänge

Gewohnte Sichtweisen von psychischer Krankheit laden uns ein, Symptom *ausschließlich* als Zeichen von Störung und Pathologie zu betrachten. Übernehmen wir diese Sichtweise einseitig, so laufen wir Gefahr, die Funktion von Symptomen innerhalb des Beziehungsgefüges, das Patienten als relevant erachten (z.B. Familie oder psychiatrische Station) zu übersehen. Das Denken in Funktionen, das heißt, welche Auswirkungen hat das gezeigte schizophrene Verhalten auf die beteiligten Personen, führt zu anderen Schlußfolgerungen.

Beispiel 1: Ein als hebephren diagnostizierter junger Patient zeigte trotz einer in den letzten Jahren optimalen Weiterentwicklung (zunächst jahrelang arbeitslos und nur halbtägig in einer Einrichtung für geistig Behinderte, zuletzt seit einem Jahr in regulärem Arbeitsverhältnis in einem Büro) weiterhin phasenweise dissoziiertes Verhalten mit Aggressionsdurchbrüchen vorwiegend gegen die Mutter und tagelangen Alkoholexzessen mit nachfolgender Arbeitsunfähigkeit. Gespräche mit der geschiedenen Mutter und dem bei ihr lebenden Sohn zeigten, daß es immer dann zu Eskalationen und nachfolgender Zunahme von Symptomen kam, wenn die seit langer Zeit anstehende, aber noch ungelöste Frage der Trennung von Mutter und Sohn von einem der beiden thematisiert wurde. Diese Ereignisse führten dann meist zu stationären Aufnahmen, was wiederum die Folge hatte, daß die Frage der Trennung für einige Zeit nicht mehr angesprochen wurde.

Beispiel 2: Eine Familie berichtete, daß die Tochter in den letzten Jahren mehrfach gerade dann Symptome zeigte, wenn längere Zeit eine gute Entwicklung beobachtbar war und sie daran dachte, sich eine eigene Wohnung zu suchen.

Rein symptomfokussierende therapeutische Bemühungen würden in unserem ersten Beispiel für die Mutter–Kind-Beziehung bedeuten, daß wichtige Themen wie Versorgungsängste, Angst vor dem Alleinsein, Bedeutung von Trennung und ähnliches nicht angesprochen werden, woraus entwicklungshemmende Tendenzen resultieren könnten.

Wir versuchen deshalb in einer Strategie des „sowohl-als-auch" gewohnte therapeutische Überlegungen und Handlungen auch mit der Frage zu verknüpfen, welche Funktionen Symptome für Beziehungssysteme haben. Diese Erfahrungen bewirken, daß wir das Auftauchen von Symptomen, im Sinne einer therapeutischen Nützlichkeit, zusätzlich als wertvolle Information über Bedürfnisse und Glaubenssysteme von Patienten und Angehörigen betrachten. Symptome können so z.B. als Hinweise dafür dienen, daß der Zeitpunkt für eine Veränderung noch nicht gekommen ist, daß ein Bedürfnis nach Schutz und Umsorgt-Werden besteht, oder daß gerade das Auftauchen von Symptomen einen Hinweis auf erwünschte, aber dysfunktional ausgestaltete Veränderungsbestrebungen anzeigt [13].

Neutralitätsverletzung und damit Vernachlässigung der Ressourcen des familiären Systems

Gewohnte Sichtweisen von psychischer Krankheit laden uns ein, als Therapeuten einseitig auf die Veränderung des symptomatischen Verhaltens und Erlebens zu achten. Dies ist zwar naheliegend und sinnvoll, hat aber in Beziehungssystemen mitunter auch destabilisierende Auswirkungen.

Beispiel 1: In einem Gespräche mit einer Familie, die aus fünf Schwestern, einem Sohn, der sich seit einigen Jahren immer wieder psychotisch zeigt, und der Mutter besteht (der Vater hatte sich vor einigen Jahren getötet), wurde deutlich, daß das psychotische Verhalten die Erbschaftsregelung bezüglich des Bauernhofs der Eltern zeitlich verzögert. Die Mutter war eher dafür, den Hof an den Sohn zu überschreiben, die Schwestern waren eher dafür, diesen an eine Schwester zu übergeben, da der Bruder ja krank sei. Die Familie war sich insgesamt darin einig, daß es zu intensiven Erbschaftsstreitigkeiten zwischen Bruder und Schwester kommen würde, wenn sich das psychotische Verhalten über längere Zeit nicht mehr zeigen würde. In dieser Situation erwartete die Familie vom behandelnden Arzt, verständlicherweise, genaue Angaben über die Frage, wie oft, wie lange und wieviele Jahre das psychotische Verhalten noch auftreten werde. Es bestand damit die Gefahr, daß Eigenverantwortung von Patient und Angehörigen sowie die Aktivierung von familiären Ressourcen zur Lösung der Konfliktsituation an die Psychiatrie delegiert werden.

Beispiel 2: Eine zunehmend gewünschte Entwicklung einer sich früher psychotisch zeigenden Tochter hatte zur Auswirkung, daß sich die Mutter verstärkt depressiv verhielt. Sie betrachtete sich als Mutter „arbeitslos" und konnte mit ihrem neu gewonnen Freiraum noch wenig anfangen. Die zunehmende Ablösung von ihrer Mutter wiederum aktivierte bei der Tochter massive Schuldgefühle. In diesem Beispiel wurde von der Mutter versucht, den behandelnden Arzt dazu einzuladen, sich auf die Seite der Skepsis bezüglich weiterer Veränderungen, nämlich der Ablösung der Tochter, zu stellen.

Sowohl die Tatsache des Auftauchens, als auch des Nichtauftauchens von Symptomen hat in Beziehungssystemen zumeist bedeutsame Konsequenzen auf die Gestaltung von Beziehungen. In unserer Arbeit wird es daher zunehmend wichtiger, so früh als möglich im therapeutischen Prozeß über Auswirkungen von potentiellen zukünftigen Entwicklungen zu sprechen, in denen Symptome nicht mehr vorkommen. Nach Abklingen akut-psychotischer Phasen versuchen wir, in einer Haltung der therapeutischen Neutralität nicht nur der „Anwalt für Veränderungen" zu sein. Wir bieten uns vielmehr als Personen an, die mit der Familie Möglichkeiten, Chancen und Risiken möglicher symptomfreier Entwicklungen diskutieren. Eine der Konsequenzen, die diese Vorgehensweise mit sich bringt, ist, daß Familien stärker in die Position der Verantwortung für weitere Entwicklungen gebracht werden.

Fehlende Klärung verdeckter Behandlungsaufträge und Vernachlässigung der Eigenverantwortung von Patienten und Angehörigen

Gewohnte Sichtweisen von psychischer Krankheit laden uns eln, Behandlungsaufträge, die einzelne Familienmitglieder der Psychiatrie geben, in ihrer Unterschiedlichkeit zu wenig zu reflektieren. Das zunächst oft gemeinsam präsentierte Anliegen, der Patient möge gesund werden, erweist sich bei genauerem Hinsehen mitunter als widersprüchlich.

Beispiel 1: In einem Paargespräch antwortete ein Patient auf die Frage, was beim stationären Aufenthalt für ihn Gutes herauskommen könnte, daß wir da schon seine Frau fragen müßten (sie ließ ihn gegen seinen Willen einweisen). Die Frau meinte, sie wünsche, daß er wieder gesund werde. Er antwortete, daß er nicht gesund werden könne, wenn sich seine Frau nicht verändere. Auf die Frage, ob wir für dieses Ziel etwas tun könnten, meinte er, wir sollten ihr einmal „ordentlich die Meinung" sagen.

Beispiel 2: In einem Familiengespräch wird deutlich, daß ein Teil der Familie das psychotische Verhalten des Sohnes als eine Art von Protest gegen den als sehr dominant beschriebenen Vater erlebt. Dieser Teil der Familie erwartet sich von der Psychiatrie, daß sie ihr dabei hilft, den Vater endlich zur „Einsicht" zu bringen. Denn solange der Vater so sei, könne der Sohn nicht gesund werden.

In beiden Beispielen wird deutlich, daß die Psychiatrie in das familiäre System als eine Art „Schiedsrichter" eingebaut werden soll. Neben der gewünschten Symptomveränderung wird versucht, an sie verdeckte Aufträge zu delegieren. Nehmen wir diese Aufträge an, bedeutet dies aber, daß wir Patienten und Angehörigen die Verantwortung für eigene Lösungen abnehmen.

Unsere Erfahrung mit solchen und ähnlichen Fällen spricht immer mehr dafür, sich ausführlich Zeit für die Klärung der unterschiedlichen Aufträge zu nehmen, die Patienten oder Angehörige uns geben. Dadurch wird es häufiger möglich, sich aus, zumeist dysfunktionalen, Eskalationen mit Patienten und/oder Angehörigen herauszuhalten und eine lösungsorientierte Kooperation aller Beteiligten zu fördern.

Der Blick auf individuelle Pathologie erschwert die Identifizierung von Fähigkeiten und Ressourcen

Gewohnte Sichtweisen von psychischer Krankheit laden uns ein, durch die einseitige Fokussierung pathologische Prozesse die Eigenveranwortung von Patienten und den Glauben an ihre eigenen Gestaltungsfähigkeiten gering zu halten. Durch die Zuschreibung „krank" besteht die Gefahr, das Selbstwertgefühl von Patienten, das für eine gute Entwicklung wesentlich ist, sowie das Vertrauen in eigenverantwortliche Gestaltungsmöglichkeiten zu reduzieren.

Beispiel: Die Eltern eines als schizophren diagnostizierten Patienten berichten nach mehreren familientherapeutischen Sitzungen, daß es zur Zeit „schlecht" ginge. Der Sohn sei viel unterwegs, schlafe lange, zeige sich den Eltern gegenüber mürrisch, sie hätten Angst, daß die Psychose „wieder kommen würde". Erst nach beharrlichem Nachfragen des Therapeuten, ob es in den letzten Monaten auch gewünschte Entwicklungen gegeben habe, berichten die Eltern, daß der Sohn regelmäßig arbeite, Kontakt zu Gleichaltrigen habe und dabei sei, die Berufsschule (allerdings nur mit mäßigen Noten) abzuschließen.

Viele Erfahrungen ähnlicher Art machen deutlich, daß professionelle Helfer vor allem darin geschult sind, auf Pathologie zu achten. Dies ist notwendig für psychiatrische Tätigkeit, hat aber auch den Nachteil, daß wir uns mitunter den Blick auf vorhandene (aber nicht berichtete oder gelebte) Fähigkeiten unserer Patienten und deren Angehörigen selbst verstellen.

Es bewährt sich häufig, neben psychopathologischen Symptomen auch nach Situationen zu fragen, in denen keine Symptome gezeigt werden, sondern vielmehr gewünschte Entwicklungen und Verhaltensweisen, die notwendige Entwicklungsvoraussetzungen wie Selbstvertrauen und Selbstwertgefühl, berufliche und soziale Kompetenz, Beziehungsfähigkeit, Veränderungspotential etc. erkennen lassen.

Schlußfolgerungen und Handlungskonsequenzen für die stationäre Arbeit

Aus unserer Sicht hat sich die Reflexion der Prämissen des Krankheitsverständnisses in bereichemder Weise auf unsere therapeutischen Möglichkeiten ausgewirkt. Wir würden heute unsere Vorgehensweisen als eine Strategie des „sowohl-als-auch" beschreiben, indem wir Vorteile und hilfreiche Implikationen des medizinischen Krankheitsmodells durch vornehmlich aus der systemischen Therapie abgeleitete Denk- und Handlungsweisen ergänzen.

Im einzelnen scheinen sich aus unserer Sicht im Umgang mit als schizophren diagnostizierten Personen folgende Vorgehensweisen als hilfreich herauszustellen.

Re-Kontextualisierung des gezeigten psychotischen Verhaltens und Erlebens

Wir versuchen, zu einem möglichst frühen Zeitpunkt nach der stationären psychiatrischen Aufnahme, in jedem Fall aber erst nach Abklingen der psychotischen Episode und einer Stabilisierung des Patienten [14], möglichst unter Einbeziehung der beteiligten Personen, die Geschehnisse vor der psychiatrischen Aufnahme insbesondere im Hinblick auf beziehungsrelevante Ereignisse zu rekonstruieren. Dazu bieten wir ausführliche kontextklärende Gespräche an, in denen wir Patienten und Angehörigen die Möglichkeit geben, ihre zumeist unterschiedlichen Sichtweisen der Ereignisse zu äußern. Diese Gespräche haben das Ziel, das gezeigte psychotische Verhalten und Erleben wieder in einen lebensgeschichtlich-beziehungsdynamischen Zusammenhang zu stellen. Wir geben diesem Gesprächsteil viel Raum, weil wir dadurch die Möglichkeit haben, der Familie in indirekter Weise zu vermitteln, daß auch die Ereignisse um das Phänomen „Krankheit" keine statischen, sondern dynamische Prozesse darstellen, zu deren Gestaltung alle Beteiligten einen Beitrag leisten können.

In diesen kontextklärenden Gesprächen erfragen wir in differenzierter Weise von den Personen, welche Erwartungen sie an die Psychiatrie haben, mit welchen therapeutischen Angeboten sie rechnen, welche Informationen und Erklärungsmodelle sie bislang über psychiatrische Krankheiten angeboten bekommen haben und welche Ideen und Vorstellungen von Krankheit die Familie selbst mitbringt.

Klärung funktionaler Zusammenhänge

Unsere weitere Aufmerksamkeit gilt der Klärung der funktionalen Auswirkungen des Auftauchens psychotischer Symptome auf das Beziehungs- bzw. Familiensystem. Dabei interessieren wir uns besonders für die Frage, ob in der Familie oder im Beziehungssystem des Patienten natürliche lebensgeschichtliche Veränderungsprozesse anstehen, und in welcher Weise psychiatrische Aufnahmen diese Prozesse konstruktiv unterstützen können. Gerade dieser Punkt führt uns zu der gemeinsam mit Patienten und Angehörigen zu diskutierenden Frage, welche Fähigkeiten Personen aktivieren oder entwickeln müssen, um die angestrebten Ziele wirksam zu unterstützen.

Wir bieten zu diesem Zeitpunkt Informationen über unsere Erfahrungen mit Krankheitsverläufen und auch über Möglichkeiten der medikamentösen Therapie an. Gleichzeitig machen wir aber deutlich, daß die Verantwortung für funktionalere Entwicklungen in der Zukunft bei den beteiligten Personen liegt, und daß diese Verantwortung nicht nur auf das Einnehmen von Medikamenten begrenzt ist.

Klärung der Auswirkungen gewünschter Entwicklungen

Nach Abklingen akut-psychotischer Episoden bieten wir Familien häufig zukunftsorientierte Gespräche an. Darin beschäftigen wir uns möglichst genau und detailliert mit den von der Familie gewünschten und angestrebten Entwicklungen. Wir sprechen in einer therapeutisch neutralen Haltung über Chancen und Risiken und auch über Vor- und Nachteile von zukünftigen Möglichkeiten, ohne sie von uns aus zu gewichten.

Diese Haltung eröffnet uns die Chance, der Familie die Verantwortung für die von ihr gewünschte Form der Lebensgestaltung zu geben.

Gerade in diesem Punkt erleben wir Patienten und Angehörige häufig sehr ambivalent. Der Freude über das Vertrauen in eigene Gestaltungsmöglichkeiten steht dann oft auch das Bedürfnis gegenüber, Herr/Frau Doktor möge doch sagen, was nun zu tun sei.

Klärung von Aufträgen

Je differenzierter wir über den Kontext der Aufnahme, über das Krankheitsverständnis der Familienmitglieder, über ihre Glaubens- und Wertsysteme und ihre Zukunftsvorstellungen Bescheid wissen, umso klarer ist es uns möglich, einen realistischen Behandlungsauftrag zu übernehmen. Wir versuchen die beschriebenen stationären therapeutischen Angebote gerade im Hinblick auf die übergeordneten zukünftigen Ziele anzubieten.

Bestimmte Aufträge, wie das Verteilen von Schuldzetteln oder die Schiedsrichterrolle nehmen wir nicht an, weil wir dies längerfristig für nicht hilfreich halten. Wir glauben an einen Beitrag aller Beteiligten für gewünschte zukünftige Entwicklungen und damit auch an eine Mitverantwortung aller. Mit dieser Sichtweise handeln wir uns kurzfristig nicht immer Anerkennung ein, machen aber längerfristig bessere Erfahrungen.

Fokussierung auf Fähigkeiten und Ressourcen

Großes menschliches Leid, das wir gerade bei schizophrenen Entwicklungen häufig beobachten, lädt die betroffenen Familienmitglieder, aber auch die oft auf Pathologie orientierten professionellen Helfer ein, sich hoffnungslos, hilflos und vertrauenslos zu zeigen.

Gerade deshalb ist es für Familien, aber auch für die „Psychohygiene" von Helfern sinnvoll, beharrlich und stetig in der Arbeit mit diesen Menschen auf deren Fähigkeiten und Ressourcen zu achten. Dies erfordert einen aktiven therapeutischen Aufwand, sind doch gerade positive Erfahrungen bei längerfristigen Krankheitsverläufen im bewußten Denken der Personen nicht mehr präsent. Wir haben jedoch bisher kaum Patienten oder Angehörige getroffen, die nicht auch über Lebenserfahrungen verfügen, in denen sie sich sehr kompetent gezeigt haben. Gerade diese „Erinnerung an gute Zeiten" und das ständige Fragen nach möglichen Lösungen und bereits jetzt schon vorhandenen Zeichen gewünschter Entwicklungen erweist sich als sehr hilfreich. Damit öffnen sich für Patienten, Familien, Angehörige und Helfer wieder neue therapeutische Ansatzpunkte, was besonders bei chronischen Verläufen wichtig ist.

Diskussion

In der Betreuung schizophren erkrankter Menschen ist man häufig mit Fragen wie Therapieresistenz, Chronifizierungsneigung, destruktive Folgen durch lange Erkrankungsdauer konfrontiert, und oft sind trotz Vorliegen guter Behandlungsbedingungen negative Verläufe schwer beeinflußbar. Daran hat auch die Kombination der in den letzten Jahren entwickelten Behandlungsmethoden (Depotmedikation, Angehörigenarbeit, Training sozialer Fertigkeiten etc.) nur teilweise etwas verändert. Es erscheint daher berechtigt, auch die Möglichkeiten systemischer Sichtweisen in der Arbeit mit Patienten und Angehörigen zu nützen. Besonders die Fokussierung auf Ressourcen, Lösungsansätze, Kompetenz, Verantwortung, Behandlungsauftrag und Therapieziele verstärkt unseren Blick nicht nur auf psychopathologische Symptome und Defizite, sondern auch auf Fähigkeiten von Patienten und Familien. Die Integration systemischer Therapie in herkömmliche stationäre Tätigkeit ist nach unseren bisherigen Erfahrungen dann möglich, wenn sie behutsam und ergänzend zu bewährten Konzepten erfolgt bzw. Bewährtes als erhaltenswert akzeptiert. Das impliziert Wertschätzung für den bisherigen Lebensweg von Patienten und für die bisher von allen Betreuern geleistete therapeutische Arbeit, aber auch die Entwicklung neuer Ideen, die einer konstruktiven Weiterentwicklung von Patienten förderlich sein kann. Diese Erweiterung des therapeutischen Horizontes kann uns einerseits helfen, auch bei schwierigen oder aussichtslos scheinenden Verläufen therapeutisches Engagement zu verstärken, andererseits aber auch die Grenzen von Therapie zu erkennen. Das ist insbesondere dann der Fall, wenn sich Patienten und Angehörige dauerhaft und konsequent dazu entscheiden, nichts verändern zu wollen, was jedes noch so große psychotherapeutische Engagement schlußendlich zu einem frustranen Unterfangen verurteilt. Letztlich ermöglicht es auch diese Erkenntnis, unseren ärztlichen Auftrag im Sinne von Helfen und Begleiten leichter und positiver zu gestalten.

Literatur

1. Meise U (1991) Die psychiatrische Versorgung in Tirol. In: Meise U, Hafner U, Hinterhuber H (Hrsg) Die Versorgung psychisch Kranker in Österreich. Springer, Wien New York, S 98–118
2. UBG: 155. Bundesgesetz vom 1. März 1990 über die Unterbringung psychisch Kranker in Krankenanstalten (Unterbringungsgesetz – UBG)
3. Crombach G, Kröss R (1991) Die Versorgung psychisch Kranker aus der Sicht des niedergelassenen Nervenarztes. In: Meise U, Hafner U, Hinterhuber H (Hrsg) Die Versorgung psychisch Kranker in Österreich. Springer, Wien New York, S 206–247
4. Ciompi L (1986) Auf dem Weg zu einem kohärenten multidimensionalen Krankheits- und Therapieverständnis der Schizophrenie: konvergierende neue Konzepte. In: Böker W, Brenner HD (Hrsg) Bewältigung der Schizophrenie, Huber, Bern Stuttgart Toronto, S 47–61
5. Moser Ch (1992) Ambulante Langzeittherapie schizophren erkrankter Patienten unter Routinebedingungen aus der Warte einer Stationsnachsorgeambulanz (im Druck)
6. Retterstol N (1987) Schizophrenie-Verlauf und Prognose. In: Kisker KP, et al (Hrsg) Psychiatrie der Gegenwart 4. Schizophrenien. Springer, Berlin Heidelberg New York Tokyo, S 71–115
7. Baumann P (1987) Biochemie. In: Kisker KP, et al (Hrsg) Psychiatrie der Gegenwart 4. Schizophrenien. Springer, Berlin Heidelberg New York Tokyo, S 155–173

8. Olbrich R (1987) Die Verletzbarkeit des Schizophrenen: J. Zubins Konzept der Vulnerabilität. Nervenarzt 58: 65–71
9. Gross G (1986) Basissymptome und coping behavior bei Schizophrenen. In: Böker W, Brenner HD (Hrsg) Bewältigung der Schizophrenie. Huber, Bern, S 132–141
10. Steiner S, Eichberger G, Dorninger F (1978) Neuroleptische Hochdosierung in der Behandlung schizophrener Psychosen. Schwarzeck, München
11. Simon FB (1988) Unterschiede, die Unterschiede machen. Springer, Berlin Heidelberg New York Tokyo
12. Retzer A (1991) Die Behandlung psychotischen Verhaltens. Carl Auer, Heidelberg
13. Simon FB, Weber G, Stierlin H, et al (1989) „Schizoaffektive" Muster: eine systemische Beschreibung. Familiendynamik 14/3: 19–213
14. Merlo MCG (1989) Systemtheoretische Überlegungen zur Behandlung des akuten und postakuten Stadiums schizophrener Psychosen. Psychiatr Praxis 16: 121–125

Anschrift der Verfasser: OA Dr. Ch. Moser, Landes-Nervenkrankenhaus, A-6060 Hall in Tirol, Österreich.

Angehörigengruppen und Angehörigen-Selbsthilfegruppen bei schizophrenen Patienten

F. Riedl, B. Kühnel und **P. König**

Psychiatrie I, Landes-Nervenkrankenhaus Valduna,
Rankweil, Österreich

Zusammenfassung

Seit 1987 wurden im LNKH Valduna, Rankweil, 31 Familien in Angehorigengruppen für schizophren Kranke betreut. Neben Information über die Krankheit wurde in den geleiteten Seminaren vor allem dem Erfahrungsaustausch und der Suche nach anderen Möglichkeiten des Umgangs mit den erkrankten Angehörigen Raum gegeben. Die Angehörigen profitierten vor allem von der ihnen gebotenen Gesprächsmöglichkeit und der dadurch einsetzenden Entlastung. Eine Weiterführung in Selbsthilfegruppen gestaltete sich schwierig.

Schlüsselwörter: Angehörigengruppen, Angehörigenselbsthilfegruppen, Schizophrenie.

Summary

Groups for relatives of schizophrenics with and without professional help. Since 1987 31 families had been trained in groups for relatives of schizophrenic patients. Besides information about the illness the seminars which were led by a professional enabled the families to exchange their experiences and search for new ways to cope with their ill family member. The families had great profit from the possibility to talk about their situation and their relieve they could get from that. It was difficult to motivate the families to keep the groups going without professional help.

Keywords: Groups for relatives with/without professional help, schizophrenia.

Einleitung

In einer sich ändernden psychiatrischen Versorgung mit Verlagerung wesentlicher Teile der Behandlung schizophren Kranker in den extramuralen Bereich haben sich die Anforderungen an ein modernes und bedarfsgerechtes Therapie-Management stationärer psychiatrischer Einrichtungen erheblich verändert [10, 6]. Die Belastungen, die tiefen Verunsicherungen und die Hilflosigkeit vieler Angehörigen schizophren Kranker, bedingt durch kurze Krankenhausaufenthalte, die Therapieanforderungen an die Allgemeinheit und den Einzelnen haben klinische Relevanz erhalten. Mit Unterstützung dieser Menschen wurde das therapeutische Bemühen um schizophren Kranke um einen bedeutenden Sektor erweitert [2, 4].

Das Konzept

Im LNKH Valduna hat sich 1987 ein interdisziplinäres Team gebildet, das aus einer Psychologin, einem Sozialarbeiter mit Psychodramaausbildung und einem Arzt bestand und sich vertieft mit der Betreuung von Angehörigen von schizophren Kranken beschäftigt. Bisherige Ansätze eines offenen Angebotes für Angehörige unserer Patienten ohne Einschränkung auf die speziellen Bedürfnisse schizophrener Patienten hatten nicht den gewünschten Erfolg gebracht. Es zeigte sich, daß neben reiner Information auch eine intensivere Auseinandersetzung mit den Problemen im alltäglichen Umgang mit schizophrenen Kranken erfolgen mußte, was ohne Spezialisierung auf diese Fragen nicht möglich war. Am meisten interessierte uns der Ansatz von Anderson et al. [1], deren „Workshop-Konzept" wir auf unsere Bedürfnisse und Möglichkeiten abstimmten.

Folgende Überlegungen leiteten uns:

— Um einen ausreichenden Gruppenzusammenhalt zu erreichen, der für eine intensivere Arbeit mit den Angehörigen notwendig schien, wurden die Gruppen geschlossen geführt.

– Es wurden nur Angehörige von schizophren Kranken in die Gruppen aufgenommen, um die speziellen Probleme dieser Erkrankung und ihre Auswirkungen auf das soziale Umfeld bearbeiten zu können.
– Wir nahmen persönlich Kontakt mit den Angehörigen auf und luden sie zu einem ca. einstündigen Vorgespräch ein, in dem für das persönliche Kennenlernen, für den Abbau von Ängsten und Scheu und für die Äußerung besonders wichtiger Themen für die Gruppe Zeit war. Diese Gespräche dienten uns auch dazu, die Motivation für eine kontinuierliche Mitarbeit zu überprüfen und die notwendigen Rahmenbedingungen für die Gruppen zu erläutern (z.B. zeitlicher Ablauf, Konstanz der Anwesenheit, inhaltliche Aspekte). Die Familien wurden einerseits nach subjektiven Eindrücken ausgesucht (wer könnte von unserem Angebot profitieren?), andererseits wurden auch objektivierende Maßstäbe herangezogen (welche sich z.Z. in stationärer Behandlung befindlichen schizophrenen Patienten leben noch bei ihren Eltern, welche leben mit Partnern? Sind Eltern bzw. Partner erreichbar bzw. motivierbar?).

Es entstand ein Konzept für ein Angehörigenseminar, das sich im wesentlichen in vier Schritte mit fließenden Übergängen gliedern läßt:

1. Informationsvermittlung und Aufklärung: Es wird über die verschiedenen Aspekte der Schizophrenie sowie ihrer Behandlungsmöglichkeiten gesprochen.
2. Problemdarstellung durch Betroffene: Danach beginnen wir, die besprochenen Inhalte mit persönlichen Erfahrungen und Erlebnissen zu füllen. Hier werden häufig Rollenspiele mit gutem Erfolg angewandt. Es kommen Alltagsprobleme in der Gruppe zur Darstellung, die reflektiert und diskutiert werden können. Alternative Verhaltensweisen werden ausprobiert.
3. Verselbständigung der Gruppe: Im dritten Teil wird besonderes Augenmerk auf die allmähliche Selbständigkeit der Gruppe gelegt, nachdem bereits einige Zeit mit der Beschäftigung mit

der Krankheit, den persönlichen Erfahrungen und Schwierigkeiten und deren teilweiser Aufarbeitung zugebracht wurde. Der graduelle Rückzug der Leiter soll ein langsames Hineinwachsen in die gegenseitige Hilfe ermöglichen.
4. Endziel: Die Fortführung der begonnenen Gruppenarbeit in Selbsthilfegruppen mit gelegentlicher Präsenz der ehemaligen Leiter stellt das Endziel unseres Angehörigenseminars dar.

Gruppencharakteristika

In den letzten 4 Jahren wurden 31 Familien (insgesamt 42 Personen) zu unseren Seminarveranstaltungen eingeladen, wobei wir pro Angehörigengruppe jeweils 6 Familien zur Mitarbeit motiviert und diese über 7–8 Seminareinheiten begleitet haben. Diese Einheiten fanden alle 3–4 Wochen statt, wobei wir zuletzt auf einen kürzeren Zeitraum von 14 Tagen übergegangen sind.

Die meisten Angehörigen waren Eltern (n = 33). Wesentlich häufiger als Väter (n = 8) haben Mütter (n = 25) von unserem Angebot Gebrauch gemacht. Bei den Geschwistern handelte es sich ausschließlich um Schwestern (n = 5). Die 4 Partner verteilten sich hinsichtlich ihres Geschlechtes gleich (n = 2 Männer, n = 2 Frauen). D.h. von den bislang 42 Teilnehmern waren 32 Frauen und nur 10 Männer.

Nach unserer Erfahrung mit den 4 Partnern schizophren kranker Menschen wäre eine spezielle Gruppe für Partner wegen der besonderen Problematik sicherlich günstiger gewesen.

Das Durchschnittsalter der Patienten lag bei ca. 31 Jahren. Sie wurden im Schnitt ca. 3 Jahre zuvor als schizophren krank diagnostiziert.

Insgesamt lebten noch 17 Patienten bei ihren Eltern zu Hause, 8 in sozial-psychiatrischen Wohngemeinschaften und nur 2 hatten eine selbständige Wohnung bzw. 4 lebten mit ihrem Partner. Da Patienten in sozialpsychiatrischen Wohngemeinschaften dort großteils gemeinsam mit ihren Familien betreut werden, haben wir diese Gruppe eher vernachlässigt, wodurch die an sich geringe Zahl der Wohngemeinschaftsbetreuten Patienten zustande kommt.

18 Patienten hatten keinen Arbeitsplatz oder waren frühpensioniert. Sechs befanden sich entweder in Umschulungsprogrammen oder hatten einen geschützten Arbeitsplatz. Nur 7 Patienten befinden sich in einem Arbeitsverhältnis.

Erfahrungen und Schlußfolgerungen

Angehörigengruppen für Angehörige von schizophren Kranken erweisen sich in vielerlei Hinsicht als sinnvoll und hilfreich, indem sie primär eine Entlastung für die Familien darstellen [5, 7, 9]. Die persönliche Kontaktaufnahme mit den Familien, zur Überbrückung von Schwellenängsten und zur exakteren Vorbereitung der Gruppenthemen erscheint dabei besonders wichtig zu sein, um die notwendige Konstanz der Teilnahme in einer geschlossenen Gruppe während der Seminareinheiten zu erhalten. Vor allem von der Möglichkeit zum gemeinsamen Erfahrungsaustausch haben die Angehörigen profitiert [11]. Die als Basisinformation vermittelte Sachkenntnis über die Krankheit wird rasch vergessen und sollte deshalb wiederholt werden.

Der Übergang in eine Selbsthilfegruppe hat sich als sehr schwierig erwiesen. Nur sechs Familien treffen sich (allerdings nun schon seit drei Jahren) regelmäßig einmal pro Monat. Nach Abschluß der Seminareinheiten haben sie damit begonnen, auch alle drei Monate den ehemaligen Leiter wieder in ihre Gruppentreffen einzuladen. In den anderen Gruppen, in denen dieses Angebot nicht bestanden hat, kam es zu einer raschen Auflösung der Gruppen. Es ist damit offensichtlich, wie wichtig die zumindest zeitweilige Anwesenheit von professionellen Gruppenleitern in den Selbsthilfegruppen nach solchen Angehörigenseminaren ist.

Da jedoch die steigende Zahl von Gruppen in der Nachbetreuungsphase durch die wenigen professionellen Gruppenleiter nicht mehr zu bewältigen ist, wird in unserem Bundesland eine Vernetzung ähnlicher Initiativen angestrebt.

Dabei sollen andere Betreuungsangebote eine weitere Möglichkeit zur Aussprache bieten oder eine Überführung in eine engere familientherapeutische Arbeit ermöglichen. Vor allem eine Integration in eine Selbsthilfegruppe vor Ort kann den Übergang aus einer leichter zentrierten Angehörigengruppe vom seminaristischen Stil erleichtern. Durch die Vernetzung soll der Kontakt unter Angehörigen und Betreuern regional und überregional verbessert werden. Denn nicht nur die Angehörigen selbst, auch die Gruppenbetreuer bedürfen der gemeinsamen Reflexion und gegenseitigen Unterstützung.

Literatur

1. Anderson CM, Reiss DJ, Hogarty GE (1986) Schizophrenia and the family. Guilford Press, New York
2. Angermeyer M, Finzen A (1984) Die Angehörigengruppe. Enke, Stuttgart
3. Bleuler M (1972) Die schizophrene Geistesstörung im Lichte langjähriger Kranken- und Familiengeschichten. Thieme, Stuttgart New York
4. Buchkremer G, Schulze-Mönking H (1986) Die Effizienz von therapeutischen Angehörigengruppen und Selbsthilfegruppen bei der Rezidivprophylaxe schizophrener Patienten. In: Böker W, Brenner HD (Hrsg) Bewaltigung der Schizophrenie. Huber , Bern
5. Boker W, Brenner HD (1986) Bewältigung der Schizophrenie. Huber, Bern
6. G. Dorner K, Egetmeyer A, Koenning K (1982) Freispruch der Familie. Psychiatrie-Verlag, Wunstorf
7. Falloon JR, Boyd JL, McGill CW, Razani J, Moss HB, Gilderman AM (1982) Family management in the prevention of exacerbations of schizophrenia: a controlled study. N Engl J Med 305: 1437–1440
8. Fiedler P, Niedermeyer T, Mundt C (1987) Angehörigenarbeit. Kohlhammer, Stuttgart
9. Hell D (1988) Angehörigenarbeit und Schizophrenieverlauf. Nervenarzt 59: 66–72
10. Katschnig H (Hrsg) (1984) Die andere Seite der Schizophrenie. Patienten zu Hause. Urban & Schwarzenberg, München
11. Schulze-Monking H, Stricker K, Rook A, Buchkremer G (1989) Angehorigengruppen und Angehörigen-Selbsthilfegruppen bei schizophrenen Patienten. Psychiatr Prax 16: 28–35

Anschrift der Verfasser: Prim. Univ.-Doz. Dr. P. Konig, Landesnervenkrankenhaus Valduna, A-6300 Rankweil, Osterreich.

Angehörigenarbeit unter stationären Bedingungen – eine Falldarstellung

A. Jaksch, H. J. Müller, B. Prix und **M. E. Kalousek**

Psychiatrisches Krankenhaus der Stadt Wien – Baumgartner Höhe,
Österreich

Zusammenfassung

In der Einleitung werden einige therapeutische Überlegungen angeführt,
die zur Einrichtung einer Gesprächsgruppe für Angehorige an unserer
Abteilung geführt haben. Im Folgenden wird ein Rehabilitationsprogramm
für einen schizophrenen Patienten, das die gesamte Familie betreffende
Problemstellungen aufzeigt, beschrieben.

Abschließend werden Veränderungen der Gewichtung dieser Probleme
für die Angehörigen nach einjahriger Unterstützung durch die Gruppengesprächstherapie *sowie* die Beeinflussung von Krankheitsverlauf und Rehabilitation des Patienten während des stationaren Behandlungszeitraumes
aufgezeigt.

Schlüsselwörter: Gruppengesprächstherapie für Angehörige, umfassender therapeutischer Ansatz, Einfluß auf Krankheitsverlauf und Rehabilitation.

Summary

Working with relatives on hospital-conditions – a case presentation. In
the preface some therapeutical points of view which led to the provision of
a group-speech-therapy for relatives in our department are mentioned.

In the following a rehabilitation programme for a schizophrenic patient
showing problems concerning the whole family is described. Finally the
changes in the importance of these problems for relatives after one year
support by group-speech-therapy and the influence of this group-speech-

therapy on the course of the disease and the rehabilitation of the patient during the stay in hospital are shown.

Keywords: Group-speech-therapy for relatives, extensive therapeutical conceptions, influence on course and rehabilitation of the illness.

Einleitung

Seit April 1990 bieten wir an der 3. Psychiatrischen Abteilung des Psychiatrischen Krankenhauses der Stadt Wien, Baumgartner Höhe, eine expertengeleitete Angehörigengesprächsgruppe in 14tägiger Frequenz an.

Wir wollen zunächst einige unserer Überlegungen aufzeigen, die dazu beitrugen unser Therapieangebot um eine Angehörigengruppe zu erweitern, dann anhand einer Falldarstellung die Arbeitsschwerpunkte dieser Gruppe zeigen, weiters die Auswirkungen unserer gemeinsamen Arbeit auf die Teilnehmer und schließlich den Einfluß auf den Krankheitsverlauf des Patienten im stationären Bereich.

Die Familie als psychosoziale Rehabilitationsinstanz gewinnt in unseren Behandlungskonzepten zunehmend an Bedeutung.

Entsprechend führten folgende Überlegungen zu dem Therapieangebot einer Angehörigengruppe:

1. Zeitgemäße Rehabilitationskonzepte sollten nicht an Angehörigenbelangen vorbeigehen, sondern möglichst *gemeinsam mit der Familie* erstellt werden. – Dabei erscheint es uns wichtig, daß wir uns im Rehabprozeß zunächst einmal auf die Sichtweise der Angehörigen einlassen, bevor wir versuchen, auf diese Sichtweise beratend oder therapeutisch einzuwirken.
2. Durch die Gruppenarbeit soll das *Rehabpotential der Familie* gefördert werden, so auch im Hinblick auf die
3. *Prävention*, denn oftmals ist das Scheitern der Bewältigungsstrategien der Angehörigen unmittelbarer Anlaß für die Rehospitalisierung der Patienten.
4. Zur *Expressed Emotion:* Forschungsergebnisse der letzten 20 Jahre zeigen, daß die Haltung der Familie dem Patienten gegen-

über, den Verlauf der Erkrankung ausschlaggebend beeinflussen kann (und somit als wichtiger Prognosefaktor zu sehen ist).

So haben schon Brown (1972) und Vougn und Leff (1976) die Expressed Emotion der Familie untersucht und nachgewiesen, daß in den ersten neun Monaten der Krankenhausentlassung der sicherste Rückfallindikator die von der Hauptbezugsperson zum Ausdruck gebrachte Emotion war. Demnach kam es zum Ausbruch der Psychose vor allem durch:

I.   kritisch tadelndes Verhalten,
II. offen ausgedrückte Ablehnung oder
III. gefühlsmäßiges Überengagement.

Weitere Überlegungen, die zur Angehörigengruppe führten, waren folgende:

5. *Schuldgefühle von Angehörigen* festigen sich im Krankenhaus noch durch die Parteinahme des Therapeuten für den Patienten.
6. *Widersprüchliche Meinungen des Betreuerteams* über Krankheit, Diagnose und Prognose verunsichern den Angehörigen. Zudem ist es für ihn durch den dienstbedingten Wechsel des Personals erschwert, einen
7. *konstanten Ansprechpartner* für seine Probleme zu finden. In der Gruppe erfahren die Teilnehmer
8. *Entlastung* und *Unterstützung* durch Konfrontation mit ähnlich gearteten Schwierigkeiten anderer Gruppenteilnehmer. Neben dieser
   - *„Entindividualisierung"* des eigenen Leidens bietet die Gruppe zahlreiche Entlastungsmöglichkeiten durch
   - *positives Vergleichen:* Auch Angehörige, die über extrem deviante Verhaltensweisen ihrer Betroffenen klagen, finden hier Möglichkeiten zu erkennen, daß andere Patienten vergleichsweise noch stärker erkrankt sind.
9. Auch die *Frage der Psychopharmaka* ist für Angehörige von großer Bedeutung. Diese wirken gewissermaßen auf die ganze

Familie: Indem sie beim Patienten Veränderungen induzieren, ändern sie für den Angehörigen die Interaktionsqualität der Beziehung zu dem Betroffenen.

Medikamentenwirkungen wie beispielsweise Entspannung oder Verbesserung der sozialen Fähigkeiten werden von Angehörigen als durchaus positiv wahrgenommen. Nebenwirkungen hingegen als störend für die Kommunikation mit dem Betroffenen erlebt.

Angehörige haben, zum Unterschied von psychiatrisch Tätigen, oft grundverschiedene Kriterien zur Beurteilung von Patientenverhalten. Sie verfügen ja über kein vorgängiges Modell psychischer Störungen und sind daher eher an auftretenden sozialen Auffälligkeiten und Defiziten des Patienten orientiert. Dementsprechend wird auch von Seiten der Angehörigen mehr Therapie gegen dissoziales Verhalten erwartet als gegen produktiv-psychotische Auffälligkeiten.

Aus diesen Gründen haben Angehörige oft eine ambivalente bis ablehnende Haltung Psychopharmaka gegenüber und sind dann ein recht unsicherer Partner, wenn es um die regelmäßige Medikamenteneinnahme des Betroffenen geht.

Das waren nur einige unserer Beweggründe, mit einer Angehörigengesprächsgruppe zu beginnen.

Falldarstellung

Der Patient, Herr Robert S., kam im Mai 1990 zu seiner bisher 7. stationären Aufnahme, nach einem Suizidversuch ins Psychiatrische Krankenhaus.

Beim Erstaufenthalt war diagnostisch der Eindruck einer drogeninduzierten paranoiden Psychose gegeben. Im Rahmen der wiederholten stationären Aufenthalte wurde die diagnostische Zuordnung paranoide Schizophrenie getroffen.

Die Eltern von Herrn Robert S. stammten aus Jugoslawien, er wurde 1968 in Wien geboren. Der Vater war Frühpensionist, die Mutter Raumpflegerin Herr Robert S. bewohnte mit ihnen und seinem 2 Jahre jüngeren Bruder eine 3-Zimmer-Wohnung und hatte zum Zeitpunkt der ersten Aufnahme im Jahre 1988 als 20-Jähriger eine Friseurlehre abgebrochen. Er befand sich zunehmend in einer Phase des sozialen Rückzuges, zeigte passiv-forderndes Verhalten und attackierte im Rahmen von Aggressionsdurchbrüchen sogar einmal seine Mutter. Nachdem er die Wohnungseinrichtung zerschlagen hatte, war es zur Erstaufnahme gekommen.

Durch Betreiben der Hausparteien verlor die Familie ihre Wohnung, zog aber wiederum gemeinsam mit dem Patienten in eine noch kleinere Wohnung.

Anamnestisch waren seit Jahren Antapentan- und Perdormalabusus, LSD-Trips und zuletzt regelmäßig Cannabisabusus bekannt.

In den zahlreichen Aufnahmesituationen bot der Patient psycho-pathologisch jeweils Stimmen, auf die er ängstlich-paranoid oft bis zu katatoner Symptomatik reagierte, weiters optische Halluzinationen und Körperveränderungsgefühle. In wahnhafter Weise glaubte er, telepathische Fähigkeiten zu besitzen. Fehlende Kontakte zu Frauen kompensierte er meist mit imaginierten Freundinnen. Sein Weltbild war in Richtung Größenwahn verrückt, Arbeit war in seiner Vorstellungswelt nicht enthalten. Seine Eltern sollten weiterhin für seinen Unterhalt sorgen, sonst verleugnete er sie und suchte sich wahnhaft Ersatzeltern.

Als wir im Mai 1990 die Eltern in die Gesprächsgruppe einluden, befanden wir uns mit der Rehabilitation des Patienten in der bisher schwierigsten Phase.

Der Patient hatte den zweiten SMV hinter sich, durch Werfen vor die Straßenbahn und vor ein Lastauto. Durch den Verlust seiner teils positiv erlebten Wahninhalte war er nun, seiner „Lebensinhalte" beraubt, in einer depressiven Phase.

Während dieses 7. stationären Aufenthaltes zeigte der Patient also folgendes, die Rehabilitation erschwerendes Verhalten:

- fehlende Krankheitseinsicht,
- Antriebslosigkeit,
- mangelnde Kooperationsbereitschaft,
- fehlende Zukunftsorientierung,
- Non-Compliance für Medikamente und Rehabangebote und
- zeitweise noch Größenideen.

In der Zeit von Mai 1990 bis Juni 1991 galt es für ihn, eine Neuorientierung in seinem Leben vorzunehmen.

Für den Patienten, aber auch für die Familie, standen nun folgende Rehabilitationsschritte zur Bearbeitung an:

1. seine Identitätsfindung,
2. das Realitätstraining,
3. die Patientenunterweisung
   - zur Förderung der Krankheitseinsicht,
   - zur Förderung der Compliance

- bei medikamentöser Therapie,
- bei therapeutischen Angeboten: Morgenrunde, Ergotherapie, Arbeitstherapie, Musiktherapie, psychologische Gruppe u. dgl.

4. seine Stellung innerhalb der Familie,
5. die Wohnungsfrage,
6. neu zu formulierende Ziele in Richtung Lebensperspektiven,
7. die Beschäftigung.

Die Mutter folgte als einzige Angehörige der Einladung in die Gruppe und erwies sich dort über ein Jahr lang als regelmäßige Besucherin. Dem Vater war es trotz mehrfacher Einladung nicht möglich, an der Angehörigengesprächsgruppe teilzunehmen, er war selbst alkoholkrank.

Die wichtigsten Themen der Mutter in der Angehörigengruppe waren:

1. die Schuldfrage, die die Mutter des Patienten veranlaßte, sich trotz seines familienbeherrschenden Verhaltens mit
2. Überengagement und „falschem Verständnis" für ihn zu engagieren,
3. das Verständnis für das Wesen der Erkrankung ihres Sohnes, wobei das sogenannte Etikett „krank" ihr paradoxerweise zunächst Erleichterung brachte,
4. der Umgang mit der Depression des Sohnes,
5. der Umgang mit der Drogenproblematik des Sohnes,
6. die psychischen und sozialen Folgeprobleme für die Familie,
7. ihre Emanzipation,
8. die Wohnfrage.

ad 1. Die Schuldfrage stellte sich für sie in dreierlei Hinsicht: als Selbstvorwurf,

- an der Entstehung der Erkrankung mitschuldig zu sein,
- im Umgang mit ihrem Sohn etwas falsch gemacht zu haben oder etwas falsch zu machen und schließlich
- bei der Einlieferung in die Psychiatrie sich mitschuldig gemacht zu haben.

Durch Schuldentlastung war die Gruppe hier besonders hilfreich.

ad 3. Zum sogenannten Etikett „krank" möchten wir Dorner (1975) zitieren – Zitat:

„Das magische Etikett Krankheit erzeugt Beruhigung
das Unverständliche wird neutralisiert, ja vertraut,
das Besondere wird ein Fall,
das Abweichende ist kanalisiert und
das Bedrohliche institutionalisiert."

ad 6. Die psychischen Folgeprobleme der Familie waren ein breites Thema. Hier war ein starkes Bedürfnis, sich freizusprechen, um so Gefühle der Scham und Peinlichkeit zu überwinden. Ein weiteres leidvolles Thema waren die sozialen Folgeprobleme:

Die Hospitalisierung impliziert das Risiko der sozialen Stigmatisierung. Das Gefühl, ausgegrenzt zu sein, besteht für die Angehörigen übrigens selbst dann, wenn sie diesbezüglich keinerlei reale Erfahrung mit negativen Reaktionen des sozialen Umfeldes gemacht haben.

ad 7. Die Mutter konnte im Rahmen ihres Lernprozesses in der Angehörigengruppe erkennen, daß sie nicht die „Putzfrau der Familie" sein muß.

Ergebnisse

Zusammenfassend konnte die Mutter des Patienten durch die Gruppenunterstützung für sich folgendes erarbeiten:

Durch Schuldentlastung und Freisprechen bisher nicht geäußerter Gefühle trat spürbare Erleichterung ein. Da sie das Wesen der Erkrankung besser einzuordnen vermochte, konnte sie dem Patienten anders begegnen. Sie war nun fähig, die Besuchsfrequenz auf das rechte Maß zu reduzieren und auch in der Familie mehr auf ihre Wünsche zu achten.

Für Herrn Robert S. waren dadurch folgende Rückwirkungen spürbar:

Da die Mutter jetzt erstmals seiner fordernden Haltung nicht mehr nachkam, mußte er sich mehr auf sich besinnen. Gleichzeitig faßte er mehr Vertrauen zur Institution. Seine Krankheitseinsicht verbesserte sich, er konnte therapeutische Angebote besser annehmen. Seine Compliance zur Medikamenteneinnahme und Therapieakzeptanz wuchs und wir konnten gemeinsam die Wohnfrage angehen.

Es hat sich also gezeigt, daß im Verlauf dieses 7. stationären Aufenthaltes des Patienten, wo erstmals Angehörige in die Rehabilitation aktiv einbezogen wurden, die anstehenden und zu bewältigenden Rehabschritte effizienter auf die Erfordernisse des Patienten innerhalb der Familie abgestimmt werden konnten. Es kam mehr zu dem Phänomen „des Gemeinsam-an-einem-Strang-Ziehens".

Abschließend wollen wir noch kurz die Untersuchungen von Lewandowsky und Buchkremer (1983) über den Einfluß der Angehörigenrunde auf den Krankheitsverlauf erwähnen. Sie untersuchten im Verlauf zweier Jahre nach der Therapie die Patienten, deren Angehörige an einer Angehörigenrunde teilgenommen hatten, und fanden vergleichsweise nur halb so viele psychotische Rezidive, wie bei Patienten, deren Angehörige bei solchen Runden nicht teilnahmen. Außerdem waren Mehrfachmanifestationen bei Patienten ohne Angehörigenrunde signifikant häufiger.

Es wurden auch doppelt so viele psychotische Rückfälle daheim, ohne psychiatrische Hillfe, innerhalb der Familie selbst bewältigbar.

Literatur

1. Buchkremer G, Schulze-Monking M (1986) Effizienz von therapeutischen Angehörigengruppen bei der Rezidivprophylaxe schizophrener Patienten. In: Böker W, Brenner HD (Hrsg) Bewältigung der Schizophrenie. Huber, Bern, S 113–119
2. Buchkremer G, Lewandowsky L (1984) Therapeutische Gruppenarbeit mit Angehörigen schizophrener Patienten. In: Angermeyer C, Finzen A (Hrsg) Die Angehörigengruppe. Enke, Stuttgart, S 194
3. Dörner K, Egetmeyer A, Koenning K (1982) Freispruch der Familie. Psych-Verlag, Wunstorf
4. Dörner K (1982) Handwerksregeln fur Angehörigengruppen. In: Dörner K, Egetmeyer A, Koenning K (Hrsg) Freispruch der Familie. Psych-Verlag, Wunstorf
5. Plessen U, Postzich M, Wickmann M, Münster (1985) Zur Bedeutung expertengeleiteter Angehörigengruppen in der Psychiatrie. Psychiat Prax 12 (2): 43–47
6. Retterstøl N (Beitrag Nr 7) Schizophrenie – Verlauf und Prognose. In: Expressed Emotion, Brown et al (1972), Vaughn Leff (1976)
7. Hohl J (1983) Gespräche mit Angehörigen psychiatrischer Patienten. In: Werkstattschriften zur Sozialpsychiatrie. Psychiatrie-Verlag, Bonn
8. Katschnig H (1984) Die andere Seite der Schizophrenie. In: Katschnig H (Hrsg) Fortschritte der Sozialpsychiatrie 2, 2. Aufl. Urban & Schwarzenberg, München Wien Baltimore

Anschrift der Verfasser: Prim. Dr. M. E. Kalousek, 3. Psychiatrische Abteilung, Psychiatrisches Krankenhaus der Stadt Wien, Baumgartner Höhe 1, A-1145 Wien, Österreich.

Stationäre psychiatrische Versorgung aus der Sicht der Angehörigen

H. Mayr, W. Schöny, J. Winkler und **A. Grausgruber**

Wagner-Jauregg-Krankenhaus, Linz, Österreich

Zusammenfassung

Wir haben in den letzten Monaten in Linz, im Wagner-Jauregg-Krankenhaus, Angehörige psychisch Kranker mittels Fragebögen zu ihrer Einstellung gegenüber psychischer Krankheit, psychiatrischer Behandlung und Behandlungseinrichtungen befragt. Auffällig war eine hohe Akzeptanz der Angehörigen, das psychiatrische Krankenhaus als mögliche Hilfseinrichtung zu betrachten, erhebliche Informationsdefizite betreffend der gewünschten Behandlungsmöglichkeiten und sehr konkrete, realitätsbezogene Vorstellungen davon, wie ein psychiatrisches Krankenhaus ausgestattet sein soll.

Als Resultat dieser Arbeit erscheint es nützlich, die Angehörigen und die Öffentlichkeit vermehrt über die im psychiatrischen Krankenhaus eingesetzten Behandlungsmöglichkeiten zu informieren und die Wünsche der Angehörigen vermehrt in die Planung solcher Einrichtungen miteinzubeziehen.

Schlüsselwörter: Einstellungen, psychosoziale Versorgung, Angehörige.

Summary

Psychiatric inpatient care from the relatives point of view. During the previous months we have asked relatives of psychiatric patients in the Wagner-Jauregg-Krankenhaus about their attitude towards mental illness, psychiatric treatment and psychiatric institutions, requesting them to complete questionnaires. It was interesting to note that the majority of the relatives questioned accepted the psychiatric hospital as a desirable institution to facilitate the patients.

Furthermore those questioned seemed to be well aware of how a psychiatric hospital should be equipped. On the other hand, relatives had a considerable lack of information about certain treatment facilities they wished for.

As a result, it seems to be useful to us both to pay more attention to informing relatives and the public concerning treatment facilities in use in psychiatric hospitals and in planning such institutions to consider their desires.

Keywords: Attitudes, psychosocial care, relatives.

Einleitung

Im Zuge der Umstrukturierung und Verbesserung der psychiatrischen Versorgung werden auch Angehörige psychisch Kranker vermehrt in den Behandlungsprozeß miteinbezogen. Damit gewinnt ihre Einstellung gegenüber psychischer Krankheit, psychiatrischer Behandlung und Behandlungseinrichtung zunehmend Bedeutung.

In der vorliegenden Arbeit berichten wir über Ergebnisse, die die stationäre psychiatrische Versorgung aus der Sicht der Angehörigen betreffen. Ziel der Befragung ist einerseits, etwas über den Informationsstand der Angehörigen betreffend Krankheit und Behandlungsmöglichkeiten zu erfahren, andererseits ihre Vorstellungen, wie ein psychiatrisches Krankenhaus eingerichtet sein soll, kennenzulernen.

Wir haben dazu in den letzten Monaten im Linzer Wagner-Jauregg-Krankenhaus Angehörige psychisch Kranker mit Fragebögen zu ihrer Einstellung gegenüber psychischer Krankheit, psychiatrischer Behandlung und Behandlungseinrichtungen befragt. Zudem wurden Fragebögen in verschiedenen psychosozialen Einrichtungen (z.B. Beratungsstellen, Wohnheime) und durch die HPE (Hilfsorganisation für psychisch Erkrankte), ausgegeben.

Darstellung der wichtigsten Ergebnisse

Für ca. 40 Prozent der Angehörigen ist es eine realistische Möglichkeit, sich an ein psychiatrisches Krankenhaus zu wenden, für den

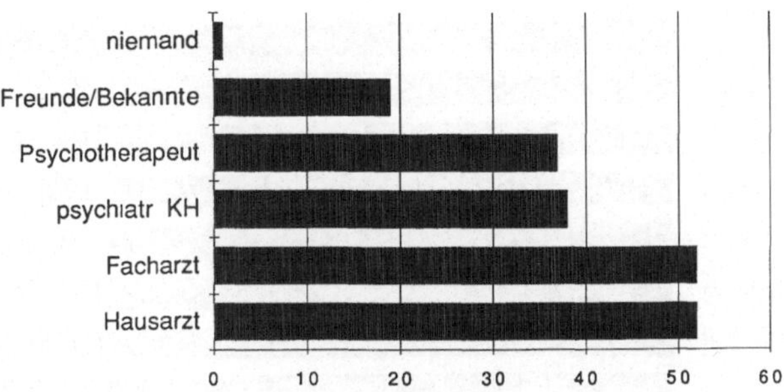

Abb. 1. Hilfsinstanzen bei Problemen mit Angehörigen

Fall, daß ihr psychisch kranker Angehöriger psychische Probleme hat (Abb. 1). Ebenso häufig erwarten sich Angehörige Hilfe beim Psychotherapeuten, während im Vergleich dazu die Hälfte bereit ist, sich an den praktischen Arzt und an den Facharzt zu wenden. Nur 1 Prozent meint, keine Hilfe zu brauchen.

Im psychiatrischen Krankenhaus sollte es nach Meinung der Angehörigen folgende Behandlungsmöglichkeiten geben (Abb. 2). Alle Befragten waren der Ansicht, daß es Gruppentherapie und gutes Zureden geben sollte. Beinahe alle meinten, es sollte Arbeitstherapie geben und die Möglichkeit, einfache Arbeiten zu tun. Ebenfalls erwarten sich die meisten Angehörigen vom Krankenhaus, daß die Chance besteht, auszuspannen. Sehr hoch ist der Wunsch nach Psychoanalyse mit 92%, wobei viele Angehörige vermutlich nicht genau informiert sind, was Psychoanalyse eigentlich ist.

Ein verhältnismäßig großer Teil (88%) wünscht sich eine Schlafkur für den Angehörigen, auch Tablettenkuren und ins Gewissen reden sind mit 70% mehrheitlich gefragt. Weniger gut bewertet werden hier chirurgische Eingriffe, immerhin aber doch mit knapp 20% und Elektroschocks mit 10%, während ca. die Hälfte zustimmt, daß die Angehörigen auch manchmal hart angefaßt werden.

Verglichen mit anderen Personengruppen, z.B. praktischen Ärzten, Sozialarbeitern, Pfarrern, die zu den gleichen Items befragt

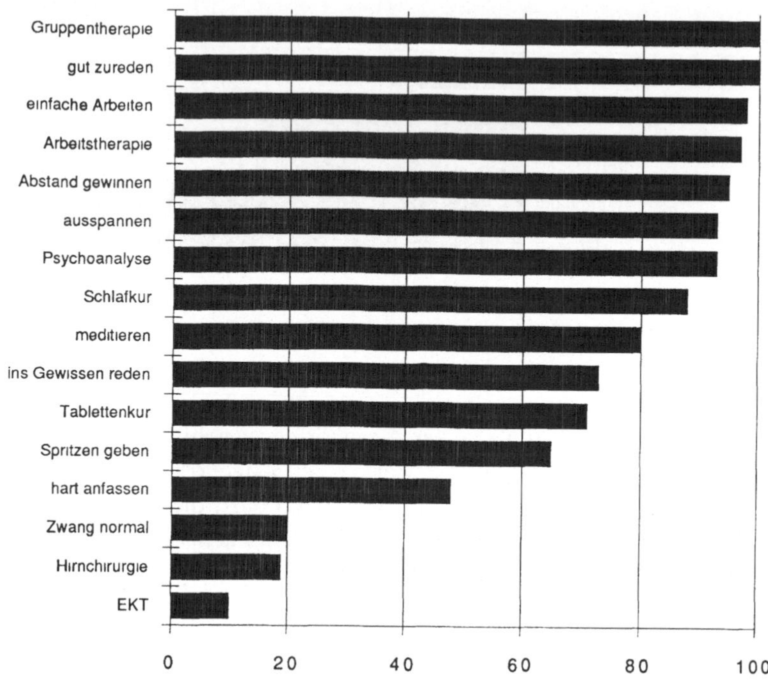

Abb. 2. Gewünschte Therapieverfahren

wurden, wünschen die Angehörigen deutlich mehr die Anwendung der diversen Therapieverfahren mit Ausnahme von Elektroschocks.

Jene Angehörigen, deren Verwandte aktuell im Krankenhaus waren, wurden nach ihren Zielen für die stationäre Behandlung befragt. Der größte Teil der Angehörigen wünschte sich, daß sich der Kranke wieder stabilisieren soll.

Ein Drittel wünschte eine körperliche Wiederherstellung und ein Drittel eine gute Pflege. Etwa ein Drittel der Angehörigen wollte eine Aufklärung über den Umgang mit psychisch Kranken, wobei 80% mit den erhaltenen Informationen zufrieden waren.

Erstaunlicherweise sollte der stationäre Aufenthalt nur bei 9% eine Erholung und Distanz vom Kranken ermöglichen, während

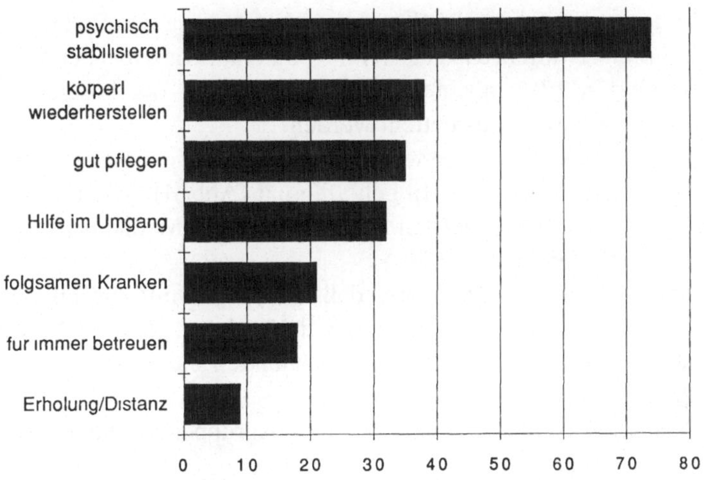

Abb. 3. Gewünschte Behandlungszeit

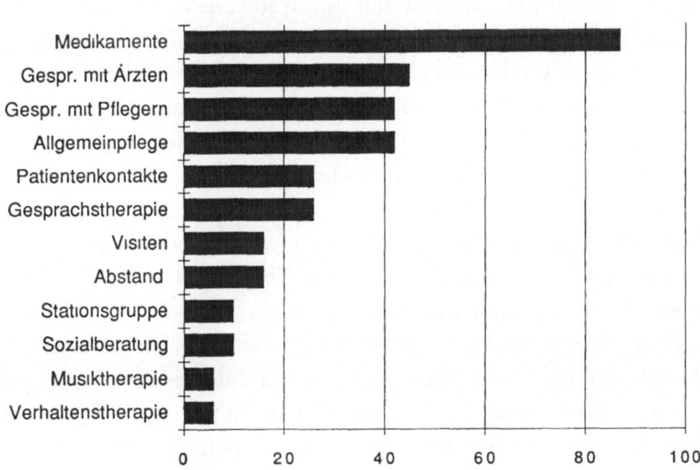

Abb. 4. Effektivität von Maßnahmen

80% der Angehörigen den Kranken als Belastung empfinden und sich für ihn erwarten, daß er sich im Krankenhaus ausspannen kann.

Immerhin 17% möchten, daß ihre kranken Angehörigen für immer im Krankenhaus betreut werden.

Weiters wollten wir wissen, was aus der Sicht der Angehörigen im Krankenhaus am meisten geholfen hat (Abb. 4). Überraschenderweise meinten die meisten Angehörigen, daß Medikamente am meisten geholfen hätten (87%).

Weniger als 50% meinten, daß Gespräche mit Ärzten oder Pflegern und die Pflege allgemein geholfen hätte, etwa ein Viertel meinte, daß Gesprächstherapie und Kontakte zu anderen Patienten nützlich gewesen sind.

Visiten, Abstand von Zuhause, Stationsgruppen und Sozialberatung lagen in der Einschätzung im Schlußfeld.

Diese Ergebnisse sind einigermaßen diskrepant zu den gewünschten Behandlungsmethoden. Auffällig ist einmal die hohe Bewertung der medikamentösen Therapie bei der innerhalb der Gesamtbevölkerung verbreiteten mißtrauischen Einstellung zur Anwendung von Psychopharmaka. Während bei den gewünschten Behandlungsmethoden Psychoanalyse und Gruppentherapie in hohem Maße gefordert wurden, liegen hier Gesprächstherapie und Stationsgruppen im Schlußfeld. Offen ist, ob allen Patienten die Möglichkeit geboten wurde, daran teilzunehmen.

Andererseits spiegeln diese Zahlen teilweise die realistischen Verhältnisse auf unseren Abteilungen wieder, wo es sich recht schwierig gestalten kann, Patienten zur Teilnahme an Psychotherapie oder Stationsgruppen zu motivieren.

Diese unterschiedliche Bewertung zwischen dem, was gewünscht wird und tatsächlich geholfen hat, interpretieren wir auch als große Informationsdefizite über Behandlungsmöglichkeiten im psychiatrischen Krankenhaus. Beinahe alle Angehörigen meinten, daß die Öffentlichkeit viel zu wenig weiß, welche Behandlungsmöglichkeiten es in einer psychiatrischen Klinik gibt, und ich möchte dies insofern ergänzen, daß die Öffentlichkeit viel zu wenig darüber weiß, wozu diese Behandlungsmöglichkeiten eingesetzt werden können.

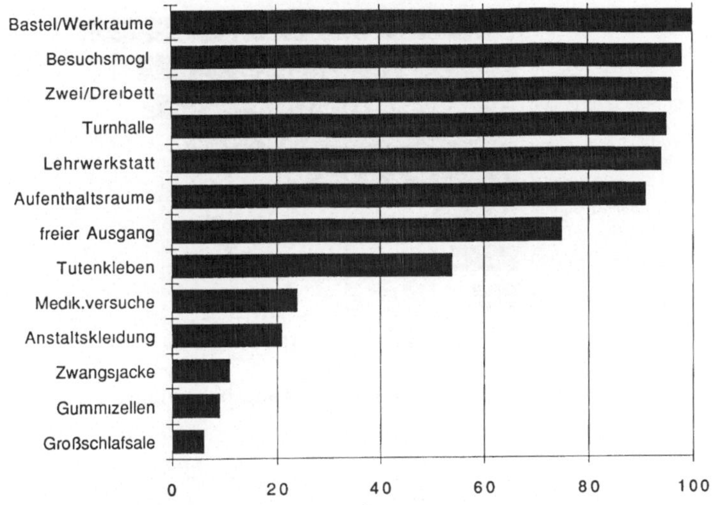

Abb. 5. Gewünschte stationäre Einrichtungen

Weitere Fragen unseres Fragebogens haben die Einrichtungen des Krankenhauses betroffen.

Angehörige haben konkrete und realitätsbezogene Vorstellungen, welche Einrichtungen es in einem psychiatrischen Krankenhaus geben soll bzw. nicht geben soll (Abb. 5). Einstimmig gewünscht werden Bastel- und Werkräume. Moderne Lehrwerkstätten, Turnhallen, Kegelbahnen, 2- bis 3-Bett-Zimmer, ausreichende Besuchsmöglichkeiten und familiäre Aufenthaltsräume sind für für die meisten Angehörigen wichtig.

Eher repressive Einrichtungen, welche mehr der Verwahrung als der Rehabilitation dienen, werden in breitem Umfang abgelehnt. Deutlich abgelehnt werden die Anwendung von Zwangsjacken und Gummizellen, wobei die Angehörigen eine sehr differenzierte Einstellung zeigten, als wir danach fragten, ob bestimmte psychische Zustände auch eine Behandlung gegen den Willen des Betroffenen rechtfertigen (Abb. 6).

Selbstmordgefährdung, schwere Depressionen, Aggressivität, erlauben am ehesten eine Behandlung gegen den Willen des Kran-

                    H. Mayr et al.

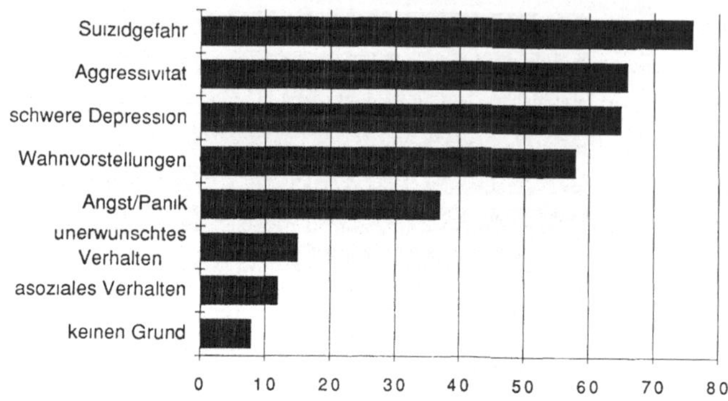

Abb. 6. Grunde für stationäre Zwangsbehandlung

ken von seiten der Angehörigen, Wahnvorstellungen und Angstzustände seltener und erwünschtes Verhalten und asoziales Verhalten
erlauben nur selten eine Behandlung gegen den Willen des Kranken. Nur 8% meinten, daß kein Verhalten eine Behandlung gegen
des Willen des Kranken rechtfertigt.

Diskussion

Zusammenfassend fällt eine doch hohe Akzeptanz der Angehörigen
auf, ein Krankenhaus als mögliche Hilfseinrichtung zu betrachten.
Große Diskrepanzen bestehen beim Vergleich der gewünschten
Behandlungsmöglichkeiten und dem, was aus der Sicht der Angehörigen tatsächlich geholfen hat, was jedoch auf erhebliche Informationsdefizite schließen läßt.
Erstaunlicherweise liegt die medikamentöse Therapie mit deutlichem Abstand an der Spitze der erfolgreich angewendeten Behandlungsmethoden. Als Resultat dieser Arbeit scheint es nützlich,
die Angehörigen und die Öffentlichkeit vermehrt über die im psychiatrischen Krankenhaus eingesetzten Behandlungsmöglichkeiten
zu informieren. Die Angehörigen haben gleichzeitig sehr konkrete
Vorstellungen davon, wie ein Krankenhaus ausgestattet sein soll

und realitätsbezogene Ansichten bzgl. einer Behandlung gegen den Willen des Kranken. Diese Wünsche sollten vermehrt in die Planung solcher Einrichtungen einbezogen werden.

Literatur

1. Grausgruber A, Hofmann G, Schöny W, Zapotoczky K (1989) Einstellung zu psychisch Kranken und zur psychosozialen Versorgung. G Thieme, Stuttgart New York
2. Winkler J (1992) Psychiatrische Behandlungen: Behandlungseinrichtungen im Urteil Angehöriger psychisch Erkrankter. PMI-Informationen 2/92, Linz

Anschrift der Verfasser: Dr. H. Mayr, Wagner-Jauregg-Krankenhaus, Wagner-Jauregg-Weg 15, A-4020 Linz, Österreich.

Der Einfluß Angehöriger in der Rehabilitation schizophrener Patienten
Kasuistik einer Mutter–Sohn-Beziehung

W. Kriz, R. Gilg, G. Zöchling und **B. Wettl**

Psychiatrisches Krankenhaus, Wien, Österreich

Zusammenfassung

Bei der Rehabilitation schizophrener Patienten gibt es immer wieder Schwierigkeiten durch die Einflußnahme der Angehörigen in den Rehabilitationsprozeß. Einer unserer Patienten erschien uns für diese Schwierigkeiten als beispielhaft. Er wurde in 12 Jahren von insgesamt 9 verschiedenen Institutionen behandelt und brachte es in dieser Zeit auf die Rekordzahl von 41 (!) verschiedenen Behandlungspersonen (31 Ärzte).

Schlüsselwörter: Appetitlosigkeit, Konzentrationsstörungen, Atemnot.

Summary

The influence of relatives on the rehabilitation of schizophrenic patients. The case-report of a mother-son-relation. The rehabilitation of schizophrenic patients is frequently made more difficult by the influence of relatives. For example, one of our patients was treated in 9 different institutions during 12 years. He was treated by 41 different persons (31 physicians).

Keywords: Anorexia, lack of concentration, shortness of breath.

Der Patient

Herr Peter W. ist 31 Jahre und lebt seit seiner Geburt in Wien. Er weiß durch seine Mutter, daß er schon seit Geburt ein Problemkind ist. Bis zum 14. Lebensjahr litt er unter Enuresis und war damals unter der Diagnose „Pubertätskrise" in stationärer Behandlung.

An Symptomen zeigten sich: Appetitlosigkeit, Konzentrationsschwäche und Apnoe. Nach dem Besuch der Volks- und Hauptschule kam es wegen seiner „Schwächezustände" weder zu einer Berufsausbildung noch zu einer Beschäftigung. Als er 16 Jahre alt war, starb sein Stiefvater, zu dem er eine sehr gute Beziehung hatte. Zu dieser Zeit trat erneut das beschriebene Zustandsbild: Appetitmangel, Konzentrationsschwäche und Apnoe auf. Damals ging er einer therapeutischen Beschäftigung in der Organisation „Jugend am Werk" nach. Er hatte damals auch einen kleinen Freundeskreis. Diese Zeit bezeichnet er als „die schönste" in seinem Leben.

Die Mutter

Frau W. ist 52 Jahre, überfürsorglich und kann sich von ihrem Sohn nur sehr schwer abgrenzen.

Ihr Auftreten wirkt introvertiert, dem Personal gegenüber mißtrauisch-fordernd. Im Kontakt mit ihrem Sohn erscheint sie körpersprachlich sehr innig-geheimnisvoll verbündet. Einige von uns sehen die Beziehung inzestös.

Im Kontakt mit Arzt und Pflegepersonal kommen ihre Forderungen und Antworten inhaltlich und verbal ident zu ihrem Sohn, ja sogar der Tonfall und die Blickstellung sind idem. Ihre Krankenbesuche erfolgen nahezu täglich und finden – je nach Witterung – auf einer Parkbank, im Stiegenhaus an einen Heizkörper gelehnt, oder der Sohn im Bett liegend und die Mutter am Bettrand sitzend statt. Der Gesichtsausdruck der Mutter ist besorgt – der des Sohnes leidend.

1985 kam der Patient – damals 24jährig – zum ersten Mal in unser Krankenhaus. Seine Symptome: Appetitlosigkeit, Konzentrationsschwäche, Apnoe und wahnhaft umgedeutete körperliche Beschwerden.

Die Mutter bat damals um Infusionen für ihren Sohn, da er nichts essen könne und sonst verhungere. Außerdem bekomme er auch keine Luft. Sie betonte zudem, daß sich ihr Sohn dies alles ja nicht einbilden könne. Eine psychische Genese für seine Beschwerden wird von beiden einmütig negiert.

Der Patient wird unter der Diagnose „psychischer Ausnahmezustand" stationär aufgenommen. Die medikamentöse Behandlung erfolgte mit Flunitrazepam, Thioridazin und Pimozid. Bewegungstherapie mit Hauptgewicht auf Konzentrations- und Entspannungsübungen sowie Ergotherapie wurden ebenfalls verordnet, wobei er letzteres jedoch ablehnte. Ab dem 18. Behandlungstag erhielt er zusätzlich Clomipramin. Ab dem 19. Behandlungstag ist Herr W. mit der Ergotherapie einverstanden. Am 33. Tag wird er in der Psychiatrische Universitätsklinik auf der Psychosomatik wegen einer evtl. Übernahme vorgestellt und die Aufnahme für den 19. September fixiert. Vier Tage vor der geplanten Transferierung kehrte der Patient nach einem Ausgang nicht mehr auf die Station zurück. In einem Telefonat erklärte sich die Mutter bereit, ihren Sohn zum ausgemachten Termin in die Klinik zu bringen.

Der 2. Kontakt zu uns fand im Oktober 1987 statt und dauerte 16 Tage. Damals litt der Patient unter Krämpfen in der Brust, welche in ihm Angstanfälle auslösten. Er beschrieb dies so, als würde er unter Strom stehen und dies mache ihm die Nahrungsaufnahme unmöglich.

Die Mutter berichtete, daß sie damals ihren Sohn, wie vereinbart, in die PUK brachte. „Da wurden *wir* nicht aufgenommen", sagte sie. „In den letzten 2 Jahren war Peter ca. 6 Wochen in einem RHZ in Wien 17 und ca. 6 Wochen in der PUK, wobei er beide Institutionen aus freien Stücken verließ, da man uns dort nicht helfen konnte", erzählte sie weiter. Der Patient fiel daheim außerdem durch autoaggressive Tendenzen auf, wobei er sich ständig am Bauch kratzte und mit dem Kopf gegen die Wand schlug.

Unter der Diagnose „Hysterische Neurose" (ICD 9:300.1) wurde er bei uns aufgenommen und mit Clozapin und Clomipramin medikamentös behandelt. Nach einer deutlichen Besserung des klinischen Bildes, wurde ihm am 14. Behandlungstag zusätzlich Ergo- und Musiktherapie verordnet Am 16. Behandlungstag wurde er in die PUK transferiert.

Die 3. Aufnahme erfolgte im August 1989 wegen gleicher Symptomatik wie 1987.

Die Mutter berichtete, daß ihr Sohn nach dem Aufenthalt in der PUK durch ein RHZ in Wien 4 ambulant weiterbetreut wurde. Nachdem er dort 1 Jahr lang die Blutbildkontrollen verweigerte, wurde die Clozapin-Behandlung abgebrochen. „Gottseidank", sagte die Mutter, „hatten wir noch restliche Tabletten zuhause, denn das ist das einzige, das hilft!"

Der Patient wurde bei uns mit der Diagnose „psychogene Psychose (ICD 9:298.4) und schwere Autonomieproblematik (ICD 301.8)" aufgenommen. Medikamentös wurde er mit Oxazepam und Clozapin behandelt.

Im 2. Behandlungsmonat begann eine intensive Einzelbetreuung durch Arzt, Psychologe und Physiotherapeutin. Im 3. Behandlungsmonat war der Patient bereit, an der Ergotherapie teilzunehmen. Zu diesem Zeitpunkt fanden auf der Station auch familientherapeutische Sitzungen statt, welche den Eindruck hinterließen, daß sich jeder der beiden besser fühlt, wenn der andere negativ reagiert oder leidet.

Klinisch besserte sich sein Zustand zusehends, regelmäßige Wochenendausgänge nach Hause zur Mutter rundeten die Struktur ab. Da beide den Zustand einer Verbesserung für die Familie nicht annehmen konnten, beendeten sie nach zweimaligem Stattfinden die Familientherapie. Bemerkenswert war die Verbesserung der Kontaktfähigkeit zwischen Patient und Station, sowie die bessere Integrationsmöglichkeit in therapeutischen Gruppen.

Im 7. Behandlungsmonat wurde der Patient ins RHZ unseres Krankenhauses transferiert. Einen Monat später sprach ihn die dortige Psychologin auf seine positive Rehabilitations-Bilanz an, welche er jedoch nur massiv negierte. In dieser Zeit fanden auch vermehrte Gespräche zwischen Arzt und Mutter statt, in denen unter anderem auch die Besuchszeit geregelt wurde. In diesen Gesprächen gelang der Mutter eine Zielformulierung: „Ich möchte endlich einmal Urlaub machen, brauche aber Hilfe, daß mein Bub gut versorgt ist." Erstmals kann die Mutter eingestehen, daß die Behandlung hier für sie zuhause Erleichterung und Entlastung brachte.

Im 11. Behandlungsmonat erlitt der Patient eine Beinvenenthrombose. Nach Abklingen der Symptomatik und der somatischen Möglichkeit die Beschäftigung in der ETH wieder aufzunehmen, lehnte dies der Patient jedoch vehement ab. In einem Gespräch mit dem Arzt äußerte die Mutter, daß sie den Negativismus ihres Sohnes nicht mehr aushalte. Ferner habe sie große Angst davor, daß alles wieder – wie gehabt – weitergeht und erneut Enttäuschungen entstehen. Einmal äußerte sie, daß diese Erkrankung ihres Sohnes für sie eine große Belastung sei und *eigentlich wäre es ihr lieber, er wäre querschnittgelähmt.*

Da der Patient im 13. Behandlungsmonat seinen Zustand als kontinuierlich schlechter bezeichnete, wurde er nach Hause entlassen.

Warum hat die Institution resigniert? Wo hat sie versagt?

Der Patient befindet sich seit November 1990 wieder bei uns in stationärer Behandlung.

Literatur

1. Degkwitz R, Helmchen H, Kockott G, Mombour W (Hrsg) (1980) Diagnoseschlussel und Glossar psychiatrischer Krankheiten. IVD, 9. Rev. Springer, Berlin Heidelberg New York

Anschrift der Verfasser: Dr. W. Kriz, Psychiatrisches Krankenhaus, Pavillon 20/3, Baumgartner Höhe 1, A-1145 Wien, Österreich.

Interaktive Prozesse in der Therapie von Psychosen

H. D. Brenner und **Ch. Gasser**

Psychiatrische Universitätsklinik, Bern, Schweiz

Zusammenfassung

In der Praxis ist die Kombination psychotherapeutischer und pharmakotherapeutischer Interventionen bei schizophrenen und affektiven Psychosen seit langem etabliert. Die theoretische und empirische Basis für das Verständnis der dabei ablaufenden interaktiven Prozesse ist bis heute aber eher dürftig geblieben, obwohl sie Voraussetzung für ein Rationale wäre, das Therapiekombinationen zu mehr als Polypragmasie machen und ihre Effektivität optimal zu entfalten helfen könnte. Neuere neurobiologische und neuropsychologische Forschungsergebnisse insbesondere zu schizophrenen Psychosen erlauben die Entwicklung eines heuristischen Modells, aus dem sich sowohl die erfolgversprechendsten therapeutischen Ansatzpunkte wie auch Annahmen über interaktive Prozesse zwischen Pharmakotherapie und Psychotherapie ableiten lassen. Der Stand der empirischen Forschung zeigt, daß Kombinationen von neuroleptischer Medikation mit dem Training sozialer Fertigkeiten oder mit familientherapeutischen Ansätzen bezüglich der psychosozialen Anpassung und der Rückfallprophylaxe als besonders effektiv gelten können und mehr als nur additive Wirkungen hervorzubringen imstande sind. Vorteilhaft scheint auch die Kombination von psychoedukativen Ansätzen mit Niedrigdosierung oder intermittierender Medikation zu sein, wenn dabei mittels einem Monitoring von Warn- und Frühsymptomen (für die englische Übersetzung: early signs) auf eine effektive Frühintervention abgestellt wird. Die empirische Evidenz für therapierelevante interaktive Prozesse ist demgegenüber bei affektiven Psychosen schwach und uneinheitlich, was sowohl eine größere ätiopathogenetische Heterogenität, als auch ein größeres Defizit der entsprechenden Grundlagenforschung widerspiegeln dürfte.

                    H. D. Brenner und Ch. Gasser

Schlüsselwörter: Psychose, Schizophrenie, interaktionale Prozesse, Pharmakotherapie, Psychotherapie.

Summary

Transactional processes in the therapy of psychoses. It has been standard practice for a long time to treat schizophrenic and affective psychoses with a combination of psychotherapeutic and pharmacological interventions. And yet, if multimodal treatment approaches are to amount to more than pragmatic collections of therapeutic measures disembodied from a comprehensive whole, and are to exert an optimal impact on the outcome of treatment, they would have to be preceded by the greater availability of an empirically and conceptually based understanding of the underlying nature of the interactive processes involved between concomitant treatment modalities. This ist the logical prerequisite for a complete model of comprehensive treatment. Recent neurobiological and neuropsychological research findings, particularly those pertaining to schizophrenic psychoses, have paved the way for a heuristic conceptual model, which allows to generate an array of promising therapeutic approaches as well as hypotheses regarding the interactions between pharmacotherapy and psychotherapy. Empirical evidence presently available for review shows that the combination of neuroleptic medication with social skills training or with family therapy is a particularly effective strategy for improving psychosocial adjustment and for preventing relapses. It can also have more than an additive effect on the outcome of treatment. A programme incorporating psychoeducationally focused interventions and low dosage or intermittent medication appears to be useful as well, provided early signs are monitored as part of an effective early intervention programme. In comparison to the conclusive empirical evidence presently available on therapeutically relevant interactive processes in schizophrenic psychoses, evidence on affective psychoses is limited and inconsistent which might reflect a greater heterogeneity in aetiopathogenetic factors, and also compromise the present status of basic research.

Keywords: Psychosis, schizophrenia, transactional process, pharmacotherapy, psychotherapy.

Einleitung

Die Ergebnisse der Therapie-Forschung der vergangenen Jahrzehnte haben gezeigt, daß kombinierte Behandlungsmethoden gegenüber einer einzelnen Vorzüge aufweisen. Die zunächst zögernde

Hinwendung von Forschern und Praktikern erst zu zwei- und später zu mehrdimensionalen Ansätzen in der Behandlung psychotischer Patienten in den sechziger und siebziger Jahren ist heute einer breiten Akzeptanz gewichen. Den äußerst komplexen Ursachen-Verlaufszusammenhängen werden zunehmend auch adäquatere Forschungs- und – mit einiger Verzögerung – Behandlungsansätze gegenübergestellt, die als Auswege aus der eingeschliffenen Denkweise eines Ein-Komponenten-Verfahrens oder aus einer reinen Polypragmasie verstanden werden können (vgl. [8]).

Demgegenüber bleiben die Versuche globaler Systematisierungen der Interaktion verschiedener therapeutischer Interventionen noch weitgehend in der gewohnten linearen Betrachtungsweise stecken. Zwar werden dabei Elemente mehrdimensionaler Intervention sowie deren Zusammenwirken besprochen, das eigentlich interaktive Moment kommt indes zuwenig zum Ausdruck, und gegenseitige Wechselwirkungen können daraus allenfalls abgeleitet werden (vgl. Tabelle 1). Beispielsweise kann ein geängstigter, sich verfolgt fühlender Patient oft kaum unmittelbar psychotherapeutisch behandelt werden. Helfen können hier zunächst eine medikamentöse Beruhigung und Entängstigung. Die Rückwirkung der psychotherapeutischen Invervention kann dann in einer für den Erfolg der medikamentösen Behandlung entscheidenden besseren Compliance liegen.

Bezüglich der Diskussion negativer Auswirkungen einer zu starken Abhängigkeit vom Therapeuten weisen interessanterweise in der Psychotherapie schizophrener Patienten besonders erfahrene Autoren in eine andere Richtung, als in Tabelle 1 aufgeführt. Benedetti [5] etwa sieht im Eingehen einer besonders engen Bindung des Therapeuten an den Patienten eine eigentliche Voraussetzung und Grundlage für die erfolgreiche Therapie, und auch Matussek [37] betont, daß wegen der niedrigen Bereitschaft des schizophrenen Menschen, eine übertragungsfähige Beziehung einzugehen, diese vom Therapeuten zunächst ausdrücklich induziert werden muß.

Tabelle 1. Mögliche positive und negative Interaktionen zwischen Psychotherapie und Pharmakotherapie

---

– *Negative Effekte der Pharmakotherapie auf die Psychotherapie*

- Negativer Placeboeffekt der Pharmakotherapie (Abhängigkeit, magisches Denken, Passivitat)
- Verhinderung des Auseinandersetzens mit Problemen aufgrund rascher Symptomlinderung
- Die Pharmakotherapie verhindert den Einsatz wichtiger Abwehrmechanismen
- Schädliche Wirkung der Pharmakotherapie auf die Erwartungshaltung gegenüber Psychotherapie

– *Positive Effekte der Pharmakotherapie auf die Psychotherapie*

- Medikamente erleichtern die Zugänglichkeit fur eine Psychotherapie (Entängstigung, Beruhigung)
- Medikamente stärken die für eine Psychotherapie unerläßlichen autonomen Ich-Funktionen
- Symbolische Bedeutung des Medikamentes als eine Zuwendung und Hilfestellung durch den Arzt
- Positiver Effekt der Medikamente auf die Erwartungshaltungen und Reduktion des Stigma (positiver Placebo-Effekt)

– *Negative Effekte der Psychotherapie auf die Pharmakotherapie*

- Psychotherapie kann zu symptomatischen Exacerbationen fuhren
- Der Patient entwickelt das Gefühl, der Arzt dringe in seine Privatspähre ein
- Biologische Krankheitskonzepte werden unnötigerweise relativiert
- Das Bewußtwerden verdrängter Konflikte erzeugt Angst

– *Positive Effekte der Psychotherapie auf die Pharmakotherapie*

- Psychotherapie kann sekundäre Schwierigkeiten interpersoneller und psychologischer Art korrigieren (mehr rehabilitativ als therapeutisch)
- Der Patient fühlt sich nicht nur als „Fall", sondern auch als Mensch wahrgenommen
- Psychotherapie kann zur besseren Kooperation und Compliance, sowie zu positiver Erwartungshaltung beitragen
- Die therapeutische Allianz ganz allgemein wird verbessert

Heuristisches Modell zum Verständnis
interaktiver Prozesse

Das Thema der Interaktion von Psychotherapie und Psychopharmakologie ließe sich über die bisherigen globalen Systematisierungen hinausgehend vielleicht am naheliegendsten mit Blick
auf die differentiellen Wirkungen unterschiedlicher Therapiekombinationen unter klinischen Gesichtspunkten entwickeln, beispielsweise orientiert an den aufeinanderfolgenden Behandlungsphasen
(Akutbehandlung, Stabilisierungsphase, Langzeitbetreuung) oder
an den wichtigsten Störungsebenen (Positivsymptomatik/Negativ-
symptomatik, soziale Defizite, kognitive Dysfunktionen). So entfalten Neuroleptika zwar bekanntlich eine große Wirksamkeit bezüglich der Positivsymptomatik, nicht aber der Negativsymptomatik, oder Aspekte des sozialen Funktionsniveaus gewinnen in der
Stabilisierungsphase und in der Langzeitbetreuung zunehmend an
Bedeutung, währenddessen in der akuten Krankheitsepisode die
Symptomreduktion ganz im Vordergrund steht.

Wir wählen hier einen anderen Weg, weil nach unserer Überzeugung ein tieferes Verständnis interaktiver Prozesse eine allgemeine konzeptuelle Vorstellung von den Wechselwirkungen
pharmakologischer und psychosozialer Interventionen bei psychotischen Erkrankungen voraussetzt. Daraus sollten sich sowohl
theoretische Annahmen über Interaktionsmechanismen, als auch
Handlungsanweisungen für entsprechende Interventionsstrategien
ableiten lassen. Die beachtlichen Fortschritte der Grundlagenforschung in den letzten Jahren, insbesondere im neurobiologischen
und neuropsychologischen Bereich, bieten dafür eine ausreichende empirische Basis (vgl. [12]).

Angesichts der vielfach bestätigten Relevanz sowohl neurobio-
logischer als auch psychologischer und sozialer Faktoren für das
Auftreten und den Verlauf psychotischer Erkrankungen müssen
diese heute mehr als systemische Dysfunktion denn als Krankheit
im üblichen medizinischen Sinn gesehen werden. Diese systemische Dysfunktion kann als Ausdruck genetisch beeinflußter und/
oder erworbener Variationen in der Gehirnorganisation verstanden

werden, die ihrerseits individuellen Abweichungen im Wahrnehmen und Denken, d.h. individuellen Prozessen der Informationsverarbeitung zugrunde liegen und mit Umweltfaktoren bei der Transformation der biologischen Normabweichungen in manifeste Krankheitssymptome interagieren. Im Sinne des Vulnerabilitäts-Streß-Konzepts der Psychosen können dabei die Variationen in der Gehirnorganisation als Ausdruck einer biologischen Vulnerabilität aufgefaßt werden, die individuellen Abweichungen in den Prozessen der Informationsverarbeitung als Ausdruck einer kognitiven Vulnerabilität.

Beide stehen miteinander in Wechselwirkung. Die informationsverarbeitenden Systeme des Zentralnervensystems entwickeln sich zwar mit der genetisch gesteuerten neuronalen Vernetzung des Neokortex, d.h. vor allem mit der postnatalen Reifung der Axone und der Bildung von Synapsen, sie erfordern zu ihrer Ausreifung aber ständige sensorische Erfahrungen. Neuronale Aktivität ist somit ein entscheidender Strukturierungsfaktor. Soweit diese neuronale Aktivität durch externe Informationen moduliert wird, beeinflussen letztere auch die Entwicklung der neuronalen Netze und damit strukturelle Charakteristika der Hirnorganisation. So können pathogene psychosoziale Faktoren zu überdauernden Dysfunktionen im Bereich der Aufmerksamkeit, der Wahrnehmung und des Denkens führen. Diese sind im Einzelnen in ihrer Akzentuierung abhängig von den jeweiligen funktionalen Hirnzuständen, d.h. sie können sowohl durch autonome interne wie durch externe Einflüsse verstärkt oder gemildert werden [31].

Kognitive Dysfunktionen werden für Patienten mit schizophrenen und mit affektiven Psychosen in der Literatur auf drei Ebenen beschrieben:

(1) als Störungen der initialen Informationsverarbeitung (zumeist experimentalpsychologisch erfaßte Aufmerksamkeits- und Wahrnehmungsstörungen wie z.B. selektive Aufmerksamkeit, Verwertung früherer Erfahrungen bei der Reizinterpretation etc.),

(2) als kognitive Verzerrungen oder logische Fehler (Denkstörungen wie z.B. selektive Abstraktion, Übergeneralisierung, De-

symbolisierung, unangemessene Ursachenzuschreibungen und Einstellungen etc.) oder
(3) als fehlangepaßte kognitive (affektive) Schemata (übergeordnete Verarbeitungsstrukturen).

Bei den schizophrenen Psychosen gilt das Hauptinteresse mehr den Störungen der initialen Informationsverarbeitung, von denen einige als Vulnerabilitätsindikatoren gelten (vgl. [40, 16]), von verschiedenen Autoren wurden aber auch schizophrenietypische Denkstörungen und fehlangepaßte Schemata herausgearbeitet (vgl. [1, 43]). Bei den affektiven Psychosen stehen demgegenüber ganz die typischen Denkfehler und depressiogenen Schemata im Zentrum des Interesses (z.B. [3, 44, 48]). Für die Entstehung dieser kognitiven Dysfunktionen spielen aus kognitionspsychologischer Sicht die Objekt-Beziehungen eine entscheidende Rolle. Diese werden dabei aber nicht von analytischen, sondern von entwicklungspsychologischen Konzepten her verstanden. Nicht eigentlich die Bezugspersonen und ihre Repräsentationen sind von Bedeutung, sondern die Konzepte, die sich aus der Interaktion mit ihnen ergeben, insbesondere in bezug auf die Sicht der Welt, der Menschen und der Beziehungen. Die erlebten Beziehungsformen zu den Erziehungspersonen werden so zu Schlüsselerlebnissen, die der Erwachsene weiterträgt, und die für seine psychische Gesundheit von ausschlaggebender Bedeutung sind. Die psychotische Symptomatik ist dann nicht als Fixierung auf ein bestimmtes Entwicklungsstadium oder als Regression zu verstehen, sondern vielmehr als Entwicklung in eine falsche Richtung, bedingt durch das Zusammenwirken von (vorgeschädigtem) neuronalem Substrat und ungünstigen psychosozialen Einflüssen.

Diese Konzeption psychotischer Erkrankungen korrespondiert gut mit neueren Forschungsergebnissen der Neurobiologie. Dies ist unter ätiopathogenetischem, wie unter therapeutischem Aspekt von größtem Interesse. Der Forschungsstand bei den schizophrenen Psychosen ist hier insofern weiter fortgeschritten als bei den affektiven Psychosen, als kognitiver wie biologischer Vulnerabilität gleichermaßen Aufmerksamkeit geschenkt wurde, ebenso wie der

Interface-Position schizophrenietypischer Störungen der Informationsverarbeitung zwischen psychosozialen Einflußfaktoren einerseits und biologischem Substrat andererseits.

Morphometrische neuropathologische Untersuchungen der letzten Jahre zeigen bei unterschiedlichen Untersuchungsmethoden recht konstant verschiedene makroskopische und mikroskopische Normabweichungen bei schizophrenen Patienten. Makroskopisch fanden sich vor allem reduziertes Gewicht und reduzierte Größenmaße des Gehirns insgesamt und besonders des medialen Temporallappens (speziell Hippokampus-Formation, Amygdala und Gyrus parahippocampalis, weniger ausgeprägt Septum internum und Globus pallidus), sowie eine entsprechende Vergrößerung des Ventrikelsystems, insbesondere der Vorder- und Temporalhörner der Seitenventrikel [6, 13, 41, 17, 14]. Mikroskopisch wurden teilweise fokale zytoarchitektonische Veränderungen wie zum Beispiel eine Desorganisation der Schichtbildung bei den Pyramidenzellen gefunden, wiederum speziell im Gyrus parahippocampalis und im Hippokampus, also in paralimbischen und limbischen Hirnstrukturen [18, 26, 2]. Das Fehlen von begleitenden glialen Veränderungen (z.B. Proliferation von Gliazellen, Zunahme von glialen Proteinen), die man als Reaktion auf degenerative, infektiöse oder entzündliche Prozesse üblicherweise erwarten würde, legt eine intrauterine Entwicklungsstörung genetischen oder anderen Ursprungs nahe.

In neueren Übersichtsarbeiten werden entsprechend jeweils eine ganze Reihe struktureller Normabweichungen bei schizophrenen Patienten beschrieben und teilweise auch Verbindungen zu charakteristischen neurophysiologischen Dysfunktionen hergestellt [45, 2, 29]. Zusammengenommen weisen die heute vorliegenden Untersuchungsergebnisse darauf hin, daß wahrscheinlich nahezu alle oder doch die meisten an schizophrenen Syndromen erkrankten Menschen mehr nach ihrem Ausmaß als nach ihrer Art zu unterscheidende strukturelle Defizite im medialen Temporallappen als Folge früher Störungen der Gehirnreifung aufweisen (vgl. [45]). Für die damit in Beziehung zu setzenden neuropsychologischen Funktionsstörungen sind insbesondere auch die funktionalen Verbindungen des medialen Temporallappens mit dem präfrontalen Cortex von Bedeutung. Je nach Gewichtung der einzelnen Befunde über strukturelle Normabweichungen sind unterschiedliche neuropathophysiologische Modelle zur Schizophrenie vorstellbar, die sich jedoch gegenseitig nicht ausschließen, und die auch für heterogene ätiologische Faktoren offen sind.

Unter dem Aspekt der Integration biologischer und kognitiver Faktoren verdienen dabei limbische und paralimbische Hirnstrukturen besondere Beachtung. In Anlehnung an Bogerts [7] und Arnold [2] läßt sich eine von frühester Kindheit an bestehende Hypoplasie dieser Strukturen als biologische trait-Variable und als Basis für die krankheitsauslösende Wirkung biologischer state-Faktoren annehmen. Bei letzteren ist insbesondere an alters- und streßabhängige Neurotransmitter (z.B. Dopamin) oder Neurohormone (z.B. Cortisol) zu denken. Aus neuropsychologischer Sicht stellt die paralimbische Hirnregion ein supramodales sensorisches Assoziationsareal dar, in dem alle aus der Umwelt oder der Körperperipherie kommenden Informationen im engen Austausch mit limbischen Strukturen (speziell Hippokampus und Amygdala) integriert und mit gespeicherten früheren Erfahrungen auf kontextuelle Relevanz und emotionale Bedeutsamkeit hin verglichen werden. In Abhängigkeit davon erfolgt durch rückläufige Verbindungen eine Hemmung des Assoziationskortex einerseits und die Steuerung der im Hypothalamus/Septumbereich und in tieferen Strukturen des Hirnstamms generierten Antriebe und Emotionen andererseits, wodurch Wahrnehmung und Denksphäre sowie Motivations-, Antriebs- und Emotionssphäre jeweils miteinander koordiniert werden. Fällt nun aufgrund einer aktuellen Überforderung der vorgeschädigten, paralimbischen und limbischen Strukturen deren überwiegend hemmender Einfluß auf die im Informationsprozeß vorgeschalteten sensorischen Assoziationsareale und auf den nachgeschalteten Septum/Hypothalamusbereich weg, kann dies zur schizophrenietypischen Lockerung assoziativer Prozesse, zu Mangel an Leitbarkeit von Aufmerksamkeits-, Wahrnehmungs- und Denkprozessen, oder zur Interferenz durch im gegebenen Kontext unangemessene Assoziationen und Verhaltensantworten führen.

Gleichzeitig können elementare affektive Reaktionen spontan und unkoordiniert mit kognitiven Prozessen freiwerden.

Die komplexen Interaktionen zwischen neurobiologischen und psychosozialen Faktoren bei der Schizophrenie lassen sich danach anhand eines Schemas des schizophrenen Dekompensationsprozesses veranschaulichen (siehe Abb. 1). Die schizophrenietypischen Störungen der Informationsverarbeitung behindern einerseits die Entwicklung adäquater sozialer Fertigkeiten und die Möglichkeiten einer effektiven Nutzung vorhandener sozialer Unterstützung. Unter aktuellen Belastungen erschweren oder verunmöglichen sie andererseits eine effektive Belastungsverarbeitung (coping). Schizophrene Patienten zeigen dementsprechend signifikante Defizite in sozialen Fertigkeiten und Problemlösefertigkeiten, ebenso wie signifikante Abweichungen im Bewältigungsverhalten (vgl. [10]). Die schizophrenietypischen Informationsverarbeitungsstörungen werden sowohl durch zunehmende Komplexität sozialer Situationen und damit einhergehender Aktivierung, wie auch durch autonome, physiologische Zustandsveränderungen akut verstärkt. Sie stehen dabei in vitiöser Interaktion mit den strukturell bedingten Funktionseinschränkungen paralimbischer und limbischer Hirnstrukturen. Akuter wie chronischer psychosozialer Streß beeinflußt auch direkt sowohl die Konzentration wie die Balance zentralnervöser Neurotransmitter. So führen Belastungen zu erhöhten Bewältigungsanstrengungen entlang bestimmter Verhaltenslinien, die mit einem Anstieg der Synthese der Monoamine verbunden sind, wodurch die Funktionen paralimbischer und limbischer Hirnstrukturen gehemmt werden. Über das Konzept der kognitiven Vulnerabilität lassen sich also biologische trait- und state-Faktoren mit schizophrenierelevanten psychosozialen Faktoren sowohl der individuellen Entwicklung als auch der aktuellen Situation plausibel integrieren.

Diese Sicht des Dekompensationsprozesses erlaubt im Sinne eines heuristischen Modells auch Voraussagen zur Interaktion zwischen pharmakotherapeutischen und psychotherapeutischen bzw. psychosozialen Interventionen. So sollten z.B. bei optimaler neuroleptischer Stabilisierung komplexere und mehr affektprovozieren-

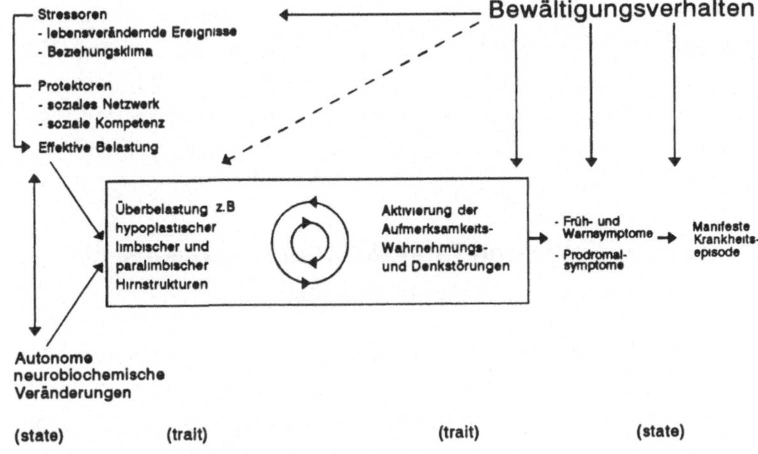

Abb. 1. Dekompensationsprozeß bei der Schizophrenie

de psychosoziale Interventionen toleriert werden. Effektive psychosoziale Interventionen sollten eine geringere Neuroleptikadosis ermöglichen, oder Therapiekombinationen mit sich wechselseitig beeinflussenden Ansatzpunkten sollten mehr als nur additive Wirkungen besitzen. Eine methodisch befriedigende empirische Untersuchung solcher Interaktionen ist jedoch schwierig. Sie würde die systematische Variation verschiedener Behandlungsbedingungen unter Einschluß der medikamentösen Behandlung bei Randomisierung der Patientenzuteilung erfordern. Dies ist von ethischen Überlegungen her kaum vertretbar, oder dann allenfalls nur über mehrere Randomisierungsschritte möglich, wodurch aber entsprechende Studien außerordentlich komplex, arbeits- und zeitaufwendig werden. Zum einen sind psychosoziale Therapieinterventionen nach aller Erfahrung am wirksamsten bei stabil remittierten Patienten, und es ist von klinischer Seite her nur selten vertretbar, bei ihnen die medikamentöse Einstellung nach den Erfordernissen eines Studiendesigns zu variieren. Zum anderen stellen Patienten, bei denen eine medikamentöse Behandlung ohne Symptomexazerbation abgesetzt werden kann, eine nach im Grunde noch unbekannten Merkmalen ausgewählte Untergruppe dar. Gleiches gilt wohl für die primär medikamentenfreie Behandlung über einen längeren Zeitraum. Die in entsprechenden Untersuchungen bestenfalls im nachhinein vorgenommene Parallelisierung mit medikamentös behandelten Patienten ist für eine echte Vergleichbarkeit sicherlich nicht ausreichend.

Ansatzpunkte und Interaktionen therapeutischer Interventionen

Aus dem Schema des schizophrenen Dekompensationsprozesses nach Abb. 1 werden mehrere relevante Ansatzpunkte therapeutischer Interventionen ersichtlich. Die neuroleptische Medikation zielt auf die Restabilisierung (Akutmedikation) gestörter hypoplastischer paralimbischer und limbischer Funktionen, bzw. auf eine verminderte oder verzögerte Funktionshemmung durch vermehrte Dopaminfreisetzung unter psychosozialem Streß ab (Dauermedikation). Man könnte diesbezüglich von einer „Abpufferung" der biologischen Vulnerabilität sprechen. Kognitive Trainingsprogramme zur Verminderung oder Kompensation schizophrenietypischer Störungen der Informationsverarbeitung sollen demgegenüber die kognitive Vulnerabilität vermindern. Dabei können sowohl Trainingsverfahren aus dem experimentalpsychologischen Labor (z.B. [49]) als auch integrierte kognitive und soziale Interventionen unter Verwendung lebensnäherer Therapiematerialien eingesetzt werden (z.B. [11, 46, 47]).

Durch eine Neuroleptikamedikation allein lassen sich die kognitiven Dysfunktionen nicht ausreichend normalisieren. Entsprechende Untersuchungen zeigen ein eher uneinheitliches Bild. Basale Störungen des Informationsverarbeitungsprozesses wie etwa Aufmerksamkeitsstörungen werden zum Teil positiv beeinflußt, während Störungen komplexerer kognitiver Funktionen wenig oder gar nicht gebessert werden, und insbesondere Gedächtnis- und Lernprozesse erschwert werden können.

Neben dem Versuch einer Beeinflussung der Vulnerabilität auf der neurobiologischen oder neuropsychologischen Ebene bietet sich als weiterer therapeutischer Ansatzpunkt eine Stärkung protektiver Faktoren wie etwa der sozialen Kompetenz an. Darauf zielen Trainingsprogramme zu sozialen Fertigkeiten und zu Problemlösefertigkeiten ab. Entsprechende Verfahren wurden zum Beispiel von Bellack et al. [4] oder von Liberman et al. [33] in detaillierter Form entwickelt und breit evaluiert. Sie sind neben kognitiven Interventionen auch Bestandteil des Integrierten Psychologischen Therapieprogramms [47]. Den gegenwärtigen diesbezüglichen Entwicklungsstand spiegeln am eindruckvollsten die „Social and Independent Living Skills" Programme von Liberman et al. [34] wider.

Einen anderen wichtigen Interventionsweg in der Therapie und Rückfallprophylaxe stellt die Verminderung oder Entschärfung gefährdender Belastungen dar. Hier sind vor allem die Familientherapie und die Angehörigenarbeit zu nennen. Die dabei angewandten Verfahren sind im einzelnen recht unterschiedlich, zum Teil mehr verhaltenstherapeutisch, zum Teil mehr strukturell orientiert, oder teilweise auch ausschließlich auf Familienangehörige begrenzt. Trotzdem gibt es einige wesentliche Gemeinsamkeiten. Die familientherapeutische Arbeit setzt zu Beginn der Remission ein. Es wird ein strukturiertes, wenig affektprovozierendes Vorgehen bevorzugt, und alle Verfahren lassen sich dem systemischen Ansatz zuordnen. In den letzten Jahren ist außerdem allgemein eine zunehmende Betonung psychoedukativer Elemente festzustellen. Ein eindrucksvolles Beispiel dafür ist die Entwicklung einer krisenorientierten Familien-Kurz-Therapie durch Goldstein [21].

Sowohl die Trainingsprogramme zu sozialen Fertigkeiten und zu Problemlösefertigkeiten, als auch die psychoedukativ betonten familientherapeutischen Interventionen enthalten zunehmend jeweils bereits Elemente eines erfolgversprechenden weiteren Therapieansatzes, nämlich der Optimierung des Bewältigungsverhaltens gegenüber psychosozialen Stressoren allgemein sowie der Krankheitsverarbeitung in engerem Sinn. Dieser Ansatz beinhaltet die Identifikation individuell gefährdender Belastungen, ihre möglichst frühzeitige Wahrnehmung und einen optimalen Umgang damit. Dafür können je nach Art der belastenden Situationen, der verfügbaren Ressourcen und der personalen Voraussetzungen einmal mehr aktive, problemorientierte Verhaltensweisen, ein anderes Mal eher Rückzug und Vermeidung geeignet sein (vgl. [9]). Systematische Untersuchungen dazu und eine Standardisierung dieses Ansatzes stehen aber noch aus.

Das Bewältigungsverhalten kann sich aber spezifischer auch auf die Identifizierung und rechtzeitige Wahrnehmung von Prodromen und frühen Warnsymptomen einer drohenden neuerlichen Krankheitsepisode und den erfolgreichen Umgang damit richten. Entsprechende Interventionen finden ebenfalls zunehmend Eingang in psychoedukative Therapieprogramme. Besondere Bedeutung haben sie zudem in Kombination mit neuen pharmakotherapeutischen Strategien wie der Niedrigdosierung (vgl. [36]) oder der intermittierenden Therapie (vgl. [22]) erlangt. Bei der Niedrigdosierung wird eine wesentlich geringere Neuroleptikadosis als bei der konventionellen Dauermedikation üblichen eingesetzt. Als wichtigste Vorteile gelten eine geringere Beeinträchtigung der Motorik, der Gedächtnis- und Lernprozesse, sowie eine geringere Gefahr des Auftretens von Spätdyskinesien. Der größeren Rückfallgefährdung soll mit einer sorgfältigen Beachtung von Früh- und Warnsymptomen sowie von Prodromen und mit einer allfälligen sofortigen Dosiserhöhung oder einem anderweitigen Bewältigungsverhalten begegnet werden, wobei allerdings einige Voraussetzungen zu beachten sind (z.B. Symptomfreiheit nach schrittweiser Dosisreduktion, Kooperationsbereitschaft etc.). Bei der intermittierenden Therapie (in der Literatur wird auch von symptomatischer Therapie oder Intervallmedikation gesprochen) wird mit der gleichen Zielsetzung die Medikation ganz abgesetzt. Bei ersten Anzeichen einer drohenden Dekompensation soll jeweils eine medikamentöse Frühintervention im Sinne einer kurzfristigen Akutmedikation erfolgen.

Untersuchungsergebnisse zu den wichtigsten Therapiekombinationen

Methodisch befriedigende Untersuchungen der Interaktion zwischen unterschiedlichen Therapieansätzen im engeren Sinn sind in der Literatur bisher selten zu finden. Einige neuere Studien weisen jedoch den richtigen Weg (z.B. [25, 36]). Grundsätzlich kann aber festgestellt werden, daß nach den heute vorliegenden Untersuchungsergebnissen die schon genannten Kombinationen von neuroleptischer Behandlung mit dem Training sozialer Fertigkeiten und Problemlösefertigkeiten sowie mit familientherapeutischen Interventionen als besonders effektiv gelten können. Kombinationen von psychoedukativen Programmen zur Frühintervention mit Niedrigdosierung oder intermittierender Therapie scheinen es zudem zu ermöglichen, die größere Rückfallgefährdung bei der Verringerung oder dem Absetzen der üblichen neuroleptischen Medikation zu reduzieren.

Zur Kombination von Neuroleptika mit dem Training kognitiver Funktionen liegen bisher keine planmäßig durchgeführten Untersuchungen vor. Dies ist von der primär (experimental)psychologischen Orientierung dieses Ansatzes her verständlich. Die Ergebnisse von Brenner et al. [11] in einem Gruppenvergleich zum Integrierten Psychologischen Therapieprogramm (IPT) bezüglich verminderter Wiederaufnahmeraten und besserer psychosozialer Anpassung 18 Monate nach Therapieende bei der IPT-Experimentalgruppe gegenüber einer Placebo-Attention-Gruppe sowie Leer-Kontrollgruppe lassen positive Interaktionseffekte zwar vermuten, es fehlen bisher aber Replikationsstudien mit gezielter Variation der einzelnen Therapieinterventionen.

Für die Kombination einer neuroleptischen Behandlung mit dem Training sozialer Fertigkeiten werden in der Literatur durchgängig signifikant bessere Resultate bezüglich der Rückfallhäufigkeit aber auch der psychosozialen Anpassung berichtet, als für die neuroleptische Standardbehandlung allein oder in Kombination mit einem soziotherapeutischen oder ergotherapeutisch-holistischen Ansatz. Beispielhaft dafür sind etwa die Untersuchungsergebnisse von Wallace und Liberman [51] und von Hogarty et al. [23] bezüglich der Rückfallhäufigkeiten. In der Studie von Wallace und Liberman [51] erlitten 9 Monate nach Abschluß der Behandlung lediglich 23% einer Patientengruppe, die zusätzlich zur neuroleptischen Behandlung ein Training sozialer Fertigkeiten absolvierte, einen Rückfall, gegenüber einer Rückfallhäufigkeit von 49% bei der

Vergleichsgruppe, die bei neuroleptischer Behandlung eine zusätzliche Therapie (ergotherapeutisch-ganzheitlicher Ansatz), erhielt.

In der Studie von Hogarty et al. stehen 12 Monate nach Abschluß der Behandlung eine Rückfallhäufigkeit von 23% (bei der Kombination von Neuroleptika mit dem Training sozialer Fertigkeiten) einer solchen von 43% (ausschließlich neuroleptische Behandlung mit Standardversorgung) gegenüber.

Ergebnisse von Falloon [19] mit einem behavioristisch-problemlösungsorientierten Ansatz unter Einbezug von Familienangehörigen scheinen darüber hinaus zu bestätigen, daß bei effektiver psychosozialer Therapie eine geringere Neuroleptikadosis ausreichend ist (die durchschnittliche tägliche Neuroleptikadosis konnte von 420 mg auf 305 mg Chlorpromazinäquivalente reduziert werden). Ein solcher Effekt könnte aber auch mittelbar über eine bessere Compliance mit der verordneten Medikation oder eine Verringerung psychosozialer Stressoren zustandekommen, weshalb solche Faktoren ausdrücklich kontrolliert werden müßten, um entsprechende Aussagen abzustützen.

Eine gegenwärtig durchgeführte, auf 5 Jahre angelegte Untersuchung von Marder [36] ist in diesem Zusammenhang von besonderem Interesse. Sie ist die einzige uns bekannte Studie, in der über zwei Randomisierungsschritte sowohl die sozialen Interventionen als auch die neuroleptische Medikation systematisch variiert werden. Die erste Randomisierung betrifft den Einsatz eines Trainings sozialer Fertigkeiten vs. einer Standard-Soziotherapie, die zweite die Zugabe von Neuroleptika vs. Placebo zu einer neuroleptischen Dauermedikation beim Auftreten erster Prodrome einer neuerlichen Krankheitsepisode. Erste Ergebnisse dieser Untersuchung zeigen, daß bei Patienten mit einem Training sozialer Fertigkeiten weniger Prodrome in Krankheitsepisoden übergehen, und daß die Zeitspanne dazwischen länger ist, und dies unabhängig davon, ob eine Verum- oder eine Placebo-Zusatzmedikation eingesetzt wird.

Besonders eindrücklich ist die Senkung der Rückfallhäufigkeiten bei der Kombination einer neuroleptischen Behandlung mit familientherapeutischen Interventionen. Die wichtigsten diesbezüglichen Untersuchungen sind in Abb. 2 zusammengestellt. Die durchgehend großen Unterschiede in den Rückfallzahlen über 9 Monate (in der Studie von Goldstein et al. [20] über 6 Monate) sprechen für sich. Aussagen über interaktive Wirkungen im engeren Sinn lassen sich daraus aber nicht ableiten. Dazu wären systematische Variationen der medikamentösen Therapie und/oder der familientherapeutischen Interventionen nach Intensität und Dauer notwendig. Hinsichtlich der Wirkungsmechanismen dürften familientherapeutische Interventionen zu einer Verringerung familiärer Belastungen und zu einer stärkeren familiären Unterstützung führen, möglicherweise zu einer besseren Compliance. In der Untersuchung von Goldstein et al. [20] finden sich auch Hinweise darauf, daß bei gleichzeitiger Familientherapie eine geringere medikamentöse Erhaltungsdosis ausreichend ist. Auch Hogarty et al. [24] fanden bei einer familientherapeutisch behandelten Stichprobe schizophrener Patienten keine signifikanten Unterschiede in der Rückfallhäufigkeit zwischen medikamentöser Standardbehandlung und Niedrigdosierung, was in dieselbe Richtung weist. Noch zu wenig reflektiert scheint allerdings der Tatbestand, daß nach

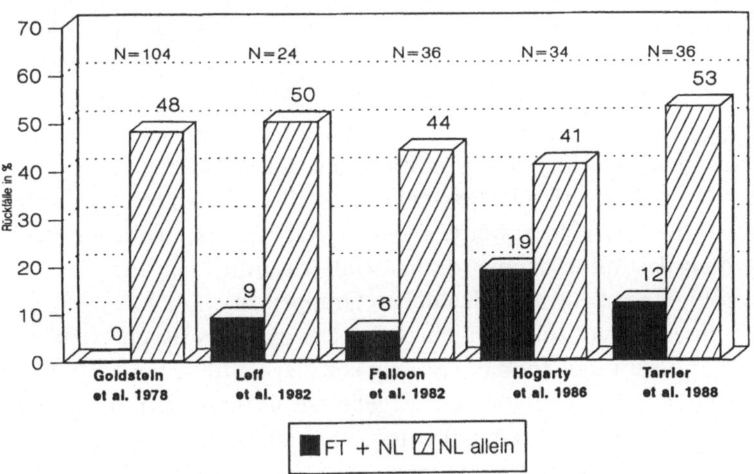

Abb. 2. Rückfallhäufigkeit bei der Kombination von Neuroleptika (NL) mit familientherapeutischen Ansätzen (FT) (nach Goldstein 1991)

Beendigung der intensiven Therapiephase die Rückfallhäufigkeiten regelmäßig ansteigen, eine Beobachtung, die man auch bei Trainingsprogrammen zu sozialen Fertigkeiten macht. Dies könnte auf die Bedeutung der längerfristigen Verfügbarkeit des Therapeuten als Quelle kompetenter Unterstützung und Problemlösungshilfe hinweisen und wirft die grundsätzliche Frage auf, inwieweit durch eine psychosoziale Therapie Rückfälle tatsächlich verhindert oder aber lediglich aufgeschoben werden. Dies insbesondere dann, wenn in der fortgeschrittenen Rehabilitationsphase die Umgebungsanforderungen zunehmen.

Den methodischen Anforderungen an die Untersuchung interaktiver Prozesse im engeren Sinn am nächsten kommt hier die komplex angelegte Studie von Hogarty et al. [23, 25]. Neben der Wirksamkeit einer familientherapeutischen Intervention wurde darin auch die Wirksamkeit des Trainings sozialer Fertigkeiten sowie der Kombination beider Verfahren überprüft (vgl. Abb. 3). Letztere weist zum Schluß des ersten Jahres bezüglich der Rückfallhäufigkeiten offenbar einen additiven Effekt auf, der aber im zweiten Jahr verlorengeht. Dafür scheint vor allem der Verlust der Wirkung des Trainings sozialer Fertigkeiten verantwortlich. Eine genauere Analyse der Resultate zeigt vermehrte Rückfälle spät im zweiten Jahr in Verbindung mit weiteren Rehabilitationsschritten, mit fortbestehenden Familienkonflikten (die nach dem Design der Studie nicht gezielt angegangen werden konnten) sowie mit einem Wechsel in anforderungsreichere Umgebungsbedingungen. Dies verweist erneut auf die Frage, inwieweit die Rückfälle allenfalls mehr aufgeschoben als tatsächlich verhindert werden können. Nach einer mündlichen Mitteilung des Autors nahmen die Rückfälle im dritten Jahr auch bei den familientherapeutisch behandelten Gruppen zu.

Interessanterweise zeigten sich bezüglich des psychosozialen Funktionsniveaus für das Training sozialer Fertigkeiten nach dem ersten Jahr signifikant bessere Ergebnisse als für die familientherapeutischen oder die kombinierten Interventionen. Dies weist auf unmittelbar praxisrelevante interaktive Prozesse hin. So dürfte in dem durch die Familientherapie geförderten supportiven Klima, das zunächst vor allem an der Rückfallverhütung orientiert ist, das

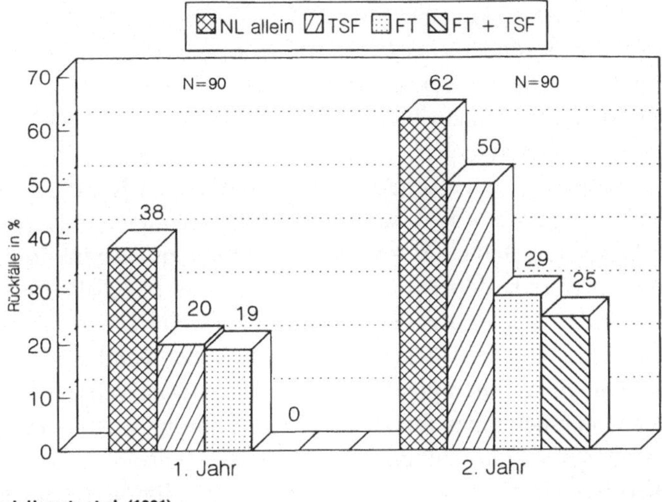

Abb. 3. Rückfallhäufigkeit bei der Kombination von Neuroleptika (NL) mit Familientherapie (FT) und dem Training sozialer Fertigkeiten (TSF)

Training sozialer Fertigkeiten nicht sein volles Potential entfaltet haben. Es bedarf alltäglicher Herausforderungen, um das dabei Gelernte in reale Lebenssituationen zu übertragen und zu festigen. Zu spezifischen Interaktionen mit der neuroleptischen Behandlung lassen sich aber auch aus diesen Ergebnissen keine sicheren Folgerungen ziehen, da keine systematische Variation der Medikation erfolgte.

In dieser Hinsicht sind die Untersuchungen zur Niedrigdosierung und zur intermittierenden Therapie aussagekräftiger. In Abb. 4 sind zum Vergleich zwischen Niedrigdosierung und üblicher Dauermedikation die Ergebnisse von je zwei exemplarischen Studien mit und ohne gleichzeitige psychoedukative Therapie einander gegenübergestellt. Durch die Kombination mit psychoedukativer Therapie läßt sich die größere Rückfallhäufigkeit bei der Niedrigdosierung offenbar reduzieren. Als Vorteil fallen dann die von einigen Untersuchern berichteten positiven Wirkungen der Niedrigdosierung bezüglich instrumenteller Fertigkeiten und der Rollenerfüllung besonders ins Gewicht, aber auch die teils erstaunlicherweise geringere Belastung der Angehörigen. Die häufigeren Symptomexacerbationen bleiben demgegenüber in der Mehrzahl mild und gut beherrschbar.

Gesamthaft gesehen scheint nach dem heutigen Kenntnisstand bei der Niedrigdosierung vor allem bei Patienten mit guter praemorbider Anpassung und guter sozialer Kompetenz eine Reduktion auf bis 1/5 der Standarddosis der Dauermedikation ohne allzu große Erhöhung des Rückfallrisikos möglich. Bei weiterer Dosisreduktion dagegen steigt das Rückfallrisiko auch bei der Kombination mit psychoedukativer Therapie deutlich an. Interessant wären diesbezüglich Untersuchungen mit zusätzlichem Training sozialer Fertigkeiten oder mit familientherapeutischen Interventionen. Empfehlenswert ist in der klinischen Praxis aber eine individuelle, jeweils an der unteren Schwelle zum Auftreten von Prodromalsymptomen orientierte Dosiseinstellung, wobei die in Forschungsarbeiten verwendeten Dosierungen lediglich als Leitlinien dienen können.

Eine differenzierte Beurteilung erfordern auch die bis heute vorliegenden Untersuchungen zum Vergleich einer intermittierenden Neuroleptikatherapie mit der Standard-Dauermedikation. In Abb. 5 sind die in den diesbezüglich wichtigsten Studien gefundenen Rückfallhäufigkeiten innerhalb von 2 Jahren zusammengestellt. Die auf den ersten Blick überraschenden Unterschiede geben bei genauerer Betrachtung wichtige Hinweise zur Interaktion zwischen Psychopharmakotherapie und psychoedukativer Therapie. In der Untersuchung von Carpenter et al. [15] wurde die bisherige Medikation vor Studienbeginn abrupt abgesetzt und keine längere medikamentenfreie Stabilisierungsphase abgewartet. Es erfolgte auch keine standardisierte Erfassung von Früh- und Warnsymptomen. In der Untersuchung von Jolley et al. [27] waren diese Bedingungen zwar gegeben, regelmäßige Therapiesitzungen fanden aber nur alle ein bis zwei Monate statt, was die Chancen einer Frühintervention zweifellos verminderte.

Die besonders niedrigen Rückfallhäufigkeiten von Herz et al. [22] ohne signifikanten Unterschied zwischen den beiden pharma-

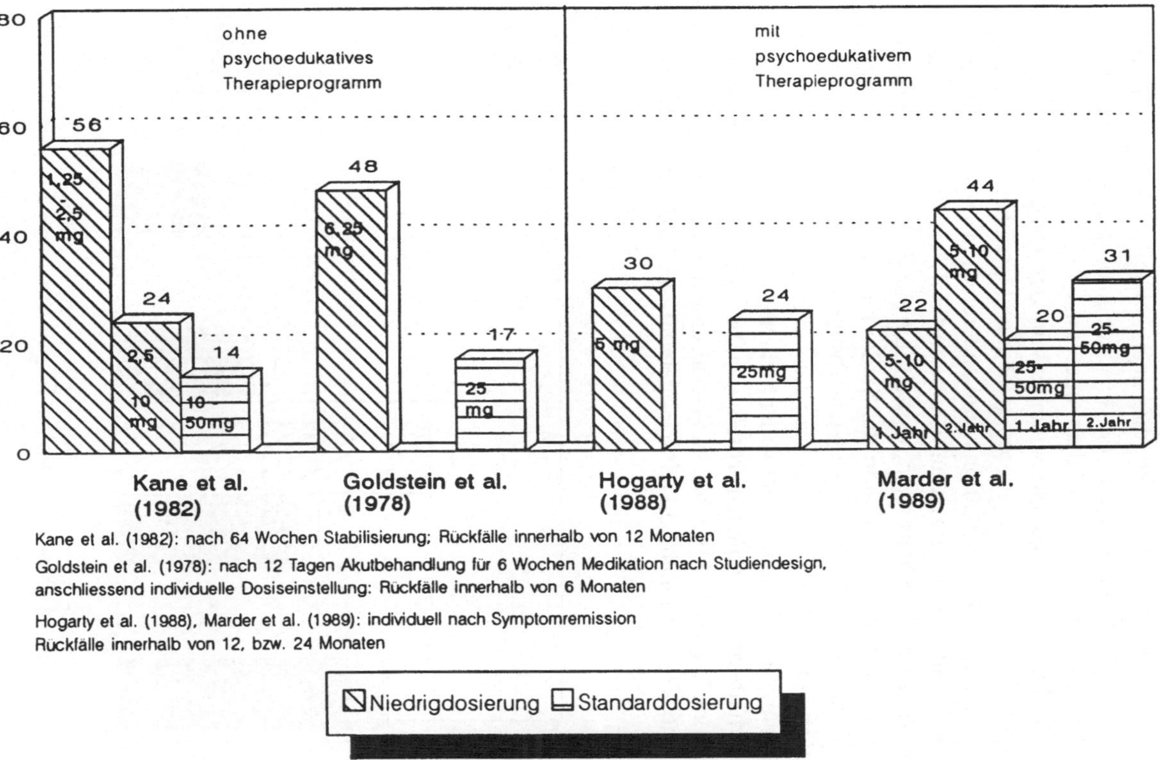

Abb. 4. Rückfallhäufigkeit bei Niedrigdosierung mit und ohne Kombination mit psychoedukativer Therapie im Vergleich zur Standard-Medikation

kotherapeutischen Strategien, dies auch bezüglich dem psychosozialen Funktionsniveau und der Psychopathologie, sind aus verschiedenen Gründen besonders interessant. Zum einen lag die
durchschnittliche Medikamentendosis in der Dauermedikationsgruppe mit 290 mg in Chlopromazinäquivalenten bereits unter der
üblichen Standardmedikation. Zum anderen fand während des gesamten Untersuchungszeitraums eine fortlaufende Patientenselektion statt, die durchaus auch als Leitlinie für die klinische Praxis
dienen könnte. So wurden in die Studie nur Patienten aufgenommen, die während 3 Monaten nach Absetzen der bisherigen Medikation eine stabile Remission zeigten, und fortlaufend wurde bei
denjenigen Patienten, die entweder mehr als 3 prodromale Episoden
innerhalb von 12 Monaten erlitten oder bei denen eine prodromale
Episode länger als 9 Wochen andauerte, eine individuell angepaßte,
offene Neuroleptikamedikation eingeleitet. Auf diese Weise schie-

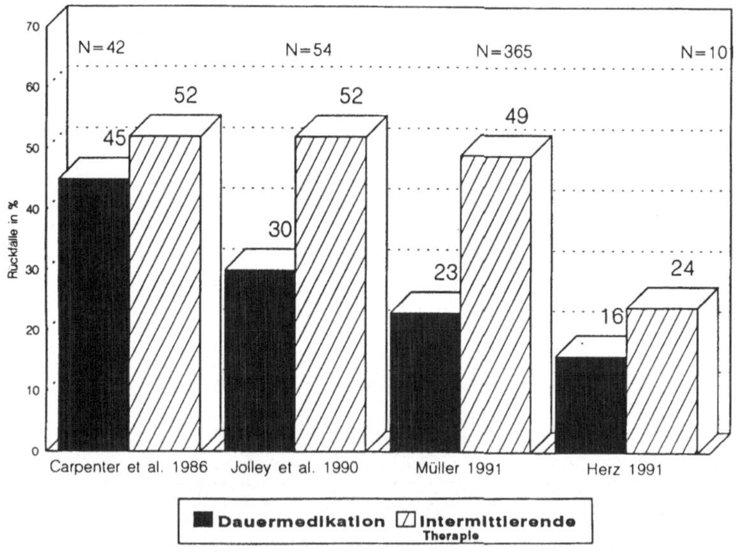

Abb. 5. Rückfallhäufigkeit bei intermittierender Therapie im Vergleich
zur Dauermedikation

den nach und nach 46% der Intervallgruppe gegenüber 18% der Patienten der Dauermedikationsgruppe aus der Studie aus. Offensichtlich ist für eine erfolgreiche intermittierende Therapie also neben der Kombination mit einem psychoedukativen Programm eine sorgfältige Patientenselektion ganz besonders wichtig. Durch die in Forschungsuntersuchungen übliche schematische Zuteilung der Patienten zu den verschiedenen Behandlungsgruppen werden gegenüber einer optimalen klinischen Praxis sowohl für die Intervallmedikation als auch für die Niedrigdosierung eher ungünstige Ausgangsbedingungen geschaffen.

Müller et al. [39] geben aufgrund von Beobachtungen in ihrer komplex angelegten Multi-Center Studie dafür weitere interessante Hinweise. Der Wechsel zwischen verschiedenen Befindlichkeiten bei der intermittierenden Therapie erfordert ein hohes Maß an Flexibilität und Introspektionsfähigkeit. Der Patient muß lernen, mit verschiedenen Ausprägungsgraden seiner Vulnerabilität umzugehen, da die Abschirmung durch die Medikamente immer wieder wegfällt. Bei einem Mangel an Bewältigungsfähigkeiten kann dies eine zusätzliche Belastung darstellen. Demgegenüber werden Patienten mit guten Fähigkeiten zur Selbstreflexion und gutem Bewältigungspotential durch die Dauermedikation die eigenen Einflußmöglichkeiten genommen, und die integrierende Verarbeitung der Erkrankung wird erschwert. So kann sich im Rahmen einer psychoedukativen Therapie unter Neuroleptikagabe verminderte Sensibilität für das eigene Bedürfnis nach Ruhe und Rückzug als Problem herausstellen. Auch noch in anderer Hinsicht sind die Ergebnisse von Müller et al. [39] besonders aufschlußreich. Zwar zeigen bei genauerer Betrachtung die Patienten der Intervallgruppe häufigere Rezidive, sowohl während dem ersten als auch während dem zweiten Jahr. Diese sind jedoch rascher und leichter behandelbar und führen nur in rund der Hälfte der Fälle zur Rehospitalisation. Es finden sich aber keine Unterschiede bezüglich der Beschäftigung und der allgemeinen psychosozialen Anpassung. Denkbar ist, daß in dieser Hinsicht die Vorteile einer selteneren und insgesamt niedrigeren Neuroleptikamedikation die negativen Auswirkungen häufigerer Rezidive kompensieren können.

Interaktive Prozesse bei affektiven Psychosen

Um die durchweg besseren Behandlungsergebnisse bei der Kombination von pharmakotherapeutischen mit psychotherapeutischen bzw. psychosozialen Therapieansätzen bei schizophrenen Psychosen in ihrer vollen Bedeutung richtig einschätzen zu können, dies auch hinsichtlich der sich daraus ergebenden Schlußfolgerungen auf unterschiedliche ätiopathogenetische Konzepte, lohnt sich abschließend ein Blick auf die entsprechenden Verhältnisse bei affektiven Psychosen. Ausreichende empirische Daten liegen hier nur für unipolare depressive Erkrankungen ohne Wahnsymptomatik vor, die vom Krankheitsbild sowie von den Verlaufscharakteristika her zumindest bei einem Teil der Untersuchungen als endogene Psychosen zu klassifizieren sind. Als psychotherapeutische Interventionsformen dominieren kognitive Therapieansätze während die pharmakotherapeutische Komponente praktisch durchweg in der Gabe klassischer trizyklischer Antidepressiva besteht. Die Aussagekraft eines Großteils der berichteten Ergebnisse leidet allerdings unter dem Fehlen von Dosisangaben und/oder von Kontrollen des Plasmaspiegels. Eine differenzierte, neuere Übersicht dazu stammt von Meterissian [38].

Bei den Untersuchungsergebnissen muß zwischen unmittelbarer und präventiver Wirkung unterschieden werden. Erstere bezieht sich auf die Symptomremission sowie auf die Verhütung des Wiederauftretens der Krankheitssymptomatik im Rahmen der behandelten Erkrankungsphase, letztere auf die Rückfallverhütung im Sinne neuerlicher Krankheitsphasen. Zusammenfassend ist festzustellen, daß sich beim direkten Vergleich der Pharmakotherapie mit der kognitiven Therapie keine eindeutige Überlegenheit des einen Behandlungsansatzes über den anderen zeigt. Die Kombination von kognitiver Therapie mit Pharmakotherapie scheint bei den unmittelbaren Behandlungsergebnissen gegenüber der ausschließlichen Pharmakotherapie geringfügig überlegen, die vorliegenden Ergebnisse sind aber noch nicht robust genug, um als definitiv gelten zu können. Vorteile der Behandlungskombination zeigen sich dabei vor allem in der Erhöhung der Ansprechfrequenz auf die Behandlung, weniger im Ausmaß der Symptomreduktion. Deutlicher sind die Ergebnisse bezüglich der präventiven Wirkung. Hier ergibt sich für die kognitive Therapie bei der Durchführung zusätzlicher Wiederholungssitzungen nach Therapieende („booster sessions") die gleiche Wirkung wie für eine fortdauernde antidepressive Medikation, und mit einer Kombination beider Therapieformen kann die Rückfallhäufigkeit noch weiter gesenkt werden, allerdings nur in einem additiven Sinn. Aussagen über eigentliche interaktive Wirkungen lassen sich daraus aber nicht ableiten.

Die insgesamt gesehen doch recht deutlichen Unterschiede hinsichtlich der Wirksamkeit der Kombination von Pharmakotherapie und Psychotherapie bei schizophrenen und bei affektiven (unipolar depressiven) Psychosen sind von theoretischen bzw. konzeptionellen Überlegungen her nicht unbedingt zu erwarten. Auch bei depressiven Erkrankungen gewinnt die Konzeption von Vulnerabilität-Streß-Bewältigung als determinierende Faktoren für das Krankheitsgeschehen zunehmend an Bedeutung (vgl. [43, 30]). Nach der sogenannten differentiellen Aktivationshypothese, welche an die Stelle einfacherer Auffassungen wie der Schema-Vulnerabilitätshypothese oder Schema-Ereignishypothese getreten ist, können im Sinne von state-Faktoren sowohl psychosoziale Belastungen wie Verlust, Bedrohung oder aversive Situation, die nicht selten vor dem Hintergrund eines schon länger andauernden emotionalen Konflikts auftreten, als auch autonome biochemische oder neuroendokrinologische Veränderungen zu einer unmittelbaren, ängstlich-depressiven Reaktion im Sinne eines veränderten funktionalen Hirnzustandes führen. Im kognitiven Bereich werden dadurch in der individuellen Entwicklung entstandene, als trait-Faktoren zu betrachtende depressiogene Informationsverarbeitungsfehler und Schemata aktiviert. Ebenso wird dadurch eine strukturell verankerte, latente Dysfunktion im sogenannten „reward system" manifest, dem wesentlich das mediale Vorderhirnbündel und die periventrikulären Gebiete mit ihren zahlreichen Verbindungen zum „Arousal-System", zum HPAC-System sowie zum psychomotorischen System zuzuordnen sind. Letzteres erklärt das Auftreten der Krankheitssymptomatik nicht nur auf der emotionalen und kognitiven, sondern auch auf der vegetativen und psychomotorischen Ebene. Kognitive und biologische Vulnerabilität stehen also auch hier in vitiöser Interaktion. Durch die kognitiven Störungen werden Informationen, welche den depressiogenen Einstellungen oder Erwartungen entgegenwirken könnten, unterdrückt. Es fehlt so der korrektive Effekt von Rückmeldungen aus der Umwelt, wodurch die physiologischen Funktionen des „reward systems" weiter beeinträchtigt werden, was über die Steigerung verhaltensmäßiger Inaktivität die depressiogenen Kognitionen weiter verstärkt. Ähnlich wie bei den schizophrenen Psychosen scheint auch hier eine Optimierung der Bewältigung von Belastungssituationen und Krankheitssymptomen sowie eine Umstrukturierung der depressiogenen Kognitionen geeignet, diesen circulus vitiosus zu durchbrechen, während eine antidepressive Medikation die physiologischen Funktionen des „reward systems" wiederherstellen oder aufrechterhalten soll. Das Fehlen eindeutiger interaktiver Wirkungen bei der Kombination unterschiedlicher Interventionsansätze in der Behandlung depressiv Erkrankter im Vergleich zu den Verhältnissen bei schizophrenen Patienten ist also nicht leicht zu erklären. Fraglich erscheint, ob die Annahme einer größeren Heterogenität in der Ätiopathogenese dazu ausreicht, beziehen sich die einschlägigen Untersuchungen doch vorwiegend auf eine relativ gut definierte klinische Untergruppe. Eher dürfte dies den Umstand widerspiegeln, daß wir die Zusammenhänge zwischen psychosozialen Einflüssen und kognitiven Prozessen sowie deren neurophysiologische und strukturelle Basis besser verstehen als diejenigen zwischen psychosozialen Faktoren und der Psychologie und Neurophysiologie der Emotionen.

Schlußbemerkungen

Die zum Teil eindrucksvollen Verbesserungen bezüglich der Rückfallhäufigkeiten und der Verbesserung der psychosozialen Anpassung, die sich durch die Kombination verschiedener Behandlungsverfahren in der Therapie der Psychosen erzielen lassen, dürfen nicht darüber hinwegtäuschen, daß wir noch wenig über die interaktiven Prozesse zwischen den einzelnen Interventionen selber wissen. Wir können indes davon ausgehen, daß eine Kombination von Pharmakotherapie und Psychotherapie, sei diese nun auf den Patienten allein oder auch auf seine Familienangehörigen gerichtet, für die umfassende Reintegration in die Gesellschaft, unerläßlich ist. Insbesondere sollten die neueren Erkenntnisse über die Zusammenhänge zwischen neurophysiologischen Prozessen und psychosozialen Einflüssen Anlaß für eine konsequente Kombination von Pharmakotherapie und Psychotherapie auch in der alltäglichen Praxis sein.

Dieser Sachverhalt wird noch klarer, wenn man sich Rechenschaft darüber gibt, was von einer ausschließlichen Pharmakotherapie eigentlich zu erwarten ist. Psychopharmaka helfen durch ihre grundlegenden Wirkungsmechanismen, neurale Regulationskreise bezüglich vor allem basaler psychophysiologischer Funktionen wie Vigilanz, Aktivierung, Aufmerksamkeit etc. zu stabilisieren. Sie können auch eine Entkoppelung von in der Psychose anscheinend nur noch begrenzt in differenzierter Weise modulierbaren, unterschiedlichen neurobiologischen Systemen herbeiführen. Mit anderen Worten schaffen sie neue Freiheitsgrade, die dann aber durch psychotherapeutische Angebote genutzt und im psychosozialen Bereich gestaltet werden müssen.

Nicht zuletzt können nur psychotherapeutische Interventionen helfen, die in der Psychose erlebte existentielle Erschütterung des Selbstbildes zu überwinden und ein Selbstbewußtsein wiederzuerlangen, welches über das Rollenverständnis als Kranker, der immer wieder behandelt werden muß, hinausgeht und dem Patienten nebst den rein funktionalen Überlebensstrategien einen Sinn für eigene Gestaltungsmöglichkeiten und Lebensqualität zurückgibt.

Literatur

1. Arieti S (1959) Schizophrenic thought. Am J Psychother 13: 537–552
2. Arnold SE, Hyman BT, van Hoesen GW, Damasio AR (1991) Some cytoarchitectural abnormalities of the entorhinal cortex in schizophrenia. Arch Gen Psychiatry 48: 625–632
3. Beck AT (1976) Cognitive therapy and the emotional disorders. International University Press, New York

4. Bellack AS (1986) Das Training sozialer Fertigkeiten zur Behandlung chronisch Schizophrener. In: Böker W, Brenner HD (Hrsg) Bewältigung der Schizophrenie. Huber, Bern, S 121–131

5. Benedetti G (1982) Menschliche Existenz zwischen Wahn und Besessenheit. Vandenhoeck & Ruprecht, Göttingen (Monatszeitschrift für Arzt Seelsorger Erzieher Psychologen und soziale Berufe 34:1)

6. Bogerts B, Meertz E, Schonfeldt-Bausch R (1985) Basal ganglia and limbic system pathology in schizophrenia. Arch Gen Psychiatry 42: 784–791

7. Bogerts B (1990) Pathophysiologische und pathomorphologische Aspekte bei schizophrenen Psychosen. In: Heinrich K, Bogerts B (Hrsg) 8. Düsseldorf Symposium. Schattauer, Stuttgart

8. Böker W, Brenner HD (1989) (Hrsg) Schizophrenie als systemische Storung. Huber, Bern

9. Boker W (1990) Patient, Angehörige und Arzt auf dem Weg zu einer Behandlungspartnerschaft. Nervenarzt 61: 565–568

10. Brenner HD, Böker W, Muller J, Spichtig L, Wurgler S (1987) On autoprotective efforts among schizophrenics, neurotics and controls. Acta Psychiatr Scand 75: 405–414

11. Brenner HD, Hodel B, Kube G, Roder V (1987) Kognitive Therapie bei Schizophrenen: Problemanalyse und empirische Ergebnisse. Nervenarzt 58: 72–83

12. Brenner HD, Gasser CH (1992) Zur Interaktion zwischen Psychotherapie und Pharmakotherapie in der Behandlung schizophrener Menschen. In: Nissen (Hrsg) Psychotherapie und Psychopharmakotherapie – integrierte Behandlungskonzepte. Huber, Bern

13. Brown R, Colter N, Corsellis JAN, Crow TJ, Frith CD, Jagoe R, Johnstone EC, Marsh L (1986) Postmortem evidence of structural brain changes in schizophrenia. Arch Gen Psychiatry 43: 36–42

14. Bruton CJ, Crow TJ, Frith CD, Johnstone EC, Owens DGC, Roberts GW (1990) Schizophrenia and the brain: a prospective clinico-neuropathological study. Psychosoc Med 20: 285–304

15. Carpenter WT Jr, Keith SJ (1986) Integrating treatments in schizophrenia. Psychiatr Clin North Am 9 (1): 153–64

16. Cornblatt BA, Lenzenweger MF, Dworkin RH, Erlenmeyer-Kimling L (1992) Aufmerksamkeitsdysfunktionen in der Kindheit als Pradiktor fur soziale Defizite bei nichterkrankten Erwachsenen mit Schizophrenierisiko. In: Brenner HD, Böker W (Hrsg) Verlaufsprozesse schizophrener Erkrankungen. Huber, Bern Stuttgart Toronto, S 141–152

17. Crow TJ, Ball J, Bloom SR, Brown R, Bruton CJ, Colter N, Frith CD, Johnstone EC, Owens DGC, Roberts GW (1989) Schizophrenia as an anomaly of development of cerebral asymmetry. Arch Gen Psychiatry 46: 1145–1150

18. De Lisi LE, Holcomb HH, Cohen RM, Pickar D, Carpenter W, Morihisa JM, King C, Kessler R, Buchsbaum MS (1985) Positron emission tomography in schizophrenic patients with and without neuroleptic medication. J Cereb Blood Flow Metab 5: 201–206
19. Falloon IRH (1986) Kognitive und verhaltenstherapeutische Beeinflussungsmöglichkeiten der Selbstkontrolle Schizophrener. In: Böker W, Brenner HD (Hrsg) Bewältigung der Schizophrenie. Huber, Bern
20. Goldstein MJ, Rodnick EH, Evans JR, et al (1978) Drug and family therapy in the aftercare of acute schizophrenics. Arch Gen Psychiatry 35: 1169–1177
21. Goldstein MJ (1991) Schizophrenia and family therapy. In: Beitman BD, Klerman GL (eds) Integrating pharmacotherapy and psychotherapy. American Psychiatric Press, Washington DC London
22. Herz MI, Glazer WM, Mostert MA, Szymanski H, Hafez H (1992) Intervallmedikation bei Schizophrenen. Resultate einer Zwei-Jahres-Studie. In: Brenner HD, Böker W (Hrsg) Verlaufsprozesse schizophrener Erkrankungen. Huber, Bern, S 324–333
23. Hogarty GE Anderson C (1986) Eine kontrollierte Studie über Familientherapie, Training sozialer Fertigkeiten und unterstützender Chemotherapie in der Nachbehandlung Schizophrener. In: Böker W, Brenner HD (Hrsg) Die Bewältigung der Schizophrenie. Huber, Bern
24. Hogarty GE, McEvoy JP, Munetz M, DiBarry AL, Bartone P, Cather R, Cooley SJ, Ulrich RF, Carter M, Madonia MJ (1988) Dose of fluphenazine, familial expressed emotion, and outcome in schizophrenia. Arch Gen Psychiatry 45: 797–805
25. Hogarty GE, Anderson CM, Reiss DJ, Kornblith SJ, Greenwald DP, Ulrich RF, Carter M (1991) Family psychoeducation, social skills training, and maintenance chemotherapy in the aftercare treatment of schizophrenia. II. Two-year effects of a controlled study on relapse and adjustment. Environmental-Personal Indicators in the Course of Schizophrenia (EPICS) Research Group. Arch Gen Psychiatry 48 (4): 340–347
26. Jakob H, Beckmann H (1986) Prenatal developmental disturbances in the limbic allocortex in schizophrenics. J Neural Transm 65: 303–326
27. Jolley AG, Hirsch SR, Mc Rink A, et al (1990) Trial of brief intermittend neuroleptic prophylaxis for selected schizophrenic outpatients: clinical outcome at one year. Br Med J 298: 985–990
28. Kane JM, Rifkin A, Woerner M, et al 1982) Low dose neuroleptics in outpatient schizophrenics. Psychopharmacol Bull 18: 20–21
29. Kirkpatrick B, Buchanan RW (1990) The neural basis of the deficit syndrome of schizophrenia. J Nerv Ment Dis 178: 545–555
30. Koukkou M (1988) A psychophysiological information-processing model of cognitive dysfunction and cognitive treatment in depression.

In: Perris C, Blackburn IM, Perris H (eds) Cognitive psychotherapy. Springer, Berlin Heidelberg New York Tokio, pp 80–97

31. Koukkou-Lehmann M, Tremell E, Manske E (1991) A psycho-biological approach to the pathogenesis of schizophrenic symptoms. Int J Psychophysiol 10: 203–212

32. Leff J, Kuipers L, Berkowitz R, Eberlein-Vries R, et al (1982) A controlled trial of social intervention in the families of schizophrenic patients. Br J Psychiatry 141: 121–134

33. Liberman RP, Mueser KT, Wallace CJ, Jacobs HE, Eckman T, Massel HK (1986) Training skills in the psychiatrically disabled: learning coping and competence. Schizophr Bull 12: 631–647

34. Liberman RP, Eckman TA (1989) Zur Vermittlung von Trainingsprogrammen für soziale Fertigkeiten an psychiatrischen Einrichtungen: Moglichkeiten der praktischen Umsetzung eines neuen Rehabilitationsansatzes. In: Boker W, Brenner HD (Hrsg) Schizophrenie als systemische Storung. Huber, Bern

35. Liberman RP, Green MF (1992) Whither cognitive-behavioral therapy for schizophrenia? Schizophr Bull (18) 1: 27–35

36. Marder SR, Johnston-Cronk K, Wirshing WC, Eckman T (1991) Schizophrenia and behavioral skills training. In: Beitman BD, Klerman GL (eds) Integrating pharmacotherapy and psychotherapy. American Psychiatric Press, Washington DC London

37. Matussek P (1976) Psychotherapie schizophrener Psychosen. Hoffmann und Campe, Hamburg

38. Meterissian GB, Bradwejn J (1989) Comparative studies on the efficacy of psychotherapy, pharmacotherapy, and their combination in depression: was adequate pharmacotherapy provided? J Clin Psychopharmacol 9 (5): 334–339

39. Muller P, Bandelow B, Gaebel W, Köpcke W, Linden M, Müller-Spahn F, Pitzcker A, Schaefer E, Tegeler J (1992) Intervallmedikation, Coping und Psychotherapie: Interaktion bei der Rezidivprophylaxe und Verlaufsbeeinflussung. In: Brenner HD, Böker W (Hrsg) Verlaufsprozesse schizophrener Storungen. Huber, Bern, S 299–306

40. Nüchterlein KH, Dawson ME (1984) Information processing and attentional functioning in the development of schizophrenic disorders. Schizophr Bull 10: 160–203

41. Pakkenberg B (1987) Post-mortem study of chronic schizophrenic brains. Br J Psychiatry 151: 744–752

42. Penick EC, Read MR, Lauchland JC, Laybourne PC (1991) Diagnosis-specific psychotherapy. In: Beitman BD, Klerman GL (eds) Integrating pharmacotherapy and psychotherapy. American Psychiatric Press, Washington London

43. Perris C (1988) Intensive cognitive-behavioral psychotherapy with patients suffering from schizophrenic psychotic or postpsychotic syndroms. Theoretical and practical aspects. In: Perris C, Blackburn IM, Perris H (eds) Cognitive psychotherapy, theory and practice. Springer, Berlin Heidelberg New York Tokyo
44. Rehm LP (1977) A selfcontrol model of depression. Behav Ther 8: 787–804
45. Roberts GW (1991) Schizophrenia: a neuropathological perspective. Br J Psychiatry 158: 8–17
46. Roder V, Brenner HD, Kienzle N, Hodel B (1987) Integriertes psychologisches Therapieprogramm für schizophrene Patienten (IPT). Psychologie Verlags Union, München
47. Roder V, Brenner HD, Kienzle N, Hodel B (1992) Integriertes psychologisches Therapieprogramm für schizophrene Patienten (IPT), 2. veränderte Aufl. Psychologie Verlags Union, München
48. Seligmann MEP (1974) Depression and learned helplessness. In: Friedman RJ, Katz MD (eds) The psychology of depression. Contemporary theory and research. Winston-Wiley, Washington DC
49. Spaulding W, Storms L, Goodrich V, Sullivan M (1986) Applications of experimental psychopathology in psychiatric rehabilitation. Schizophr Bull 12: 560–577
50. Tarrier N, Barrowcloug C, Porceddu K, et al (1990) The community management of schizophrenia: a controlled trial of behavioral intervention with families to reduce relapse. Br J Psychiatry 153: 532–542
51. Wallace CJ, Liberman RP, (1985) Social skills training for patients with schizophrenia: a controlled clinical trial. Psychiatry Res 15: 239–247

Anschrift der Verfasser: Dr. H. D. Brenner, Psychiatrische Universitätsklinik, Bollingenstraße 111, CH-3072 Ostermundigen/Bern, Schweiz.

Die Rolle der Psychopharmaka aus der Sicht der Nichtärzte in der ambulanten Betreuung

T. Hloch und **S. Mayr**

Psychosoziale Beratungsstelle, Steyr, Österreich

Zusammenfassung

Die Rolle der Psychopharmaka wird unter vier verschiedenen Perspektiven diskutiert: dem Blickwinkel des Betroffenen, dem seiner unmittelbaren Umgebung (Angehörige), dem der psychosozialen Helfer und schließlich dem gesellschaftlichen Blickpunkt. Abschließend wird eine kritische Bewertung der Argumente versucht.

Schlüsselwörter: Psychopharmaka, ambulante psychosoziale Versorgung, nicht-medizinisches Personal.

Summary

The role of psychopharmaca from a non-medical point of view in outpatient care setting. The role of psychopharmaca is analysed from four different viewpoints: from the viewpoint of the concerned person, the relatives, the psychosocial helpers and from a sociological perspective. Finally a critical assessment of the points discussed is tried.

Keywords: Psychopharmaca, outpatient psychosocial care, non-medical professionals.

Einleitung

Während ich dies schreibe, tobt im Nebenzimmer in dieser Beratungsstelle eine junge Frau aus der Wohngemeinschaft. Niemand kommt mit ihr zurecht, sie nimmt die Medikamente sehr unregelmäßig und verweigert die stationäre Behandlung. Bei optimaler Einstellung und regelmäßiger Einnahme ihrer Medikamente wäre sie wahrscheinlich ruhiger und kooperativer.

Vor kurzem begleitete ich einen Klienten zur Vorsprache am Arbeitsamt. Die Reha-Beraterin befragt ihn über seine Situation, schließlich kommt die Sprache auf Medikamente. Er sagt, er nimmt keine. Die Beraterin zieht die Brauen hoch. Er sei aber doch jedenfalls in Behandlung? – Nein, zum Arzt gehe er nicht. Die Reha-Beraterin wirft mir einen ratlosen Blick zu. Ich bemerke meine eigene Unsicherheit: sie könnte den Klienten als einen Tachinierer betrachten, und als was würde ich dann dastehen?

Diese beiden Episoden sollen ein Schlaglicht auf die Rolle der Psychopharmaka als Wirksubstanzen, aber auch auf ihre Bedeutung jenseits der pharmakologischen Wirkung werfen. Wir versuchen nun, die Rolle der Psychopharmaka von vier Gesichtspunkten her zu beleuchten.

Pro und Kontra: Vier Perspektiven

Für die/den Betroffene/n mag unmittelbar von größter Bedeutung sein, daß die im Rahmen akuter psychotischer Phasen auftretenden, bis zur Unerträglichkeit quälenden psychischen Zustände auf ein erträgliches oder nicht mehr wahrnehmbares Maß reduziert werden.

Das auffällige und vielfach störende Verhalten wird durch die medizinische Diagnose der moralischen Bewertung durch die Umgebung entzogen, Schuld und Verantwortung werden abgenommen.

Darüberhinaus wird – bei Wegfall anderer gesellschaftlicher Statusmerkmale, v.a. des Berufes – eine neue Identität, nämlich die des Patienten, gestiftet.

Die Kehrseite: Die Linderung der Symptomatik wird meist mit beträchtlichen Nebenwirkungen bezahlt. Das eigene Erleben wird der Person als „Krankheit" entfremdet. Selbst- und Fremdwahrnehmung sind reduziert, das soziale Erleben erheblich geschmälert. Problemformulierung ist nicht mehr möglich, und das Erleben von Krisenbewältigung fehlt.

Durch die neue Rolle wird Eigenverantwortung in Fremdverantwortung umgewandelt, alle Handlungsfähigkeit wird an den Arzt abgegeben. Der Geisteskranke wird nicht mehr ernstgenommen, nach Bedeutungen seines Redens und Tuns wird nicht mehr gesucht.

Längerfristig ist in Rechnung zu stellen, daß akute psychische Krisen zu lebenslanger Abhängigkeit von stabilisierenden Substanzen führen können.

Zusammenfassend also: Psychopharmaka als Helfer in akuter Not, um den Preis der Entmündigung und dauernden Narkotisierung.

Für die Angehörigen dürfte am meisten ins Gewicht fallen, daß Psychopharmaka das oft extrem belastende Verhalten von Psychotikern erträglicher machen und dadurch vielfach ein Zusammenleben ermöglichen können. Die Betroffenen können im Familienverband bleiben.

Auffälliges Verhalten wird eher toleriert, wenn es einer Krankheit zugeschrieben werden kann.

Außerdem bedeutet die medizinische Diagnose für Angehörige, die sich vielfach mit Selbstvorwürfen abquälen, auch in dieser Hinsicht eine gewisse Entlastung.

Der Preis dafür: Das Problem als Teil von Interaktionskreisläufen wird seinem Zusammenhang entzogen. Die Störung bzw. Krankheit konzentriert sich auf ein Familienmitglied. Durch diesen Vorgang wird das Problem dem Einflußbereich auch der Angehörigen entzogen und ihnen damit die Motivation genommen, selbst Problemlösungen zu suchen oder Familientherapie in Anspruch zu nehmen. Durch die Dämpfung des Symptomträgers und die allgemeine Minderung des Problemdrucks werden psychotherapeutische Zugänge insgesamt erschwert.

Zusammenfassend: Psychopharmaka als Entlastung der schwer geprüften unmittelbaren Umgebung, um den Preis ihrer Problemlösungsfähigkeit und psychotherapeutischer Möglichkeiten.

Für das psychosoziale Helfersystem ist zunächst und vor allem von Bedeutung, daß psychiatrische Patienten soweit ruhig und geordnet sind, daß sie außerhalb der Anstaltsmauern leben können, wo sie dann die Klientel der psychosozialen Dienste bilden. Ohne Psychopharmaka wäre die Arbeit dieser Dienste grundsätzlich in Frage gestellt.

Die Nachteile: Apathie und Übergewicht können Aktivierung und berufliche Reintegration verhindern; die durch Dauermedikation bewirkten Veränderungen der Symptome und der Persönlichkeit erschweren allgemein die problem- bzw. lösungsorientierte Arbeit der Helfer.

Darüberhinaus symbolisieren Psychopharmaka das pathophile, defizit-orientierte Störungsmodell der somatischen Medizin. Die Rolle der psychosozialen Helfer in diesem System ist die von Betreuern jener angeblich unheilbar Kranken, über deren Schicksale der Psychiater wacht, und über deren *wirkliches* Wesen nur er Bescheid weiß. Es kränkt den Selbstwert der nichtärztlichen Helfer, die – nach den Angehörigen – die meiste Zeit mit den Betroffenen verbringen und oft eine beträchtliche Kompetenz im Umgang mit diesen entwickeln, daß stets die eigentliche Kompetenz nicht bei ihnen, sondern im Fachkrankenhaus bzw. in der nervenärztlichen Praxis angesiedelt ist.

In einem Satz: Psychopharmaka als Existenzgrundlage der extramuralen Einrichtungen, aber auch als Herrschaftssymbol der Medizin über die anderen Fachleute in diesem Feld.

Zum gesellschaftlichen Kontext: Die Übergabe der „Narren" in die Verantwortung der Medizin ist historisch jung. Sie erfolgte im Zuge von gesellschaftlichen Veränderungen, die die Industrialisierung nach sich zog. Vor allem der Wegfall schützender Nischen in Großfamilien schuf einen Bedarf an Einrichtungen, die störende bzw. nicht-funktionierende Mitbürger aus dem Verkehr ziehen konnten.

In meiner Kindheit gab es einen „Narren". Er saß manchmal auf der Bank gegenüber von unserem Haus, gestikulierte und sprach mit sich selbst. Wir fürchteten uns vor ihm, waren aber auch fasziniert.

Heute sind die Narren verschwunden. Sofern man Geisteskranke überhaupt wahrnimmt, begegnet man dicken, verlangsamten und geistesabwesend wirkenden Menschen. Dank der Psychopharmaka muß man sich nicht mehr vor ihnen fürchten. Über die *„Geisteskrankheit"* ist auch eine gewisse Akzeptanz der Öffentlichkeit und der Medien erreichbar. Politiker und Kostenträger sind ansprechbar. Die Gesellschaft ist bereit, sich einigermaßen um die Narren zu kümmern, wenn und solange sie diese als krank betrachten kann.

Der Preis für die Reduktion des „Ver-rückt-Seins" auf „Kranksein" ist eine Verarmung unserer Wahrnehmung: „... In frühen, vorrationalen Kulturen stand der Wahnsinnige dem Göttlichen nahe; seine Erfahrung reichte über menschliches Durchschnittsmaß hinaus ..." [1].

Diese „Erfahrung, die über menschliches Durchschnittsmaß hinausreicht", können wir nicht mehr benennen; Worte wie „Besessenheit", „Erleuchtung" oder „Heimsuchung", mit denen frühere Generationen Unfaßbares zu benennen versuchten, haben wir verloren; was wir wahrnehmen, ist „dementia praecox". Wer beschäftigt sich mit den lebensgeschichtlichen und zwischenmenschlichen Zusammenhängen der psychotischen Seinsweise, wer läßt spirituelle und übersinnliche Phänomene in diesem Zusammenhang als Denkmöglichkeiten zu?

Kurz gesagt: Psychopharmaka dienen als Schutz der Öffentlichkeit vor Angst und Unsicherheit weckenden Mitbürgern, als Eintrittskarte ins Netz der sozialen Sicherheit für die Betroffenen selbst, um den Preis von Erfahrungsdimensionen und Beschreibungsmöglichkeiten.

Ein abschließendes Argument

Bis hierher gab es stets Pro und Kontra. Zu einem Punkt wollen wir aber eindeutig Stellung nehmen.

Psychopharmaka wirken durch ruhige Patienten und offene Stationen mit an der Illusion, daß die Medizin das Problem „im Griff" habe. Sie verhindern so die Erkenntnis, daß unsere Gesellschaft noch immer kein anderes Mittel als die Ausgrenzung gefunden hat. Insofern beruhigen sie nicht die Patienten, sondern die „Normalen".

Alternativen zur „Geisteskrankheit" werden nicht gesucht. Alternativen zum Wachsaal werden kaum verwirklicht und entsprechend wenig erforscht. Die finanziellen Mittel fließen in die Forschung der Pharmakonzerne.

Neue Formen des professionellen Umgangs, die vielleicht „Begleitung" heißen könnten, werden nicht entwickelt.

Die Rolle der Psychopharmaka in einem neu zu entwickelnden Umgang mit Personen, die neu zu benennenden Erfahrungen durchleben, wäre dann auch neu zu bestimmen.

Literatur

1. Krieger H (1990) Vorwort des Herausgebers. In: Zerchin S (1990) Auf der Spur des Morgensterns. Ein Erlebnisbericht. List, München Leipzig

Anschrift der Verfasser: Dr. T. Hloch, Psychosoziale Beratungsstelle, Sierningerstraße 15, A-4400 Steyr, Österreich.

Anmerkungen zu Wirkungen und Nebenwirkungen von Psychopharmaka aus physio- und ergotherapeutischer Sicht

I. Kofler, S. Pucelj, M. Paulis, B. Prix und **M. E. Kalousek**

Psychiatrisches Krankenhaus der Stadt Wien – Baumgartner Höhe,
Wien, Österreich

Zusammenfassung

Der vorliegende Beitrag beschreibt Erfahrungen im therapeutischen Umgang mit schizophrenen Patienten unter Neuroleptikaeinfluß aus physio- und ergotherapeutischer Sicht. Der stationäre Aufenthalt eines Patienten wird in Akut- und Aktivierungsphasen unterteilt – wobei die Wichtigkeit der ganzheitlichen Betreuung betont wird. Gleichzeitig werden anhand von praktischen Beispielen Widersprüche bezüglich der Auswirkungen der Neuroleptikatherapie *und* dem physio- und ergotherapeutischen Therapieansatz aufgezeigt.

Schlüsselwörter: Akutpsychiatrie, „Ichpsychopathologie" nach Scharfetter, Wirkungen und Nebenwirkungen der Neuroleptikatherapie, Physiotherapie, Ergotherapie.

Summary

Remarks on effects and side-effects of psychopharmacological treatment from the physio- and the occupational-therapeutical point of view. This presentation describes experiences with the therapeutical handling of patients under neuroleptical therapy. The stay in hospital is differenciated into an acute *and* an activating period of treatment. The importance of a comprehensive therapeutical approach is emphasized. Practical examples show some contradictions concerning effects of neuroleptical therapy and physio- *and* occupational therapeutical handling.

  I. Kofler et al.

Keywords: Acute psychiatry, "ego-psychopathology" (Scharfetter), effects and side-effects of neuroleptical therapy, physiotherapy, occupational therapy.

Einleitung

In der Physio- und Ergotherapie mit schizophrenen Menschen orientieren wir uns an der Ich-Psychopathologie von Scharfetter. Dieser betrachtet die Schizophrenie als Ich-Erkrankung, bei der das Ich-Bewußtsein in fünf grundlegenden Dimensionen gestört ist.

Die fünf basalen Dimensionen des Ich-Bewußtseins nach Scharfetter

- *Ich-Vitalität:* Gewißheit der eigenen Lebendigkeit
- *Ich-Aktivität:* Gewißheit der Eigenbestimmung des Erlebens, Denkens, Handelns
- *Ich-Konsistenz:* Gewißheit eines kohärenten Lebensverbandes
- *Ich-Demarktion:* Abgrenzung des Eigenbereiches
- *Ich-Identität:* Gewißheit der eigenen personellen, physiognomischen, sexuellen, biographischen Identität

Ich-Psychopathologie nach Scharfetter

- *Ich-Vitalität:* Angst vor oder Erleben von dem eigenen Absterben, Tod, Untergang, Nicht-mehr-Sein, Weltuntergang, Untergang anderer Menschen
- *Ich-Aktivität:* Fehlen der Eigenmächtigkeit im Handeln und Denken. Fremdsteuerung, -beeinflussung, Kontrolliert-Werden im Handeln, Erleben, Fühlen, Denken. Lahmgelegtsein, Besessensein
- *Ich-Konsistenz:* Änderung des Zusammenhanges (Kohärenz) und der Beschaffenheit des Leibes. Aufhebung des Zusammenhanges des Leibes oder seiner Teile, der Gedanken-Gefühls-Verbindungen, der Gedankenketten, der Willens- und Handlungsimpulse, der Seele, der Welt, des Universums

- *Ich-Demarktion:* Unsicherheit, Schwäche oder Aufhebung der Ich/Nicht-Ich-Abgrenzung, Fehlen eines (privaten) Eigenbereichs im Leiblichen, im Denken und im Fühlen. Störung der Innen–Außen- und Eigen–Fremd-Unterscheidung
- *Ich-Identität:* Unsicherheit über die eigene Identität, Angst vor Verlust der eigenen Identität. Verlust der Identität. Physiognomische und Gestaltänderung, Geschlechtsänderung, Verwandlung in ein anderes Wesen, Änderung der Herkunftsidentität

Ziel der Ergo- und Physiotherapie besteht unter anderem in einer Stärkung dieser geschwächten Ich-Anteile.

Der schizophrene Patient ist für uns in seinem ganzen Mensch-Sein, d.h. in seinem ganzen Lebendig-Sein, Tun, Handeln, Gestalten erkrankt. Und so ganzheitlich soll auch der Therapieansatz sein. Eben deshalb sind wir der Meinung, daß mit Anfang der psychopharmakologischen Behandlung auch die ganzheitliche Rehabilitation beginnt. Wir haben den stationären Aufenthalt eines Patienten an unserer Abteilung in zwei Phasen geteilt, die Sie der Tabelle 1 entnehmen können.

In der Akutphase nehmen Neuroleptika eine wichtige Rolle ein, denn sie entlasten sowohl den Patienten als auch alle psychiatrisch Tätigen rasch von den belastenden Auswirkungen seiner psycho-

Tabelle 1

---

1. Phase: Akutphase (stationär)
   - produktive Symptomatik   ↑
   - psychotische Angst   ↑
   - Kontaktfähigkeit begrenzt

2. Phase: Aktivierungsphase (stationär – teilstationär)
   - produktive Symptomatik   ↓
   - psychotische Angst   ↓
   - Kontaktfähigkeit   ↑

Entlassung → extramurale Weiterbetreuung

---

tischen Symptome. So ist es bald möglich, daß der Patient an den verschiedenen therapeutischen Angeboten teilnehmen kann.

Liegt der Schwerpunkt der medizinischen Betreuung aber zu einseitig in der medikamentösen Therapie, so birgt dies die Gefahr einer sozialen – psychischen – körperlichen Isolation in sich.

Denn, egal ob man ein Verfechter oder Kritiker der Psychopharmakatherapie ist, das Eingehen auf den Menschen und die Auseinandersetzung mit seinen Problemen wird in jedem Fall nötig sein.

Physiotherapeutische Gesichtspunkte

Als Physiotherapeutin nehme ich ersten Kontakt zu Patienten im Rahmen der täglichen Morgengymnastik auf, natürlich nur sofern es ihr psychischer Zustand erlaubt (siehe Abb. 1). Ziel der Morgengymnastik besteht in einer Hebung des Vitalitäts- und Aktivitätsgefühles, in der Erarbeitung einer Körperstruktur und in der Förderung zwischenmenschlicher Kontakte.

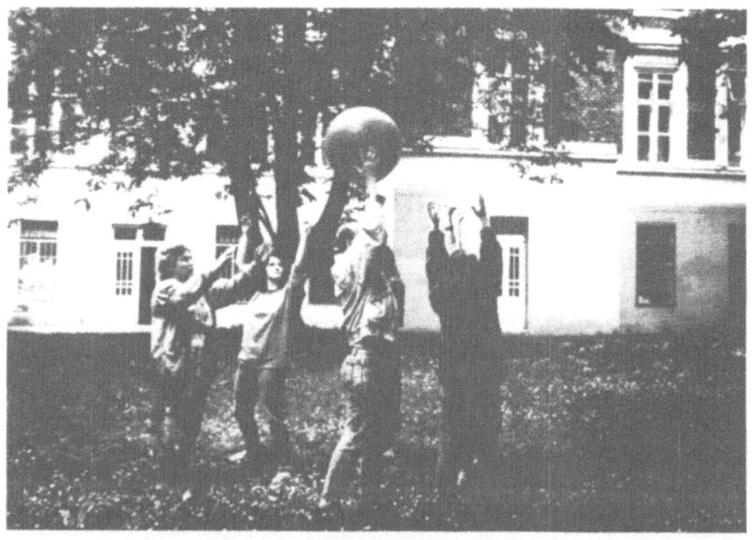

Abb. 1

Es ist leicht vorstellbar, daß Körperentfremdungsgefühl, Körperschemastörungen und Körperfeindlichkeit, die aufgrund der Primärerkrankung meist sowieso schon vorhanden sind, bei extrapyramidalen Nebenwirkungen noch verstärkt empfunden werden. Der Patient fühlt sich vermehrt steif, schlecht, ungelenkig. Durch Bewegungsübungen versuche ich diesen Teufelskreis zu unterbrechen. Es kommt zu einer Verbesserung physiologischer Körperfunktionen wie Kreislaufanregung, Atmungsvertiefung, Verdauungsanregung und Tonusregulierung, etc. und damit zu der erwünschten Hebung des persönlichen Vitalitäts- und Aktivitätsgefühls.

In der Aktivierungsphase wird der Patient zunehmend begegnungsfähiger, zielgerichtetes Arbeiten wird immer besser möglich.

Ich habe eine schizophrene Patientin behandelt, die eine ausgeprägte Fehlhaltung im Halswirbelsäulenbereich hatte und damit im Zusammenhang auch eine Ich-Konsistenzstörung verbalisierte. Sie meinte „ihr Kopf sitze nicht richtig am Körper, er sei nicht richtig festgemacht" (siehe Abb. 2). Wir haben versucht, durch Heilgym-

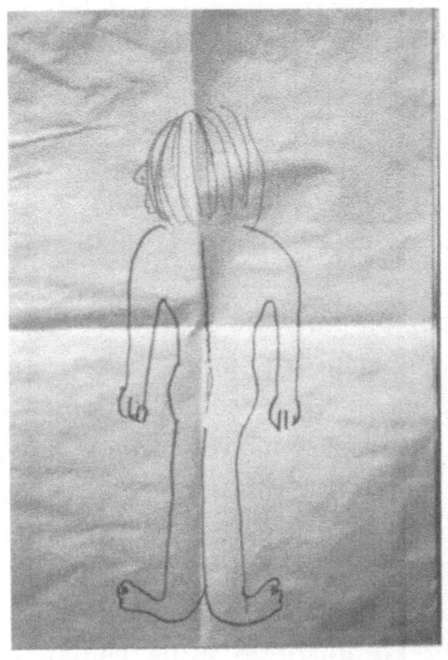

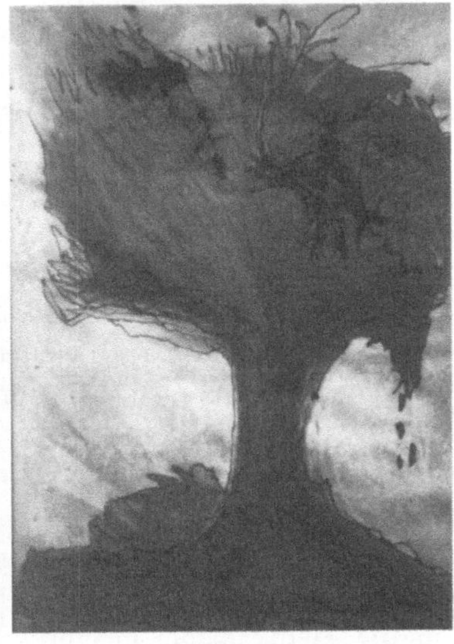

Abb. 2   **Abb. 3**

nastik, ihre tatsächliche Fehlhaltung zu korrigieren, und auch durch spezielle Übungen nach Scharfetter ihr Sicherheit bezüglich des Übergangs Kopf-Körper zu geben.

Sie können sich vorstellen, daß es viel konzentriertes und wiederholendes Üben erforderte, damit ein Patient lernt, solche krankhafte Mechanismen schrittweise zu überwinden.

Psychopharmaka erschweren dies oft, da die Patienten müde, apathisch, gleichgültig sind. Außerdem ist es wesentlich bequemer und einfacher, nur Medikamente zu schlucken, als aktiv die Ursachen von Beschwerden und Problemen zu beseitigen.

Ergotherapeutische Gesichtspunkte

Ganz allgemein versuchen wir in der Ergotherapie, durch das Anbieten von verschiedenen Materialien die Selbstwahrnehmung auf das Tun, Handeln und Gestalten zu lenken (siehe Abb. 3). Auch bietet sie die Möglichkeit, verlorengegangene Bedürfnisse wahrzunehmen und im geschützten Rahmen über gestalterische Medien auszudrücken.

Wie meine Kollegin beschrieben hat, sind die Patienten zu Beginn der Aktivierungsphase vor allem durch die Psychopharmaka begegnungsfähiger. Die Psychopharmaka drängen die psychotischen Symptome sehr rasch in den Hintergrund – allerdings verschleiern sie gleichzeitig das psychische Zustandsbild, was sich im gezielten Umgang mit Materialen besonders deutlich auswirkt.

Daraus ergibt sich, daß die Patienten durch eine zu freie, reizintensive Therapiesituation vielfach überfordert sind.

In dieser Zeit brauchen sie von uns eine behutsame Begleitung und vor allem am Anfang das Angebot von Materialien und Techniken, die ihnen Halt, Struktur und Kontinuität bieten (siehe Abb. 4).

Wie auch Lempke [2] in seinem Buch „Beschäftigungstherapie in der Psychiatrie" sehr treffend beschreibt, können wir in bezug auf die Medikamente in eine sehr komplizierte Rolle gedrängt werden.

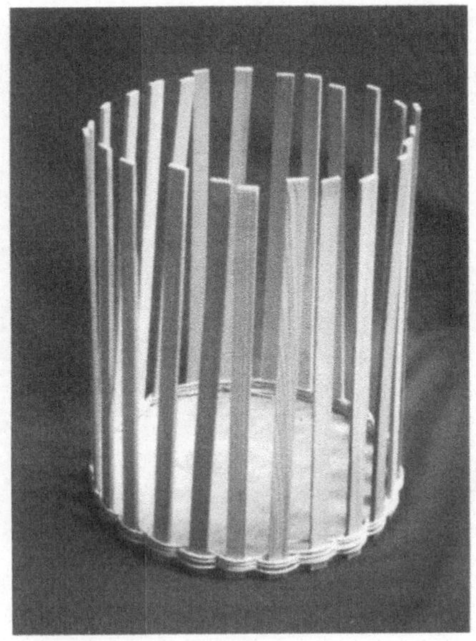

Abb. 4

Einerseits sind wir ein Teil der Gesamttherapie und müssen uns sicher grundsätzlich mit der medikamentösen Behandlung identifizieren – sie vertreten können.

Andererseits sind wir regelmäßig längere Zeit am Tag in einem eher entspannten und „ungefährlichen" Rahmen mit den Patienten zusammen – wir werden zu Bezugspersonen – und so sind es oft wir – die Ergo- und Physiotherapeuten – die die Klagen der Patienten über Nebenwirkungen zu hören bekommen.

Neben der Tatsache, daß dies oft viel unserer Therapiezeit in Anspruch nimmt, bringt es uns verständlicherweise in Konflikte, wenn die Patienten wegen überwiegender medikamentöser Einengungen die gewünschte Wirkung der Psychopharmaka nicht mehr erkennen bzw. würdigen können. Vor allem klagen sie über Einengungen der Motorik, der Denkfähigkeit und der Kreativität – dazu kommt, daß diese bei gezielten handwerklichen oder körperlichen Tätigkeiten besonders hinderlich auffallen.

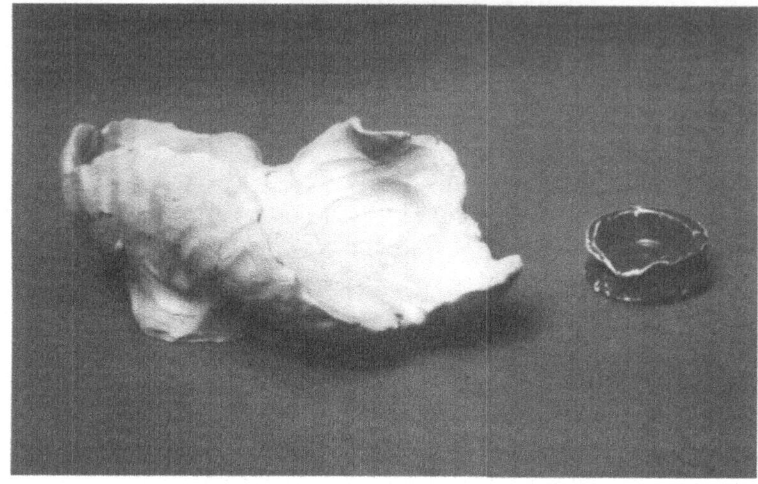

Abb. 5

Dazu einige Aussagen von Patienten:

- „Es fehlt mir die Kraft."
- „Meine Finger sind unbeweglich und steif."
- „Ich fühle mich wie lahmgelegt."
- „Es geht alles so schwer von der Hand."
- „Ich kann mich nur kurze Zeit konzentrieren."

Außerdem haben wir zwar einerseits gemeinsam mit den Medikamenten die Aufgabe, die Primärstörung zu behandeln – andererseits sollten wir aber auch den medikamentösen Nebenwirkungen entgegenwirken, z.B. durch manuelles Üben, gezielte feinmotorische Tätigkeiten, Konzentrationsübungen oder durch das Anbieten kreativer Materialien (siehe Abb. 5).

Dabei ist es sicher verständlich, daß es vom Patienten als Provokation erlebt werden kann, wenn wir genau die Fähigkeiten von ihm verlangen, die ihm gerade vorübergehend medikamentös blockiert sind.

Schlußfolgerungen

Wir wir aufgezeigt haben, werden im therapeutischen Umgang mit schizophrenen Patienten viele Widersprüche deutlich. Wir geraten bei Entscheidungen oft selbst in einen Zwiespalt zwischen dem, was wir nach unserem eigenen Gefühl für richtig halten, und dem, was aufgrund der gegebenen Situation in der Gesellschaft und Institution möglich ist.

Literatur

1. Scharfetter Ch (1990) Schizophrene Menschen. Psychologie Verlags-Union, Urban & Schwarzenberg, München
2. Lempke G (1989) Beschäftigungstherapie in der Psychiatrie. G Thieme, Stuttgart New York

Anschrift der Verfasser: Prim. Dr. M. E. Kalousek, 3. Psychiatrische Abteilung, Psychiatrisches Krankenhaus der Stadt Wien, Baumgartner Höhe 1, A-1145 Wien, Österreich.

Die Wirkungen der Psychopharmaka auf das Sexualverhalten und ihre Bedeutung für die Betreuung schizophrener Patienten

H. Katschnig und **M. Amering**

Universitätsklinik für Psychiatrie, Wien, Österreich

Zusammenfassung

Die Bedeutung und mögliche Beeinträchtigung der Sexualität chronisch kranker Menschen wird nur langsam zu einem beachteten Thema. Die Situation psychisch Kranker in dieser Beziehung stellt sich als besonders kompliziert dar und wird sicherlich noch in zu geringem Ausmaß in der Therapieplanung berücksichtigt. Dabei wird dem Thema Sexualität von den Patienten selbst große Bedeutung beigemessen und Probleme in diesem Bereich können die Compliance mit der medikamentösen Therapie empfindlich stören. Ein Überblick über Einflußfaktoren in der Beziehung zwischen Sexualität und Krankheit, eine Darstellung des Wissens über die Effekte von Psychopharmaka auf das sexuelle Erleben sowie Möglichkeiten des korriegierenden Eingreifens werden dargestellt. Die Bedeutung dieses Themas und die Notwendigkeit einer Beratung in sexuellen Fragen im Rahmen der Therapie werden betont.

Schlüsselwörter: Sexualität, Schizophrenie, Psychopharmakotherapie, Compliance.

Summary

The effects of psychotropics on sexual life and their importance in the treatment of schizophrenic patients. The importance and possible impairment of the sexual life in chronically ill persons is only slowly obtaining interest by medical professionals. The situation in regard to sexuality is even more complicated in psychiatric patients and certainly receives to little attention in the planning of therapeutic interventions. However, many patients report that they regard their sexual problems as very important and that these problems clearly exert an influence on compliance with drug therapy. An overview on interferences between sexuality and illness is given. Effects of psychotropics on sexual functions are presented as well as strategies to deal with these adverse effects. The significance of this topic and the importance of sexual councelling as part of the therapy is emphasized.

Keywords: Sexuality, schizophrenia, pharmacotherapy, compliance.

Einleitung

Sexualität bei chronischer Krankheit und Behinderung scheint heute immer noch ein Tabu-Thema zu sein. Dabei wird zunehmend klar, daß auch für Dialysepatienten, Krebskranke und Patienten mit Erkrankungen im höheren Lebensalter die Sexualität einen nicht unwesentlichen Bestandteil der Lebensqualität darstellen kann. Dies gilt zweifelsohne auch für psychische Krankheiten, wenngleich die Situation hier um einiges komplizierter ist als bei körperlichen Krankheiten.

Sexuelle Probleme bei einer Krankheit, besonders aber bei einer chronischen Krankheit können auf mindestens fünf verschiedene Weisen zustandekommen. Zunächst kann die Krankheit die Sexualfunktionen auf organischem Wege beeinträchtigen. Zweitens kann es durch die psychische Reaktion auf das Vorhandensein einer Krankheit zu sexuellen Störungen kommen. Nicht übersehen werden darf, daß, drittens, viele Patienten bereits prämorbid sexuelle Schwierigkeiten hatten und daß, viertens, auch Verhaltensänderungen des Partners als Reaktion auf die Krankheit hier ursächliche Bedeutung haben können.

Einen nicht unwesentlichen Faktor für die Sexualität der Patienten, im positiven wie im negativen Sinn, stellt schließlich die Behandlung dar. Durch eine erfolgreiche Behandlung können einerseits krankheitsbedingte sexuelle Störungen beseitigt werden, auf der anderen Seite haben viele medikamentöse Therapien auch Nebenwirkungen, durch die die Sexualfunktionen beeinträchtigt werden können.

Schizophrenie, Sexualität und Psychopharmaka

Wie Buddeberg und Mitarbeiter [1] fanden, empfinden schizophrene Patienten Sexualität als wichtigen Lebensbereich. Gut ein Drittel der befragten Patienten gaben regelmäßige Sexualkontakte an und fast alle männlichen Patienten berichteten über regelmäßige Selbstbefriedigung. Dem steht gegenüber, daß dieses Thema – ähnlich wie bei den schon genannten chronischen Krankheiten – von den Therapeuten heute eher nicht angesprochen wird, zum Teil aus Scham und Angst, zum Teil auch deshalb, weil man bei schizophrenen Patienten offensichtlich schon genügend Verhaltensprobleme sieht und nicht auch noch in diesem Bereich Probleme bekommen möchte.

Bedenkt man jedoch, daß es bei der Schizophrenie ohnehin viele Compliance-Probleme gibt, daß die Störung der Sexualität für viele Patienten ein Grund sein kann, ihre Medikamente abzusetzen, und daß dadurch wiederum eine mögliche Verbesserung der schizophrenen Symptomatik – mit einer Erhöhung der Kontaktfähigkeit und damit auch einer eventuellen Vermehrung zwischenmenschlicher sexueller Aktivitäten – nicht zustandekommt, dann wird deutlich, daß der Zusammenhang zwischen Psychopharmakotherapie und dem sexuellen Erleben und Verhalten schizophrener Patienten ein praktisch äußerst wichtiges Thema ist, mit dem die Patienten in der Regel alleingelassen werden.

Wir wollen hier eine kurze praxisbezogene Übersicht über die heute bekannten Zusammenhänge zwischen Psychopharmakotherapie und sexuellem Erleben und Verhalten geben. Vielleicht kann dieses Wissen Praktikern der Schizophreniebehandlung helfen, daß sie bei der Wahl der Medikamente, bei Compliance-Fragen und bei der Beratung schizophrener Patienten in sexuellen Fragen eine patientengerechtere Betreuung durchführen können.

Neurotransmitter und Sexualfunktion

Es ist heute bekannt, daß die sexuellen Funktionen von den gleichen Neurotransmittern mitgesteuert werden, die auch für die Wirkung der Psychopharmaka eine Rolle spielen. Im Detail gibt es hier allerdings noch viele Kenntnislücken. Am besten untersucht sind die Einflüsse von Neurotransmittern auf die männlichen Sexualfunktionen, nämlich auf Erektion und Ejakulation [2]. Wir werden hier die bekannten Zusammenhänge in vier Abschnitten darstellen – zunächst für Libido und Orgasmus, dann für Erektion, weiters für Ejakulation und schließlich über andere die Sexualität betreffenden Bereiche. Dabei werden wir nicht nur auf Neuroleptika, sondern auch auf Antidepressiva und Tranquillizer eingehen, weil diese in der Behandlung der Schizophrenie auch eine Rolle spielen. Die Darstellung ist aus Gründen der Übersichtlichkeit stark vereinfacht. Eine detaillierte und kritische Diskussion der Literatur – insbesondere zu Erektion und Ejakulation – findet sich bei Segraves [2].

Libido und Orgasmus

Von den klassischen Neuroleptika ist bekannt, daß sie sowohl die Libido als auch die Orgasmusfähigkeit reduzieren. Bei den Antidepressiva sind die Verhältnisse etwas komplizierter. Da Libidoverlust ja ein Symptom der Depression sein kann, kann durch eine adäquate Psychopharmakotherapie gerade dieses Symptom zum Verschwinden gebracht werden. Auf der anderen Seite haben trizyklische Antidepressiva auch libidodämpfende Folgen. Die Orgasmusfähigkeit wird durch Antidepressiva generell reduziert. Im Hinblick auf Tranquillizer ist am wenigsten bekannt –lediglich daß es zu einer Reduktion der Libido kommen kann.

Erektion

Unter den heute bekannten Zusammenhängen zwischen Neurotransmittern und Erektion, aus denen sich die Wirkungen der entsprechenden Psychopharmaka ableiten lassen, sind zentralnervöse und periphere Wirkungen zu unterscheiden.

Bei den zentralnervösen Wirkungen haben die für die Schizophrenie relevanten klassischen Neuroleptika vermutlich durch ihre Dopamin-2-Rezeptor-Blockade eine hemmende Wirkung auf die

Erektion. Bekannt ist – nicht zuletzt aus der Therapie der Parkinson-krankheit –, daß eine Aktivierung von Dopamin-2-Rezeptoren zu einer Steigerung der Erektionsfähigkeit und der sexuellen Potenz führt.

Bei den peripheren Wirkungen der Psychopharmaka ist die Situation etwas komplizierter. Es ist bekannt, daß durch eine Alpha-adrenerge-Rezeptor Blockade die Erektion gefördert wird, während durch eine Alpha-adrenerge Aktivierung – wie sie durch zahlreiche trizyklische Antidepressiva zustandekommt – eine Hemmung der Erektion stattfindet. Umgekehrt fördert eine Beta-adrenerge Aktivierung die Erektion, was für die Pharmakotherapie psychischer Störungen insofern relevant ist, als gelegentlich Beta-Blocker verabreicht werden (etwa bei Angststörungen, Nebenwirkungsbehandlung der Lithiumtherapie). Cholinerge Aktivierung fördert vermutlich die Erektion, was bei der Verabreichung von anticholinerg wirkenden trizyklischen Neuroleptika und Antidepressiva zu bedenken ist.

Ejakulation

Auch bei der Ejakulation ist wieder zwischen zentralnervösen und peripheren Wirkungen von Psychopharmaka zu unterscheiden.

Bekannt ist, daß eine Serotonin-Rezeptor Blockade die Ejakulation fördert, so daß Serotonin-Agonisten – wie etwa die neuen Antidepressiva, die die Serotoninwiederaufnahme blockieren – zu einer Hemmung der Ejakulation beitragen können.

Im Hinblick auf die peripheren Mechanismen gibt es nur ungesichertes Wissen. Vermutlich fördert eine Alpha-adrenerge Rezeptoraktivierung die Ejakulation, wobei auch eine cholinerge Modulierung eine Rolle zu spielen scheint.

Andere Bereiche

Im Hinblick auf das sexuelle Erleben und Verhalten ist auch die Gewichtszunahme, zu der praktisch alle Psychopharmaka – Neuroleptika, Antidepressiva und Tranquillizer – führen können, relevant. Schließlich ist noch die Galakthorroe, die (über eine Enthemmung der Prolaktinbremse) durch antidopaminerg wirkende Neuroleptika erzeugt wird, hier zu erwähnen.

Das Management von sexuellen Dysfunktionen bei Psychopharmakotherapie

Treten unter Psychopharmakotherapie sexuelle Funktionsstörungen auf und werden sie – was leider oft nicht der Fall ist – den Therapeuten bekannt, dann gibt es eine Reihe von Möglichkeiten, diesen Störungen therapeutisch zu begegnen. Wichtig ist, daß Therapeuten, die Psychopharmaka verschreiben, zu ihren Patienten einen so guten Kontakt haben, daß es möglich ist, diese Problematik überhaupt anzusprechen. Es ist bekannt, daß fast alle Patienten hier ein Beratungsbedürfnis haben, das von den meisten Therapeuten nicht erkannt wird. Übersehen werden darf allerdings auch nicht, daß sexuelle Störungen schon vor einer psychopharmakologischen Therapie, nämlich krankheitsbedingt, auftreten können. Die Differentialdiagnose zwischen solchen, auf die Krankheit zurückgehenden, und psychopharmakologisch bedingten sexuellen Störungen ist naturgemäß oft schwierig.

Im Prinzip gibt es vier verschiedene Möglichkeiten sexuelle Funktionsstörungen, die auf eine Psychopharmakotherapie zurückgehen, zu behandeln. Pharmakologische Ansätze, alternative Methoden zur Psychopharmakotherapie, Mischformen und schließlich Sexualberatung.

Zunächst kann beim Auftreten von sexuellen Störungen am Beginn einer Psychopharmakatherapie einmal ganz bewußt „gewartet" werden, da gegenüber vielen Nebenwirkungen der Psychopharmaka eine Toleranzentwicklung stattfindet (z.B. anticholinerge Wirkung der trizyklischen Antidepressia). Wird damit kein Erfolg erzielt, ist eine Dosisreduktion in Erwägung zu ziehen. Ist auch diese nicht erfolgreich, und besteht weiter die Notwendigkeit der Einstellung auf ein Psychopharmakon, ist an die Verwendung eines anderen Medikamentes zu denken, möglichst aus einer Stoffgruppe mit einem anderen Wirkungsmechanismus. Schließlich ist auch zu erwähnen, daß es für eine Reihe von Nebenwirkungen von Psychopharmaka, durch die sexuelle Beeinträchtigungen entstehen, gewissermaßen auch „Antidots" gibt. So könnten gegen die anticholinerge Wirkung von trizyklischen Antidepressiva cholinerge Substanzen (z.B. Bethanechol) versucht werden, gegen die sexuellen Nebenwirkungen von serotoninergen Substanzen Antiserotoninergika (z.B. Cyproheptadine). Freilich ist bei der Gabe derartiger Antidots zu bedenken, daß auch die intendierte therapeutische Wirkung der Psychopharmaka aufgehoben werden könnte, so daß der mögliche Nutzen einer Therapie der Krankheit zu einer Verbesserung der Sexualfunktion in Relation gestellt werden muß.

Neben diesen pharmakologischen Maßnahmen ist aber auch an Alternativen zur Psychopharmakatherapie zu denken, von denen es gerade bei der Schizophrenie mehrere gibt. Auf sie kann hier nicht näher eingegangen werden. Es sei lediglich daran erinnert, daß Patienten durch eine Strukturierung des Alltags, etwa in Tageskliniken, erhebliche Linderung ihrer Beschwerden erfahren können. Andere oder ergänzende Strategien sind das Üben von sozialen Fertigkeiten, das Erwerben von Symptombewältigungsstrategien (z.B. gegen Halluzinationen und Wahnideen). Schließlich kann durch eine entsprechende Angehörigenarbeit und Reduktion des psychosozialen Stresses ein geringerer Psychopharmakabedarf entstehen kann.

Gerade bei der Schizophrenie gibt es aber spezifische Mischformen der Behandlung von sexuellen Störungen, wobei eine Reduktion der Psychopharmakagabe mit dem Einsatz von alternativen Methoden kombiniert ist. Es sei hier an das Konzept der „Medikamentenferien" erinnert (Patienten erhalten durch einige Monate keine Neurolpetika, werden dann aber wieder für einige Monate darauf eingestellt), weiters an die Strategie der „early intervention" (Patienten erhalten prinzipiell keine Psychopharmaka, beim ersten Auftreten von Prodromalsymptomen eines Rückfalls werden jedoch Psychopharmaka verabreicht), sowie an die Möglichkeit, durch eine niedrige Dosierung einen genauso großen rückfallsprophylaktischen Effekt in der Dauertherapie zu erzielen wie mit einer üblichen Dosierung. Voraussetzung für eine entsprechende Effizienz dieser Maßnahmen dürften jedoch die oben genannten alternativen Methoden für die Betreuung schizophrener Patienten sein, insbesondere die Angehörigenarbeit.

Schließlich ist auch eine adäquate Sexualberatung, die auch auf eventuell bereits vor Krankheitsbeginn bestehende Schwierigkeiten eingehen kann, als Teil des Managements von Sexualstörungen unter Psychopharmakatherapie zu sehen. Gerade schizophrene Patienten, die ja häufig sehr jung erkranken, oft schon in der Pubertät und den Jahren der Adoleszenz durch Symptome beeinträchtigt sind, sind durch das Fehlen von einschlägigen Erfahrungen, die man üblicherweise in diesem Alter im Bereich der Beziehungen zum anderen Geschlecht macht, im Umgang mit ihrer Sexualität behindert. Ein Eingehen darauf kann sehr hilfreich sein, und in einer therapeutischen Beziehung auch die Basis für das Ansprechen von Problemen in diesem Bereich verstärken.

Literatur

1. Buddeberg C, Furrer H, Limacher B (1988) Sexuelle Schwierigkeiten ambulant behandelter Schizophrener. Psychiat Prax 15: 187–191
2. Seagraves RT (1989) Effects of psychotropic drugs on human erection and ejaculation. Arch Gen Psychiatry 46: 275–284
3. Pfeiffer W, Kockott G, Fischl B, Schleuning G (1991) Unerwünschte Wirkungen psychopharmakologischer Langzeittherapie auf die sexuellen Funktionen. Psychiat Prax 18: 92–98
4. Strauß B, Gross J (1984) Auswirkungen psychopharmakologischer Behandlung auf die sexuellen Funktionen. Fortschr Neurol Psychiat 52: 293–301
5. Strauß B, Gross J (1984) Psychopharmakabedingte Veränderungen der Sexualität – Häufigkeit und Stellenwert in der psychiatrischen Praxis. Psychiat Prax 11: 49–55

Anschrift der Verfassers: Prof. Dr. H. Katschnig, Universitätsklinik für Psychiatrie, Währinger Gurtel 18–20, A-1090 Wien, Österreich.

Psychopharmaka im Spannungsfeld zwischen Patienten, Angehörigen und Betreuern

M. Amering und **H. Katschnig**

Universitätsklinik für Psychiatrie, Wien, Österreich

Zusammenfassung

Im Gegensatz zur Therapie schwerer körperlicher Erkrankungen ist bei psychiatrischen Erkrankungen die Notwendigkeit einer pharmakologischen Therapie nicht allgemein akzeptiert. In Zeiten zunehmender Gemeindenähe beschränkt sich der pharmakotherapeutische Kontakt des Patienten nicht mehr auf eine Zweierbeziehung zwischen Behandler und Behandeltem, sondern viele Personen des therapeutischen und sozialen Netzwerkes üben Einfluß auf die Haltung zur Medikamenteneinnahme und damit direkt und indirekt auf die Compliance des Patienten aus. Es wird vorgeschlagen, im therapeutischen Alltag die Hintergründe und Konsequenzen von „pharmakophilen" und „pharmakophoben" Haltungen im Netzwerk zu erheben und den Problemen, die sich aus diesbezüglich diskrepanten Einstellungen im Netzwerk der Betreuung ergeben, aktiv zu begegnen.

Schlüsselwörter: Psychopharmakatherapie, Compliance, therapeutisches Netzwerk, Pharmakophilie, Pharmakophobie.

Summary

Patients, relatives, therapists and psychopharmacological therapy: a field of tension. In contrast to the treatment of severe physical diseases the necessity of pharmacotherapy of mental disorders and disabilities is still under debate. Nowadays, as we treat mental disorders in the community, pharmacotherapy is no longer just a matter of the patient and the treating physician. Many persons of the therapeutic network exert their influences on patients' attitudes towards the use of psychotropics and thus directly or indirectly affect compliance. We suggest to investigate the background and consequences of "pharmacophilic" and "pharmacophobic" attitudes and actively deal with the problem of discrepant conceptions and opinions within the therapeutic and social network of the patient.

Keywords: Psychopharmacotherapy, compliance, therapeutic network, pharmacophilia, pharmacophobia.

Einleitung

Im Gegensatz zur Behandlung schwerer körperlicher Krankheiten ist die Notwendigkeit einer Pharmakotherapie psychischer Erkrankungen sowohl unter Laien als auch unter professionellen Helfern nicht allgemein akzeptiert. Die letztlich nach wie vor ungeklärte Ätiologie, der geringe Informationsstand der Bevölkerung, sowie Vorurteile und Ängste gegenüber der Psychiatrie geben Anlaß zu vielen verschiedenen Theorien über Behandelbarkeit bzw. auch Behandlungswürdigkeit psychischer Erkrankungen und Behinderungen. Diese Tatsache führt zu einer schwierigen Situation für Patienten und Behandler und erschwert häufig die pharmakologische Therapie durch Ablehnung und Non-Compliance.

Die Compliance bei psychiatrischen Patienten in ambulanten oder teilstationären Einrichtungen muß häufig als erschreckend niedrig eingestuft werden (siehe z.B. van Putten [3]). Überlegungen zur Verbesserung der Compliance müssen zunächst medikamentenbezogenen (z.B. Nebenwirkungsprofil, Wirksamkeit, Dosierung, Darreichungsform) und patientenbezogenen Faktoren (z.B. metabolische Eigenheiten, Krankheitseinsicht, Konzentrations- und Merkfähigkeit) berücksichtigen.

Zusätzlich muß man jedoch bedenken, daß der Patient vielfältigen Einflüssen der Personen seines therapeutischen und sozialen Netzwerkes ausgesetzt ist. Der mögliche Konflikt zwischen Psychiatern und Ergo- und Physiotherapeuten, die den Erfolg ihrer Tätigkeit durch Nebenwirkungen von Psychopharmaka eingeschränkt sehen, wurde ja auch auf dieser Tagung schon thematisiert. Ganz offensichtlich sind Expertise, Kenntnisstand, therapeutische Orientierungen der verschiedenen in der Psychiatrie tätigen Berufsgruppen sehr unterschiedlich. Eine wichtige Rolle spielen auch die Angehörigen. Häufig leben die Patienten mit ihnen in einem Haushalt und sind dadurch deren Vorstellungen über Nutzen und Schaden der Medikamente ausgesetzt. Andere Beispiele sind das Personal der Sozialämter oder der Arbeitsmarktverwaltung, von denen Patienten durchaus wohlgemeinte Ratschläge hören können, wie z.B. daß sich ihre Berufsaussichten verbessern würden, wenn sie keine Psychopharmaka nähmen u.ä.

Gerade im Zeitalter der gemeindenahen Psychiatrie hat sich das Netzwerk der involvierten Personen stark vergrößert. Dieses Netzwerk muß als Rahmen für die Therapie wahrgenommen werden. Der Rückzug in eine von einem direktiven Interventionsstil geprägte Zweierbeziehung zwischen Arzt und Patienten soll heute Ausnahmesituationen vorbehalten bleiben. Das bedeutet auch, daß wir uns mit den Einflüssen dieses Netzwerkes auf die Möglichkeiten und Bedingungen der pharmakologischen Therapie systematisch auseinandersetzen müssen.

Aus unseren Erfahrungen in multiprofessionellen Teams und mit der Einbeziehung der Angehörigen in die Behandlung psychisch kranker und behinderter Menschen (siehe Katschnig [1]) möchten wir im folgenden versuchen, die Situation zu beleuchten, die sich durch unterschiedliche und teilweise miteinander in Konflikt stehende Haltungen zur Notwendigkeit einer medikamentösen Behandlung bei psychischen Krankheiten ergibt. Wir glauben, daß das Kennenlernen dieser Haltungen und eine Analyse und Klärung der speziellen Situation jedes einzelnen Patienten eine wichtige Grundlage für den Erfolg von pharmakotherapeutischen Interventionen ist.

Als Gerüst zur Ordnung dieser komplexen Situation führen wir die Begriffe „pharmakophob" und „pharmakophil" ein – zur Charakterisierung einerseits einer Haltung, die Medikamenten gegenüber mißtrauisch bis ablehnend ist, und andererseits einer Haltung, die Medikamenten gegenüber akzeptierend ist und auch mit einer gewissen „Medikamentengläubigkeit" einhergehen kann.

Die möglichen Ursachen, Hintergründe und Konsequenzen von pharmakophilen bzw. pharmakophoben Haltungen gegenüber der pharmakologischen Therapie sind Gegenstand der folgenden Überlegungen, ebenso die Strategien zum Umgang mit diesbezüglich diskrepanten Einstellungen in einem sozialen Netzwerk.

Sowohl für pharmakophile als auch für pharmakophobe Einstellungen lassen sich – für Praxiszwecke vereinfacht – zwei Typen von möglichen Ursachen feststellen. Zum einen sind das Theorien über die Entstehung der Krankheit, zum anderen handelt es sich um praktische Erfahrungen mit Psychopharmaka. In vielen Fällen sind damit – bewußt oder unbewußt – „Interessen" der Betroffenen verbunden.

Ursachen für pharmakophile Einstellungen

Biologische Theorien über die Entstehung der Krankheit

Wenn eine Krankheit biologische Ursachen hat, ist natürlich eine medikamentöse Therapie der adäquate Ansatz. Eine biologische Theorie zu vertreten kann aber für den Patienten auch bedeuten, daß er sich an der Behandlung nicht zu beteiligen braucht. „Nicht ich mache mich gesund, das Medikament macht mich gesund. Suchen Sie mir das richtige aus!" ist ein Beispiel für diese Haltung.

Angehörige können mit einer biologischen Theorie ihren möglichen Schuldgefühlen – in bezug auf eine mögliche Verantwortung für die Entstehung und den Verlauf der Krankheit – begegnen. Das kann unter Umständen dazu führen, daß sie sich ihrer möglichen Rolle in der Behandlung nicht verpflichtet fühlen. Ihre Haltung kann sich so ausdrücken: „Ich kann nichts beitragen. Das Medikament muß alles machen."

Für die professionellen Helfer, die eine biologische Theorie vertreten, ist die Applikation des Medikamentes oft das einzige erklärte Ziel der Behandlung und erlaubt ihnen andere – unbequemere und aufwendigere – Therapieansätze auszusparen. „Das Medikament muß an die Synapse" kann hier zur alleinig vorherrschenden Maxime des Handelns werden.

Positive Erfahrungen mit Psychopharmaka

Patienten, Angehörige und Betreuer machen oft die Erfahrung, daß Psychopharmaka gegen die positive Symptome der Schizophrenie und gegen Angstzustände akut wirken und so rasch Erleichterung von schwierig zu ertragenden Zuständen bringen können.

Die Tatsache, daß Psychopharmaka eine rückfallsprophylaktische Wirkung haben, ist schwieriger zu erkennen. Oft muß dieses Wissen durch die unangenehme Erfahrung gewonnen werden, daß dem Absetzen – nach einer gewissen Latenz – der Rückfall folgt. Erschwert wird das Erkennen dieser Zusammenhänge dadurch, daß es nach Absetzen einer neuroleptischen Medikation bis zu einigen Monaten dauern kann bis es zu einem Rückfall kommt, und daß die Medikamentenfreiheit durch den Wegfall der Nebenwirkungen anfänglich oft als angenehm erlebt werden kann.

Ursachen für pharmakophobe Einstellungen

Psychosoziale Theorie über die Entstehung der Krankheit

Für den Patienten, die Eltern und für manche Betreuer kann dies bedeuten, daß Schuldzuschreibungen, z.B. an die Eltern, an eine feindliche Umwelt oder an den Patienten selbst die Kommunikation im therapeutischen Netzwerk prägen. Der Patient kann die Meinung entwickeln: „Ich muß es selber schaffen, ein Medikament steht mir dabei im Wege." oder „Die anderen müssen sich ändern. Dann werde ich wieder gesund."

Manche Angehörige neigen zu der Ansicht: „Der Patient soll sich gefälligst zusammenreißen und sich mehr anstrengen, dann wird es schon gehen."

Therapeuten können sich auf den Standpunkt: „Die Eltern müssen sich ändern" zurückziehen. Hierher gehört auch, daß das Beherrschen einer Psychotherapiemethode Fachleute dazu verleiten kann, sich voll und ganz auf diese zu verlassen, ohne andere therapeutische Ansätze (also z.B. Psychopharmaka) in Betracht zu ziehen, oder Psychopharmaka überhaupt abzulehnen.

Negative Erfahrungen mit Psychopharmaka

Erfahrungen mit Nebenwirkungen von Psychopharmaka können Grundlage für deren generelle Ablehnung sein. Dabei sind besonders akute und dadurch oft erschreckende Nebenwirkungen, wie Akutdyskinesien oder Kreislaufkollaps, Grund für eine negative Haltung. Aber auch das Gefühl „eingemauert" zu sein, Parkinsonsyndrom, Galaktorrhoe, Dämpfung des sexuellen Lebens und ähnliches können zur Ablehnung von Psychopharmaka führen. Die Wahrscheinlichkeit, daß es zu einer solchen Entwicklung kommt, steigt mit dem Mangel an Information des Patienten und seiner Angehörigen über diese Risiken und über die Mittel und Wege, diesen unerwünschten Nebenwirkungen zu begegnen. Leider bestehen auch häufig Assoziationen von Psychopharmaka mit bestimmten negativen Erfahrungen wie Krankenhausaufenthalt, Zwangseinweisung und Zwangsbehandlung etc.

Umgang mit diskrepanten Einstellungen zu Psychopharmaka

Diskrepante Haltungen bezüglich der Notwendigkeit einer pharmakologischen Therapie unter den Personen, deren Zusammenarbeit für eine günstige Beeinflussung des Krankheitsverlaufes bei psychosekranken Menschen von entscheidender Bedeutung ist, sind sehr häufig. Nicht immer ist diese Tatsache und die Struktur der daraus resultierenden Probleme auf den ersten Blick erkennbar. Es muß deshalb aktiv an einem Klima gearbeitet werden, das das Erkennen und die Kommunikation über solche Haltungen ermöglicht.

Aus unserer Erfahrung möchten wir einige Anregungen zum Umgang mit derartigen diskrepanten Einstellungen unter den Beteiligten an einem therapeutischen Netzwerk geben.

— Es erscheint zunächst sehr wichtig, bestehende Diskrepanzen, aber auch Koalitionen zwischen den beteiligten Personen zu erkennen und zu analysieren. Eine Gefahr besteht hier darin, daß man als Therapeut selbst Koalitionen eingeht, die oberflächlich betrachtet als sinnvoll erscheinen, ohne daß man die Dynamik der unter Umständen bestehenden Spannungen und die Kräfteverhältnisse im Netzwerk kennengelernt hat. Ein Beispiel für eine solche Koalition ist der Fall, daß der Patient und seine Angehörigen eine Front gegen den Betreuer aufgebaut haben, dies aber mit unterschiedlicher Offenheit vertreten. Eine häufig unglückselige Situation entsteht auch durch Koalition von Patienten und Betreuern gegen die Angehörigen, die dann für eine weitere Zusammenarbeit verloren gehen können, obwohl sie im Endeffekt – nach Entlassung aus dem Spital oder der intensiven Betreuung – die hauptsächlichen Ansprechpartner für den Patienten sein werden. Andererseits kann durch eine Koalition zwischen Therapeuten und Angehörigen beim Patienten oft ein Einverständnis für notwendige therapeutische Maßnahmen erreicht werden. Dabei darf jedoch nicht übersehen werden, daß der Patient unter Umständen dennoch eine ganz andere Auffassung von der Situation hat, die zu einem anderen Zeitpunkt eine bestimmende Rolle im therapeutischen Kontakt annehmen kann. Ein letztes von vielen möglichen Beispielen ist die Situation, daß der Betreuende mit einem Elternteil gegen den Patienten und den anderen Elternteil koaliert, was bestehende Spannungen in der Familie verstärken kann.

– Werden diskrepante Auffassungen erkannt, so sollte man diese möglichst offen zur Sprache bringen. Dabei ist es wichtig, die verschiedenen Haltungen ernstzunehmen und nach Gründen für diese Haltungen zu fragen und zu forschen. Es muß aktiv an einem Klima gearbeitet werden, daß es ermöglicht, die Konsequenzen dieser Haltungen zu beleuchten und diese Überlegungen in eine gemeinsame Therapieplanung einfließen zu lassen.

– Das Vulnerabilitäts-Stress-Modell [4] zu Entstehung und Verlauf der schizophrenen Erkrankung erscheint uns als Modell für die Integration biologischer und psychosozialer Maßnahmen besonders gut geeignet. Vereinfacht ausgedrückt ist die Schizophrenie in diesem Modell durch eine Verletzlichkeit gegenüber psychozialem Stress gekennzeichnet – die Neuroleptika verringern die Verletzlichkeit, psychosoziale Maßnahmen helfen den Stress zu verringern oder ihn zu bewältigen. Gegenüber der klassischen Auffassung der biologischen Psychiatrie, die Krankheit würde – wie eine einmal abgeschossene Kanonenkugel – unbeirrbar und unbeeinflußbar ihren Weg nehmen, erlaubt das Vulnerabilitäts-Stress-Modell, sich die Krankheit wie einen abgeschossenen Federball vorzustellen, der zwar in eine bestimmte Richtung geschossen wird, durch den Wind aber in seiner Flugbaghn beeinflußt werden kann. Wenn „Wind" durch „sozialen Streß" oder durch „soziale Unterstützung" ersetzt wird, ist manchen Vertretern einer rein biologischen Theorie der Weg zu einer integralen Sicht gebahnt und umgekehrt. Dadurch entsteht Raum für Engagement in unterschiedlichen Bereichen, ohne daß bei dem einen oder anderen Beteiligten das Gefühl entsteht, er oder sie fänden keine Berücksichtigung oder würden in ihrer Haltung abgelehnt. Die Entstehung solcher Empfindungen ist zu vermeiden, da sie sehr häufig dazu führt, daß im Hintergrund dennoch entsprechend den Haltungen der „mißachteten" Personen agiert wird. Eine Stufe weiter als das „Federball-Modell" kann – auf dem Weg zu einer Intergration verschiedener Sichtweisen – das von uns so genannte „Schwalbenmodell" führen, ein Modell, das den Patienten, aber auch den Angehörigen, nicht einfach als Spielball äußerer Einflüsse sieht, sondern die Selbststeuerung und Mitgestaltung betont [2].

Wir haben die Erfahrung gemacht, daß dieses anfänglich unter Umständen sehr zeit- und kräfteraubende Vorgehen für die Therapieplanung und den weiteren Verlauf einer therapeutischen Beziehung sehr hifreich sein kann und manche Komplikation verhindern kann. Durch eine Erhöhung der Chance, eine zufriedenstellende Compliance und somit erfolgreiche Behandlung und Rückfallsprophylaxe zu erreichen, kann diese Mühe letztendlich jedoch für alle Beteiligten sehr lohnend sein.

Literatur

1. Katschnig H (Hrsg) (1989) Die andere Seite der Schizophrenie – Patienten zu Hause, 3. Aufl. Psychologie Verlags Union, München
2. Katschnig H (1992) Von der richtigen und von der falschen Hoffnung. Kontakt 15 (8): 5–16 (Zeitschrift der HPE Österreich)
3. van Putten T (1974) Why do schizophrenic patients refuse to take their drugs? Arch Gen Psychiatry 31: 67–72
4. Zubin J, Spring B (1977) Vulnerability – a new view of schizophrenia. J Abnorm Psychol 86: 103–126

Anschrift der Verfasser: Dr. M. Amering, Universitätsklinik für Psychiatrie, Währinger Gürtel 18–20, A-1090 Wien, Östereich.

Praxis der Kombination von Psychopharmaka und Psychotherapie

T. Platz

Psychiatrische Abteilung, Landeskrankenhaus Klagenfurt, Österreich

Zusammenfassung

Das Thema wird auf die Erfahrungen diesbezüglich im Psychiatrischen Krankenhaus eingeschränkt. Im Vergleich des Stellenwertes der einzelnen Therapieverfahren dominieren Psychopharmakatherapie und soziotherapeutische Verfahren, obwohl letztere in Primitivkulturen entwickelter sind als bei uns.

Auf die Erwartungen und Haltungen der Betroffenen und Betreuer Therapien gegenüber wird besonders eingegangen. Dazu werden zwei eigene Einstellungsuntersuchungen vorgestellt. Ebenso stehen Faktoren der Persönlichkeit und die Umwelt des Patienten in Wechselwirkung mit den angewendeten Therapien. Das komplizierte Netzwerk der Therapiekombination mit den Bedingungen des Milieus und der Patientenpersönlichkeit muß täglich neu überdacht und gestaltet werden. Eine faszinierende Aufgabe.

Schlüsselwörter: Psychopharmaka, Psychotherapie, Kombinationstherapie, Einstellungsuntersuchung, Milieufaktoren.

Summary

Combining psychotropic medication with psychotherapy. The topic focusses on the experiences in the psychiatric hospital only. The dominant position among the various therapeutic procedures is occupied by treatment with psychotropic drugs and milieu therapy, whereby in primitive cultures the latter is more highly developed than in Western society.

The expectations and attitudes of users and carers towards the various therapies are examined in detail. Two studies of attitudes by the author are presented in this context. Equally there is a two-way effect between factors in the personality and environment the patient and the therapies applied. The complex network of combined therapies and the network of the patients environment and personality have to be newly reflected and restructured daily. A fascinating task.

Keywords: Psychotropic medication, psychotherapy, combined therapy, attitudes, environment.

Einleitung

Die Arbeit behandelt das Thema eingegrenzt auf die Praxis der Kombination von Psychotherapie und Psychopharmaka im Psychiatrischen Krankenhaus. Die hier zu versorgenden Menschen sind in der Regel schwer psychisch krank und erschöpft und haben zunächst wenig Ressourcen, um in den Genesungsprozeß zu investieren. Es handelt sich so um eine Population, die versorgt werden muß und eine Auslese kaum möglich ist im Gegensatz zu ärztlichen oder psychotherapeutischen Praxen.

In einem weiteren Schritt zur Klärung des Themas ist anzumerken, daß die Psychotherapie in ihrer mehr als 100jährigen Geschichte ihr Hauptaugenmerk nicht auf die in Krankenanstalten zur versorgenden Menschen gerichtet hat, sondern sich zunächst mit psychosomatischen Fragestellungen [6] psychoneurotischen Störungen [5] und erst in der Folge mit der Entwicklung der Selbstpsychologie [10] sich den Persönlichkeitsstörungen und psychotischen Störungen zugewandt hat.

Fragt man sich als Krankenhauspsychiater bzw. Sozialpsychiater, welchen Stellenwert nun die Psychotherapie, die sich aus den klassischen Wurzeln der Tiefenpsychologie und Lerntherorie entwickelt hat, nun wirklich derzeit einnimmt, so ist festzustellen, daß der lerntheoretische Ansatz ein wesentliches Instrument im Konzept der therapeutischen Strategien darstellt und der tiefenpsychologische Beitrag im diagnostischen Prozeß wertvolle Hilfen leistet, beide in der Bedeutung für die Praxis im psychiatrischen Krankenhaus aber hinter den soziotherapeutischen Ansätzen zurückstehen.

Es ist nicht einfach, den Stellenwert der Psychopharmakatherapie zu besprechen. Tatsache ist, daß in der jungen Geschichte der Psychopharmaka sich die psychiatrische Versorgung gewaltig gewandelt hat. Es ist nicht nur zu hören und zu lesen, sondern der Autor hat es auch selbst erlebt in dem Bereich, den er zu verantworten hat, daß aus einem Tobhaus durch eine lege artis gehandhabte Psychopharmakatherapie ein Krankenhaus werden konnte. Täglich ist zu erfahren, daß angstvoll gespannte Menschen mit paranoiden oder depressiven Verzerrungen der Realität durch den Einsatz von Psychopharmaka wesentliche Erleichterung und Linderung erhalten. Immer wieder ist es frappierend zu beobachten, wie durch Psychopharmakaeinnahme sich emotionale und kognitive Teilsysteme quasi wie bei Umlegen eines Schalters wieder einrenken. Dies sind Einzelfälle, ingesamt kann man aber sagen, daß bei einem Drittel der Patienten sich ein sehr guter Erfolg durch Psychopharmakatherapie in Kombination mit nicht-somatischen Verfahren einstellt, bei einem weiteren Drittel mäßiggradige Erfolge zu verzeichnen sind, bei der verbleibenden Gruppe der Erfolg aber äußerst unbefriedigend ist.

Führt man sich also die drei Säulen der therapeutischen Möglichkeiten in der Psychiatrie, nämlich Somatotherapie, Psychotherapie und Soziotherapie, welche übrigens kürzlich in einem Papier von Katschnig und Schöny [9] sehr eindrucksvoll dargestellt wurden, vor Augen, so soll nun auf die Praxis der Kombination näher eingegangen werden. Dazu sollen einige Schlaglichter auf diese Praxis gerichtet werden, die bedeutsam erscheinen und möglicherweise zu einem besseren Verständnis von Kombinationen beitragen können bzw. anregend sein sollen.

1. Schlaglicht: Die Ethnomedizin berichtet folgendes

In Primitivkulturen besteht die Therapie des Medizinmannes aus zwei Anteilen [16]. Zum einen der körpermedizinische Anteil mit Manipulationen an Körperteilen, mit Einbringen von Säften etc., zum anderen der magische Teil der Behandlung, welcher aus Besprechungen, Beschwörungen, gesellschaftlichen Ritualen wie

Tänzen usw. besteht. Dieser psycho- und gruppentherapeutische Anteil der Therapie soll quasi zur Versöhnung der Gruppe bzw. des Dorfes mit dem Kranken verhelfen, d.h. die gestörten sozialen Beziehungen reparieren. Von dieser Primitivmedizin können wir natürlich viel lernen und Teile unseres derzeitigen therapeutischen Handelns gehen ja in diese Richtung: Familientherapie, Angehörigenarbeit, nachgehende Fürsorge, präventive gesundheitsförderliche und rehabilitative Maßnahmen im Umfeld des Patienten bzw. in der Kommune. Aber auch dem mythischen Bedürfnis der Patienten und ihres Umfeldes wird zunehmend Rechnung getragen. Der Stellenwert von additivmedizinischen bzw. paramedizinischen Methoden gewinnt an Bedeutung, Bachblüten, Homöopathie, Kinesiologie, nicht zu vergessen die physikalische Medizin bzw. Physikotherapie. Bei weitem haben wir aber noch nicht den Stand der Primitivmedizin in diesem Feld erreicht. Unsere kulturellen und zivilisatorischen Gepflogenheiten erweisen sich als oft hinderlich. Ich meine, es hat keinen Sinn die magisch-mythischen Bedürfnisse der Patienten in schulmedizinischer Überheblichkeit zu verleugnen, vielmehr ist diesen Rechnung zu tragen, dieser Sehnsucht nach Sicherheit und Linderung aus einer verborgenen Kraft.

2. Schlaglicht:
Ergebnisse von Einstellungsuntersuchungen

Was will eigentlich der Patient und welche Erwartungen haben die Betreuer? Wir können lang theoretisieren und gehen möglicherweise an der Realität vorbei, wenn wir uns nicht darum kümmern, welche Einstellungen und Bedürfnisse bei Patienten und Betreuern hinsichtlich Psychopharmaka und Psychotherapie vorherrschen.

In der Psychopharmakotherapie im allgemeinen und bei den klinischen Medikamentenstudien im Besonderen wird auf die Einstellungen und Meinungen der Patienten betreffend Psychopharmaka kaum Bedacht genommen. Psychische und soziale Komponenten, wie z.B. Akzeptanz oder Bedürfnisse bezogen auf Medikamente werden kaum erfaßt. Viel Wert wird gelegt auf Diagnostik, auf DMS-III-R oder ICD-10, auf biochemische, elektrophysiologische und morphologische Daten. Mit Skalen werden zwar Befindlichkeiten, Kognition und Verhalten gemessen an bestimmten Zeitpunkten, aber über die Grundhaltungen der Patienten Pharmaka gegenüber wird in der Regel nichts erhoben. Wir gehen eben davon aus, daß die Patienten alle medizinischen Manipulationen und Vorgaben gleich bereitwillig und aufgeschlossen annehmen und sich von daher kaum unterscheiden. Doch wie wir eigentlich wissen, gibt es große Variationen in den Haltungen und Erwartungen den Medikamenten gegenüber, die mit hoher Wahrscheinlichkeit Folgen haben auf die Pharmakodynamik. Als kleinen Beitrag zu diesem Thema wurde an der Psychiatrischen Abteilung des LKH Klagenfurt eine Untersuchung gemacht, wobei 58 Patienten beiderlei Geschlechts mit psychotischen Erkrankungen aus dem schizophrenen und affektiven Formenkreis über ihre Meinungen zur Psychopharmakatherapie befragt wurden:

– 21 Prozent sehen keine Vorteile in der Psychopharmakatherapie, dabei sind weibliche Patienten, solche mit kurzer Krankheitsdauer und jüngere Patienten kritischer (Abb. 1–4). Die Nachteile im Erleben werden besser differenziert als die Vorteile durch Medikamenteneinnahme. Tabletten und Tropfen sowie einmal tägliche Einnahme werden bevorzugt (Abb. 5–7).
– 26% der Befragten der Patienten können die Medikamenteneinnahmen mit ihrem Selbstbild nicht vereinbaren, wobei Frauen und jüngere Patienten wiederum kritischer sind (Abb. 8–9).
– Schließlich wollen 2/3 der Patienten mehr Gespräch und Informationen, wobei anzumerken ist, daß die Befragung auf jenen 2 Stationen stattfand, die ein ziemlich dichtes Therapieprogramm und eine 1:5 Betreuung aufwiesen (Abb. 10).

Gerade in der Psychopharmakatherapie ist die Einstellung zum Medikament von höherer Bedeutung als in anderen medizinischen Disziplinen sowohl beim Arzt als auch beim Patienten. Das Medikament bzw. die Einstellung wird in der Arzt-Patienten-Beziehung

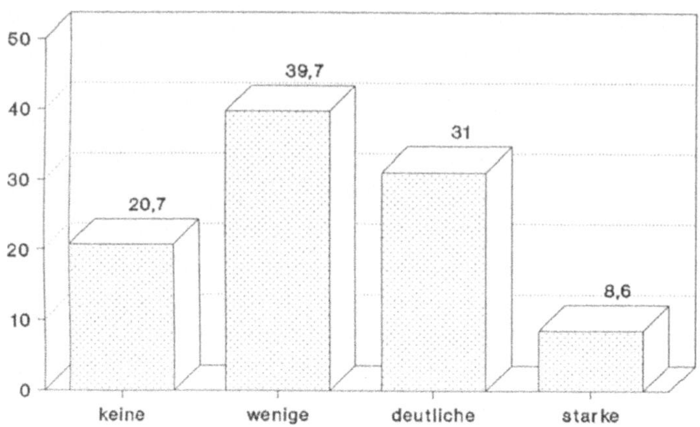

Abb. 1. Vorteile durch die Einnahme von Medikamenten (Gesamtpopulation, N = 58, in Prozent)

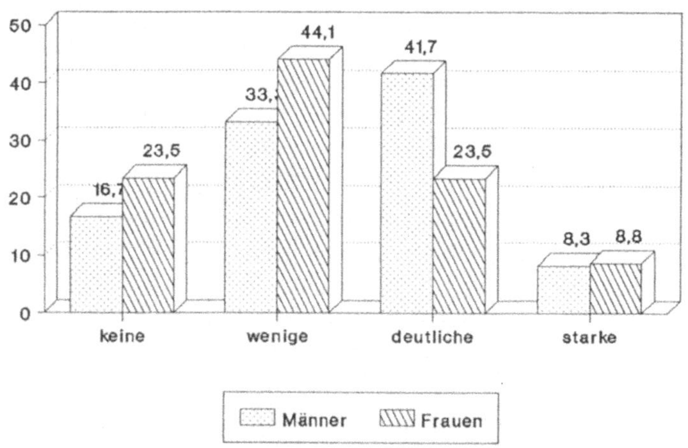

Abb. 2. Vorteile durch die Einnahme von Medikamenten (getrennt nach Geschlecht, in Prozent)

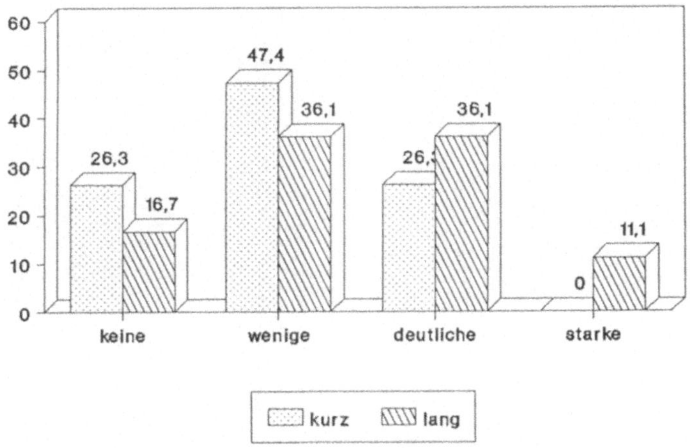

Abb. 3. Vorteile durch die Einnahme von Medikamenten (getrennt nach Krankheitsdauer, in Prozent)

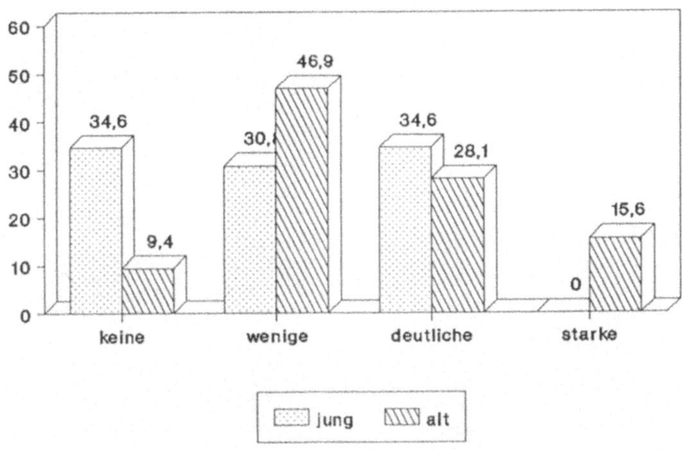

Abb. 4. Vorteile durch die Einnahme von Medikamenten (getrennt nach Alter, in Prozent)

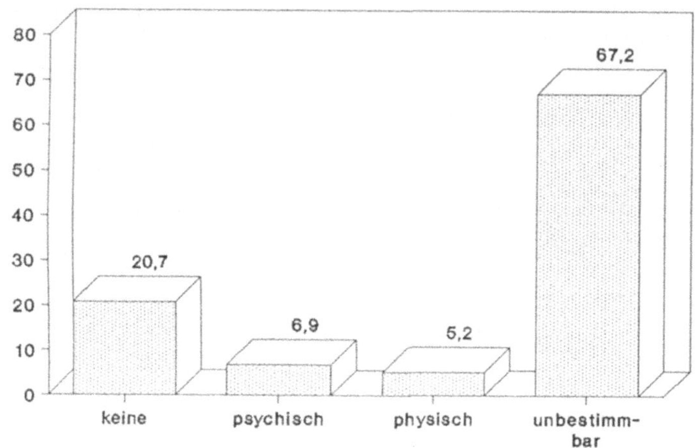

Abb. 5. Vorteile im Erleben (Gesamtpopulation, N = 58, in Prozent)

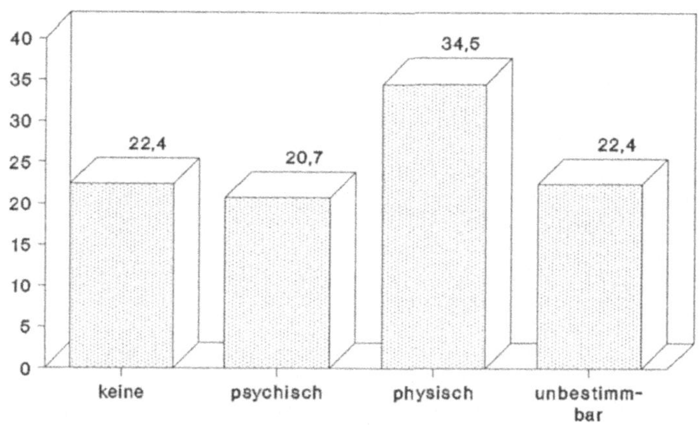

Abb. 6. Nachteile im Erleben durch Medikamenteneinnahme (Gesamtpopulation, N = 58, in Prozent)

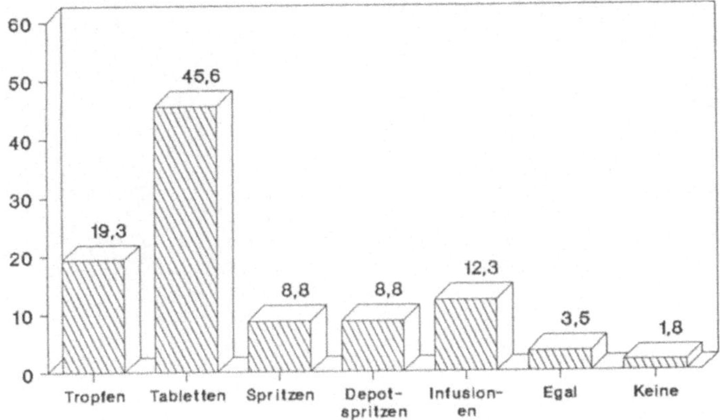

Abb. 7. Bevorzugte Verabreichungsform (Gesamtpopulation, N = 58, in Prozent)

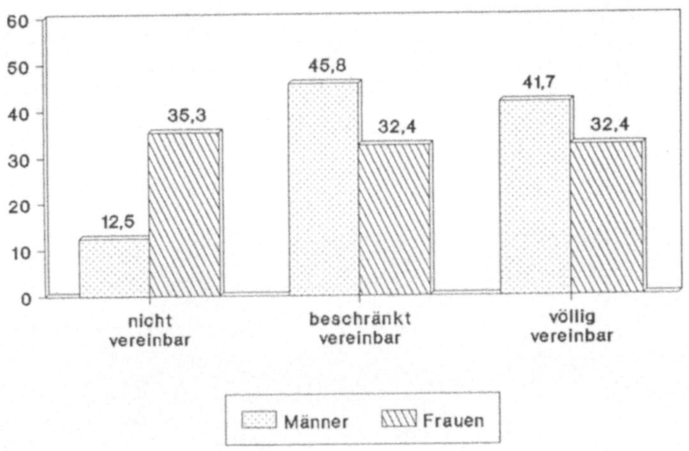

Abb. 8. Selbstbild und Medikamenteneinnahme (nach Geschlechtern, in Prozent)

                    T. Platz

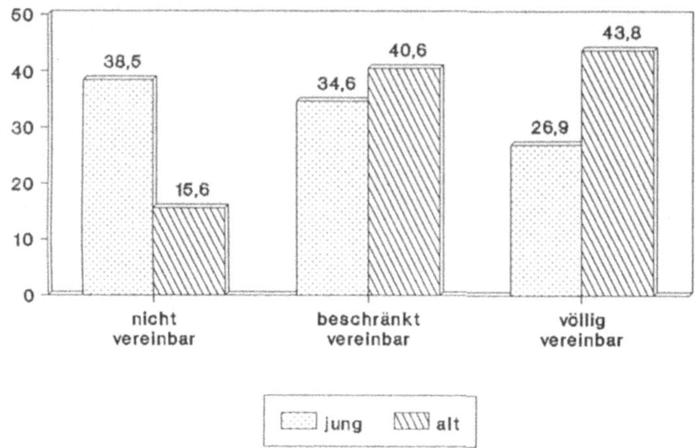

Abb. 9. Selbstbild und Medikamenteneinnahme (getrennt nach Alter, in Prozent)

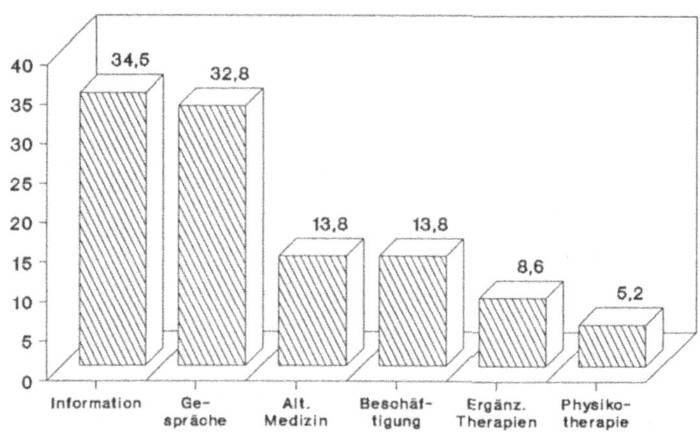

Abb. 10. Zusätzliche Wünsche (Mehrfachangaben, Gesamtpopulation, N = 58, in Prozent)

nicht selten zu einer Hürde für das weitere Arbeitsbündnis. Auch von der Öffentlichkeit beeinflußte Einstellungen, wie etwa die weitverbreiteten Vergiftungsängste hinsichtlich Psychopharmaka, begünstigen paranoide Reaktionen dem medikamentösen Angebot gegenüber. Diese Bedingungen haben uns bewogen, für diesen Bereich objektive Daten zu gewinnen. Es wurden psychiatrische Patienten sowie nichtärztliche und ärztliche Betreuer in- und außerhalb des Krankenhauses mittels eines Fragebogens zu ihren Meinungen über die Psychopharmakatherapie befragt. 192 Personen gaben ihre Meinungen zu gängigen Stereotypen über Psychopharmaka und über die Bewertung von Therapieformen (Tabelle 1, 2).

Dabei gab es einige überraschende Aufschlüsse, die eine vermehrte Aufklärung über Psychopharmakatherapie bei Personal und Patienten nahelegt. Besonders eindrücklich war die hochkritische Einstellung der Sanitätshilfsdienste, die ja sozusagen am engsten mit dem Patienten arbeiten und so einen maßgeblichen Einfluß auf deren Einstellung haben dürften. Dies muß Auswirkung haben für die weitere Fortbildung und Diskussion über Identitäten im multiprofessionellen Team. Ganz wesentlich sind die Meinungen, daß Medikamente die wirklichen Ursachen psychischer Krankheit verdecken (62% der Ärzte sind dieser Meinung) und daß Psychopharmaka immer noch als Substitution unzureichend vorhandender psychotherapeutischer und soziotherapeutischer Möglichkeiten dienen müssen. Bei der Bewertung von Therapieformen hat die Einzeltherapie den höchsten Stellenwert. Die Ergotherapie wird von einem Drittel der Patienten eher abgelehnt. Überraschend war aber die negative Bewertung des religiösen Beistandes bei Patienten und Betreuern.

Diese Ergebnisse decken sich mit Untersuchungen von Haberfellner [7] und Linden [12], die in ihren Einstellungsstudien zu Medikamenten und Psychotherapie zu dem Ergebnis kommen, daß 25% der Ärzte und Patienten und 40 bis 50% der nichtärztlichen Therapeuten mehr oder weniger Skepsis gegenüber medikamentösen Therapien haben. Aber auch 40% der Psychotherapeuten haben Skepsis der Psychotherapie gegenüber. Stehen mutlosen Patienten

Tabelle 1. Zustimmende Antworten zu den Items aus dem Einstellungs-
fragebogen (Angaben in Prozent), n = 192

	Pat.	Ärzte	N. ärztl. Therap.	PFD	SHD
Alter ($\bar{x}$)	35	35	35	30	30
Geschlecht: männlich	63	61	44	17	50
weiblich	37	39	56	83	50
Negative Erfahrungen mit Medikamenten	50	33	33	33	33
Drogeneinnahme	18	30	44	0	0
… verhindern rasche Gesundung	38	23	22	12	*50*
… Verlust der Selbstkontrolle	*36*	23	33	*0*	*10*
… Medikamente um gefügig zu machen	35	31	11	*0*	*40*
… Medikamente anstatt zu reden	39	31	44	25	*60*
… verhindern eine Auflehnung	39	15	33	12	30
… keine Info über Schädlichkeit	59	*62*	56	30	*80*
… der Kranke wird langsam vergiftet	46	8	44	4	*80*
… durch Medikamente wird der Kranke suchtig	40	*0*	44	33	*80*
… verdecken die wirkliche Ursache	50	*62*	56	50	*25*
… mehr Psychotherapie bedeutet weniger Medikamente	52	*92*	67	62	*90*

Tabelle 2. Bewertung von Therapieformen; Angaben in Prozent (kumuliert)

	Pat.	Ärzte	N. ärztl. Therap.	PFD	SHD
Einzeltherapie	53 (+++)	62 (+++)	56 (+++)	61 (+++)	44 (+++)
	75 (+)	92 (++)	89 (++)	78 (++)	78 (+)
			100 (+)	96 (+)	
Medikamentöse Therapie	26 (+++)	30 (+++)	33 (+++)	40 (+++)	*0* (+++)
	65 (+)	77 (+)	56 (+)	91 (+)	*33* (+)
		0 (+++)	0 (+++)		0 (+++)
Homöopathie	14 (+++)	23 (+)	44 (+)	10 (+++)	22 (+)
	50 (++)	60 (–)	33 (–)	14 (+)	40 (–)
Gruppentherapie	25 (+++)	54 (+++)	33 (+++)	30 (+++)	22 (+++)
	60 (+)	92 (+)	*89* (+)	*74* (+)	89 (+)
Religiöser Beistand	16 (+++)			14 (+++)	0 (+++)
	36 (+)	39 (+)	22 (+)	48 (+)	33 (+)
	44 (–)	37 (–)	77 (–)	47 (–)	55 (–)
Arbeits- und Ergotherapie	32 (+++)			44 (+++)	89 (+++)
	54 (+)	100 (+)	67 (+)	87 (+)	100 (+)
Andere:					
Musiktherapie	34 (+++)			keine Angaben	
Familientherapie	43 (+)	50 (+)	33 (+)	38 (+)	
Verhaltenstherapie	55 (–)	50 (–)		50 (–)	

SHD Sanitätshilfsdienst, *PFD* Pflegefachdienst

resignierte Helfer gegenüber? Als Resümee läßt sich sagen, daß die Informationskultur noch unterentwickelt ist, die Identität und Psychohygiene der Betreuer gefördert werden muß. Psychopharmakatherapie sollte besser eingebettet werden in die therapeutischen bzw. pflegerischen Gesamtbemühungen. Wir stehen erst am Anfang einer gut vernetzten ganzheitlichen Therapie.

3. Schlaglicht: Wechselwirkung der Psychopharmaka mit Faktoren der Persönlichkeit des Patienten

Die Verhaltensforschung zeigt uns, daß bei der Bewältigung von Belastung und in der Gestaltung von Beziehungen unterschiedliche Prägnanztypen beschrieben werden können [15]. Die Verhaltensweisen sind biologisch angelegt und werden durch die psychische Entwicklung bzw. Sozialisation moduliert, ausgeformt verstärkt oder abgeschwächt. So beschreiben Cannon [1] und Engel [4] den sogenannten Kampf-Flucht-Typ, der bei der Bewältigung von Belastung rasch entscheidet, rationalisiert, insgesamt pragmatisch ausgerichtet ist. In der Gestaltung seiner Beziehung ist dieser Typ auf seine Autonomie bedacht und meidet eher Nähe. Vegetativ ist der Kampffluchttyp sympathikoton ausgerichtet, in seiner Transmitterchemie zentral aminerg ausgerichtet. Er spricht eher auf Neuroleptika an und profitiert in der psychotherapeutischen Begegnung mehr von Sachlichtkeit und Information. Ganz anders ist der von Marty [13] beschriebene Rückzugs-Konservierungs-Typ strukturiert. Bei der Bewältigung von Belastung ist dieser eher zögernd in seinem Verhalten, Entscheidungen meidend, in der Gestaltung seiner Beziehung offen und klammernd. Die vegetative Ausrichtung ist eher parasympathikoton, in der zentralen Transmitterchemie eher cholinerg ausgerichtet. Dieser Typ profitiert psychopharmakologisch von anticholinerg wirkenden Medikamenten, in der psychotherapeutischen Begegnung ist hier die Nähe, die Berührung und empathische Wärme gefragt.

Natürlich gibt es da unzählige Mischtypen, alternierend aber auch simultan, die das psychopharmakologische und psychotherapeutische Setting komplizieren und sehr vereinfacht gesprochen von einer Zweizügeltherapie profitieren.

Zahlreiche Befunde sprechen für diese Hypothesen [17]. Wir alle kennen endogen depressive Patienten, die auf Neuroleptika ansprechen, umgekehrt Patienten mit Erkrankungen aus dem schizophrenen Formenkreis, die auf anticholinergische Substanzen positiv reagieren. Eindrücklich sind in diesem Zusammenhang die Ergebnisse einer Studie von Langwieser [10]. Vier gematchte

Gruppen von Patienten mit identer ICD Diagnose „Akute Schizo-
phrenie" wurden doppelblind mit Haloperidol, Amitryptilin und
Diazepam in klinischer Dosierung versus Placebo behandelt. Der
Outcome nach 6 Wochen war in allen Gruppen ident.

4. Schlaglicht: Zu den Wechselwirkungen der Psychopharmaka mit der Umwelt des Patienten

In einer Studie von Spadoni [17] zeigte sich, daß Patienten mit
Schizophrenie in einem psycho- und soziotherapeutisch dominier-
ten Set sich verschlechterten. Ganz anders das Ergebnis einer
Untersuchung von Carpenter [2], wo Patienten in einem psychothe-
rapeutisch- und soziotherapeutisch dominierten Milieu, auch diese
Patienten litten an schizophrenen Erkrankungen, profitierten.

Bei Spadoni war der therapeutische Umgang diffus gewährend
ohne Grenzen, bei Carpenter strukturiert unter Beachtung des
Nähedistanzproblems. Bestätigt werden die Ergebnisse von Carpenter durch das Soteria-Projekt von Ciompi [3] in welchem akut
schizophren Erkrankte mit einem strukturierten psychotherapeutischen 1:1 Setting durchwegs profitierten und kaum Psychopharmaka notwendig waren. Die Milieubedingungen, wie Atmosphäre,
Umgangsstile sind also von großer Bedeutung für die Kombination
somatischer und nicht somatischer Therapieverfahren [8, 14].

Wie sich dieses Netzwerk pharmakologischer, psychischer und
sozialer Wechselwirkungen erfassen läßt, wäre vielleicht besonderer Überlegungen wert.

Schlußbemerkung: Zur Klärung der Bedeutungen von Psychopharmakatherapie, Soziotherapie und Psychotherapie

Im klinischen Alltag kommt immer wieder die Diskussion auf den
Punkt, was denn nun dem Patienten XY wirklich geholfen hat. War
es das Medikament, war es der Milieuwechsel durch den Krankenhausaufenthalt, waren es die Gespräche mit der Stationsärztin, war

es das anmutige und hübsche Wesen der Schwester, hat die Mutter des Patienten endlich den Ernst der Lage erkannt und ihre Einstellung und Verhalten geändert oder geht es dem Patienten besser, weil der Arbeitgeber sich liebevoll über das Befinden persönlich erkundigt hat. Wir können natürlich fragen, ob es überhaupt wichtig ist, das zu wissen.

Wir haben es trotzdem versucht und ein Design konzipiert, welches in Abb. 11 aufgelistet ist.

Ein gängiges Antidepressivum wurde parenteral doppelblind über 2 × 10 Tage gegen Placebo verabreicht. Das Empfinden und Verhalten des Patienten, intrinsische und extrinsische Faktoren wie vorher beschrieben erfaßt und regelmässig abgefragt. Obwohl wir ein Medikament als Verum verwendet haben, von welchem wir glaubten, daß es sehr wirkungsvoll sei, konnte bis jetzt, nachdem 10 Patienten ausgewertet wurden, kein Ergebnis erzielt werden. Völlig unterschiedliche Faktoren, Verläufe ließen keine Trends oder Aussagen zu. Wir wissen also in der Regel nicht, was den Patienten hilft. Manchmal erfahren wir es per Zufall; etwa, wenn eine Patientin zwei Jahre nach einem Krankenhausaufenthalt kommt, sie war dort wegen einer endogenen Depression, und erzählt: „Wissen Sie, ich hatte damals einen massiven Konflikt, ich wollte meine Partnerschaft aufgeben aus diesen und jenen Gründen, konnte es aber nicht. Konnte aber auch nicht darüber sprechen, ich war nur schlaflos, blockiert, entleert und ihr habt auch solche Mühe gemacht mit soviel Zuspruch und Medikamenten. 2 × 3 Monate war ich bei euch und bin kaum besser weggangen, als ich aufgenommen wurde. Nun in den letzten zwei Jahren habe ich mich innerlich arrangiert und einen Kompromiß geschlossen, nun geht es mir besser."
Dieses Beispiel zeigt die Praxis. Wir sind Begleiter einer Wegstrecke der Patienten. Der Einsatz von Pharmakotherapie, Psychotherapie und Sozialtherapie wird individuell unterschiedlich zu gewichten sein, auch verlaufsabhängig, nur das Repertoire muß in gleicher Qualität zur Verfügung stehen, die Kombination wird täglich neu gewebt. Was dann letztlich hilft ist vielleicht nicht so entscheidend.

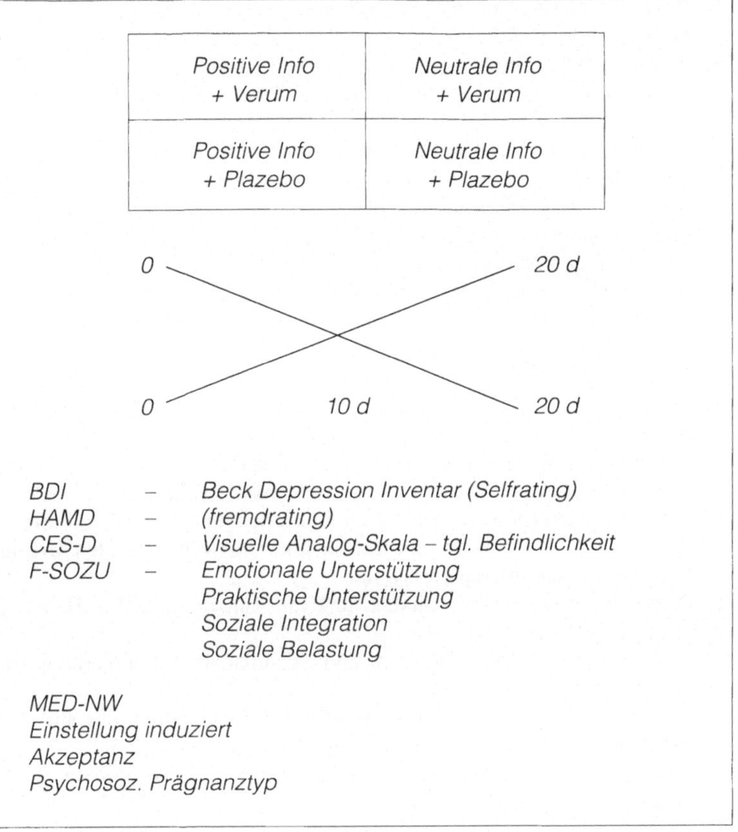

Abb. 11. Hypothese: Verum muß dem Plazebo sowohl bei positiver als auch neutraler Einstellungsvariation überlegen sein

Literatur

1. Cannon WB (1932) The wisdom of the body. Norton, New York
2. Carpenter WT, et al (1977) The treatment of acute schizophrenia without drugs: an investigation of some current assumptions. Am J Psychiatry 134: 14–20
3. Ciompi L, Bernasconi R (1986) „Soteria Bern". Erste Erfahrungen mit einer neuartigen Milieutherapie für akute Schizophrene. Psychiat Prax 13: 172–176

4. Engel GL (1970) Psychisches Verhalten in Gesundheit und Krankheit. Huber, Bern
5. Freud S (1941) Gesammelte Werke. Imago, London
6. Groddek G (1923) Das Buch vom ES. Internationaler Psychoanalyt Verlag, Leipzig
7. Haberfellner EM (1993) Krankheitskonzepte – Sichtweisen verschiedener Berufsgruppen im Vergleich. Psych Danubia (in Druck)
8. Kanowski S (1985) Der Einfluß psychologisch-sozialer Faktoren auf den Erfolg einer Psychopharmakatherapie – Einfluß des Behandlungsmilieus. Psychiat Prax 12: 1–4
9. Katschnig H, Schöny W (1992) Somatotherapie, Psychotherapie und Soziotherapie – drei Säulen der psychiatrischen Therapie, Thesenpapier. Psychiatrische Universitätsklinik, Wien
10. Kohut H (1971) The analysis of the self. University Press, New York
11. Langwieser H (1986) Dreiländertreffen biologische Psychiatrie, Innsbruck
12. Linden M (1988) Zur Definition, Bedeutung und Messung der Krankheitskonzepte von Patienten. Fortschr Neurol Psychiatr 56: 35–43
13. Marty P, et al (1963) L'investigation psychosomatique. PUF, Paris
14. Pietzcker A (1985) Der Einfluß sozialer Faktoren auf den Erfolg Psychopharmakotherapie. Psychiat Prax 12: 19–22
15. Platz Th (1988) Psychosomatische Krankheitsmodelle I + II. Ärztl Prax 31: 994 und 32: 1038
16. Prinz A (1992) Hexen, Drogen und Schamanen. Ethnomedizin 10: 16–18
17. Ruger U (1985) Zum Einfluß von Personlichkeitsfaktoren auf den Erfolg einer Psychopharmakatherapie. Psychiat Prax 12: 5–7
18. Spadoni AJ, Smith JA (1969) Milieu therapy in schizophrenia. Arch Gen Psychiatry 20: 547–551

Anschrift des Verfassers: Prim. Dr. T. Platz, Psychiatrische Abteilung, Landeskrankenhaus, St. Veiter Straße 47, A-9026 Klagenfurt, Österreich.

Schizophrene Patienten im Landeskrankenhaus
(Stationäre Inanspruchnahme einer regionalen Psychiatrie)

Untersuchung der administrativen Inzidenz 1984–1988

P. König, R. Bacher und **R. Waanders**

Abteilung Psychiatrie I, Landesnervenkrankenhaus Valduna,
Rankweil, Österreich

Zusammenfassung

Seit 1986 wird im LNKH Valduna ein Erfassungsbogen für patienten-
und behandlungsrelevante sowie sozialpsychiatrische Daten verwendet.
Bei Abschluß der individuellen Krankengeschichte werden Entlassungs-
befunde dokumentiert: neben den Diagnosen werden insgesamt 30 andere Variable erfaßt. In dieser Arbeit werden die Diagnosen, nach ICD 9
295.x, Schizophrenien, in verschiedenen Variablen verglichen. Es zeigen sich dabei zum Teil große Unterschiede in der Geschlechtsverteilung, im Familienstand, in der Aufenthaltsdauer und bei den Berufen.
Bei den Schizophrenien zeigt sich die höchste Ledigenrate und Rate von
Hilfsarbeitern. Berentungen treten bei allen endogenen Psychosen besonders häufig in Erscheinung, wobei deren Zustandekommen jeweils
kritisch zu hinterfragen wäre. Die Bedeutung von (auto-)aggressivem
Verhalten, familiärer Komponenten und möglichen life-events wird
diskutiert.

Schlüsselwörter: Psychiatrische Epidemiologie, stationäre Patienten,
Schizophrenie, demografische und regionalspezifische Daten.

                    P. König et al.

Summary

The schizophrenic patients and the psychiatric hospital (administrative incidences 1984–1988). This study reflects regional psychiatric epidemiological data, as recorded by admissions/dismissals from the regional psychiatric hospital, the Landesnervenkrankenhaus Valduna. With 420 beds it is the only psychiatric unit for the Austrian province of Vorarlberg, a catchment-area of approximately 330,000 inhabitants. The data concern hospitalized patients only and were collected at discharge on standardized forms. This paper covers the period 1984–88 and the diagnoses ICD-9 295.x. We report on interrelationships of 7267 patients main diagnoses and demographic, social, educational, vocational an other data. Contrary to the catchment area's sex-distribution, more male than female patients were admitted (55.3% m, 44.7% f), overall 48% were first-admissions. Diagnose-specific sex distribution patterns are apparent: In schizophrenia the ratio is nearly equal, affective diagnoses show a preponderance of female patients. As the hospital is concerned with adults only, the lowest age bracket ranges from 21–30 years, predominant in the endogenous psychoses. The highest rate of singles (708 = 69%) was registered in schizophrenics, for divorced persons in the alcoholics' group. General practitioners are the most important source ot referrals and also focus for discharged patients, although the area has a per capita density of specialists of 1/20,000. Austria itself has one of the world's best developed social-security systems and the province is reknown for its dense social network. General hospitals as main referrers of suicide-attempters (of various causes) indicate a deficit of some basic services. This is also stressed by the high number of unemployed and invalid-pensioners among psychotic patients. Rehabilitation and social measures, social care and divers forms of living-arrangements are needed in various degrees for this group of handicapped. Low-grade workers make up 54% of our patients and frequently are schizophrenics. As expected housewifes predominate the affective psychoses (44% of the group), in which we also registered a high rate of (invalid) pensioners.

Keywords: Psychiatric epidemiology, hospitalized patients, ICD-9 schizophrenia, demographic-data.

Das Landes-Nervenkrankenhaus (LNKH) Valduna in Vorarlberg versorgt mit 420 Betten, die einem Akut- und einem Langzeit- bzw. Rehabilitationsbereich zugeordnet sind, über 330.000 Einwohner. Seit mehreren Jahren ist ein von König et al. [29] entwickelter Datenerfassungsbogen für Patienten- und behandlungsrelevante sowie sozialpsychiatrische Daten in Verwendung. Da in Österreich nach wie vor ein Mangel an differenzierter Erfassung psychiatrischer Daten besteht, liefert die vorliegende Arbeit einen Beitrag, diese Lücke zu füllen [26, 28, 32, 35, 38], geht aber auf Besonderheiten spezieller psychischer Erkrankungen ein. In dieser Arbeit werden die Daten schizophrener Patienten (ICD 295.0–295.9) kumuliert aus 5 Jahren (1984–88) dargestellt und diskutiert. Die relativ große Fallzahl läßt zwar Rückschlüsse auf die Gesamtgruppe schizophren Kranker der Region zu, beschreibt aber nur stationär behandelte Patienten. (Ein allgemeiner und spezieller Teil dieses Datenmaterials wird veröffentlicht [29].)

Methodik

Bei Abschluß jeder psychiatrischen Krankengeschichte werden diverse Entlassungsdaten ärztlich dokumentiert und fachärztlich kontrolliert. Anonymisiert werden psychiatrische und somatische Diagnosen (nach ICD-9), obligatorische Sozialdaten wie Alter, Geschlecht, Familienstand usw. sowie fakultative Daten wie Arbeitsfähigkeit, Belastungsfaktoren, soziales Umfeld etc. erfaßt und abgespeichert [29].

In der vorliegenden Arbeit werden Ergebnisse und Zusammenhänge ausgewählter Daten der Patienten mit schizophrenen Psychosen (ICD 295.0–295.9) präsentiert und in ihren psychiatrischen, demografischen und sozialen Bezügen bearbeitet.

Ergebnisse

1984–1988 wurden am LNKH Valduna 8344 Patienten stationär aufgenommen. 7267 Patienten (4018 = 55,3% Männer, 3246 = 44,7% Frauen) wurden statistisch erfaßt, 3492 (48%) waren Erstaufnahmen. Insgesamt wurden 9079 psychiatrische Diagnosen gestellt, was maximal 37% psychiatrische Mehrfachdiagnosen ergibt. Die endogenen Psychosen machen insgesamt die größte Gruppe aus, Schizophrenien wurden um ca. 10% häufiger gezählt als affektive Krankheiten (1029 zu 932). Bei den Erstaufnahmen fanden sich in der Reihenfolge der Häufigkeit die Diagnosen: Alkoholabhängigkeit, psychogene Reaktionen, affektive Psychosen, Demenzen, schizophrene Psychosen (n = 208, d.s. 100 Männer, 108 Frauen,

Tabelle 1. Prozentuelle Häufigkeit der Schizophrenien zu verschiedenen Untersuchungszeitpunkten bzw. zu einem Untersuchungszeitpunkt (Meise et al. 1989) in verschiedenen Bundesländern. (Spalte: Untersuchung gibt mit Ausnahme Laburda V (Vorarlberg) österreichische Durchschnitte an; aus nicht aufgelisteten Bundesländern lagen keine Werte vor bzw. waren nicht zu errechnen)

Untersuchung	ICD 295.x %	Bundesland	ICD 295.x%
Katschnig (1975)	39,5	Kärnten	29
Laburda (Ö) (1983)	29,9	NÖ-Ost	35,5
Laburda (V)	26,3	NÖ-West	29,4
Meise et al. (1989)	23,2	OÖ	25,5
		Salzburg	2,8 (8)
		Tirol	23,8
		Vorarlberg	14,6
		Wien	25

insgesamt 20% aller aufgenommenen Schizophrenen). In Tabelle 1 werden die Häufigkeiten der einzelnen Diagnosengruppen (ICD-9) zusammengefaßt.

Die Geschlechtsverteilung (Abb. 1) zeigt ein Überwiegen der (n = 542) Männer bei den Schizophrenien (n = 1029) mit 53% zu 47% Frauen (n = 487); altersmäßig (Abb. 2) sind die 21–30-jährigen mit 33,2%, die 31–45jährigen mit 39,3% vertreten, woraus sich ein Altersgipfel der aufgenommenen Schizophrenen in der dritten Lebensdekade ergibt.

Beim Familienstand (Abb. 3) fällt der hohe Anteil Lediger bei Schizophrenen (n = 708, d.s. ca. 69%) besonders ins Gewicht, 16,3% sind verheiratet bzw. leben in einer stabilen Partnerbeziehung, 9,4% geschieden, fast 5% verwitwet. Bei alleiniger Heranziehung der Zivilstandsdaten, ergibt dies über dreiviertel der schizophrenen Patienten ohne (institutionalisierte) Partnerbeziehung, alleinstehend lebend (in der Referenzbevölkerung nur 56%).

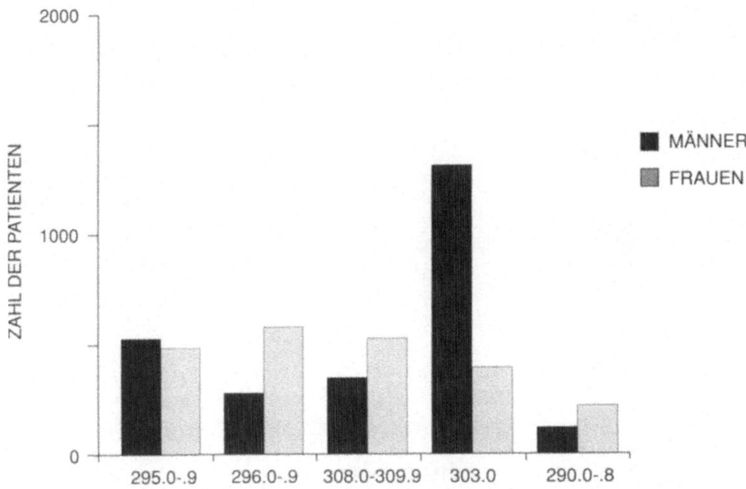

Abb. 1. Geschlechtsverteilung innerhalb der einzelnen Diagnosegruppen und im Vergleich

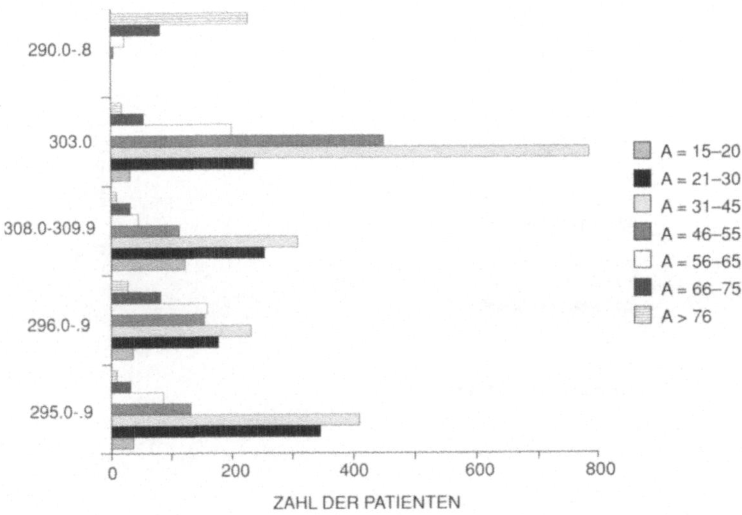

Abb. 2. Altersverteilung innerhalb der Diagnosegruppe und im Vergleich

　　　　　　　　　　　P. König et al.

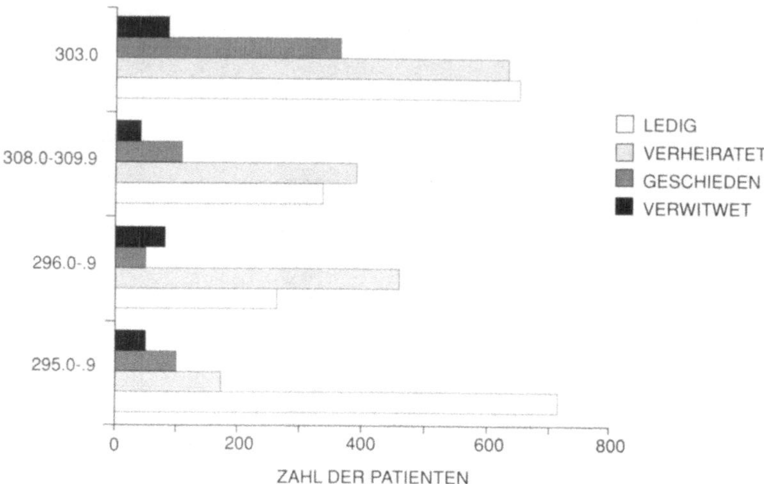

Abb. 3. Zivilstand innerhalb der einzelnen Diagnosegruppen und im Vergleich

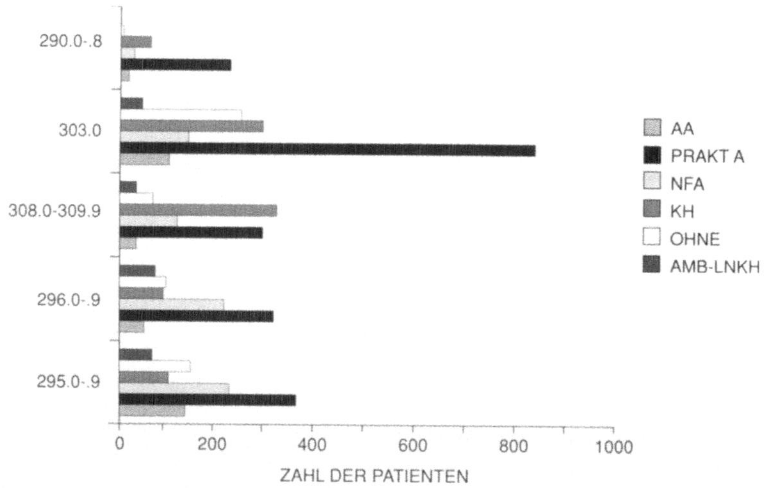

Abb. 4. Anteil der zuweisenden Stellen innerhalb jeder Diagnosegruppe und im Vergleich

Als Zuweiser (Abb. 4) sind die praktischen Ärzte für alle untersuchten Diagnosegruppen führend: Auch bei endogenen Psychosen waren Hausärzte die häufigsten Zuweiser (35% der Schizophrenen), dann folgen für 22% die Nervenärzte, die bei allen anderen Diagnosegruppen als Zuweiser eine untergeordnete Rolle spielen. Immerhin kamen 14% der Schizophrenen ohne Zuweisung in stationäre Behandlung. 22% wurden über Amtsärzte, 10% über andere Krankenhäuser und 6% über die hauseigene Ambulanz aufgenommen. – Mit Ausnahme der amtsärztlichen Zuweisungen, die bei den Schizophrenen mehr als doppelt so hoch sind, decken sich diese Raten praktisch mit jenen der affektiv Kranken.

Deutlich unterschiedlich ist der Rechtsstatus schizophrener Patienten: bei den Schizophrenien waren 65% Freiwillige, 25% vorübergehend und 10% durchgehend zwangsweise angehalten, während für affektive Krankheiten 82%, 13,5% bzw. 4,5% registriert wurden.

Eine Aufenthaltsdauer (Abb. 5) bis zu 6 Monaten und länger ist selten und am ehesten bei Schizophrenen zu registrieren. In 4–8

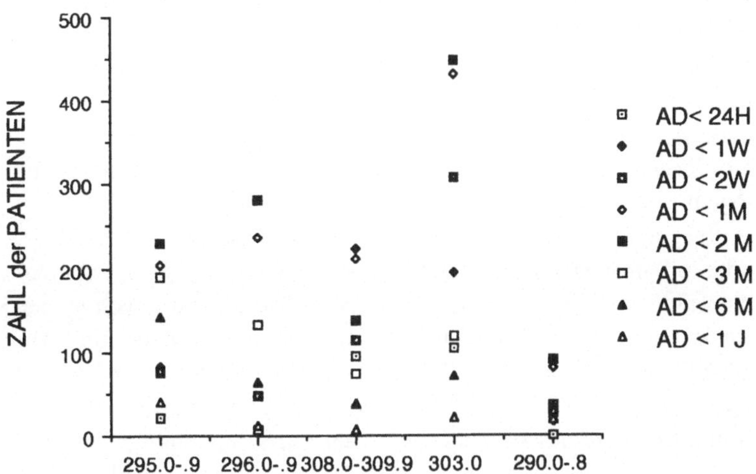

Abb. 5. Dauer der stationären Behandlung für jede Diagnosegruppe in Stunden (h), Wochen (W), Monaten (M) und Jahren (J)

Wochen wurden über 40% der Schizophrenen entlassen. Die Aufenthaltsdauer der Patienten anderer Diagnosegruppen beträgt im Schnitt zwischen 4 und 8 Wochen (ausgenommen psychogene Reaktionen mit 1–4 Wochen).

Eine soziale Rehabilitation (Aufenthalte in der Tag- bzw. Nacht-Klinik, in half-way houses, Entlassungen in geschützte Wohnheime, Wohngruppen oder vergleichbare Strukturen) erfolgte mit 21% am häufigsten bei den 1029 schizophrenen Patienten (aber nur bei 847 = ca. 6% bei affektiven Psychosen). Auch die berufliche Rehabilitation (geschützter Arbeitsplatz, Umschulung usw.) war am häufigsten bei Schizophrenen mit 11% nötig; bei affektiv Kranken fand sie bei ca. 5% Anwendung.

Bei der Entlassung wurden nur 46% der Schizophrenen von den Krankenhausärzten für arbeitsfähig eingeschätzt (dagegen 75% der psychogenen Reaktionen, 61% der Alkoholiker und 55% affektiver Psychosen). Die Entlassungen erfolgten (bei allen Diagnosengruppen) überwiegend nach Hause. Am häufigsten wurden schizophrene Patienten (etwa 11%) in eine sozialmedizinische Einrichtung (Wohnheim, Wohngruppe, Wohngemeinschaft usw.) entlassen, wobei eine sozialarbeiterische Nachbetreuung bei 38% aller Schizophrenen nötig war.

Die ärztliche Nachsorge bei fast 60% der entlassenen Schizophrenen wurde durch Nervenfachärzte vorgenommen, bei allen anderen Diagnosengruppen stand die Tätigkeit praktischer Ärzte im Vordergrund, die auch am häufigsten Zuweiser von endogenen Psychosen waren.

Insgesamt wurde bei unseren Patienten die Berufsgruppe „Hilfsarbeiter" mit 3907 = 54% am häufigsten registriert, bei den Schizophrenien (zu 47%) so wie beim Alkoholismus und psychogenen Reaktionen; bei affektiven Psychosen treten Hilfsarbeiter und Angestellte etwa gleich oft auf, letztere sind vor allem bei affektiven Psychosen mit 23% = 192 Personen deutlich stärker vertreten. Immerhin wurden 14% Angestellte bei den Schizophrenen gezählt.

Was den Lebensunterhalt der Patienten betrifft, so sind Rentner mit 283 = 28% bei schizophrenen Erkrankungen am häufigsten vertreten. Allerdings standen ebensoviele Patienten in einem Ar-

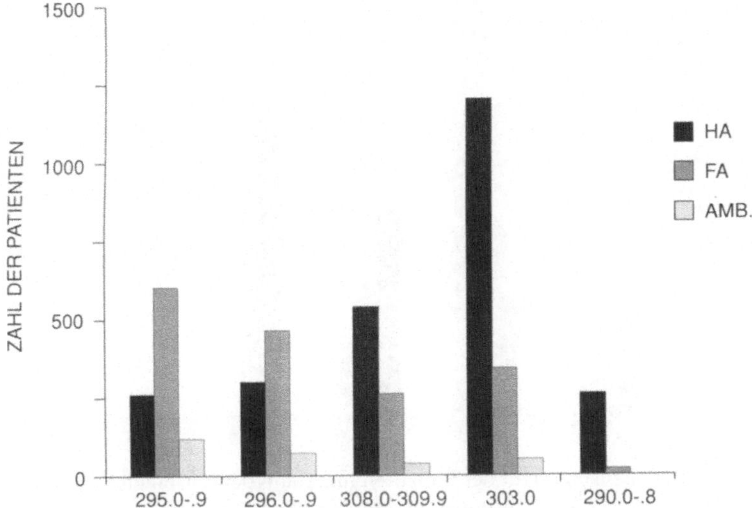

Abb. 6. Ärztliche Nachsorge für die einzelnen Diagnosegruppen und im Vergleich: *HA* Hausarzt bzw. praktischer Arzt, *FA* Nervenfacharzt, *AMB* psychiatrische Ambulanz im LNKH

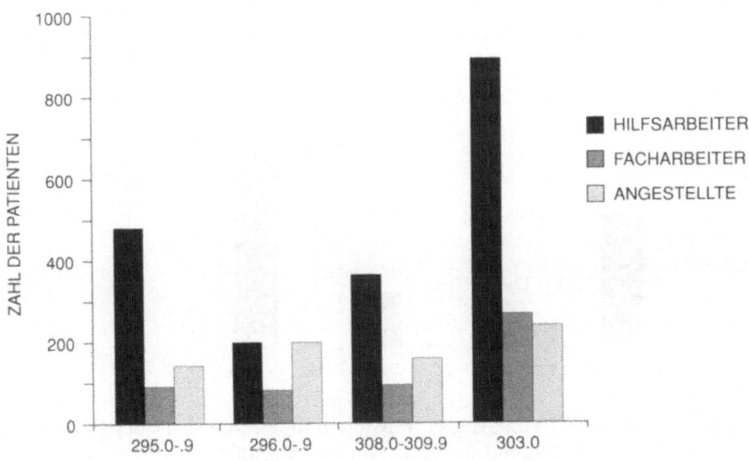

Abb. 7. Häufigkeit und Art der Berufe innerhalb der einzelnen Diagnosegruppen und im Vergleich

 P. König et al.

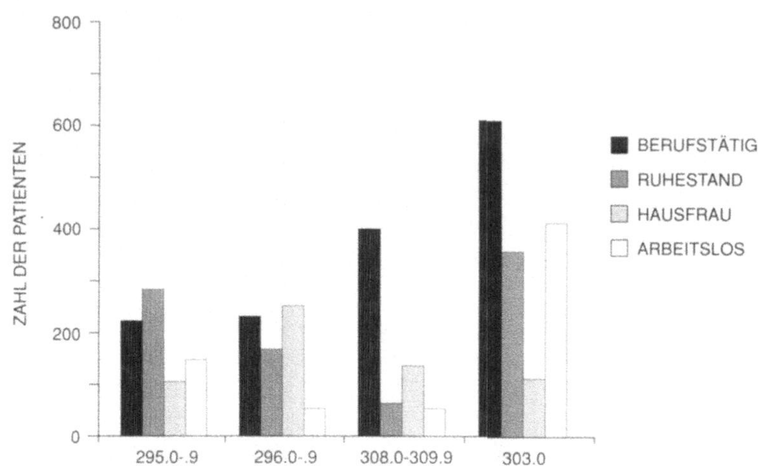

Abb. 8. Lebensunterhalt der Patienten innerhalb der einzelnen Diagnosegruppen und im Vergleich

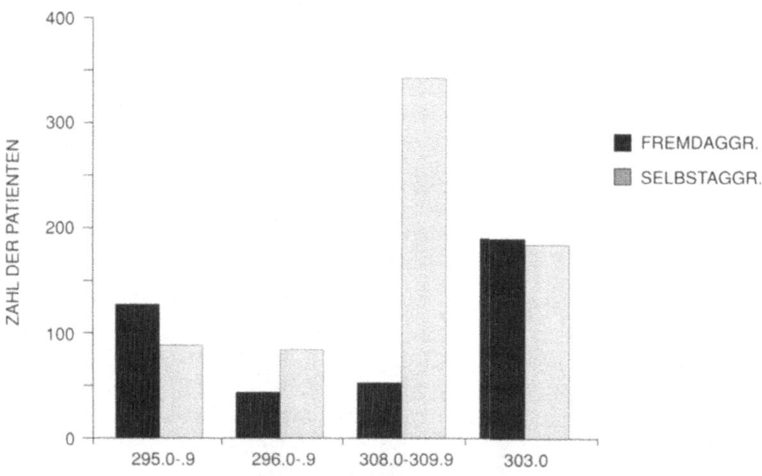

Abb. 9. Häufigkeit von Aggressionshandlungen innerhalb der einzelnen Diagnosegruppen und im Vergleich

beitsverhältnis Arbeitslose scheinen am häufigsten unter Alkoholikern und Schizophrenen (148 = 14%) auf.

Von den schizophrenen Patienten hatten 64% einen Pflichtschulabschluß erreicht, sonst 62%–70% der jeweiligen Diagnosegruppen. Maturanten bzw. Hochschüler waren mit 11% = 94 bei den affektiven Psychosen am häufigsten vertreten, gefolgt von den Schizophrenen mit 9% = 92. Sonderschüler traten mit jeweils ca. 6% bei den Schizophrenien und den psychogenen Reaktionen am deutlichsten in Erscheinung.

Schizophrene Patienten zeigen mit 9% in unserer Gruppe gegenüber anderen Diagnosengruppen ein relativ niederes Ausmaß an Autoaggressionen: an der Spitze liegen die psychogenen Reaktionen mit 40%, gefolgt von der Kombination mit Alkoholismus (11%); sie wurden bei affektiven Psychosen mit 10% ähnlich häufig wie bei Schizophrenien festgestellt. In einem ähnlichen Ausmaß (12%) wurde fremdaggressives Verhalten am deutlichsten bei Schizophrenen, gefolgt von Alkoholikern, registriert.

Belastende Situationen vor der Aufnahme (wie z.B. schwere Konflikte in der Familie oder am Arbeitsplatz, Tod nahestehender Menschen, finanzielle Probleme) wurden subjektiv von einem hohen Prozentsatz aller Diagnosegruppen, in ca. 80% bei den Schizophrenien und affektiven Psychosen, in 98% bei den psychogenen Reaktionen und in 88% beim Alkoholimus erlebt und berichtet.

Ein familiäres Auftreten der Erkrankung gaben auf Befragen 30% = 309 der Schizophrenen an (34% = 288 affektiver Psychosen).

67% aller schizophrenen Patienten wohnten vor ihrer Aufnahme im LNKH zuhause, 5% wurden aus einer Wohngruppe bzw. Wohngemeinschaft übernommen, der Anteil mit unstetem Wohnsitz lag bei ca. 1%.

Diskussion

In Österreich war bisher eine Erarbeitung einer konsensuellen psychiatrischen Basisdokumentation, wie für die BRD [15], nicht möglich. So liefert derzeit auch die offizielle Dokumentation des

Krankenanstalten-Zusammenarbeits-Fonds (KRAZAF, eine zentrale medizinische Dokumentations- und Verrechnungsstelle des Bundes) für Psychiatrien nur bedingt vergleichbare Daten, überregionale Planung ist somit kaum möglich.

Die relativ gute Behandelbarkeit vieler Schizophrenien ließen in den letzten Jahren das Management der Krankheit und deren Folgen zunehmend wichtig erscheinen [16]. Der Behandlungsfortschritt und dessen Konsequenzen werden von vielen Verantwortlichen noch nicht in der vollen Tragweite erkannt [47]! Dazu ist ein spezialisiertes, teamorientiertes Management nötig – womit die effiziente Therapie von Psychosen in Zeiten stark steigender Krankenbehandlungs- und Sozialkosten auch aus wirtschaftlicher Sicht zu diskutieren ist [37, 7, 20, 16]. Daten zu Lebensbereichen und zur Behandlung Schizophrener kommt deshalb ein besonderer Stellenwert zu, besonders da sie bislang für Österreich kaum verfügbar sind. Die Umsetzung jeder Sozialpolitik ist eine regionalpolitische Aufgabe, weshalb die Publikation regional-spezifischer Daten nicht nur von akademischem Interesse ist, auch wenn unser Datenmaterial Teil einer administrativen Inzidenzuntersuchung darstellt, umsomehr als sich daraus extrapolieren läßt.

Allerdings zeigt ein Vergleich von Daten verschiedener Zeiten und gleicher Gebiete, aber auch von gleichen Zeitpunkten und aus unterschiedlichen Regionen (Tabelle 1) die große Streubreite auf, die aus speziellen Zusammenhängen (z.B. unterschiedliche nosologische Konzepte, Diagnosenbezugssysteme, Anwendung polydiagnostischer Verfahren, versicherungsrechtlicher Ursachen) entsteht [39]. Tabelle 2 bringt eine Zusammenstellung der Prozentsätze ausgewählter Diagnosengruppen von Studien, die zu unterschiedlichen Zeiten vorgenommen wurden: Seitens der diagnostischen Vergleichbarkeit sollten sich keine Divergenzen ergeben, allerdings handelt es sich bei Katschnig et al. [26] (Referenzjahr 1970/71) und Laburda et al. [30] um Prävalenzuntersuchungen, was deren Vergleichbarkeit relativiert. Trotzdem scheinen regionalspezifische Tendenzen in der Versorgung beobachtbar. Bei den funktionellen Psychosen drücken sich veränderte Entlassungs- und Plazierungsmodalitäten ebenso wie Änderungen des diagnostischen

Tabelle 2. Zusammenstellung der Prozentsätze ausgewählter Diagnose-gruppen. Prävalenzuntersuchungen: Katschnig (1970/71), Laburda Ö (Ge-samtösterreich), V (Vorarlberg), 1983. LNKH: vorliegende Untersuchung 1984–1988

Diagn. ICD-9	Katschnig	Laburda (Ö)	Laburda (V)	LNKH
290.x	18,7	9,0	12,2	4,5
295.x	39,5	29,9	26,3	14,6
296.x	5,1	4,7	6,1	11,5
303.	11,3	10,5	16,3	24,0

Bezugssystems aus, da nun alle psychiatrischen Abteilungen des LNKH ICD-9 zur Dokumentation verwenden.

Die ICD-9 Dokumentation psychiatrischer Diagnosen wird am LNKH Valduna seit 1979 angewendet, vordem bestanden eklektizi-stische Diagnosegewohnheiten [29]. Konsequenzen dieser Umstel-lung waren eine schärfere psychopathologische Charakterisierung und eine eindeutigere und differenziertere Diagnostik [30], somit spezifischere Therapieführung, was auch anderen Erfahrungen ent-spricht [53].

Die Geschlechterverteilung aller psychiatrischen Patienten ver-mittelt eine umgekehrte Relation im Vergleich zur Referenzbevölke-rung [28]. Bei differenzierter Betrachtung zeigt sich für Patienten bei Krankheiten mit subjektivem Krankheitsgefühl und -einsicht (z.B. depressiven Syndromen) eine Bestätigung des unterschiedlichen Morbiditätsrisikos und Hilfesuchverhaltens von Frauen [7, 23, 4].

Unterschiede des Zivilstandes (Abb. 3) zeichnen bei diversen Diagnosegruppen hoch: In der Gruppe der Schizophrenien sind ledige Patienten deutlich überrepräsentiert. Dies resultiert aus dem relativ frühen Erkrankungsalter, was mit Partnersuche bzw. stabiler Partnerbeziehung interferiert. Eine andere Form von Kontaktsuche und -aufrechterhaltung wäre jedoch bei Schizophrenen im Gegen-satz zur Referenzbevölkerung nicht ausschließbar [46]. Die niedere Anzahl von Ehen/Lebensgemeinschaften drückt ein deutliches Defizit (legalisierter) Partnerbeziehungen aus. Weiters erfüllen gerade jüngere Schizophrene wegen ihres Lebensalters, der mit der Ausbildung interferierenden Krankheit und krankheitsimmanenten Sozialisationsstörungen [36] häufig die Kriterien für „Drehtür-Patienten" [25, 3] bzw. für schlechte Prognosen [40] und werden somit bei Zählungen öfter erfaßt.

Gemessen durch den Zivilstand zeigen die von uns 1984–88 aus der Krankenhausbehandlung entlassenen Schizophrenen eine hohe Rate Alleinstehender. Dies ist aber nur ein bedingter Indikator für bestehende Partnerbeziehungen, da „nicht legalisierte" Beziehungen, ebenso wie ein Zusammenleben von Patienten mit ihrer Stammfamilie nicht erfaßt werden. Die Bezeichnung „Alleinstehend" muß in diesem Zusammenhang nicht zwangsläufig „auf sich allein gestellt" bedeuten, obwohl diese Konnotation bei Schizophrenen häufig vorliegt.

Die Rate zwangsweise Angehaltener lag am LNKH Valduna im Beobachtungszeitraum im Schnitt unter 10%. Verglichen mit der Rate für 1970/71 von Katschnig et al. [26] (94%) und später (1983) von Laburda [30] (51%), zeigt sie deutlich die Entwicklung der offenen Psychiatrie. Die Zahl zwangsweiser Aufnahmen und Behandlungen psychisch Kranker wurde an anderer Stelle diskutiert [28] und ist für Österreich relativ niedrig [94, 30, 2]. (Nach Einführung eines neuen Gesetzes zur Regelung des „psychiatrischen Freiheitsentzuges" [Unterbringungsgesetz, UbG, 1991] hat sich dieser Prozentsatz [vorläufig] paradoxerweise erhöht. Dies resultiert allerdings nicht aus einer restriktiv-kustodialen Gesetzestendenz sondern aus der geringen Praktikabilität der Bestimmungen.) Die 35% zwangsweiser Aufnahmen Schizophrener lassen den Schluß auf offenbar häufigere Anlässe zur kustodialen Intervention zu. Ursächlich sind krankheitsimmanente Faktoren (so wurden 30% als paranoid-schizophren diagnostiziert), wie mangelndes Krankheitsgefühl und -einsicht, bizarre Krankheitsinhalte, auto- und heteroaggressive Handlungen (s.d.), soziale Isolation mit dadurch verschärfter non-compliance sowie zu einem erheblichen Ausmaß Informationsdefizite bei Ärzten und Angehörigen über Krankheit, Verlauf, Möglichkeiten im Management und Therapie.

Von den 3492 Erstaufnahmen des Referenzzeitraumes sind 6% (n = 208) schizophrene Patienten. Gemessen an der Gesamtzahl der Schizophreniediagnosen (n = 1092) ergibt dies ca. 20% schizophrene Erstaufnahmen. Umgekehrt kommen somit ca. 80% der Schizophrenen als Wiederaufnahmen in stationäre Behandlung! Zwar entspricht diese Rate, bedingt durch individuelle Mehrfachaufnahmen, nicht der tatsächlichen Personenzahl, tendenziell stellt sie aber die problematische Versorgungssituation für Schizophrene außerhalb des Krankenhauses, trotz dichtem sozialem Netz, dar.

Die angedeuteten sozialen Zusammenhänge weisen auf wesentliche planungsrelevante Konsequenzen hin [50]: die Notwendigkeit verbesserter Betreuungs- und Versorgungsstrukturen für Schizophrene aller Altersgruppen. Gerade die oben dargestellten Ergebnisse kustodialer Rechtsakte zeigen, daß schizophren Kranke deutlich weniger coping-Strategien im Umgang mit ihrer Krankheit und Interaktion mit der Sozietät haben. Minimierung von Zwang und menschlichem Leid ist dabei nur durch Betreuung möglich, die nicht ein falsch verstandenes laissez-faire praktiziert, sondern durch solide Ausbildung gezielt nach Bedarf stützende und führende Aktivitäten einbringt [24, 33]. Diese Notwendigkeit ergibt sich auch aus den Aufnahmen schizophren Kranker ohne Zuweisungen und relativiert dieses scheinbar positive Faktum. Somit hat das psychiatrische Krankenhaus, neben anderen Institutionen, für bestimmte Gruppen in Vorarlberg auch Asylfunktion [34], die trotz Alternativeinrichtungen weiterhin von Bedeutung ist.

Vergleicht man die Berufsgruppen der Patienten mit jenen der Referenzbevölkerung, zeigen sich vor allem bei Angestellten und Hilfsarbeitern divergierende Unterschiede. Facharbeiter sind fast gleich häufig, Gewerbetreibende und Selbstständige in der Bevölkerung deutlich häufiger vertreten. So wie auch die Arbeitslosenrate unserer Patienten reflektiert dies Bildungs- und Ausbildungsdefizite, andere ursprüngliche Sozialschichten und/oder den sozialen Abstieg etlicher Patienten [14, 18]. Die hohe Arbeitslosenrate (16% aller Patienten gegen 0,8% der Referenzbevölkerung!) dokumentiert einerseits die spezielle ökonomische Problematik und die Schwierigkeit der Erhaltung beruflicher Stabilität von Psychotikern; andererseits kann die Belastung einer längerzeitigen Arbeitslosigkeit zur Exacerbation psychischer Erkrankungen beitragen [19]. Das Überwiegen der Ruhestände (20% aller Patienten gegen 12% der Referenzbevölkerung!) ist vor allem durch chronisch psychisch Kranke bedingt, die mit Berufsunfähigkeitspensionen berentet sind. Die Rate ist bei Schizophrenen besonders hoch, sie liegt bei 28%! Wird dieses Drittel Berenteter in Beziehung zum Lebensalter gesetzt (ca. 75% der Schizophrenen sind unter 45 Jahren), läßt sich daraus das Ausmaß an Verlusten individueller Lebensqualität und des Selbstwertgefühls in einem ambitionierten, ökonomisch ausgerichteten Umfeld, ebenso wie materieller Werte abschätzen. Nicht erahnen läßt sich das Ausmaß der Verluste und des menschlichen Leides bei Angehörigen oder Partnern der Patienten.

Eine undifferenzierte Berentung chronisch psychisch Kranker findet vermutlich noch viel zu häufig statt. Zum Teil stellt sie eine iatrogene, scheinbar karitative Verschleierung fehlender Beschäftigungs- und Betätigungsmöglichkeiten dar. Zudem sind vorhandene Beschäftigungs- und Rehabilitationsmöglichkeiten für viele chronisch psychisch Kranke in der derzeit angebotenen Form überfordernd. Dies gilt vermutlich ebenso für die Kontaktpersonen in diesen Stellen, sodaß besonders für jüngere Patienten andere Angebote notwendig wären: Vor allem realitätsnahe, flexibel veränderbare, in diversen Qualitäten abgestufte Betätigungbereiche mit ausgebildetem Betreuungspersonal, abgekoppelt von der Marktwirtschaft agierend bzw. in das Angebot öffentlicher Aufträge bevorzugt eingebunden. (Dem Modell vorschnell das „Kostenargument" entgegenzusetzten, spricht eher für Informationsmangel denn tatsächlichem Wirtschaftverständnis wie z.B. Andrews [1] darlegt.) Die Schutzwürdigkeit gilt in besonderem Maß auch für den realitätsgerechten Wohnbereich psychotischer Patienten. Es darf auch nicht auf die ungeheure Belastung vergessen werden, die der chronisch Kranke für seine Bezugspersonen bedeuten kann. Gerade unter den Bedingungen der Kleinfamilie, der „Singles" und der Kleinwohnungen in Siedlungen oder gar „Wohnsilos", aber auch in der modernen ländlichen Struktur zeigt sich dies u.a. in

Verweigerung der Teilnahme von Angehörigen an Rehabilitations-
programmen [33]. So mag die Bedeutung für die Angehörigen
mancher Schizophrener zwar die kurzfristige Erleichterung eines
unerträglichen psychischen oder existentiellen Druckes bedeuten,
mag aber auf längere Sicht, ohne adäquate Lebensstruktur des
Patienten, problematischer als zuvor sein. Der Verelendung
chronisch psychisch Kranker, die durch den Wegfall der kustodial-
segregistischen aber auch karitativ-therapeutischen Gesetzestendenz keineswegs ausgeschlossen ist, kann nur durch ein dif-
ferenziertes Angebot sozialmedizinischer und -therapeutischer
Maßnahmen gegengesteuert werden [33]!

Das Überwiegen der Hilfsarbeiter und eine deutliche Unter-
repräsentanz der Angestellten und Gewerbetreibenden bzw. Selb-
ständigen bei psychotischen Patienten zeigt die schlechte soziale
Stellung psychisch Kranker, umgekehrt aber auch deren wahr-
scheinliche Abstiegsmobilität. Allerdings zeigt Häfner [18] am
Beispiel Schizophrener den extrem hohen Komplexitätsgrad dieses
Phänomens auf, sodaß diese Fragestellung allein und besonders zu
bearbeiten wäre.

Bei der Gliederung der Berufe nach Diagnosen überwiegen bei
Schizophrenen die Hilfsarbeiter mit 47% (unter affektiv Kranken
finden sich deutlich mehr gehobene Berufsgruppen). Dieser Befund
läßt sich für die endogenen Psychosen mit den Ergebnissen von
Marneros [36] vergleichen. Die Interpretation des hohen Anteils
von Hilfsarbeitern ist kompliziert: eine Ursache könnte das relativ
frühe Ersterkrankungsalter sein [46], ein Zeitpunkt zu dem sich die
Patienten gerade in Ausbildungen befinden. Aus der Erkrankung
selbst resultiert eine verminderte Belastbarkeit bzw. Streßintole-
ranz [32, 10, 4], abgesehen von krankheits- oder medikamentenim-
manenten Behinderungen. Faktoren, die eine Ausbildung erschweren oder verunmöglichen, was zum beruflichen (damit sozialen)
Abstieg beiträgt. Bei affektiv Kranken ist das Ausbildungsniveau
vergleichsweise wesentlich höher, was am späteren Krankheitsbeginn [44], geringerer Behinderung durch die Krankheit und deren
Behandlung [4], wie auch der etwas günstigeren Prognose [34]
liegen dürfte. Allerdings weisen auch affektiv Kranke eine hohe

Berentungsrate auf, möglicherweise ein Zeichen eines weniger günstigen outcomes [27]. Die relativ hohe Rate Angestellter (14% der berufstätigen Schizophrenen) mag bei der an sich geringen Höhe des Prozentsatzes aus ihrer Einbindung in Rehabilitationsprogramme resultieren.

Arbeitslosigkeit als möglicher Verursacher psychischer Störungen wurde von Weyer und Dilling [52] in einem vergleichbaren Umfeld untersucht. (Unter den 2% Arbeitslosen ihrer Zielgruppe war die psychiatrische Erkrankungshäufigkeit vergleichsweise ca. viermal höher als bei Beschäftigten. Abgesehen von somatischen Störungen [19], ist für arbeitslose Männer ein erhöhtes Suizidrisiko gesichert [45].) Andererseits ist das Bedingungsgefüge dieser Folgen dermaßen komplex, daß unseren Daten nur Indikatorfunktion zukommen kann. Außerdem sind bei den Schizophrenen die Rentner relativ am stärksten vertreten, was durch den hohen Anteil krankheitsbedingter Invalidenpensionen verursacht wird. Beide Formen des Beschäftigungsverlustes stellen aber für Schizophrene ein besonderes Risiko dar: 60% erstaufgenommener Schizophrener und bis 80% aller Erkrankter wurden in rezenten deutschen Studien als arbeitslos registriert [19]. Dies zeigt die Notwendigkeit dieser Gruppe von Behinderten gezielt u.a. mit zeitlich, quantitativ und qualitativ differenzierten extramuralen Beschäftigungs- und Arbeitsangeboten beizustehen.

Das Aufnahms- und Hilfesuchverhalten Schizophrener, die oft ohne ärztliche Zuweisung zu stationären Aufnahme kommen, mag nicht allein für ein Versorgungsdefizit, sondern umgekehrt für eine gute (menschliche) Qualität der gebotenen Behandlungsleistung im LNKH sprechen. Über praktische Ärzte kommen u.a. auch viele Schizophrene zur Aufnahme. Trotz der großen Anzahl niedergelassener Nervenärzte in der Region (ca. 1/20.000 Ew.) wird damit der regionale Stellenwert der praktischen Ärzte (Allgemeinärzte) in der Versorgung auch schwer psychisch Kranker dokumentiert. Dieser entsteht zumindest aus den Faktoren ihrer besseren Verfügbarkeit (Nacht,- Samstag-, Sonn- und Feiertagsdienst), der einfachen verkehrstechnischen Erreichbarkeit, psychologischen Faktoren wie Hilfesuchverhalten [23] und Schwellenangst vor „dem Nervenarzt“

und schließlich sozialversicherungsrechtlich begründeten Bedingungen. (Wegscheider [51] hat die Bedeutung allgemeinärztlicher Notversorgung, auch psychischer Krankheiten, aus der Sicht des ärztlichen Bereitschaftsdienstes einer österreichischen Landeshauptstadt dargestellt. Über Allgemeinkrankenhäuser als Erstversorger kommen vor allem „schwere Belastungsreaktionen", worunter besonders [para-]suizidale Intoxikationen zu verstehen sind.) Bei den endogenen Psychosen fungieren die Nervenärzte als zweithäufigste Zuweiser.

Es zeigt sich, daß für schizophrene (über 40%) und affektiv Kranke (wie auch andere Diagnosengruppen) im LNKH am häufigsten eine Aufenthaltsdauer bis zu 2 Monaten angemessen scheint. Dieser Zeitraum entspricht auch den Angaben von Laessle et al. [31]. Aber immer noch 30% der Schizophrenen bleiben bis zu 6 Monaten in stationärer Behandlung; dies umfaßt jedoch auch die Tag- bzw. Nachtklinikpatienten. Das hierzulande bestehende, relativ dichte psychosoziale Versorgungsangebot kann im wesentlichen psycho- und soziotherapeutischen Anforderungen eklektizistisch gerecht werden [5], bewältigt aber komplexe interaktive medizinisch-psycho-soziotherapeutische Problemstellungen nur in Einzelfällen. Notwendige erkrankungs- oder umfeldbezogene Interventionen oder Stabilisierungsprozesse, die über das LNKH laufen, bedürfen üblicherweise längerer Zeit, was einen zweiten Gipfel der Aufenthaltsdauern verursacht. Trotz weitgehend defizitärer stationärer und extramuraler Bedingungen 1970/71 [26] weist diese Studie ähnliche Ergebnisse der Aufenthaltsdauern auf: 50% endogener Depressionen sind nach 4 Wochen entlassen, hingegen erst ein Drittel der Schizophrenen (heute nach 4 Wochen 20%).

Die ärztliche Nachsorge nach Diagnosen bearbeitet zeigt im Vergleich zu den Zuweisern, die Einbildung des Facharztes in die Nachbehandlung schizophrener (und affektiver) Erkrankungen. Es wird damit aber auch das nicht-(fach-)ärztliche Angebot deutlich: Patienten mit anderen Diagnosen wünschen trotz der hohen Facharztdichte von ca. 1/20.000 Ew. vorwiegend die hausärztliche Nachsorge. Dies ist zwar mitbedingt durch die derzeitige lokalspezifische Sozialversicherungs-Finanzierung der nicht-ärztlichen

Psychotherapie, die eine ärztliche Zuweisung vorsieht, verdeutlicht aber das schon 1979 von Strotzka et al. [81] und für die damalige BRD von Hempfling et al. [22] aufgezeigte (fach-)ärztliche Psychotherapiedefizit. Auch zeigen Patienten im ländlichen Raum größere Berührungsängste mit Nervenfachärzten, zumal deren verkehrstechnische Erreichbarkeit sehr unterschiedlich ist, was aber die Behandlungsbereitschaft beeinflußt [38].

Die Nachbetreuungstätigkeit der Krankenhausambulanz entspricht mit ca 10% der Patienten etwa ihrer Bedeutung als Zuweiser (6%) für Schizophrene. Verglichen mit der Untersuchung von Creutz et al. [12] ergeben sich folgende Parallelen: auch hier konnte die Zahl der stationären Aufhahmen nicht gesenkt werden, trotz Zunahme der extramuralen Dienste, ebenso wurde die Verweildauer stationärer Patienten nicht verkürzt.

Bei Schizophrenen fanden sich autoaggressive Handlungen in insgesamt 20%, fremdaggressives Verhalten lag mit ca. 12% etwa gleich hoch wie bei den Alkoholikern. (Die am Hause geübte Diagnostik, deren statistischer Erfassungsschlüssel das ICD-Schema darstellt, wird nach den Grundzügen der „Wiener Forschungskriterien" [8] durchgeführt, was den relativ hohen Anteil autoaggressiver Handlungen bei Schizophrenen bemerkenswert erscheinen läßt.) Die gesamte Gewaltkriminalität psychisch Kranker und Behinderter ist etwa gleich proportional jener der Gesamtbevölkerung [20]. Diagnosenbezogen lassen sich aber deutliche Unterschiede feststellen: während affektiv Kranke fast immer Autoaggressionen ausführen (ausgenommen der erweiterte Suizid) und Manien kaum vertreten sind, liegt das Risiko zur Fremdaggression bei der Schizophrenie höher [21]. Auch unsere Daten weisen darauf hin.

Die Aufzeichnung von life-events ist für die untersuchte Stichprobe begrenzt aussagekräftig, was mit methodologischen Problemen (z.B. Erfassung aus der Krankengeschichte, keine prospektive oder darauf abgezielte Exploration) oder gruppenspezifischen Faktoren zusammenhängen mag. Etwa 80% der Patienten werden über Ärzte oder medizinische Einrichtungen zugewiesen, was den diesbezüglich hohen Stellenwert medizinischer Selektion zeigt: d.h.

eine große Zahl von Patienten nach life-events werden möglicherweise noch vor dem Fachkrankenhaus versorgt. In unseren Daten sind Schizophrene in der Häufigkeit ihrer life-events vergleichbar affektiv Kranken allerdings scheint für endogen depressive die Abhängigkeit der Krankheitsmanifestationen von life-events gesichert [6, 42, 11, 9]. Die Registrierung möglicher genetischer Zusammenhänge (30%) bei einem psychischen Leiden reflektiert die Angaben der Befragten und kann gesichertes Wissen beinhalten. Andererseits sind die Angaben nur zum Teil objektivierbar. Trotzdem ergibt die Aufzeichnung dieser Variable mögliche Zielgruppen für besondere Forschungsfragen.

Aus unseren Daten weisen die hohe Ledigenrate, der hohe Stellenwert sozialer Rehabilitationsmaßnahmen und Nachbetreuung, ebenso die hohe Wiederaufnahmerate wie die niedere Rate arbeitsfähig Entlassener, der hohe Prozentsatz relativ junger Berenteter und die hohe Inanspruchnahme sozialmedizinischer Stellen auf die mehrdimensionale Verletzbarkeit gerade der Schizophrenen hin!

Unser Datenmaterial zeigt, daß lokale Integrationsmodelle der Behinderung durch chronisch psychische Erkrankungen nicht ausreichend gerecht werden. Bei der Bedeutung, die unsere Gesellschaft dem Erwerb und damit verbundenen strukturellen, sozialen und materiellen Faktoren beimißt, ist es eine Verpflichtung der Öffentlichkeit, für arbeits- wie betätigungsfähige chronisch psychisch Kranke ausreichend geeignete Möglichkeiten vorzusehen! Auch im Interesse der somatisch Kranken (und der Volkswirtschaft) wäre ein Abgehen von den kategorialen Dimensionen „krank – gesund" vorzunehmen und eine differenzierte Abstufung des „Krankenstandes" sinnvoll. Ähnlich wie für Invaliditätseinstufungen wären prozentuelle Abstufungen der Arbeitsfähigkeit, auch in zeitlichem Verlauf, anzustreben.

Literatur

1. Andrews G (1990) The cost of schizophrenia revisited. Schizophr Bull 17: 389–394

2. Angelberger-Spitaler H, Konig P (1988) Psychiatrische Konsiliartätig-
    keit am Allgemeinkrankenhaus im landlichen Raum. Mitteilungen
    Österr Sanitätsverwaltung 7/8: 1–7
3. Angermeyer MC, Kühn L (1986) Rehospitalisierungsrisiko schizo-
    phrener Kranker: Stadt versus Land. Nervenarzt 57: 391–397
4. Angst J, Dobler-Mikola A (1984) The Zurich study III. Diagnosis of
    depression. Eur Arch Psychiatr Neurol Sci 234: 30–37
5. Bacher R, Kuhnel B, Waanders R (1991) Psychiatrische Versorgung
    im Land Vorarlberg 1989 – eine Bestandsaufnahme. In: Meise U,
    Hafner F, Hinterhuber H (Hrsg) Die Versorgung psychisch Kranker in
    Österreich. Eine Standortbestimmung. Springer, Wien New York,
    S 119–131
6. Beck JG, Worthen K (1973) Precipitating stress, crisis theory and
    hospitalization in schizophrenia and depression. Arch Gen Psychiatry
    14: 197–202
7. Beecham J, Knapp M, Fenyo A (1991) Costs, needs and outcomes.
    Schizophr Bull 17: 427–440
8. Berner P, Katschnig H, Simhandl Ch, Kieffer W (1984) Diagnosis of
    schizophrenia. Integrative psychiatry 3–9. Elsevier, Amsterdam
9. Brown GW, Harris TO (1989) Life-events and illness. Unwin Hyman,
    London Boston Sydney Wellington
10. Chiompi L, Müller Ch (1976) Lebensweg und Alter der Schizophre-
    nen. Springer, Berlin Heidelberg New York
11. Cornell DG, Milden RS, Shimp S (1985) Stressful life events associated
    with endogenous depression. J Nerv Ment Dis 173: 470–476
12. Creutz R, Kahler HD, v Wedel-Parlow U (geb Schmidt) (1982)
    Auswirkungen einer Ambulanz am psychiatrischen Krankenhaus auf
    die psychiatrische Versorgung. Nervenarzt 53: 39–45
13. Dilling H, Weyerer L (1984) Prevalence of mental disorders in the
    small-town-rural region of Traunstein (Upper Bavaria). Acta Psychiatr
    Scand 68: 60–79
14. Dohrenwend BP. Dohrenwend BS (1969) Social status and psycholo-
    gical disorder: a causal inquiery. Wiley, New York
15. Eckmann F, Helmchen H, Schulte PW, Seelheim H, Zander H
    (1973) Die Psychiatrische Basisdokumentation. Nervenarzt 44: 561–
    568
16. Goldberg D (1991) Cost-effectiveness studies in the treatment of
    schizophrenia: a review. Schizophr Bull 17: 453–460
17. Hafner H (1985) Sind psychische Krankheiten häufiger geworden?
    Nervenarzt 56: 120–133
18. Häfner H (1991a) Epidemiologische Untersuchungen zu Angst und
    Depression. In: Häfner H (Hrsg) Psychiatrie: ein Lesebuch fur Fortge-
    schrittene. G Fischer, Stuttgart Jena, S 45–62

19. Häfner H (1991b) Arbeitslosigkeit und Gesundheit. In: Häfner H (Hrsg) Psychiatrie: ein Lesebuch für Fortgeschrittene. G Fischer, Stuttgart Jena, S 129–142

20. Häfner H, an der Heiden W (1991) Evaluating effectiveness and cost of community care for schizophrenic patients. Schizopr Bull 17: 441–452

21. Häfner H, Böker W (1991) Sind Geisteskranke häufiger gewalttätig? Geistesgestörte Gewalttäter in der Bundesrepublik. In: Häfner H (Hrsg) Psychiatrie: ein Lesebuch für Fortgeschrittene. G Fischer, Stuttgart Jena, S 97–110

22. Hempfling F, Kappos L, Milech T (1981) Zur ambulanten psychiatrisch-psychotherapeutischen Versorgung durch niedergelassene Nervenärzte. Psychother Med Psychol 31: 91–96

23. Hetzel W, Huppmann G, Rechenberger HG (1989) Geschlechtsunterschiede im Krankheitsverhalten von Patienten einer psychotherapeutischen Ambulanz. Psychother Med Psychol 39: 342–347

24. Hogarty GE (1988) Resistance of schizophrenic patients to social and vocational rehabilitation. In: Dencker SJ, Kuhlhanek F (eds) Treatment resistance in schizophrenia. Vieweg, Braunschweig, pp 83–97

25. Kastrup M (1987) The use of a psychiatric register in predicting the outcome „revolving door patient". Acta Psychiatr Scand 76: 552–560

26. Katschnig H, Grumiller I, Strobl R (1975) Daten zur stationären psychiatrischen Versorgung Österreichs. Österr Bds Inst Gesundheitswesen (Hrsg) Franta-Verlag, Wien

27. Kiloh LG, Andrews G, Neilson M (1988) The long-term outcome of depressive illness. Br J Psychiatry 233: 752–757

28. König P, Bacher R (1992) Wie verändert sich die stationäre Inanspruchnahme eines regionalen psychiatrischen Krankenhauses? Auswertung elektronisch gespeicherter Patientendaten der Psychiatrischen Abteilungen des Landes-Nervenkrankenhauses (LNKH) Valduna, Vorarlberg 1984–1988 (in Vorbereitung)

29. König P, Haller R, Schneider H (1987) EDV-unterstützte Dokumentation psychiatrischer Krankengeschichten. Mitteilungen Österr Sanitätsverwaltung 88 (3): 65–67

30. Laburda E, Pelikan JM, Strotzka H (1984) Stationäre psychiatrische Patienten, Stichtagsprävalenz 21. 6. 1983. Ludwig Boltzmann Institut für Medizinsoziologie, Wien

31. Laessle RG, Yassouridis A, Pfister H (1988) Sociodemographic characteristics and length of psychiatric hospital stay: application of a proportional hazards model. Acta Psychiatr Scand 77: 349–351

32. Leff J (1987) A model of schizophrenic vulnerability to environmental factors. In: Häfner H, Gattaz WF, Janzarik W (eds) Search for the causes of schizophrenia. Springer, Berlin Heidelberg New York Tokyo

33. Leff J, Berkowitz R, Shavit N, Strachan A, Glass I, Vaughn C (1990) A trial of family therapy versus a relatives' group for schizophrenia. Br J Psychiatry 157: 571–577

34. Lewis T, Joyce PR (1990) The new revolving door patients: results from a national cohort of first admissions. Acta Psychiatr Scand 82: 130–135

35. Marksteiner A, Danzinger R (1985) Gugging – Versuch einer Psychiatriereform. AVM-Verlag, Salzburg

36. Marneros A, Deister A, Rohde A (1990) Psychopathological and social status of patients with affective, schizophrenic and schizoaffective disorders after long-term course. Acta Psychiatr Scand 82: 352–358

37. McGuire T (1991) Measuring the economic costs of schizophrenia. Schizophr Bull 17: 389–394

38. Meise U, Hafner R, Hinterhuber H (1991) Die Versorgung psychisch Kranker in Österreich. Eine Standortbestimmung. Springer, Wien New York

39. Mezzich JE, Fabrega H, Coffman GA Jr, Haley R (1989) DSM-III disorders in a large sample of psychiatric patients: frequency and specificity of diagnoses. Am J Psychiatry 146: 212–219

40. Möller HJ, Eilert-Werner K, Wüscher-Stockheim M, von Zerssen D (1982) Relevante Merkmale für die 5-Jahres-Prognose von Patienten mit schizophrenen und verwandten paranoiden Psychosen. Arch Psychiat Nervenkr 231: 305–322

41. Nuechterlein KH, Dawson ME, Ventura J, Fogelson D, Gitlin M, Mintz J (1991) Testing vulnerability models stability of potential vulnerability indicators across clinical state. In: Häfner H, Gattaz WFW (eds) Search for the causes of schizophrenia. Springer, Berlin Heidelberg New York Tokyo

42. Paykel ES, Tanner J (1976) Life-events, depressive relapse and maintainance treatment. Psychol Med 6: 481–485

43. Perris C (1976) Frequency and hereditary aspects of depression. In: Gallant DM, Simpson GM (eds) Depression: behavioural biochemical diagnostic and treatment concepts. Spectrum Publications, New York

44. Peselow ED, Dunner DL, Fieve RR, Deutsch SI, Rubinstein ME (1982) Age of onset of affective illness. Psychiatr Clin 15: 126–132

45. Platt S (1984) Unemployment and suicidal behaviour: a review of the literature. Soc Sci Med 19: 93–115

46. Riecher A, Maurer K, Löffler W, Fatkenheuer B, an der Heiden W, Munk-Jörgensen P, Häfner H (1991) Differences in age at onset and course of schizophrenic disorders. In: Häfner H, Gattaz WFW (eds) Search for the causes of schizophrenia. Springer, Berlin Heidelberg New York Tokyo

47. Sartorius N, de Girolamo G (1991) The cost of schizophrenia. Preface. Schizophr Bull 17: 371–374
48. Strotzka H, Eder A, Fleissner P, Grumiller I, Jandl-Jager E, Springer-Kremser M, Hampapa P, Dirisamer-Moser B, Meissner-Blau F (1979) Ökonomische Aspekte psychosozialer und psychosomatischer Erkrankungen. Inst für Gesellschaftspolitik, Wien
49. Stuppäck Ch, Miller Ch, Barnas C, Kurz M, Schubert H, Hinterhuber H (1990) Zwangseinweisungen und Zwangsanhaltungen an psychiatrischen Krankenhäusern in Tirol – eine Frequenzanalyse über 11 Jahre. Wien Klin Wochenschr 102: 378–383
50. Thornicroft G, Bebbington G (1989) Deinstitutionalisation – from hospital closure to service development. Br J Psychiatry 155: 739–753
51. Wegscheider A (1982) Der amtsärztliche Breitschaftsdienst in Graz. Österr Ärzte Z 37: 86–90
52. Weyerer S, Dilling H (1987) Employment and mental health. Results from the Upper Bavarian field study. In: Angermeyer MC (ed) From social class to social stress. Springer, Berlin Heidelberg New York Tokyo
53. Zigmond AS, Sims ACP (1983) The effect of the use of the International Classification of Diseases, 9th revision, upon hospital in-patient diagnoses. Br J Psychiatry 142: 409–413

Anschrift der Verfasser: Prim. Univ.-Doz. Dr. P. König, LNKH Valduna, A-6830 Rankweil, Österreich.

Entwicklungsdynamik und Auslöser
bei Adoleszentenpsychosen[*]

F. Resch und **M. H. Friedrich**

Universitätsklinik für Neuropsychiatrie des Kindes- und Jugendalters,
Wien, Österreich

Zusammenfassung

Entwicklungstypische Konflikte des Jugendalters werden als pathoplastisch relevante Faktoren des Psychoseentwicklungsprozesses hervorgehoben. Entwicklungsbedingte und familiäre Probleme bilden eine Matrix an umweltbedingter Belastung, wobei Versagenserlebnisse und Trennungen als unmittelbare Auslöser innerhalb eines Monats vor Ausbruch der Psychose zu verzeichnen sind. Von dort nehmen die subjektiven Prozesse der Psychoseentstehung ihren Ausgang. Daten einer retrospektiven Untersuchung [5] werden präsentiert.

Schlüsselwörter: Adoleszentenpsychosen, Jugendschizophrenie, Ausloser, Entwicklungsaufgaben, Entwicklungskonflikte.

Summary

Developmental dynamics and trigger of psychoses in youth. Developmental psychopathology emphasizes pathoplastic relevance of developmental conflicts in the initiation of schizophrenic psychosis in youth. These conflicts provoke a basic level of irritation and provide patterns of experience triggering the subjective process of world-change in psychosis. Experiences of failure and separation seem to be the most relevant. Data of a retrospective study [5] are presented.

---

[*] Der vorliegende Artikel ist die Überarbeitung eines Kapitels aus dem Buch „Therapie der Adoleszentenpsychosen" von Franz Resch, Thieme Copythek, 1992

Keywords: Adolescent psychosis, juvenile schizophrenia, developmental psychopathology.

Ausgehend vom Vulnerabilitätskonzept kann man auch für jugendliche Patienten mit entsprechender Belastung postulieren, daß das Risiko für das Auftreten produktiv psychotischer Symptome bereits unter alltäglichen Streßbedingungen erhöht ist. Aus der Sicht des Kinder- und Jugendpsychiaters müssen uns aber die Wechselwirkungen mit den Entwicklungsaspekten interessieren. So haben die Erkenntnisse über unterschiedliche unspezifische Vulnerabilitätsfaktoren und protektive Faktoren im Kindes- und Jugendalter eine Spezifizierung dahingehend notwendig gemacht, daß eigentlich nicht die Vulnerabilität selbst im Lauf der Entwicklung in die Auseinandersetzung mit der Umwelt eingebracht wird, sondern das adaptative Potential, also die Resultante aus Vulnerabilitätsfaktoren und protektiven Entwicklungsfaktoren. Das adaptative Potential steht sowohl mit den Entwicklungsaufgaben als auch mit den aktuellen Lebensereignissen in Wechselwirkung. Die Auswirkungen von Vulnerabilität sind nicht immer gleich und nur in Zusammenhang mit den protektiven Faktoren, der Entwicklungsphase und ihren Anforderungen und mit dem Lebensschicksal zu interpretieren.

Im folgenden sollen nun Entwicklungsaufgaben und Konflikte der Adoleszentenpsychosen und ihre Wechselwirkung mit möglichen Auslösern erörtert werden.

Ein mehrdimensionales Verständnis für Adoleszentenpsychosen sollte die biographische Vorgeschichte, den familiär-situativen Sinnkontext, die entwicklungsbedingten Anpassungsaufgaben und die intermediierenden Ich-Prozesse ins Kalkül ziehen.

Entwicklungsaufgaben und -konflikte

Eine der Entwicklungsaufgaben ist die Ausbildung eines *Körper-Selbst*. Veränderungen des Körpers, die im Rahmen der Pubertät entstanden sind, müssen auf diese Weise in ein neues Körperschema integetriert werden. Unkenntnis der Funktionen des eigenen Körpers sowie anatomische Unsicherheiten können insofern zur Vorlage für die Inhalte produktiver Symptome werden, als unvertraute Körpergefühle und hypochondrische Beschwerden die Matrix coenästhetischer Empfindungen sein können.

Identität und Existenz

Die Frage nach der personalen Einheitlichkeit sowie existentielle Fragen nach dem Sinn des Daseins und dem Platz im Universum, der dem einzelnen in seinem So-Sein zukommt, stellen hohe Anforderungen an das Selbstkonzept. Identität beinhaltet die Definition einer Person als einmalig und unverwechselbar durch die soziale Umgebung wie durch das Individuum selbst [4].

Die Entwicklungsaufgaben der Adoleszenz erfordern durch die Neuartigkeit der Probleme, die bewältigt werden müssen, eine deutliche Umstrukturierung des Selbstkonzepts. Speil [7] spricht von einer akkomodatorischen Leistung, nämlich dem fundamentalen Wandlungsschritt vom präexistentiellen zum existentiellen Weltbezug. Friedrich [2] betont die Identifikation als einen wesentlichen Mechanismus zur Selbststabilisierungund Identitätsfindung. Eine Nichtinanspruchnahme identifikatorischer Möglichkeiten (z.B. durch Mangel an Vertrauen, Entwertung, Abkapselungstendenz) kann ebenso wie der plötzliche Entzug von identifikatorischen Möglichkeiten bei Kulturtransfer (Kulturtransferschock) sich negativ auf die stabile Neugestaltung des Selbst in der Adoleszenz auswirken.

Ein reduzierter Selbstwert kann als Indikator für mangelnde Selbstressourcen bereits im Vorfeld die Schwierigkeiten der Identitätsfindung ankündigen. Ob dabei tatsächlich ein Mangel an eigenen Möglichkeiten vorliegt, oder eine mangelnde Selbstwahrnehmung bzw. Mobilisierbarkeit solcher Möglichkeiten, muß im Einzelfall entschlüsselt werden. Die Auswirkungen auf die Identitätsfindung können gleichwertig sein. Shulmann [6] beschreibt, daß angehende Schizophrene ein tiefes Minderwertigkeitsgefühl [1] aufweisen und folgende Grundannahmen gegenüber der Welt zeigen:

- Die Dinge stehen nicht gut für sie,
- die persönliche Zukunft ist ungesichert,
- zwischenmenschliche Beziehungen sind gefahrvoll und potentiell bedrohlich,
- sie sind selbst weniger wert als ihre Mitmenschen.

Die Rolle von Selbstwert und Identität in der Pathogenese von Psychosen wird immer wieder diskutiert. Es soll hier die Hypothese aufgestellt werden, daß Selbstwertprobleme und Identitätsprobleme bei Jugendlichen einen pathogenetischen Stellenwert bei der Auslösung der Psychose haben können. Das Selbstwertproblem besteht vor der Psychose, beeinträchtigt die Lebensanpassung im Rahmen der Entwicklungsaufgaben und führt so zur zunehmenden Identitätsstörung.

Probleme der Individuation

In 94% der Patienten unserer Stichprobe (siehe [5]) waren Probleme der Ablösung und Individuation faßbar. Aus kinder- und jugendpsychiatrischer Sicht erscheint wichtig, daß der Ablösungskonflikt schon vor Psychoseausbruch besteht und damit eine pathoplastische Funktion für die Erstmanifestation bekommt. Wir konnten beobachten, daß das Ablösungsproblem über eine Beeinflussung von Selbstwert und Selbstbehauptung zu einem Faktor werden kann, der die persönliche Irritation und Identitätsdiffusion verstärkt. In vielen Fällen war die Konstellation so, daß kleine Ablösungsschritte als beispielhafte Unternehmungen bereits zu einem Scheitern geführt hatten und der Jugendliche sich nun unter schweren Abstrichen seines Selbstwerts wieder zunehmend um die physische Nähe der Familienmitglieder bemühte. Diese Nähe wurde entweder durch Überangepaßtheit und für die Eltern oft erstaunliche Bravheit ermöglicht oder immer wieder in konflikthaften Zuspitzungen an den Rand einer familiären Zerreißprobe gebracht. Stierlin [8] spricht von bezogener Individuation als der Entwicklungsaufgabe einer Differenzierung nach innen und außen, einer Abgrenzung der eigenen Erlebniswelt, der eigenen Ansprüche und

Meinungen von denen der unmittelbaren Umwelt, wobei der Aspekt des Sich-Durchsetzens und dabei für das eigene Verhalten auch Verantwortung-tragen-Könnens ein zentraler ist. Der zweite Bereich der bezogenen Individuation ist der einer Wiederaufnahme von Beziehungen nach geglückter Abgrenzung innerhalb und außerhalb der Familie. Das Scheitern der Selbstbehauptung verunmöglicht bereits den Vorgang der Abgrenzung, so daß es zu einer Neuaufnahme von Beziehungen gar nicht kommt. Die Rückkehr in den Schoß der Familie ist keine Rückkehr, sondern ein mißglückter Abschied. Es ist erwiesen, daß das Familiensystem schizophrener Jugendlicher ein übermäßig gebundenes, verfilztes oder homöostatisch verklammertes ist [8].

Im Punkt *Rivalität* ist die Frage der Durchsetzungsfähigkeit gegenüber Gleichaltrigen und Autoritätspersonen angesprochen. Selbstwert und Selbstverfügbarkeit stellen hiebei kritische Größen dar. Bei 23,7% unserer Patienten waren Rivalitätskonflikte ein deutlicher pathoplastischer Faktor.

Bei 42,1% der Patienten fanden sich *sexuelle Konflikte* im Vorfeld der Psychose, die zu einer Bedrohung von Selbstbehauptung und Selbstwertgefühl geführt hatten. Die Patienten bewerteten sich als sexuell minderwertig, zu Intimität und Nähe nicht fähig, impotent, pervers oder mißgestaltet. Thematisch waren Aktualisierungen von Mißbrauchserfahrungen, Abwehr von homosexuellen oder inzestuösen Bestrebungen, Onanieängste und Probleme der *Intimität* faßbar. Das Wagnis, auf ein Du zuzugehen und den Schritt von Fremdheit zu Vertrautheit zu wagen, also die Selektivität bezüglich Distanz und Nähe, führte hier zum Konflikt. Kontaktscheue, Beziehungsangst, Abwertung kennzeichnen kritische Konstellationen.

Die hier entfalteten Entwicklungsaufgaben sind miteinander verwoben und auch ihre Lösung kann nicht in unabhängigen Einzelschritten geschehen. Zentrale Frage ist die der personalen Existenz oder ihrer Bedrohung im Rahmen der Adoleszenz.

Es soll nicht behauptet werden, daß die entwicklungstypischen Konflikte ursächliche Beziehung zur Psychose haben, aber es gilt, daß sie im Psychoseentwicklungsprozeß einen Stellenwert als Kristallisationskerne bekamen, für die zunehmende Evidenz, daß die

Realität nicht erfolgreich zu meistern ist, als Motoren der sich steigernden Irritation oder auch als thematische Vorlage für jene subjektiven Einstellungen und Deutungen, die das Denken in der Psychose beherrschten.

Auslöser

In unserer Klientel bildeten entwicklungsbedingte und familiäre Probleme eine Matrix von umweltbedingter Belastung, in die der Patient eingebettet war. Als unmittelbare Auslöser waren jedoch andere Aspekte abhebbar.

Aus der vorliegenden Stichprobe von Adoleszentenpsychosen konnten 60 Patienten gefunden werden, bei denen im Vorfeld eines oder mehrere der folgenden Mikrotraumen innerhalb eines Monats vor dem Auftreten produktiv psychotischer Symptome nachzuweisen waren. Alle Auslöser hatten negativen Erlebnischarakter.

Fast die Hälfte der Patienten (48,3%) hatte unmittelbar vor Psychoseausbruch ein Versagenserlebnis zu verzeichnen. Die subjektive Evidenz der Erfolglosigkeit, des Sich-nicht-durchsetzen-Könnens war damit verknüpft. All diesen Patienten war eine Irritation ihres Selbstwerts gemeinsam. Im Rahmen solcher Versagenserlebnisse entsteht das subjektive Gefühl, die situative Handlungskontrolle zu verlieren, blamiert, Spott und Verachtung ausgeliefert zu sein oder im Banne anderer zu stehen. Die Kleinheit und Schwäche des eigenen Seins wird so akzentuiert, daß daraus über eine Selbstwertkrise eine In-Frage-Stellung und Bedrohung des Selbst erfolgt. Die Frage stellt sich: Wo in diesen unfreiwilligen Rollen bin eigentlich ich vorhanden?

Bei 31,7% der Patienten lagen Trennungen im unmittelbaren Vorfeld. Im Rahmen der Trennungen von zu Hause oder geliebten Bezugspersonen (durch Umzug, Ferienaufenthalte, Internat, Kurs oder Seminare) – die nur in ganz wenigen Fällen endgültigen, sondern meist nur vorübergehenden Charakter hatten – war einerseits eine Verstärkung und Akzentuierung emotionaler Konflikte zu sehen. Manche Patienten wurden sich durch den Abstand von zu Hause oft erst ihrer widersprüchlichen Gefühle gegenüber den elterlichen Bezugspersonen bewußt oder fanden ihre Erwartungen von sich selbst und der Außenwelt nicht bestätigt. Vor allem aber implizierten die Trennungen die Notwendigkeit, sich in einer neuen Öffentlichkeit ohne familiäre Schutzhülle zu behaupten, was in einigen Fällen schließlich wieder zu Versagenserlebnissen und Bedrohungen des Selbstwerts führte. Friedrich fand in seiner Untersuchung 1983 in 42,6% während der Prodromalzeit Trennungen vom Elternhaus, die in pathoplastischer Verschränkung mit dem Ausbruch der Psychosen standen.

Bei 5% waren sexuelle Kontakte als negativ verarbeitete Erlebnisse zu dokumentieren, bei 6,7% eine Drogeneinnahme, die durch Verstärkung paranormaler Wahrnehmungen die Realitätskontrolle der Patienten zum Erliegen brachte. Bei immerhin 10% fanden sich körperliche Erkrankungen wie Infektionskrankheiten mit Bettlägerigkeit, eine Blinddarmoperation oder ein Arbeitsunfall. So gesehen, erzeugten entwicklungstypische Problemkonstellationen bei den Jugendlichen eine Art Vorspannung, wobei die Auslöser als kritische Ereignisse vor Beginn des psychotischen Entgleisungsprozesses anzusehen sind.

Nochmals: Es soll damit nicht gesagt werden, daß die Auslöser eine monokausal ursächliche Bedeutung besitzen, doch als Ausgangspunkte des drohenden Ich-Zerfalls sind solche Auslösesituationen intrapsychisch nachweisbar. Auch primär substratbedingte (cerebral-organisch getriggerte) schwere Störungen der Informationsverarbeitung haben ein Erlebniskorrelat. Aus therapeutischen Gründen erscheint es wichtig, dem Patienten jedenfalls eine Wiederanknüpfung seines Sinnfadens zu erlauben, dort, wo er sich zuletzt noch als normal erlebt hatte. Daher besteht die Notwendigkeit der Erarbeitung des Anlasses der Psychose [3, 5].

Literatur

1. Adler A (1928) Über den nervösen Charakter. Fischer, Frankfurt/M (Aufl 1982)
2. Friedrich MH (1983) Adoleszentenpsychosen. Pathoplastische und psychopathologische Kriterien. Karger, Basel München New York Sydney (Bibliotheka Psychiatrica 163)

3. Matussek P (1976) Psychotherapie schizophrener Psychosen. Reader, Hoffmann und Campe, Hamburg
4. Oerter R (1982) Jugendalter, Kapitel 4. In: Oerter R, Montada L (Hrsg) Entwicklungspsychologie. Urban & Schwarzenberg, Munchen Wien Baltimore, S 242–313
5. Resch F (1992) Therapie der Adoleszentenpsychosen. Psychopathologische, psychobiologische und entwicklungspsychologische Aspekte aus therapeutischer Sicht. Thieme Copythek, Stuttgart New York
6. Shulman BH (1980) Individualpsychologische Schizophreniebehandlung. Reinhardt, Munchen Basel
7. Spiel W (1976) Therapie in der Kinder- und Jugendpsychiatrie. Thieme, Stuttgart
8. Stierlin H (1986) Der schizophrene Jugendliche und seine Behandlung in der Familie. In: Nissen G (Hrsg) Psychiatrie des Jugendalters. Huber, Bern Stuttgart Toronto, S 97–105

Anschrift der Verfasser: Univ.-Doz. Dr. F. Resch, Universitatsklinik für Neuropsychiatrie des Kindes- und Jugendalters, Währinger Gurtel 18–20, A-1090 Wien, Österreich.

Auswirkungen der Soziotherapie auf den Verlauf psychiatrischer Störungen

R. Leuteritz, R. Stöger, R. Landl, R. Wagner, R. Eder
und B. Hloch

NO Landesnervenklinik, Mauer, Österreich

Zusammenfassung

Eine katamnestische Studie vergleicht die traditionell psychiatrische Therapie und das intensivere soziotherapeutische Programm. Das Therapieprogramm bestehend aus Psychotherapie nach der Transaktionsanalyse, Arbeitstraining und Training von sozialen Fähigkeiten ermöglicht eine Weiterentwicklung der Persönlichkeit und berufliche Reintegration und verhindert großteils Wiederaufnahmen. Die Notwendigkeit der Zusammenarbeit zwischen der spezialisierten Institution und einem Netzwerk differenzierter sozialpsychiatrischer Einrichtungen wird aufgezeigt.

Schlüsselwörter: Katamnestische Studie, soziotherapeutisches Programm, spezialisierte Institution, sozialpsychiatrische Einrichtungen.

Summary

The effects of a sociotheapeutic program on psychiatric disorders. A katamnestic study compares traditionel psychiatric therapy with the more intensive sociotherapeutic program. Psychotherapy according to Transactional analysis, vocational training and social skills training lead to development of personality and vocational reintegration and prevent relapse to a greater extent. The importance of a social network and of the specialized environment for optimal therapy are discussed.

Keywords: Katamnestic study, sociotherapeutic program, social network, spezialized environment.

Einleitung

Seit dem Jahre 1984 wurde auf der 3. psychiatrischen Abteilung der LNK Mauer ein sozio-therapeutisches Rehabilitations-Programm entwickelt. Die Abteilung umfaßt neben dem stationaren Bereich (30 Rehabilitationsbetten, 100 Betten im Langzeitbereich; mit der Möglichkeit des Wechselns in den Bereichen) noch die Einrichtungen der Nachtklinik (bis 15 Personen), der Tagklinik (bis 20 Personen) sowie zwei krankenhauseigene Übergangswohnheime mit insgesamt 15 Betten.

Das Programm richtet sich an Menschen, die aufgrund ihrer psychischen Störungen [3, 12, 15] in soziale Konflikte geraten sind und bereits wiederholte Aufnahmen in der Psychiatrie brauchten. Es wird ihnen vermittelt, wie sie selbst mit Schwierigkeiten umgehen können, um gesund zu werden Die Therapeuten arbeiten daran, die sozialpsychiatrischen Schäden [14] und Defizite [11] mit dem Patienten zusammen zu beseitigen.

Das therapeutische Team dieser Abteilung setzt sich zusammen aus dem Pflegepersonal, einer Sozialarbeiterin, zwei Psychologinnen, zwei Ärzten in Ausbildung, einer Oberärztin sowie einem leitenden Primararzt.

Das Angebot besteht aus:

- Psychotherapie,
- medikamentöser Feineinstellung und
- einer Überprüfung der Belastbarkeit und Arbeitstherapie unter der Anleitung von Professionisten.

- Nach den Richtlinien der Transaktionsanalyse [1, 5, 7, 16, 17] wird in psychotherapeutischen Gruppen- und Einzelgesprächen gearbeitet.
- Eine Besprechung der Medikation wird vorgenommen, damit ein besseres Verständnis für eine notwendige medikamentöse Therapie erreicht wird [3].
- In der Arbeitstherapie verbessert der Patient seine Belastbarkeit und kann sich für eine Nachschulung oder Umschulung entscheiden.

Zusätzlich erwerben die Patienten Fähigkeiten im Sozial- und Freizeitbereich die ihnen ein erfüllteres Leben und gute zwischenmenschliche Beziehungen ermöglichen. Dieses richtungsweisende Konzept ist differenziert den jeweiligen Bedürfnissen der Patienten angepaßt und motiviert sie, freiwillig und rechtzeitig in die Behandlung zu kommen [13]. Das Therapieprogramm ermöglicht

- eine Weiterentwicklung der Persönlichkeit,
- berufliche Reintegration und
- verhindert großteils Wiederaufnahmen.

Untersuchung

In einer katamnestischen Untersuchung [10] wurden 34 Patienten der soziotherapeutischen Abteilung und 19 Patienten einer vergleichbaren Gruppe (Kontrollgruppe) der Landesnervenklinik Mauer nachuntersucht. Die Stichproben wurden in etwa nach gleichen Anfangschancen parallelisiert. Die grundsätzliche Fragestellung betraf die unterschiedlichen Auswirkungen der beiden verschieden intensiven Behandlungsmaßnahmen, nämlich traditionell-psychiatrischer Therapie und Soziotherapie, auf die Reintegration psychiatrischer Patienten mit großteils chronischem Krankheitsverlauf und besonderen Schwierigkeiten im beruflichen und sozialen Bereich.

Die Untersuchungssituation nahm pro Patient ca. 90 Minuten in Anspruch, wobei es stärkere individuelle Unterschiede gab. Fragen bezüglich Wohn- und Arbeitssituation, der sozialen Eingliederung und der Freizeitssituation, der sozialen Eingliederung und des Freizeitverhaltens wurden in einem problemorientierten Interview mittels eines standardisierten Interviewleitfadens erhoben. Zusätzlich dazu wurden einige psychologische Variablen durch Tests ermittelt (BF-S, Zerssen, B-L, Zerssen, SVF, Goldberger) [19, 20].

Ergebnisse

Betrachtet man die Veränderungen, die sich bei der Patientengruppe der Abteilung für Soziotherapie und Rehabilitation ergaben, so zeigte sich auf der Wohnachse eine signifikante Entwicklung weg von der Ursprungsfamilie über beschütztes Wohnen hin zur Wohnunabhängigkeit. Trotzdem zeigt sich hier noch ein Weiterbestehen von sozialer Isolation und ein starkes Gebundensein an die Herkunftsfamilie, da genügend nachbetreuende Wohngemeinschaften fehlen [2, 8, 9].

Im Arbeitsbereich wurde eine weitere Ausgliederung aufgehalten und einige Patienten erreichten wieder einen Zugang zum freien Arbeitsmarkt. Die Zielsetzung der Abteilung, zumindest einen weiteren beruflichen Abstieg der Patienten aufzuhalten [4], wurde erfüllt und ein Teil der Patienten konnte teilweise reintegriert werden. Allerdings zeigt sich eine noch immer große Gruppe von Patienten, die noch nicht reintegriert werden konnte. Es dürften hier vor allem das Fehlen von genügend extramuralen Nachbetreuungseinrichtungen eine große Rolle spielen [2, 18].

Tabelle 1

Wohnen	Anamnese (%)	Katamnese (%)
Ursprungsfamilie	76,5	55,9
Eigene Familie	2,9	11,7
Alleine	20,6	11,8
Besch. Wohnsit.	–	20,5

Tabelle 2

Arbeitsmotivation	Anamnese (%)	Katamnese (%)
Positiv	33,3	77,8
Neutral	12,1	14,8
Negativ	54,5	7,4

Vergleicht man die Ergebnisse der Patienten der Abteilung für Soziotherapie und Rehabilitation mit denen der Kontrollgruppe so zeigten sich eine signifikant bessere Eingliederung der Rehabilitationspatienten am Arbeitsmarkt, ein geringerer Wechsel der Arbeitsstellen und daher eine signifikant bessere finanzielle Situation. Bei den Patienten der Kontrollgruppe konnte der kontinuierliche berufliche und soziale Abstieg nicht aufgehalten werden, beinahe doppelt so viele Patienten sind ohne Arbeit und kein Patient wurde in eine geschützte Werkstätte vermittelt [18].

In der psychologischen Testung der Patienten der Abteilung für Soziotherapie und Rehabilitation konnte ein niedriger Testwert in den Subtests Aggression, Selbstbemitleidung, Medikamentenmißbrauch und eine bessere Konfliktfähigkeit als bei der Kontrollgruppe festgestellt werden. Außerdem trat eine deutliche Verbesserung der Befindlichkeit ein. Die Therapie an der Abteilung scheint also

Tabelle 3

Arbeitssituation	Kontrollgruppe (%)		Rehababteilung (%)
Arbeit	25,8		44,1
Keine Arbeit (21,1% FP)	73,8	(17,6% FP)	38,1
Tagesheimstätte	–		17,6
Wechsel des Arbeitsplatzes			
nie	58,8		46,7
1 mal	17,6		46,7
öfter	23,5		6,6
Dauer der Arbeitslosigkeit			
nie	27,8		46,9
bis halbes Jahr	27,8		21,9
länger	44,4		31,3
Arbeitszufriedenheit			
gebessert	–		57,6
blieb gleich	78,6		42,4
verschlechtert	21,4		–

auch nennenswerte Veränderungen im intrapsychischen Bereich zu bewirken und vor allem deutliche positive Auswirkungen auf die Selbsteinschätzung der Patienten zu haben.

Ein großer Teil der Rehabilitationspatienten stellte fest, daß sich durch den Aufenthalt ihre Erkrankung wesentlich gebessert hatte, während die Vergleichspatienten teilweise sogar eine Verschlechterung feststellen mußten und nur halb so viele Patienten auch eine Besserung bemerkten.

Als Grund für eine Veränderung, wurden in der Kontrollgruppe hauptsächlich Medikamente genannt, in der Rehabilitationsabteilung zu einem sehr hohen Prozentsatz die Therapieangebote der Abteilung.

Auch die grundsätzliche Einstellung zu einer Einnahme von Medikamenten ist bei den Rehabilitationspatienten besser.

Tabelle 4

Eigene Krankheits-einschatzung	Kontrollgruppe (%)	Rehababteilung (%)
Gleichgeblieben	47,4	11,8
Gebessert	42,8	88,2
Verschlechtert	10,5	–

Tabelle 5

Wodurch trat Veränderung ein	Kontrollgruppe (%)	Rehababteilung (%)
Medikamente	36,8	8,8
Therapie	10,6	94,1
Eigene Arbeit	10,5	29,4

Mehrfachnennungen moglich

Tabelle 6

Rehabilitationspatienten

Aufenthalte/Jahr	Anamnese (%)	Katamnese (%)
keinen	14,7	47,1
bis zu einem	47,1	35,3
mehr	38,1	17,7

Tage/Aufenthalt	Anamnese (%)	Katamnese (%)
0	14,7	50
1–42	47,1	44,1
43–182	32,3	5,8
183–365	5,9	–

Kontrollgruppe

Aufenthalte/Jahr	Anamnese (%)	Katamnese (%)
keinen	15,8	5,3
bis einen	73,7	63,2
mehr	10,6	31,6

Tage/Aufenthalt	Anamnese (%)	Katamnese (%)
0	14,8	5,3
1–42	42,1	42,2
43–82	42,1	47,3
183–365	–	5,3

Aufenthalte/Jahr gemittelte Anzahl der Aufenthalte aufgrund unterschiedlicher Anamnese-/Katamnesedauer; *Kontrollgruppe* Anamnese und Kat-
amnesedauer entspricht dem gemittelten Krankheitsverlauf

Besonders deutliche Unterschiede ergaben sich in der Rezidiv-
rate und der durchschnittlichen Dauer der Aufenthalte. Während bei
den Patienten der Kontrollgruppe eher eine Verschlechterung des
Krankheitsverlaufes festzustellen war (eher mehr und eher längere
Aufenthalte), waren bei den Patienten der Abteilung für Soziotherapie und Rehabilitation keine oder deutlich weniger weitere Aufenthalte, und dann von kürzerer Dauer notwendig.

Diskussion

Bei den Patienten der Abteilung für Soziotherapie und Rehabilitation ist eine deutlisch größere Integration als bei den Vergleichspatienten bemerkbar, vor allem die Wiederaufnahmedaten weisen einen für das Krankenhaus sehr wesentlichen Unterschied auf, der den zusätzlichen Aufwand der Behandlung an dieser Abteilung rechtfertigt. Trotzdem ist bei einem Teil der Patienten noch eine weiterbestehende Behinderung im beruflichen Bereich als auch im Beziehungsbereich vorhanden. Diese Patienten würden ein Netzwerk differenzierter sozialpsychiatrischer Einrichtungen benötigen, um eine vollständige Reintegration in die Gesellschaft zu erlangen.

Der Grundstein der Genesung muß jedoch für diese Patienten in einer spezialisierten Institution gelegt werden [19].

Literatur

1. Berne E (1975) Was sagen Sie nachdem Sie guten Tag gesagt haben. Kindler
2. Braasch F, Heimann S (1985) Übergangsheime als besondere Form der Rehabilitation psychisch Kranker. Rehabilitation 24: 174–179
3. Brown M (1983) Seelische Krankheiten. Fachbuchhandlung für Psychologie
4. Ciompi L, Dauwalder H-P, Ague C (1979) Ein Forschungsprogramm zur Rehabilitation psychisch Kranker. III. Längsschnittuntersuchung zum Rehabilitationserfolg und zur Prognostik. Nervenarzt 50: 366–378
5. Erskine RG, Moursung JP (1991) Kontakt –– Ich-Zustande – Lebensplan; Integrative Psychotherapie in Aktion. Junfermann Verlag, Paderborn
6. Goulding M, Goulding R (1981) Neuentscheidungen. Klett, Stuttgart
7. Goldberger L, Breznitz S (1982) Handbook of stress. Free Press, New York
8. Harms S (1974) Voraussetzungen für eine nachtklinische Behandlung. Psychiat Prax 1: 188–189
9. Jakubaschk J (1979) Zehn Jahre Tagesklinik in Heidelberg. Psychiat Prax 6: 1–6
10. Landl R (1991) Auswirkungen der Soziotherapie auf den Verlauf psychiatrischer Störungen. Diplomarbeit, Universität Wien
11. Mahler MS (1980) Die psychische Geburt des Menschen, Symbiose und Individuation. Fischer, Frankfurt/M

12. Mentzos, Stavros (1986) Neurotische Konfliktverarbeitung. Fischer, Frankfurt/M
13. Müller P (1982) Prevention of relapse in schizophrenia: comparison and methodological differences with some control studies. Winter-Workshop on Schizophrenia, Grindelwald
14. Rhode-Daxer C (1983) Das Borderline-Syndrom. Huber, Bern
15. Riemann F (1973) Grundformen der Angst. Reinhardt
16. Steiner C (1985) Wie man Lebenspläne verändert. Jungfermann Verlag, Paderborn
17. Steward J, Joines V (1990) Die Transaktionsanalyse. Herder, Freiburg Basel Wien
18. Walczak L (1979) Die Bedeutung des geschützten Arbeitsmarktes für die berufliche Reintegration psychisch Behinderter. In: Schatz JFV (Hrsg) Rehabilitation als Schlüssel zum Dauerarbeitsplatz. Rehabilitationskongreß Heidelberg 1978. Springer, Berlin Heidelberg New York
19. Wing JK, Brown GW (1970) Institutuonalism and schizoprenia. Cambridge University Press
20. Zerssen DV (1976) Klinische Selbstbeurteilungs-Skalen (KSb-S) aus dem Münchener Psychiatrischen Informations-System (PSYCHIS München). Beltz, Weinheim

Anschrift der Verfasser: Prim. Dr. R. Leuteritz, NÖ Landesnervenklinik, 3. Psychiatrische Abteilung, Soziotherapie, A-3362 Mauer, Österreich.

Zum Stellenwert der Arbeit in der Rehabilitation schizophrener Patienten

H. Rittmannsberger

Wagner-Jauregg-Krankenhaus, Linz, Österreich

Zusammenfassung

Arbeit hat in der Rehabilitation psychiatrischer Patienten zunehmend an Bedeutung gewonnen, sowohl als Medium der Therapie als auch im Hinblick auf die berufliche Integration. Durch die immer schwieriger werdende Situation auf dem Arbeitsmarkt sind psychisch Kranke besonders betroffen. Man muß davon ausgehen, daß höchstens 20–30% der Patienten nach ihrer Entlassung aus dem psychiatrischen Krankenhaus beruflich integriert sind und daß für 60% aller Patienten Hilfestellungen zur beruflichen Integration erforderlich sind. Schizophrene Patienten sind davon zumeist noch mehr betroffen als andere Diagnosegruppen. Da die berufliche Integration von wesentlicher Bedeutung für das psychische und soziale Wohlbefinden ist, sind gerade wegen der schwierigen Arbeitsmarktsituation vermehrte diesbezügliche Anstrengungen erforderlich.

Schlüsselwörter: Schizophrene Patienten, Arbeit, berufliche Integration.

Summary

The importance of work in the rehabilitation of schizophrenic patients. Work has gaind increasingly attention as a means of therapy as well in regard of vocational integration of mentally ill people. Psychiatric patients are especially stricken with the problems of today's labour market. At most 20% to 30% of the patients own a job after discharge from the psychiatric hospital and 60% of all patients are in need of some kind of professional help to gain vocational integration. Schizophrenic patients seem to bear a bigger handicap than the other diagnostic groups. Since vocational integration is of high importance for the psychological and social wellbeing further efforts are of need, despite the increasing rates of unemployment on the general labour market.

Keywords: Schizophrenic patients, work, vocational rehabilitation.

Einleitung

Im letzten Jahrzehnt hat die Frage der beruflichen Integration psychiatrischer Patienten stark an Beachtung gewonnen. Die Gründe dafür sind vielfältig; einer von ihnen ist die krisenhafte Entwicklung am Arbeitsmarkt. War es in den Zeiten der Hochkonjunktur auch für Angehörige von Randgruppen nicht schwer, einen Arbeitsplatz zu finden, hat sich dies bei permanent hohen Arbeitslosenraten und einer tiefgreifenden Umgestaltung der Arbeitswelt grundlegend geändert: die Verknappung der Arbeitsplätze trifft die psychisch Behinderten überproportional. Die Anstrengungen zur Förderung der beruflichen Integration psychiatrischer Patienten sind erheblich intensiviert worden. Dabei ist zu erkennen, daß neben dem Ziel der Wiedereingliederung auf dem freien Arbeitsmarkt andere Formen von Arbeit immer mehr an Bedeutung gewinnen. So gibt es mittlerweile eine Vielfalt von Modellen, wie Menschen mit eingeschränkter Arbeitsfähigkeit beschäftigt werden können, z.B. geschützte Arbeitsplätze in kompetitiven Firmen, Zuerwerbsfirmen, Firmen für psychisch Kranke, Werkstätten für Behinderte, tagesstrukturierende Einrichtungen usw. Dabei sind es nicht nur ökonomische Gründe, die die Arbeitstätigkeit so wünschenswert erscheinen lassen.

Die nicht-ökonomischen Aspekte der Arbeit

Arbeit gehört zu den ältesten „Heilmittel" der Psychiatrie. Bereits die allerfrühesten Einrichtungen für psychisch Kranke wußten um ihre Bedeutung. Pinel schrieb 1801: „Die Erfahrung lehrt, daß dies (die Arbeit, H. R.) das sicherste und wirksamste Mittel sei, zur Vernunft wieder zu gelangen und daß Adelige, die jeden Gedanken an mechanische Arbeit mit Stolz und Verachtung von sich stoßen, auch den traurigen Vorzug haben, ihre unsinnigen Verirrungen und ihr Delirium zu verewigen …" (zit. nach [32]). Als Anfang des 19. Jahrhunderts im deutschen Raum die ersten Heil- und Pflegeanstalten entstanden, war Arbeit ein fester Bestandteil der Behandlung. Eine weitere Intensivierung erlebte die Arbeit als Mittel der Therapie durch Hermann Simon Ende des 1. Weltkriegs in Gütersloh: „Müßiggang ist nicht nur aller Laster … sondern auch der Verblödung Anfang" [26].

Den Blick auf den sozialpsychologischen Stellenwert der Arbeit in der Industriegesellschaft öffneten Marie Jahoda, Paul Lazarsfeld und Hand Zeisel [12] mit ihrer mittlerweile klassischen Untersuchung über „Die Arbeitslosen von Marienthal". Sie beschreiben darin den zunehmenden Verfall der Persönlichkeit und der alltäglichen Sozialstrukturen, der in verschiedenen Phasen abläuft und in völliger Apathie enden kann. In einer Rezension dieser Arbeit weist A. Finzen [6] auf die Ähnlichkeiten zwischen diesen Auswirkungen von Dauerarbeitslosigkeit und jenen von chronischer Krankheit, insbesondere von chronischer psychischer Krankheit auf die Persönlichkeit hin. Arbeitslosigkeit kann somit als ein schwerwiegender Stressor und potentielles Gesundheitsrisiko angesehen werden, wie auch aus anderen Untersuchungen belegt ist; so wurde über einen erhöhten Inzidenz von psychischen Störungen [17], ein Ansteigen von Suicidraten und vermehrte Aufnahmen im psychiatrischen Krankenhaus [20, 21, 28] berichtet. Es ist naheliegend, daß die offensichtlich negativen psychologischen und sozialen Konsequenzen, die berufliche Ausgliederung auf den Menschen in unserer Gesellschaft hat, für jene, die bereits an psychischen Problemen leiden, besonders schwer zu verkraften sind.

Arbeit hingegen „gibt dem Menschen in einem sehr tiefen Sinne ein Maß seiner Gesundheit" [14], eine Formulierung, die auf Freuds Definition von Gesundheit zurückgeht: „Der Unterschied zwischen nervöser Gesundheit und Neurose schränkt sich also aufs Praktische ein und bestimmt sich nach dem Erfolg, ob der Person ein genügendes Maß von Genuß- und Leistungsfähigkeit verblieben ist" [7]. Oder, in einer anderen Formulierung: „In unserer Gesellschaft ist Arbeit ein zentraler Wert: der Beruf eines Menschen bestimmt oft sein Einkommen, seinen Status, zu einem Teil auch seine Freunde und vielleicht sogar seine Gesundheit" [32].

Es ist mehrfach versucht worden, die positiven psychologischen und sozialen Folgen der Arbeitstätigkeit systematisch zu beschreiben, Jahoda [12] etwa hebt 5 „Erlebniskategorien" von Arbeit hervor:

- Arbeit vermittelt ein strukturiertes Zeiterlebnis,
- erzwingt Aktivität,
- erweitert den sozialen Horizont,
- bestimmt Status und soziale Identität,
- vermittelt die Notwendigkeit kollektiver Zusammenarbeit.

Eine noch wesentliche umfassendere Auflistung der Effekte der Arbeit stammt von Rowland und Perkins ([24], Tabelle 1). In Anbetracht dieser Vielschichtigkeit ist es nicht verwunderlich, daß die Arbeit in der Behandlung psychisch kranker Menschen in vielen Variationen eine Rolle spielt: Beschäftigungstherapie, Arbeitstherapie, Arbeitsrehabilitation, Tagesstrukturierung, Firmen für psychisch Kranke, geschützte Arbeitsplätze, ... Rudas [25] verweist auf die Notwendigkeit, zumindest 3 Aspekte von Arbeit im Kontext psychiatrischer Behandlung zu differenzieren:

- Arbeit als Behandlung (Beschäftigungstherapie, Arbeitstherapie)
- Arbeit als Sicherung der Lebensqualität und Rückfallsprophylaxe (Tagesstrukturierung) und
- Arbeit als Maßnahme der beruflichen Rehabilitation.

Welcher dieser vielfältigen Effekte der Arbeit für psychisch kranke Menschen am wertvollsten ist und in welcher Weise die Arbeit demnach beschaffen sein sollte, ist Gegenstand einer langen, kontrovers geführten Diskussion. Dabei geht es vor allem um die Rolle, die der Teilnehmer im Arbeitsprozeß zugeordnet bekommt. Im wesentlichen können zwei Positionen beschrieben werden, wobei zahlreiche Mischformen möglich sind:

Der psychisch Kranke als Patient: Er nimmt an einem Behandlungsverfahren teil, dessen Medium Arbeit heißt; die therapeutische

Tabelle 1. Effekte der Arbeit (nach Rowland und Perkins [24])

Basale Prozesse

- konfrontiert das Individuum mit seiner Leistungsfähigkeit
- gibt die Möglichkeit, die Auffassungsfähigkeit zu üben und vorgeschriebene Limits zu erfüllen
- gibt die Möglichkeit, die Übereinstimmung zwischen Wahrnehmung und Realität zu uberprüfen
- gibt die Möglichkeit, über eigene Ziele hinauszugehen und Realität zu erleben
- bringt konkrete Ergebnisse
- erfordert, mit der Umgebung zurechtzukommen
- erfordert die Übernahme persönlicher Verantwortung
- erfordert die Überprüfung sinnlicher Wahrnehmungen
- erfordert Frustrationstoleranz
- erfordert, daß man Erwartungen erfüllt
- erfordert, daß man Autoritäten akzeptiert

Das Selbstkonzept

- erhöht Selbstwert
- vermittelt ein Gefühl von Nützlichkeit
- vermittelt Status
- hilft, die Patientenrolle abzulegen, vermittelt andere Rollen
- vermindert Abhängigkeit

Der protektive Effekt

- vermittelt Struktur und eine vorhersehbare Umwelt
- lenkt die Aufmerksamkeit von fixen Ideen ab
- erzwingt Aktivität
- schützt gegen sekundäre Behinderungen
- negiert die Krankheit und reduziert die Gefahr der Hospitalisierung
- ermöglicht, Geld zu verdienen und erhöht damit die Unabhängigkeit

Die soziale Dimension

- ist die Eintrittskarte zu sozialer Teilnahme
- schafft Kontakte außerhalb der Kernfamilie
- schafft die Möglichkeit für sozial positives Verhalten
- ist ein Feld für soziale Stimulation unterschiedlichen Ausmaßes
- bietet eine soziale Umgebung, die durch ihre festen Regeln weniger angstmachend ist

---

Beziehung ist wichtiger als das hergestellte Produkt, der sozio-emotionale Bereich ist wichtiger als der instrumentelle; die Teilnahme ist ohne Verpflichtung; der Wert des hergestellten Produkts ist ein ideeller und orientiert sich nicht nach den Normen des Wirtschaftslebens; Bezahlung erfolgt nicht oder nur in Form einer Anerkennung.

Der psychisch Kranke als Arbeitnehmer: Er hat den Status eines Arbeitnehmers, gegebenenfalls mit besonderen Bedingungen, im Prinzip aber mit allen Rechten und Pflichten; der instrumentelle Bereich ist wichtiger als der sozioemotionale; der Wert des Produkts und die Bezahlung orientieren sich nach den Normen des Wirtschaftslebens.

Vor allem Bennett [1] wendet sich sehr dezidiert gegen Arbeits- und Beschäftigungstherapie, weil er den eigentlichen Effekt der Arbeit gerade darin sieht, daß sie „nicht-therapeutisch" ist und den Kranken aus dem passiven und fremdbestimmten Patientendasein löst. Nur wenn die Arbeit Teil des „wirklichen" Lebens ist, könne das Individuum ein realistisches Selbstwertgefühl entwickeln und sozialen Status und Akzeptanz erreichen. Das schließt die Forderung nach einer realistischen Bezahlung von Arbeit mit ein.

Über all diesen positiven Effekten sollte nicht übersehen werden, daß Arbeit kein Allheilmittel ist und daß es eine große Zahl von Menschen gibt, die in Arbeit keinen Wert sehen und daher auch nicht dafür zu gewinnen sind. Andererseits können ungünstige Arbeitsbedingungen die Gesundheit schwerwiegend beeinträchtigen. Auch ein therapeutisch konzipiertes Arbeitsangebot ist nicht davor gefeit und gerade bei schizophrenen Patienten ist die Balance zwischen Über- und Unterforderung oft eine schwierige Gratwanderung [34]. Arbeit ist somit immer in der doppelten Funktion als potentieller Stressor oder Protektor zu betrachten.

Zum Ausmaß der beruflichen Integration psychisch Kranker und Behinderter auf dem Arbeitsmarkt

Untersuchungen aus den letzten Jahren zur beruflichen Integration psychisch Kranker und Behinderter zeigen wenig erfreuliche Resultate:

- Kuhnt und Kunow [16] stellten fest, daß schizophrene Patienten (N = 118), die im Laufe des Jahres 1984 im psychiatrischen Krankenhaus Weinsberg in Behandlung gewesen sind, während des folgenden Jahres nur zu 23% konstant integriert gewesen sind; 57% waren hingegen konstant desintegriert.
- Wedekind und Kuhnt [31] untersuchten alle Patienten, die um Juni 1988 aus einem der psychiatrischen Krankenhäuser des Landschaftsverbandes Westfalen-Lippe entlassen worden sind (alle Diagnosen außer Suchterkrankungen, N = 306) und fanden, daß bei der Entlassung nur 21% voll erwerbstätig waren, 41% waren arbeitslos, 28% berentet und 10% in rehabilitativen oder geschützten Einrichtungen.
- Müller und Worm [18] untersuchten ambulante und stationäre Patienten in Göttingen und fand unter den schizophrenen Patienten (N = 63) 26% berufstätig und 14% in Ausbildung, 12% waren arbeitslos, 13% erhielten Sozialhilfe, 30% waren berentet; 8% waren Hausfrauen.
- Die Günzburger Arbeitsgruppe [30] fand bei 1979 erstaufgenommenen psychiatrischen Patienten (alle Diagnosen, N = 259) daß nach 5 Jahren nur 35% ständig erwerbstätig gewesen sind und 36% langfristig ohne Beschäftigung waren.

Aus diesen Studien ergibt sich, daß nur ca. 20–30% der schizophrenen Patienten im freien Arbeitsmarkt integriert sind und daß der größere Teil entweder schon auf Dauer aus dem Erwerbsleben ausgeschieden und pensioniert oder arbeitslos bzw. Sozialhilfeempfänger ist. Dazu kommt, daß sich in den letzten Jahren die Situation auf dem Arbeitsmarkt weiter verschlechtert hat. In Deutschland nahm man jüngst an, daß nur mehr 10% der psychiatrischen Patienten im Erwerbsleben integriert sind.

Zweifellos sind von dieser Entwicklung am Arbeitsmarkt nicht nur psychiatrische Patienten betroffen. Die Anforderungen in Bezug auf Qualifikation und Mobilität werden immer höher, sodaß eine immer größere Gruppe von Menschen auf dem Arbeitsmarkt nicht mehr vermittelbar ist und die Konkurrenz um Arbeitsplätze immer größer wird. Die Frage, ob es unter diesen Bedingungen überhaupt sinnvoll ist, eine berufliche Rehabilitation psychiatrischer Patienten anzustreben, hat durchaus ihre Berechtigung. Wenn allerdings argumentiert wird, daß es sinnvoller sei, die Patienten auf eine zukünftige „Freizeitgesellschaft" vorzubereiten, so muß man einwenden, daß Arbeitslosigkeit nicht mit Freizeit gleichgesetzt werden kann und daß ohne Arbeit auch die Freizeit bedeutungsleer wird [24]. Wer gehofft hat, daß mit zunehmender allgemeiner Arbeitslosigkeit die Arbeitslosigkeit für psychisch Kranke weniger stigmatisierend wirken würde, sieht sich enttäuscht. Das Gegenteil ist der Fall: psychisch Kranke haben nun einen doppelten Nachteil [11]. Die Reaktion auf diese Entwicklung kann nur sein, die Anstrengungen zur beruflichen Integration psychisch Kranker und Behinderter zu intensivieren.

Die Ergebnisse beruflicher Rehabilitation

Während Maßnahmen zur beruflichen Rehabilitation psychisch Kranker in den angelsächsischen Ländern bereits seit dem Ende des 2. Weltkrieges Tradition haben, wurden sie in den deutschsprachigen Ländern lange Zeit vernachlässigt. Erst im letzten Jahrzehnt hat diesbezüglich ein Umdenken eingesetzt. Fragt man sich, wie effektiv diese Rehabilitationsmaßnahmen waren, so sieht man sich mit zahlreichen methodischen Problemen konfrontiert [23], abgesehen davon, daß überhaupt nur recht wenige Studien vorliegen. Vergleicht man diese (Tabelle 2) so findet man bei 23%–73% der Absolventen derartiger Rehabilitationseinrichtungen Berufstätigkeit; allerdings sind weder die Einrichtungen, noch das Klientel, noch die Methodik vergleichbar, sodaß diese Zahlen alleine kaum geeignet sind, ein Bild der Effektivität zu bieten. Psychiatrische Patienten schneiden meist weniger günstig ab als Rehabilitanden mit anderen Behinderungen; unter den psychiatrischen Patienten weisen die schizophrenen Patienten meist die schlechtesten Ergebnisse auf.

Trotz der Schwierigkeiten der Interpretation stimmen die vorliegenden Ergebnisse aber doch zuversichtlich. Dies sei anhand einer Untersuchung aus jüngster Zeit erläutert: Rudas [25] untersuchte

Tabelle 2. Ergebnisse von Programmen zur beruflichen Rehabilitation psychisch Kranker und Behinderter

Institution	Zeitraum	N	Klientel	Unters.zeit	Berufliche Situation	Autoren
Soz.-psych.Univ.-Klinik Rehabilitationswerkstatt Bern	67–77	117	> 50% Schizophr.	nach 3 a	50% berufstätig (davon 50% berentet)	Hodel et al. [9]
Soz.-psych. Univ.-Klinik Rehabilitationswerkstatt Bern	67–82	107	75% Schizophr.	durchschn. 7 a	45% berufstätig (davon 50% berentet)	Hubschmid und Aebi [10]
Karl-Bonnhoeffer-Klinik Reha-Abteilung, Berlin	69–70	104	66% Psychosen	nach 7a	39% berufstätig (überwiegend geschützt)	Rintelen [22]
Soz.-psych. Univ.-Klinik, Frankfurt	69–73	260	> 50%	nach 1a (1974) nach 5a (1979)	71% „Arbeitseingliederung" 42% „Arbeitseingliederung" (= freier Markt, Ausbildung, Hausfrau)	Pieschl [19]
Univ.-Klinik, Rehabilitationszentrum, Köln	71–78	300/a	25% psychiat. Pat., Rest neurolog.	„Langzeit-katamnesen"	Jahrgg. 71: 47% im Beruf Jahrgg. 78: 19% im Beruf	Koch und Blumenthal [15]
Univ.-Klinik Charlottenburg Arbeitstherap. Werkstätte Berlin	71–81	71	86% Schizophr.	6 Mo n. Entlassung	27% berufstätig	Steinhard und Terhorst [27]
18 Berufsbildungswerke	81–83	50	„psych. beh."	2–4 a	64% berufstätig	Tews et al. [29]
BTZ Wiesloch	85–86	65	„psych. behindert"	nach 3 a	37% berufstätig	Biermann und Meier [2]
BFW Heidelberg	84–86	41	„psych. behindert"	nach 6 Mo	23%berufstätig	Faßmann [4]
	84–87	205	27% Schizophr.	Ende nach 1,5–2,5 a	73% berufstätig 59% berufstätig	Wöhrl [35]
Berufsrehabilitationszentrum Wien	82–88	294	64% Schizophr.	Ende Stich-tag (0–6 a)	25% berufstätig 32%	Rudas [25]

ein Klientel ausschließlich psychiatrischer Patienten (64% schizophrene Patienten) und fand, daß sich am Ende der Rehabilitationsmaßnahme 25%, zum Katamnesestichtag (0–6 Jahre nach Ende der Maßnahme) immerhin 32% der Teilnehmer in Arbeit befanden. Diese Zahlen liegen, verglichen mit den anderen Arbeiten zur beruflichen Rehabilitation, im untersten Bereich, jedoch noch immer etwa gleich hoch wie in den oben zitierten Untersuchungen zur Beschäftigungslage in unselektionierten Kollektiven psychiatrischer Patienten. Dabei ist aber zu berücksichtigen, daß es sich im Klienten der Maßnahme zur beruflichen Rehabilitation eine negative Selektion beruflich bereits desintegrierten Patienten handelte. Das bedeutet, daß man bei Viertel bis einem Drittel der Patienten einen Erfolg erreichen kann, der ohne berufliche Rehabilitation wahrscheinlich ausgeblieben wäre.

Der Bedarf an Arbeitsmöglichkeiten und beruflicher Rehabilitation

Wedekind und Kuhnt [31] unternahmen den Versuch, den Bedarf an Arbeitsmöglichkeiten und beruflicher Rehabilitation aufgrund ihrer Erhebungen im Landkreis Westfalen-Lippe zu schätzen. Dabei kamen sie zu folgenden Ergebnissen:

- 50% der psychiatrischen Patienten könnten eine Vollzeittätigkeit auf dem allgemeinen Arbeitsmarkt aufnehmen (aber nur 50% davon finden einen Arbeitsplatz). 20% von diesen brauchen eine begleitende psychosoziale Betreuung,
- 13% benötigen berufliche Rehabilitationsmaßnahmen,
- 20% benötigen einen Arbeitsplatz mit verminderten Anforderungen,
- bei 20% ist keine dieser Maßnahmen möglich.

Das bedeutet, daß psychisch kranke Menschen von der derzeitigen Situation am Arbeitsmarkt, auch bei intakter Arbeitsfähigkeit, besonders schwer betroffen sind und daß für jene, die in ihrer Erwerbsfähigkeit eingeschränkt sind, zumindest 3 Formen von Hilfestellungen notwendig sind: begleitende Unterstützung am Arbeitsplatz („Arbeitsassistenz"), spezialisierte Einrichtungen zur beruflichen Rehabilitation und „geschützte" Arbeitsplätze in allen Varianten. Es wird dabei der enorme Umfang dieses Bedarfs deutlich: 60% aller psychiatrischen Patienten (bei schizophrenen Patienten wahrscheinlich noch mehr) benötigen eine dieser Hilfestellungen zur beruflichen Integration. Diese hohen Werte sind nicht so sehr Ausdruck einer besonderen Schwere psychischer Erkrankungen im Allgemeinen, sondern eher des Umstandes, daß viele Menschen mit oder nach psychischen Erkrankungen oft nur leichte Behinderungen aufweisen, die sich aber unter den Umständen eines starken Wettbewerbs um Arbeitsplätze maximal auswirken. „Der Eintritt sozial behinderter Menschen in den freien Arbeitsmarkt ist grundsätzlich ein Schwellenphänomen: Wenn die Arbeitslosigkeit groß und der Anspruch an den Bewerber um einen Arbeitsplatz hoch sind, dann wächst die Zahl derjenigen Kranken, die wegen ihrer Behinderung keine Beschäftigung mehr auf dem freien Arbeitsmarkt finden können, unverhältnismäßig an." [8]

Diese Behinderungen können sich ganz unterschiedlich äußern: verminderte Konzentrationsfähigkeit oder vermindertes Arbeitstempo, merkwürdiges Verhalten oder einfach nur das Stigma, psychisch erkrankt gewesen zu sein erhöhen das Risiko des Scheiterns im beruflichen Wettbewerb und führen dann zu einem Teufelskreis beruflicher Ausgliederung. Hingegen bedarf es oft nur kleiner Unterstützungen, um die berufliche Integration zu erhalten.

Vieles spricht dafür, daß ein geeigneter Arbeitsplatz nicht nur zu Lebensunterhalt und Lebensqualität schizophrener Patienten beitragen, sondern daß er auch den Gesundheitszustand maßgeblich positiv beeinflussen kann. Daß selbst im Falle einer Pensionierung die Berufswelt bedeutungsvoll bleibt, läßt sich daran erkennen, daß gerade pensionierte Patienten besonders gerne und regelmäßig das Angebot einer tagesstrukturierenden Werkstätte in Anspruch nehmen [5]. Trotz, oder vielmehr gerade wegen der schwierigen Situation auf dem Arbeitsmarkt können wir nicht anders, als auf die unbedingte Notwendigkeit der beruflichen Integration gerade für Menschen, die an psychischen Erkrankungen leiden, hinzuweisen.

K. Dörner [3] formulierte seine Stellungnahme zu diesem Problem folgendermaßen: „Bei dieser fatalen Sachlage muß man schon ziemlich trotzig sein, wenn man ausgerechnet zum jetzigen Zeitpunkt davon überzeugt ist, daß auch psychiatrische Langzeitpatienten eine eigene und ihren Bedürfnissen entsprechende Arbeitslandschaft brauchen, weil sie sowohl arbeiten können als auch wollen, also das selbe Recht auf Arbeit haben wie alle anderen Menschen. Wir sind gleichwohl so frei, wobei ich mir vor allem dadurch immer wieder Mut mache, daß ich mir sage: Wenn ich für das Recht der psychiatrischen Langzeitpatienten auf eine eigene Arbeitslandschaft kämpfe, dann kämpfe ich zugleich auch für das Recht auf Arbeit für alle Mitglieder unserer Gesellschaft." Und man könnte noch hinzufügen: ... und für das Recht auf humane Arbeitsbedingungen für alle Mitglieder unserer Gesellschaft.

Literatur

1. Bennett D (1975) Techniques of industrial therapy, ergotherapy, and recreational methods. In: Kisker KP, Meyer JE, Müller C, Strömgren E (Hrsg) Psychiatrie der Gegenwart, Bd III. Soziale und angewandte Psychiatrie. Springer, Berlin Heidelberg New York
2. Biermann H, Meier A (1989) Nachuntersuchung ehemaliger BTZ-Teilnehmer. Interne Berichte über die Teilnehmer von 1985 und 1986. BTZ Wiesloch
3. Dörner K (1989) Recht auf Arbeit für psychisch Kranke. Die Kerbe 1: 8–10
4. Fassmann H (1988) Psychisch Behinderte in der beruflichen Rehabilitation. Nürnberg
5. Finzen A (1985) „Die Arbeitslosen von Marienthal" von Jahoda M, Zeidel H (1933). Über die Auswirkungen von Dauerarbeitslosigkeit auf die seelische Gesundheit. Psychiat Prax 12: 25–27
6. Fellinger J, Reiter H, Rittmannsberger H, Hauer E (1993) Das Bedürfnis nach Arbeit – Erfahrungen einer tagesstrukturierenden Einrichtung (im Druck)
7. Freud S (1916) Vorlesungen zur Einführung in die Psychoanalyse, Studienausgabe Bd 1. S Fischer, Frankfurt
8. Häfner H, an der Heiden W (1985) Schizophrenieforschung mit Hilfe psychiatrischer Fallregister. Fortschr Neurol Psychiat 53: 273–290

9. Hodel J, Schärer S, Steiner E (1979) Berufliche Wiedereingliederung psychisch Invalider. Erste Resultate einer katamnestischen Untersuchung. Rehabilitation 18: 25–34

10. Hubschmid T, Aebi E (1986) Berufliche Wiedereingliederung von psychiatrischen Langzeitpatienten. Eine katamnestische Untersuchung. Soc Psychiatr 21: 152–157

11. Hume C (1988) Work rehabilitation: looking in the future. Int J Mental Health 17: 72–77

12. Jahoda M, Lazarsfeld PF, Zeisel H (1933) Die Arbeitslosen von Marienthal. Edition suhrkamp No. 769

13. Jahoda M (1983) Wieviel Arbeit braucht der Mensch? Beltz, Weinheim

14. Jaques E (1960) Disturbances in the capacity to work. Int J Psycho Anal 41: 357–368

15. Koch M, Blumenthal W (1981) Bedingungen und Ergebnisse der medizinisch-sozialen Rehabilitation im Rehabilitationszentrum der Universität zu Köln. Rehabilitation 20: 13–16

16. Kuhnt S, Kunow J (1988) Prognostische Faktoren beruflicher Wiedereingliederung – Ergbnisse einer Ein-Jahres-Katamnese. In: Schubert A, Reihl D, Bungard W (Hrsg) Chancen im Arbeitsleben für psychisch Kranke. Ehrenhof, Mannheim

17. Meyer-Fehr P (1986) Soziale Schichtung und soziale Minderheiten. In: Willi J, Heim E (Hrsg) Psychosoziale Medizin. 1. Grundlagen. Springer, Berlin Heidelberg New York Tokyo

18. Müller P, Worm M (1987) Arbeitslosigkeit bei psychisch Kranken. Psychiat Prax 14: 18–21

19. Pieschl D (1986) Schizophrene Verläufe unter Rehabilitationsmaßnahmen – Effektivität, Prognose und prädiktive Faktoren. Schattauer, Stuttgart New York

20. Pritchard C (1988) Suicide, unemployment and gender in the British Isles and the European Economic Community (1974–1985). Soc Psychiatry Psychiatr Epidemiol 23: 85–89

21. Pritchard C (1990) Suicide, unemployment and gender variations in the western world 1964–1986. Soc Psychiatry Psychiatr Epidemiol 25: 73–80

22. Rintelen E (1978) Ergebnisse beruflicher Rehabilitation psychisch und geistig Behinderter (1969/70–1977). Rehabilitation 17: 1149–155 ??

23. Rittmannsberger H (1993) Zur Evaluation der beruflichen Rehabilitation (im Druck)

24. Rowland LA, Perkins RE (1988) You can't eat, drink or make love eight hours a day: the value of work in psychiatry – a personal view. Health Trends 20: 75–79

25. Rudas S (1990) Berufliche Rehabilitation psychisch Kranker in einer fachspezifischen Einrichtung – Ergebnisse einer Studie. Rehabilitation 29: 93–99
26. Simon H (1929) Aktivere Krankenbehandlung in der Irrenanstalt. Psychiatrieverlag, Hannover (Nachdruck 1986)
27. Steinhart I, Terhorst B (1988) Die arbeitstherapeutische Werkstatt als Teil eines psychiatrischen Versorgungssystems – ihr Beitrag zur Integration medizinischer, beruflicher und sozialer Rehablitation. Rehabilitation 27: 152–159
28. Stokes G, Cochrane R (1984) The relationship between national levels of unemployment and the rate of admission to mental hospitals in England and Wales, 1950–1976. Soc Psychiatr 19: 117–125
29. Tews HP, Tramsen E, Marquard E, Wöhrl HG (1987) Berufe in der beruflichen Rehabilitation. Forschungbericht 153 des Bundesministeriums für Arbeit und Sozialordnung (Reihe Forschung), Bonn
30. Vogel R, Bell V, Blumenthal St, Neumann N-U, Schuttler R (1988) Ausgang, Verlauf und Prognose der Erwerbssituation ersthospitalisierter psychiatrisch Erkrankter – Ergebnisse einer Mehr-Punkt-Erhebung. Rehabilitation 27: 5–13
31. Wedekind R, Kuhnt S (1991) Psychisch krank – ohne Arbeit, ohne Ausweg? Enke, Stuttgart
32. Williams R, Blackler F (1971) Motives and behaviour at work. In: Warr PB (ed) Psychology at work. Penguin, London
33. Willis E, Reimer F (1988) Arbeitstherapie und berufliche Rehabilitation aus der Sicht des psychiatrischen Landeskrankenhauses. In: Schubert A, Reihl D, Bungard W (Hrsg) Chancen im Arbeitsleben für psychisch Kranke. Ehrenhof, Mannheim
34. Wing JK (1972) Soziotherapie, Rehabilitation und Management schizophrener Patienten. In: Cranach M, Finzen A (Hrsg) Sozialpsychiatrische Texte. Springer, Berlin Heidelberg New York
35. Wöhrl HG (1990) Eingliederungschancen von Absolventen des BFW Heidelberg mit einer psychischen Behinderung. Rehabilitation 29: 84–92

Anschrift des Verfassers: Prim. Dr. H. Rittmannsberger, Wagner-Jauregg-Krankenhaus, Wagner-Jauregg-Weg 15, A-4020 Linz, Österreich.

Leibtherapie mit schizophrenen Menschen

E. Keil

Wagner-Jauregg-Krankenhaus, Linz, Osterreich

Zusammenfassung

Beschreibung: Die Leibtherapie ist eine spezialisierte physiotherapeutische Methode zur Behandlung von psychisch kranken Menschen.

Arbeitsmethoden: Der praktische Aufbau ist der Physiotherapie entnommen und ist kombiniert mit verschiedenen Körper- und Atemtherapien.

Das theoretische Konzept der fünf basalen Dimensionen stammt von Prof. Dr. Christian Scharfetter, einem Psychiater und Psychotherapeuten.

Praktische Anwendungsbeispiele, begründet in der Ich-Psychopathologie der 5 basalen Dimensionen:

- Ich-Vitalität: Atmen; den Leib spüren lernen durch Bewegen und Aktivieren der eigenen Körperwärme; ...
- Ich-Aktivität: gezielte Bewegungen besonders mit den Händen ausführen („handeln"); ...
- Ich-Konsistenz: Leibmitte und Verbindung von Zentrum zur Peripherie betonen; ...
- Ich-Demarkation: Körpergrenze verdeutlichen durch Reiben, Klopfen, Drücken, Ziehen ...; ...
- Ich-Identität: Gesicht mit den eigenen Händen ertasten; ...

Schlüsselwörter: Leibtherapie, fünf basale Dimensionen des Ich-Bewußtseins.

Summary

"Leibtherapie" with schizophrenic people. *Description:* "Leibtherapie" is a specialized physiotherapeutical method for the treatment of psychically ill people.

Methods of treatment: Structurally seen the treatment methods are similar to those used in physiotherapy. They are, however, combined with various physical- and respiratory therapies.

The theoretical concept of the five basic dimensions is that of Prof. Dr. Christian Scharfetter, psychiatrist and psychotherapist.

Some practical examples based on the ego-psychopathology of the five basic dimensions:

- Ego-vitality: breathing; learning to feel the body through moving and activation of one's own body temperature; ...
- Ego-activity: performance of intentional movements especially with the hands (to "handle" things); ...
- Ego-consistency: experience of the middle of the body and stressing of the connection between centre and periphery; ...
- Ego-demarcation: experience of the boundaries of the body by rubbing, tapping, pressing, tearing, ...; ...
- Ego-identity: discovery of one's face by feeling it with one's own hands; ...

Keywords: "Leibtherapie", the five basic dimensions of the Ego-Awareness.

Der Begriff „Leibtherapie" wurde von mir gewählt, um diese Arbeitsweise von der klassischen Physiotherapie zu unterscheiden (Leib = individuelle Daseinsweise des Menschen, beseelter Körper).

Den theoretischen Hintergrund für diese spezialisierte physiotherapeutische Behandlungsmethode liefert das Konzept der Ich-Psychopathologie von Prof. Dr. Christian Scharfetter, eines Schweizer Psychiaters und Psychotherapeuten.

Der praktische Aufbau ist der Physiotherapie entnommen, kombiniert mit Körper- und Atemtherapien.

Der schizophrene Mensch erfährt seine Erkrankung nicht nur psychisch, sondern meist auch tief in seinem leiblichen Erleben. Ihm kann die Gewißheit lebendig (Ich-Vitalität), eigenständig und selbstbestimmt im Vernehmen und Handeln (Ich-Aktivität), einheitlich und zusammenhängend in der Beschaffenheit (Ich-Konsistenz), abgegrenzt und unterschieden von anderen Wesen und Dingen (Ich-Demarkation), derselbe im Verlauf des Lebens und in verschiedenen Lebenslagen (Ich-Identität) zu sein abgeschwächt oder verloren gegangen sein.

Diese basalen Dimensionen des Ich-Bewußtseins, als deren Kern die Ich-Vitalität zu sehen ist, überlappen sich schichtenartig. Sie sind Selbsterfahrungen Schizophrener, dem Gesunden sind sie selbstverständlich gegeben.

Mit den folgenden Zitaten von Patienten soll die Leibnähe der einzelnen Störungen verdeutlicht werden:

– Ich-Vitalitäts-Störung: „Ich hatte meine automatische Atmung, meinen Atemreflex verloren.“
– Ich-Aktivitäts-Störung: „Was andere tun überträgt sich auf mich. Wenn sie eine Bewegung vormachen, muß ich sie nachmachen.“
– Ich-Konsistenz-Störung: „Wenn ich die Beine grätsche, reiße ich auseinander.“
– Ich-Demarkations-Störung: „Ich bin ungeschützt. Als sie meinen Kopf massierten, waren ihre Finger in meinem Gehirn.“
– Ich-Identitäts-Störung: „Wenn ich mich in den Spiegel schaue, schaut mir ein Wolfshund entgegen.“

In der Leibtherapie mit schizophrenen Menschen geht es daher darum, mit dem Patienten gemeinsam die gestörten basalen Dimensionen des Ich-Bewußtseins zu rekonstruieren, zu stabilisieren, somit das Leiberleben zu verbessern und eine therapeutische Beziehung herzustellen. Damit soll der Selbstheilungswille und die Selbstverantwortung unterstützt und gefördert werden.

Um einen möglichst praxisnahen Eindruck zu vermitteln, möchte ich Ihnen die Leibtherapie mit schizophrenen Menschen anhand eines Fallbeispieles erläutern. Dies impliziert die Unvollständigkeit bezüglich der Gesamtheit des theoretischen Konzepts.

Fallbeispiel

Frau G., 18 Jahre, mit der Diagnose juvenile Psychose mit Mutismus liegt stumm und starr im Bett, ißt und trinkt nicht selbständig und näßt ein. Auf der motorischen Ebene ist dieses Erstarren in Angst und Ratlosigkeit als Reaktion auf die Ich-Bedrohung zu sehen. Hier gilt es, den Leib in die Therapie miteinzubeziehen, da dieses Mädchen nicht nur geistig krank ist, sondern in seiner ganzen lebendigen Existenz.

Im Nachhinein konnte Frau G. berichten: „Ich war nicht ich, sondern ein starres Stück Holz. Ich tat alles, was meine Eltern wollten, hatte kein eigenes Gewissen mehr. Ich konnte mich nicht mehr konzentrieren, so vieles stromte auf mich ein, und alles war absolut wichtig. Mein Körper war ein diffuses „Etwas". Ich spurte weder kalt noch warm, wußte nicht, wo rechts – links und oben – unten ist, spürte nur den starken Druck im Kopf. Ich hatte riesengroße Angst, weil ich nicht wußte, was los war mit mir. Ich hätte lieber eine Blinddarmentzündung gehabt."

In diesem Fall leitet sich die Leibtherapie aus den psychopathologischen Symptomen der Ich-Aktivitäts-, der Ich-Konsistenz- und der Ich-Demarkations-Störung ab. In dieser großen Verunsicherung und Angst wird es beruhigend erlebt, wieder Boden unter den Füßen zu haben und wieder in Gang zu kommen, im wahrsten Sinne des Wortes. Der Therapeut versucht, mit dem Patienten gemeinsam das Vertrauen in seine eigene Lebendigkeit zu erarbeiten, in einer gemeinsamen Realität von Raum und Zeit: im Gehen, Laufen, Aufstampfen; im Ertasten des eigenen Pulses und Herzschlages; im Erfühlen der Körperwärme und des Atems; im Erkunden des Leibes auf Größe, Form, Beweglichkeit, Zusammenhang und Ausdauer.

Mir persönlich ist es sehr wichtig, den Selbstheilungswillen und die Selbstverantwortlichkeit des Patienten anzuregen und zu unterstützen, indem ich soviel wie möglich auswählen, mitbestimmen und selbermachen lasse.

Zusammenfassend und abschließend möchte ich die Worte von Prof. Dr. Scharfetter verwenden: „Es sind nicht nur Bewegungen und Haltungen, die für dieses therapeutische Vorgehen wichtig sind. Alle Bewegungen sind mit Leibgefühl verbunden: in der Atmung, in der Bewegung – im Halten, Ziehen, Stoßen, im Anpacken und Angepackt-Werden, ja in einem manchmal bis an die Schmerzgrenze gehenden Zupacken – wird überzeugend – und das heißt hier befreiend, angstlösend – die eigene Lebendigkeit, Aktivität, Konsistenz, Demarkation und Identität selbstsichernd vergegenwärtigt."

Literatur

1. Scharfetter Ch (1990) Schizophrene Menschen, Psychologie-Verlags Union. Urban und Schwarzenberg, München

Anschrift des Verfassers: Dr. E. Keil, Römerstraße 23, A-4020 Linz, Österreich.

Die Pharmakologie von Risperidon

A. Megens

Janssen Research Foundation, Beerse, Belgien

Zusammenfassung

Die Beteiligung der Neurotransmitter Dopamin und Serotonin an der Pathophysiologie der Schizophrenie wird speziell in Hinblick auf die klinischen Ergebnisse bei schizophrenen Patienten, die mit dem spezifischen Dopamin-D_2-Antagonisten Haloperidol und dem spezifischen Serotonin-$5HT_2$-Antagonisten Ritanserin behandelt wurden, diskutiert. Anhand dieser klinischen Daten wird ein Rationale für die Entwicklung eines neuen Antipsychotikatyps, mit sowohl $5HT_2$- als auch D_2-antagonistischer Wirkung, vorgestellt. Es wird gezeigt, daß Risperidon solch ein kombinierter $5HT_2$-/D_2-Antagonist ist, der gleichzeitig noch Aktivitäten gegenüber den Histamin-H_1- und den adrenergen α_1- und β_2-Rezeptoren aufweist. Es werden präklinische Hinweise für erhebliche Vorzüge von Risperidon bezüglich der antipsychotischen Aktivität und des Nebenwirkungsbildes im Vergleich zu den klassischen Neuroleptika vorgelegt. Im Gegensatz zum Haloperidol antagonisiert Risperidon die durch das Halluzinogen LSD hervorgerufenen Verhaltensänderungen bei Ratten, und es verlängert den tiefen Langsamwellenschlaf. Bei der Normalisierung der Amphetamin-Erregung der Ratte sind Risperidon und Haloperidol etwa äquipotent, doch weist Risperidon ein breiteres Sicherheitsintervall bis zur völligen Blockade der motorischen Aktivität auf. Weiterhin besteht Äquipotenz hinsichtlich der Antagonisierung der Amphetamin-Stereotypien, doch liegt für Risperidon das Verhältnis zwischen Verhaltensdisinhibition und -depression günstiger. Die einzigartige Kombination eines sehr starken $5HT_2$- mit einem starken D_2-Antagonismus in Risperidon läßt eine hohe Aktivität gegenüber der Plus- und Minussymptomatik der Schizophrenie bei gleichzeitig geringer Häufigkeit extrapyramidaler Störungen (EPS) erwarten.

Schlüsselwörter: Risperidon, Pharmakologie, Serotonin-$5HT_2$, Dopamin-D_2, Übersicht.

Summary

The pharmacology of risperidone. The involvement of the neurotransmitters dopamine and serotonin in the pathophysiology of schizophrenia is discussed with special attention to clinical data obtained in schizophrenic patients with the specific dopamine D_2 antagonist haloperidol and the specific serotonin $5HT_2$ antagonist ritanserin. Based on these clinical data, the rationale is given for the development of a novel type of antipsychotic with antagonistic activity at both $5HT_2$ and D_2 receptors. It is shown that risperidone is such a combined $5HT_2/D_2$ antagonist with associated activity at histamine H_1, and α_1- and β_2-adrenergic receptors. Preclinical evidence is presented that risperidone may have substantial advantages in antipsychotic activity and side-effect liability above classical neuroleptics. In contrast to haloperidol, risperidone antagonizes the behavioral effects of the hallucinogenic compound LSD in rats and it prolongs deep slow wave sleep. Risperidone is about equipotent with haloperidol in normalizing amphetamine-induced agitation but shows a wider safety margin towards complete blockade of motor activity. Risperidone is also equipotent with haloperidol in antagonizing amphetamine-induced stereotypy but shows a wider safety margin between behavioral disinhibition and depression. The unique combination of very potent $5HT_2$ and potent D_2 antagonism of risperidone is expected to result in activity against both positive and negative symptoms and lower EPS liability.

Keywords: Risperidone, animal pharmacology, serotonin $5HT_2$, dopamine D_2, review.

Einleitung

Zum Verständnis der Pharmakologie von Risperidon ist es erforderlich, zuerst einmal die Pathophysiologie der Schizophrenie, soweit bekannt, zu diskutieren. Gegenwärtig weiß man, daß sowohl Dopamin als auch Serotonin eine wichtige Rolle bei der Entstehung schizophrener Symptome spielen.

Die Dopaminhypothese der Schizophrenie

Es wird allgemein angenommen, daß die Schizophrenie mit einem hyperaktiven dopaminergen System im Zusammenhang steht [27]. Der Dopamin-Agonist Amphetamin erzeugt beim Menschen psychotische Symptome, und alle gegenwärtig verwendeten Antipsychotika sind Dopamin-Antagonisten.

Haloperidol ist einer der potentesten und spezifischsten Dopamin-D_2-Antagonisten und zugleich ein Prototyp der Neuroleptika. Hierzu wurden einige umfassende Übersichten publiziert [3, 29, 30]. Haloperidol ist ein Medikament der ersten Reihe zur Behandlung akuter Schizophreniesymptome. Es ist sehr wirksam bei der Unterdrückung der Plussymptomatik. Bei Überdosierung kann es jedoch – wie auch andere Neuroleptika – extrapyramidale Symptome (EPS) hervorrufen. Es besitzt nur eine geringe Wirkung auf die Minussymptomatik, und einige Patienten sind völlig therapieresistent. Die therapeutische Wirkung wird der adäquaten Hemmung, die extrapyramidalen Nebenwirkungen aber einer übermäßigen Blockade des zentralen dopaminergen Systems zugeschrieben [28].

Die Serotoninhypothese der Schizophrenie

Ein weiterer Neurotransmitter, der bei der Schizophrenie eine wichtige Rolle spielt, ist das Serotonin. Aufgrund der chemischen Strukturverwandtschaft zwischen Serotonin und dem Halluzinogen LSD stellte Woolley [34] die Hypothese auf, daß die Halluzinationen schizophrener Patienten mit einem Serotoninüberschuß im Gehirn zusammenhängen könnten. Vor kurzem wurde die Beteiligung von Serotonin bei den Symptomen der Schizophrenie durch klinische Ergebnisse mit Ritanserin bestätigt. Dieser 1982 synthetisierte Wirkstoff ist der erste spezifische und reine Serotonin-5HT$_2$-Rezeptorantagonist mit zentraler Wirksamkeit [2]. Ritanserin wirkt gegen affektive Symptome bei neurotischen Patienten [5, 6, 31, 33] und verbessert die Schlafqualität [1, 8, 13, 16].

Viel bedeutsamer für die Entdeckung der Beteiligung von Serotonin an der schizophrenen Symptomatik war jedoch die Beobachtung, daß die Gabe von Ritanserin zusätzlich zu einem Dopamin-D_2-Antagonisten zu einer signifikanten Verbesserung der Minussymptomatik und einer wesentlichen Abnahme vorhandener EPS führte, während die Plussymptomatik unter Kontrolle blieb [4, 11, 12, 33].

      A. Megens

Das pharmakologische Profil von Risperidon

Aufgrund der klinischen Resultate mit Haloperidol plus Ritanserin wurde Risperidon 1984 synthetisiert und zur weiteren Entwicklung selektiert. Diese Verbindung zeigt eine einzigartige Kombination eines sehr starken $5HT_2$- mit einem starken Dopamin-D_2-Antagonismus [19, 20].

Rezeptorbindungsprofil

Bei in-vitro-Studien zeigte Risperidon in subnanomolaren Konzentrationen eine Affinität zum Serotonin-$5HT_2$-Rezeptor bei gleichzeitig hohen Bindungsaffinitäten zu den Dopamin-D_2-, Histamin-H_1-, sowie den adrenergen α_1- und α_2-Rezeptoren, dargestellt in Tabelle 1 [20, 21]. Die Bindung an andere Rezeptortypen, einschließlich an den cholinergen Muskarinrezeptor, war so gering, daß sie vernachlässigt werden kann.

Funktionelle Wechselwirkungen

Das Rezeptorbindungsprofil wurde in funktionellen Wechselwirkungsstudien an Ratten bestätigt (Tabelle 2). Risperidon erwies sich hier als ein sehr potenter, zentraler Serotonin-$5HT_2$-Antagonist. Die Verhaltensänderungen, die sich durch die Serotonin-Agonisten Tryptamin, 5-HTP und Meskalin erzeugen lassen, werden durch Dosen zwischen 0,014 und 0,019 mg/kg antagonisiert [19]. Risperidon ist weiterhin ein starker Dopamin-D_2-Antagonist. Bei Ratten normalisiert es die durch Dopamin-Agonisten wie Amphetamin, Kokain oder Apomorphin hervorgerufenen Verhaltensänderungen in Dosen zwischen 0,056 und 0,15 mg/kg [19]. Als direkter Dopamin-D_2-Antagonist gegenüber Apomorphin ist Risperidon etwa zehnmal weniger potent als in seiner Funktion als Serotonin-$5HT_2$-Antagonist. Bei ähnlichen oder etwas höheren Dosen zeigt Risperidon Histamin-H_1-Antagonismus im Compound-48/80-Test, α_1-Adrenozeptor-Antagonismus im Norepinephrin-Test und α_2-Adrenozeptor-Antagonismus im Clonidin-Test [19]. Derartige Effekte

Tabelle 1. In vitro-Rezeptorbindungsprofil von Risperidon [20, 21]

Rezeptortyp	Radioligand	Gewebe	K_i (nM)
Serotonin $5HT_2$	[^{3}H] Ketanserin	Frontalcortex – Ratte	0,16
Dopamin D_2	2'-[^{125}J] Jodspiperon	Striatum – Ratte	1,4
α_1-Adrenerg	[^{3}H] WB4101	Cortex – Ratte	0,81
Histamin H_1	[^{3}H] Pyrilamin	Cerebellum – Meerschweinchen	2,1
α_2-Adrenerg	[^{3}H] Clonidin	Cortex – Ratte	7,5
Muskarin	[^{3}H] Dexetimid	Striatum – Ratte	> 10.000

Tabelle 2. Pharmakologisches Profil von Risperidon in vivo bei Ratten [19]

Pharmakologische Aktivitäten	ED_{50} (mg /kg)
Zentraler Serotonin-$5HT_2$-Antagonismus gegen:	
– bilatarale Tryptaminkrämpfe	0,014
– 5HTP-induzierte „head twitches"	0,016
– „head twitches" durch Meskalin	0,019
Zentraler Dopamin-D_2-Antagonismus gegen:	
– Amphetamin-Erregung	0,056
– Kokain-Erregung	0,085
– Apomorphin-Erregung und -Stereotypie	0,15
Peripherer Histamin-H_1-Antagonismus gegen:	
– Compound-48/80-Letalität	0,014
Peripherer α_1-Adrenozeptorantagonismus gegen:	
– Norepinephrin-Letalität	0,074
Peripherer α_2-Adrenozeptorantagonismus gegen:	
– antidiarrhoische Wirkung von Clonidin	0,67
Peripherer Muskarin-Antagonismus:	
– induzierte Mydriasis	> 10,0

werden häufig bei Neuroleptika angetroffen, tragen aber wahrscheinlich nicht zur antipsychotischen Aktivität bei.

Vergleich mit Haloperidol

Hinsichtlich der antipsychotischen Aktivität und der Nebenwir-
kungshäufigkeit gibt es viele präklinische Hinweise zur klaren
Überlegenheit von Risperidon gegenüber klassischen Neuroleptika
wie Haloperidol.

LSD-Antagonismus

Eine erste Reihe von Ergebnissen betrifft den LSD-Antagonismus.
Wie bereits erwähnt, erzeugt LSD beim Menschen Halluzinationen
[18, 34]. Ratten werden durch LSD ebenfalls stimuliert und können
daher trainiert werden, daß sie zwischen LSD und Kochsalzlösung
zu unterscheiden lernen. Während Haloperidol keinerlei Einfluß
auf den stimulierenden Effekt von LSD hat, wird durch Risperidon
bei 0,028 mg/kg die LSD-Stimulation unterdrückt [22, 23]. Daher
ist zu erwarten, daß Risperidon beim Menschen gegenüber einigen
psychotischen Symptomen, die auf Haloperidol nicht ansprechen,
wirksam ist.

Auswirkungen auf den Schlaf

In Analogie zu dem Serotonin-$5HT_2$-Antagonisten Ritanserin, jedoch im Unterschied zum Haloperidol, verlängert Risperidon in
Dosen zwischen 0,01 und 0,16 mg/kg bei Ratten den tiefen Langsamwellenschlaf [9]. Diese manchmal auch restorativ genannte
Schlafphase ist bei Schizophrenen oft gestört [14]. Entsprechend
könnte die „schlafverbessernde" Wirkung von Risperidon zu den
günstigen therapeutischen Resultaten beitragen.

Amphetamin-Antagonismus bei Ratten

Weitere Unterschiede zwischen Risperidon und Haloperidol lassen
sich an Ratten im Amphetamin-Test zeigen. Amphetamin imitiert

die Pathologie der Schizophrenie durch Stimulation der Dopaminfreisetzung [7, 10, 17, 32]. Beim Menschen führt Amphetamin zu psychotischen Syptomen [15]. Bei Ratten erzeugt Amphetamin dosisabhängige Verhaltensveränderungen, die sich bei Einsatz von Motorik-Käfigen quantifizieren lassen [24].

Antagonisierung der Amphetamin-Hyperaktivität

In niedrigen Dosen erzeugt Amphetamin Hyperaktität, die der Plussymptomatik der Schizophrenie sehr ähnlich ist. Diese Hyperaktivität läßt sich in Motorik-Käfigen durch Beurteilung der gesteigerten Lokomotion und Aufrichtbewegungen messen. Die Reduktion der Lokomotion und der Aufrichtbewegungen auf den Normzustand – wahrscheinlich durch eine Normalisierung der übermäßigen Dopamin-D_2-Rezeptor-Stimulation – ist durch Risperidon ($ED_{50\,min}$: 0,030 mg/kg) und Haloperidol ($ED_{50\,min}$: 0,017 mg/kg) etwa gleichstark [24, 26]. Analog kann man eine Äquipotenz gegenüber der Plussymptomatik bei Schizophrenen erwarten. Höhere Dosen dieser Substanzen fiihren zu einer völligen Blockade der motorischen Aktivität, wahrscheinlich durch übermäßige Dopamin-D_2-Rezeptorblockade [26]. Jedoch liegt diese Dosis für Risperidon mit dem Faktor 68 erheblich höher als für Haloperidol, das nur einen Faktor von 8,2 aufweist. Das läßt eine größere Anwendungssicherheit hinsichtlich der EPS erwarten.

Antagonisierung der Amphetamin-Stereotypen

Amphetamin erzeugt in höheren Dosen Stereotypien: Ratten bleiben in einer Käfigecke sitzen und zeigen sinnlose Schnüffel-, Leck- oder Nagebewegungen. Diese Amphetamin-Stereotypien besitzen eine gewisse Ähnlichkeit mit der Negativsymptomatik der Schizophrenie: sinnlose Aktivitäten, isoliertes Verhalten und Interesselosigkeit für die Umgebung. Eine normale Ratte wird in der Regel schnell aus einem offenen Käfig flüchten, während ein Tier, das Amphetamin erhalten hat, im Stadium der Stereotypie derartig blockiert ist, daß es die Umwelt nicht mehr beachtet, in einer Ecke sitzt und keinerlei Fluchtversuche macht. Auch wird eine normale Ratte auf Einklemmen des Schwanzes mit Beißen reagieren, während eine stereotypie-induzierende Amphetamin-Dosis auch diese Reaktion blockiert. Niedrige Dosen eines Dopamin-Antagonisten heben die Amphetamin-Stereotypien auf, das heißt, sie kehren den Zustand der emotionellen Abgeschlossenheit um und führen zu einem umgebungsbezogenen, reaktiven Verhalten. Risperidon ($ED_{50\,min}$: 0,007 mg/kg) und Haloperidol ($ED_{50\,min}$: 0,005 mg/kg) sind gegenüber den Amphetamin-Stereotypien äquipotent [24–26]. In höheren Dosen unterdrücken beide Wirkstoffe die motorische Aktivität: Risperidon bei 1,02 mg/kg, Haloperidol bei 0,097 mg/kg. Damit wirkt Risperidon über einen viel breiteren Dosisbereich und in viel stärkerem Maße „disinhibitorisch", als dies bei Haloperidol der Fall ist [24–26]. Dieser „disinhibitorische" Effekt könnte mit der bekannten anxiolytischen und antidepressiven Wirkung niedrigdosierter Neuroleptika bei Nichtschizophrenen, sowie mit der Beeinflussung der Minussymptomatik bei Schizophrenen, zusammenhängen. Das wäre dann auch gleichzeitig eine Erklärung für die im Vergleich zu Haloperidol größere Wirksamkeit von Risperidon gegenüber der Minussymptomatik.

Schlußfolgerungen

Im Ergebnis dieser Experimente zeigt sich, daß Risperidon ein sehr potenter $5HT_2/D_2$-Antagonist ist. Es läßt eine starke antipsychotische Wirkung bei gleichzeitig geringer EPS-Häufigkeit erwarten. Das therapeutische Profil sollte bereits als dasjenige des Haloperidols sein, da eine günstige Beeinflussung der Plus und Minussymptomatik zu erwarten ist. Diese pharmakologischen Resultate bedürfen natürlich der klinischen Bestätigung.

Danksagung

Herrn Dr. F. Awouters möchte ich an dieser Stelle für die wertvollen Hinweise und die Diskussion, Herrn Dr. C. Hörig für die Übersetzung und Bearbeitung des Textes danken.

Literatur

1. Adam K, Oswald I (1989) Effects of repeated ritanserin on middle-aged poor sleepers. Psychopharmacology 99: 219–221
2. Awouters FHL, Niemegeers CJE, Megens AAHP, Meert TF, Janssen PAJ (1988) The pharmacological profile of ritanserin, a very specific central serotonin S_2-antagonist. Drug Dev Res 15: 61–73
3. Ayd FJ (1989) Haloperidol: thirty years wordwide clinical experience. In: Ayd FJ (ed) 30 Years Janssen Research in psychiatry. Ayd Medical Communications, Baltimore, pp 24–36
4. Bersani G, Grispini A, Marini S, Pasini A, Valducci M, Ciani N (1986) Neuroleptic-induced extrapyramidal side-effects: clinical perspectives with ritanserin (R 55667), a new selective 5-HT$_2$ receptor blocking agent. Curr Ther Res 40: 492–499
5. Bressa GM, Marini S, Gregori S (1987) Serotonin S_2 receptor blockade and generalized anxiety disorders. A double-blind study on ritanserin and lorazepam. Int J Clin Pharmacol Res 7: 111–119
6. Ceulemans DLS, Hoppenbrouwers M-LJA, Gelders YG, Reyntjens AJM (1985) The influence of ritanserin, a serotonin antagonist, in anxiety disorders: a double-blind placebo-controlled study versus lorazepam. Pharmacopsychiatry 18: 303–305
7. Cole SD (1978) Brain mechanisms of amphetamine-induced locomotion and stereotypy: a review. Neurosci Biobehav Rev 2: 89–100
8. Declerck AC, Wauquier A, Van Der Haes-Veltman PH, Gelders Y (1987) Increase in slow-wave sleep in humans with the serotonin S_2 antagonist ritanserin. Curr Ther Res 41: 417–432
9. Dugovic C, Wauquier A, Janssen PAJ (1989) The differential effects of the new antipsychotic risperidone on sleep and wakefulness in the rat. Neuropharmacology 28: 1431–1433
10. Fog RL, Randrup A, Pakkenberg H (1967) Aminergic mechanisms in corpus striatum and amphetamine-induced stereotyped behaviour. Psychopharmacology 11: 179–183
11. Gelders Y (1989) Thymosthenic agents, a novel approach in the treatment of schizophrenia. Br J Psychiatry 155 [Suppl 5]: 33–36
12. Gelders YG, Vanden Bussche G, Reyntjens A, Janssen PAJ (1986) Serotonin-S_2 receptor blockers in the treatment of chronic schizophrenia. Clin Neuropharmacol 9: 325–327
13. Gelders YG, Hoppenbrouwers MLJA, Idzikowski C (1989) Ritanserin, a sleep-structure modulator with thymosthenic properties. Health Sci Rev 3: 26–37
14. Hiatt JF, Floyd TC, Katz PH, Feinberg I (1985) Further evidence of abnormal non-rapid-eye-movement sleep in schizophrenia. Arch Gen Psychiatry 38: 647–650

15. Hoffman BB, Lefkowitz RJ (1990) Catecholamines and sympatho-mimetic drugs. In: Goodman LS, Gilman A (eds) The pharmacological basis of therapeutics, 8th ed. MacMillan, New York, pp 187–220

16. Idzikowski C, Cowen PJ, Nutt D, Mills FJ (1987) The effect of chronic ritanserin treatment on sleep and the neuroendocrine response to L-tryptophan. Psychopharmacology 93: 416–420

17. Iversen SD (1977) Brain dopamine systems and behaviour. In: Iversen LL, Iversen SD, Snyder SH (eds) Handbook of psychopharmacology, vol 8. Drugs, neurotransmitters, and behaviour. Plenum Press, New York, pp 333–384

18. Jaffe JF (1985) Drug addiction and drug abuse. In: Goodman LS, Gilman A (eds) The pharmacological basis of therapeutics, 7th ed. Publ Corp, New York, pp 532–581

19. Janssen PAJ, Niemegeers CJE, Awouters F, Schellekens KHL, Megens AAHP, Meert TF (1988) Pharmacology of risperidone (R 64766), a new antipsychotic with serotonin-S_2 and dopamine-D_2 antagonistic properties. J Pharmacol Exp Ther 244: 685–693

20. Leysen JE, Gommeren W, Eens A, De Chaffoy de Courcelles D, Stoof JC, Janssen PAJ (1988) Biochemical profile of risperidone, a new antipsychotic. J Pharmacol Exp Ther 247: 661–670

21. Leysen JE, Janssen PMF, Gommeren W, Wynants J, Pauwels PP, Janssen PAJ (1992) In vitro and in vivo receptor binding and effects on monoamine turnover in rat brain regions of the novel antipsychotics, risperidone and ocaperidone. Mol Pharmacol 41: 494–508

22. Meert TF (1991) The application of drug discrimination with drugs of abuse to develop new therapeutic agents. In: Glennon R, et al (eds) Drug discrimination: applications to drug abuse research. National Institute of Drug Abuse, Rockville, Md, USA, pp 307–323 (Research Monograph 116)

23. Meert TF, De Haes P, Janssen PAJ (1989) Risperidone (R 64766), a potent and complete LSD antagonist drug in drug discrimination by rats. Psychopharmacology 97: 206–212

24. Megens AAHP, Awouters FHL, Niemegeers CJE (1989) Interaction of haloperidol and risperidone (R 64766) with amphetamine-induced motility changes in rats. Drug Dev Res 17: 23–33

25. Megens AAHP, Niemegeers CJE, Awouters FHL (1992) Behavioral disinhibition and depression in amphetaminized rats: a comparison of risperidone, ocaperidone and haloperidol. J Pharmacol Exp Ther 260: 160–167

26. Megens AAHP, Niemegeers CJE, Awouters FHL (1992) Antipsychotic profile and side-effect liability of haloperidol, risperidone and ocaperidone as predicted from their differential interaction with amphetamine in rats. Drug Dev Res (im Druck)

27. Meltzer HY, Stahl SM (1976) The dopamine hypothesis of schizophrenia: a review. Schizophr Bull 2: 19–76
28. Niemegeers CJE, Leysen JE (1982) The pharmacological and biochemical basis of neuroleptic treatment in schizophrenia. Pharm Weekbl (Sci) 4: 71–78
29. Pakes GE, Carney MWP, Dencker SJ, Johnson DAW, Kristjansen PM (1982) Haloperidol: overview of efficacy in different types of psychoses. In: Johnson DAW (ed) Therapeutics today. Adis Press, Auckland, pp 48–57
30. Pakes GE, Carney MWP, Dencker SJ, Johnson DAW, Kristjansen PM (1982) Haloperidol: overview of efficacy in different types of psychoses. In: Johnson DAW (ed) Therapeutics today. Adis Press, Auckland, pp 58–63
31. Pangalila-Ratu Langi EA, Jansen AAI (1988) Ritanserin in the treatment of generalized anxiety disorders: a placebo-controlled trial. Hum Psychopharmacol 3: 207–212
32. Randrup A, Munkvad I (1975) Stereotyped behavior. Pharmacol Ther (B) 1 : 757–768
33. Reyntjens A, Gelders YG, Hoppenbrouwers M-LJA, Vanden Bussche G (1986) Thymosthenic effects of ritanserin (R 55667), a centrally acting serotonin-S_2 receptor blocker. Drug Dev Res 8: 205–211
34. Wooley DW (1962) The biochemical bases of psychoses or the serotonin hypothesis about mental diseases. Wiley, New York, p 131

Anschrift des Verfassers: A.A.H.P. Megens, Department of Pharmacology, Janssen Research Foundation, Turnhoutseweg 30, B-2340 Beerse, Belgium.

Combined serotonin 5-HT$_2$ and dopamine D$_2$ antagonism in the treatment of schizophrenia: clinical results with risperidone

S. L. E. Heylen

Janssen Research Foundation, International Clinical R & D
Department – CNS, Beerse, Belgium

Zusammenfassung

Risperidon, ein sehr potenter Serotonin-Dopamin-Antagonist, wurde 1984 zum erstenmal synthetisiert. Die Phase-1-Studien begannen 1985, offene Phase-2-Versuche wurden 1986 eingeleitet. Diese Studien erbrachten den Hinweis, daß Risperidon im Dosisbereich von 5–10 mg möglicherweise eine therapeutische Wirkung auf positive, negative und affektive Symptome der Schizophrenie zuzuschreiben ist; weiterhin induziert es nur eine geringe extrapyramidale Symptomatik und besitzt eine ausgezeichnete allgemeine Verträglichkeit.

Das Phase-3-Programm, in das mehr als 2300 Patienten einbezogen waren, sollte zur Bestätigung dieses klinischen Profils dienen. Verschiedene Versuchsanordnungen wurden angewendet, alle Versuche waren doppelblind, randomisiert und gegen ein Referenzpräparat kontrolliert. Zwei Versuche waren sowohl plazebo- als auch referenzkontrolliert. Es wurde sowohl mit flexiblen als auch mit festen Dosisansätzen gearbeitet. Die Bewertung basierte auf der PANSS (Positive and Negative Syndrom Scale for Schizophrenia), der Clinical Global Impression und der ESRS (Extrapyramidale Symptom Rating Scale). Dieses Phase-3-Programm zeigte die Überlegenheit von Risperidon gegenüber Haloperidol in Dosierungen zwischen 4 und 8 mg pro Tag, und zwar sowohl im Hinblick auf positive und negative Symptome als auch für allgemeine psychopathologische Symptome nach Definition der PANSS. Risperidon-Dosen bis 8 mg induzierten signifikant weniger extrapyramıdale Symptome als Haloperidol, und risperidonbehandelte Patienten benötigten sıgnifikant weniger Antiparkinsonmittel als haloperidolbehandelte Patienten. Besonders Akathisie und akute Dystonie, die gravierendsten extrapyramidalen Symptome, wurden, im Gegensatz zu Haloperıdol, unter allen Risperıdondosierungen sehr selten beobachtet. Die Daten über mehr als 200 Patienten weisen darauf hin, daß dieses therapeutische Profıl bei Lanzeitverarbreichung erhalten bleibt.

Schlüsselwörter: Risperidon, Serotonin, Dopamin, Schizophrenie, negative Symptome, EPS.

Summary

Risperidone – a summary of the clinical results. Rısperidone, a very potent serotonin-dopamıne antagonist, was first synthetized in 1984. Phase I studies started in 1985 and open phase II trials were initiated in 1986. These studies indicated that risperıdone in a dose range of 5–10 mg had a potential therapeutic effect on positive, negative and affectıve symptoms of schizophrenıa, a low EPS ınducing profıle, and an excellent overall tolerability.

The Phase III programme, which included more than 2300 patients, was designed to confirm this clinıcal profile. Different trial designs were applied: all trials were double-blind, randomızed, reference drug controlled. Two trials were both placebo- and reference drug controlled. Both flexible dose and fixed dose approaches were used. The evaluation was based on the Positive and Negatıve Syndrome Scale for Schizophrenia (PANSS), the Clinical Global Impressıon and the Extrapyramıdal Symptom Rating Scale (ESRS). This Phase III programme showed that risperidone, in dosages between 4 to 8 mg daily, is superior to haloperidol as well for positive symptoms, negative symptoms as for general psychopathology symptoms defined according to the PANSS. Risperidone doses up to 8 mg induced significantly less EPS than haloperidol, and risperidone treated patients required significantly less EPS antiparkinson medication than haloperidol treated patients. Especially akathisia and acute dystonia, the most disturbing ectrapyramıdale symptoms, were, in contrast with haloperidol, very rarely seen wıth any dose of risperıdone. Data on more than 200 patients indicate that thıs therapeutic profile is maintained in long-term follow-up.

Keywords: Risperidone, serotonin, dopamine, schizophrenia, negative symptoms, EPS.

After nearly forty years of clinical experience with neuroleptics there is a broad consensus on the merits and limitations of their use in schizophrenia. It is widely accepted that their ability to block the central dopamine D$_2$ receptors is highly correlated with their therapeutic potency in the control of positive symptoms of schizophrenia [7]. This receptor blockade is, however, also held responsible for the occurrence of extrapyramidal symptoms (EPS). Another limitation of classical neuroleptics is the relative lack of effect upon negative symptoms in chronic schizophrenia [8].

EPS are associated with patient non-compliance and therefore relapse [24], while negative symptoms are associated with protracted hospitalisation [15]. The search for new antipsychotics therefore focuses on the prevention of EPS and improvement of negative symptoms. Two major approaches have been adopted: one cultivating the anti-dopaminergic effect resulting in more selective dopamine D$_2$ antagonists (e.g. pimozide, sulpiride, remoxipride, raclopride); the other aiming at more broadly active substances with marked antiserotonergic effects as well (e.g. clozapine, pipamperone, sertindole, risperidone). The rationale for the second appraoch is the neurochemical and pharmacotherapeutical evidence with e.g. ritanserin that central serotonin 5-HT$_2$ receptor blockade may be effective in diminishing the severity of EPS and improving negative symptoms [2].

Risperidone is a benzisoxazole derivative, with mixed serotonin 5-HT$_2$ and dopamine D$_2$ receptor blocking properties [12, 16]. Risperidone has no affinity for the cholinergic muscarine receptors. It is a potent and selective LSD antagonist, and in contrast to other serotonin antagonists that have LSD-agonistic properties as well, risperidone is devoid of any LSD-like activity [18]. In tests evaluating the effects on spontaneous motor activity in rats, it was demonstrated that with risperidone normal small movements are preserved over a much larger dose interval than with haloperidol. This effect may be related to its relatively low potency in inducing catalepsy, and a low propensity for inducing EPS [19, 20].

In open phase II studies, risperidone was demonstrated to have a potent antipsychotic effect and to improve negative and affective symptoms of schizophrenia with a low liability to induce EPS [1, 4, 9–11, 17, 21–23]. This profile was confirmed in double-blind comparative trials versus haloperidol [6], and in a placebo-controlled double-blind study versus haloperidol [3]. In the conclusions of the latter trial it was suggested that risperidone would have therapeutic capabilities equal to or greater than standard drugs, but with a much improved therapeutic index.

Based on these results, a large Phase III programme was set up, consisting of two international multicenter double-blind parallel group trials. In the first trial, 1362 chronic schizophrenic patients (DSM-III-R) from 15 countries participated. After a one-week single-blind placebo wash-out, they were randomly assigned to one of six groups for 8 weeks of double-blind treatment: risperidone 1, 4, 8, 12 or 16 mg daily or haloperidol 10 mg.

On days –7, 0, 7, 14, 28, 42 and 56, the patients' psychopathology was assessed by means of the Positive and Negative Syndrome Scale for Schizophrenia (PANSS [11, 12]) and the Clinical Global Impression. Extrapyramidal symptoms were evaluated with the Exkapyramidal Symptom Rating Scale (ESRS). Additional assessments included the UKU Side-Effect Checklist, vital signs, body weight, ECG and laboratory screening.

The second trial, performed in the USA and Canada, included 523 patients and had a similar design. The only difference was the use of different treatment groups: risperidone 2, 6, 10 and 16 mg, haloperidol 20 mg and placebo. Videotaped patient interviews were used to ascertain interrater reliability for the PANSS, and the use of the ESRS was explained by videotaped patient examinations.

The results obtained from the 135 inpatients who participated in the trial in Canada showed an optimal response for the risperidone group at 6 mg per day (see Fig. 1) whilst at the same dose the total parkinsonism score measured with the ESRS was not significantly different from placebo [5].

The results of the international Phase III programme showed that risperidone, in dosages between 4 to 8 mg daily, is superior to haloperidol as well for positive symptoms, negative symptoms as for general psychopathology symptoms defined according to the PANSS.

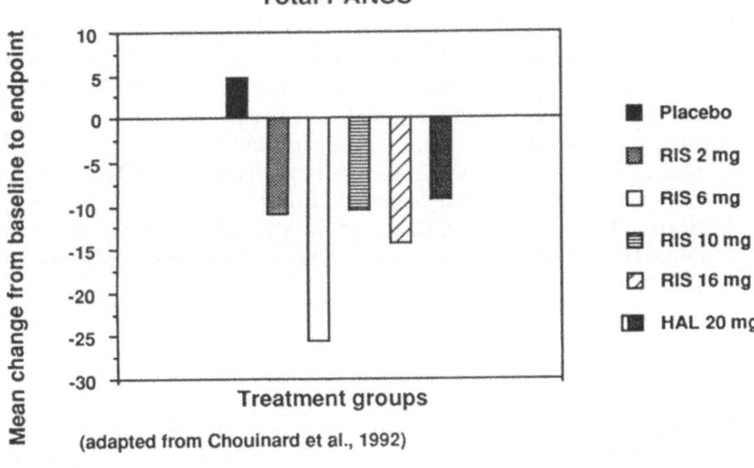

Fig. 1

Risperidone doses up to 8 mg induced significantly less EPS than haloperidol, and risperidone treated patients required significantly less antiparkinson medication than haloperidol treated patients. Especially akathisia and acute dystonia, the most disturbing extrapyramidal symptoms, were, in contrast with haloperidol, very rarely seen with any dose of risperidone. For EPS, risperidone doses up to 10 mg were not significantly different from placebo.

The overall safety of risperidone was excellent: no significant ECG changes were induced, and no significant differences among treatment groups were observed concerning lab abnormalities.

Long-term trials with a treatment duration of 12 months, including more than 200 patients, show that the therapeutic effect and safety or risperidone are maintained.

In conclusion, risperidone can be characterized as a potent antipsychotic, superior to haloperidol on positive, negative and general psychopathology symptoms. Risperidone induces significantly less EPS than haloperidol: when used in the optimal dose-range of 6 ± 2 mg, the incidence of EPS is not different from placebo.

330   S. L. E. Heylen

References

1. Bersani G, Bressa GM, Meco G, Marini S, Pozzi F (1990) Combined serotonin-5HT$_2$ and dopamine-D$_2$ antagonism in schizophrenia: clinical, extrapyramidal and neuro-endocrine response in a preliminary study with risperidone. Hum Psychopharmacol 5: 225–231
2. Bleich A, Brown SL, Kahn R, van Praag HM (1988) The role of serotonin in schizophrenia. Schizophr Bull 14: 297–315
3. Borison RL, Pathiraja AP, Diamond BI, Meibach RC (1992) Risperidone: clinical safety and efficacy in schizophrenia. Psychopharmacol Bull 28 (2): 213–218
4. Castelao JF, Ferreira L, Gelders YG, Heylen SLE (1989) The efficacy of the D$_2$ and 5-HT$_2$ antagonist risperidone (R 64766) in the treatment of chronic psychosis: an open dose finding study. Schizophr Res 2: 411–415
5. Chouinard G, Jones B, Remington G, Bloom D, Addington D, Mac Ewan GW, Labelle A, Beauclair L, Arnott W (1992) A canadian multicenter placebo-controlled study of fixed doses of risperidone and haloperidol in the treatment of chronic schizophrenic patients. J Clin Psychopharmacol
6. Claus A, Bollen J, De Cuyper H, Eneman M, Malfroid M, Peuskens J, Heylen S (1992) Risperidone versus haloperidol in the treatment of chronic schizophrenic inpatients: a multicentre double-blind comparative study. Acta Psychiatr Scand 85: 295–305
7. Creese I, Burt DR, Snyder SH (1976) Dopamine receptor binding predicts clinical and pharmacological potencies of antischizophrenic drugs. Science 192: 481–483
8. Crow TJ (1985) The two-syndrome concept: origins and current status. Schizophr Bull 11: 471–486
9. Desseilles M, Antoine J, Pietquin M, Burton P, Gelders Y, Heylen S (1990) Le rispéridone chez les patients psychotiques: une étude en ouvert portant sur la détermination de la dose. Psychiatr Psychobiol 5: 319–324
10. Gelders YG (1989) Thymosthenic agents, a novel approach in the treatment of schizophrenia. Br J Psychiatry 155 [Suppl 5]: 33–36
11. Gelders YG, Heylen SLE, Van den Bussche G, Reyntjens AJM, Janssen PAJ (1990) Pilot clinical investigation of risperidone in the treatment of psychotic patients. Pharmacopsychiatry 123: 206–211
12. Janssen PAJ, Niemegeers CJE, Awouters F, Schellekens KHL, Megens AAHP, Meert TF (1988) Pharmacology of risperidone (R 64766), a new antipsychotic with serotonin-S$_2$ and dopamine D$_2$ antagonistic properties. J Pharmacol Exp Ther 244: 685–693

13. Kay SR, Fiszbein A, Opler LA (1987) The positive and negative syndrome scale (PANSS) for schizophrenia. Schizophr Bull 13: 261–276
14. Kay SR, Opler LA, Lindenmayer JP (1988) Reliability and validity of the positive and negative syndrome scale for schizophrenics. Psychiatry Res 23: 99–110
15. Keefe RSE, Mohs RC, Losonczy MF, Davidson M, Silverman JM, Kendler KS, Horvath TB, Nora R, Davis KL (1987) Characteristics of very poor outcome in schizophrenia. Am J Psychiatry 144: 889–895
16. Leysen JE, Gommeren W, Eens A, de Chaffoy de Courcelles D, Stoo JC, Janssen PAJ (1988) Biochemical profile of risperidone, a new antipsychotic. J Pharmacol Exp Ther 247: 661–670
17. Meco G, Bedini L, Bonifati V, Sonsiniu H (1989) Risperidone in the treatment of chronic schizophrenia with tardive dyskinesia. Curr Ther Res 46: 876– 883
18. Meert TF, de Haes P, Niemegeers CJE (1989) Risperidone (R 64766) a potent and complete LSD-antagonist in drug discrimination by rats. Psychopharmacology 97: 206–212
19. Megens AAHP, Awouters FHL, Niemegeers CJE (1988) Differential effects of the new antipsychotic risperidone on large and small motor movements in rats. Psychopharmacology 95: 493–496
20. Megens AAHP, Awouters FHL, Niemegeers CJE (1989) Interaction of haloperidol and risperidone (R 64766) with amphetamine induced motility changes in rats. Drug Dev Res 17: 23–33
21. Mesotten F, Suy E, Pietquin M, Burton P, Heylen S, Gelders Y (1989) Therapeutic effect and safety of increasing doses of risperidone (R 64766) in psychotic patients. Psychopharmacology 99: 445–449
22. Möller HJ, Pelzer E, Kissling W, Riehl T, Wernicke T (1991) Efficacy and tolerability of a new antipsychotic compound (risperidone): results of a pilot study. Pharmacopsychiatry 24: 185–189
23. Roose K, Gelders YG, Heylen S (1988) Risperidone (R 64766) in psychotic patients: a first clinical therapeutic exploration. Acta Psychiatr Belg 88: 233–241
24. Van Putten T (1974) Why do schizophrenic patients refuse to take their drugs? Arch Gen Psychiatry 3: 67–72

Author's address: S. L. E. Heylen, M.D., Janssen Research Foundation, International Clinical R&D Department – CNS, B-2340 Beerse, Belgium.

Extrapyramidalmotorische Begleitwirkungen von Neuroleptika unter besonderer Berücksichtigung von Risperidon

H.-J. Möller

Psychiatrische Klinik und Poliklinik, Universität Bonn,
Bundesrepublik Deutschland

Zusammenfassung

Extrapyramidalmotorische Nebenwirkungen sind die häufigsten Nebenwirkungen von klinischer Relevanz unter Neuroleptikatherapie. Im letzten Jahrzehnt fanden vor allem die Spätdyskinesien besondere Beachtung. Bei der Neuentwicklung von Neuroleptika wird dem Problem der besseren extrapyramidalen Verträglichkeit besonders Rechnung getragen. Die Entwicklung von Risperidon stellt diesbezüglich einen wichtigen Fortschritt dar.

Schlüsselwörter: Extrapyramidalmotorische Störungen, Neuroleptikatherapie, Risperidon.

Summary

Extrapyramidal side effects of neuroleptics with special focus on risperidone. Extrapyramidal disturbances belong to the most frequent side effects of clinical relevance under neuroleptic treatment. In the last decade especially the tardive dyskinesia was in the center of scientific interest. In the development of new neuroleptics a better extrapyramidal tolerability is one of the major aims. Under this aspect the development of risperidone seems an important step forward.

Keywords: Extrapyramidal side effects, neuroleptic treatment, risperidone.

Einleitung

Extrapyramidalmotorische Nebenwirkungen (EPMS) sind die häufigsten Nebenwirkungen von klinischer Relevanz unter Neuroleptikatherapie, ja ganz allgemein unter der Psychopharmakotherapie. Dies geht z.B. aus der stimulierten Spontanerfassung der AMÜP-Untersuchung an über 11.000 Patienten hervor, in der u.a. gezeigt wurde, daß in der Rangreihe der Häufigkeit von Nebenwirkungen, die zum Therapieabbruch führen, das Parkinsonoid an erster Stelle steht (Abb. 1) [2].

Häufigkeit und klinische Relevanz extrapyramidalmotorischer Begleitwirkungen

EPMS können bei bis zu 90% der behandelten Patienten auftreten [5, 13]. Nachfolgend seien einige Detailaspekte erwähnt, um die

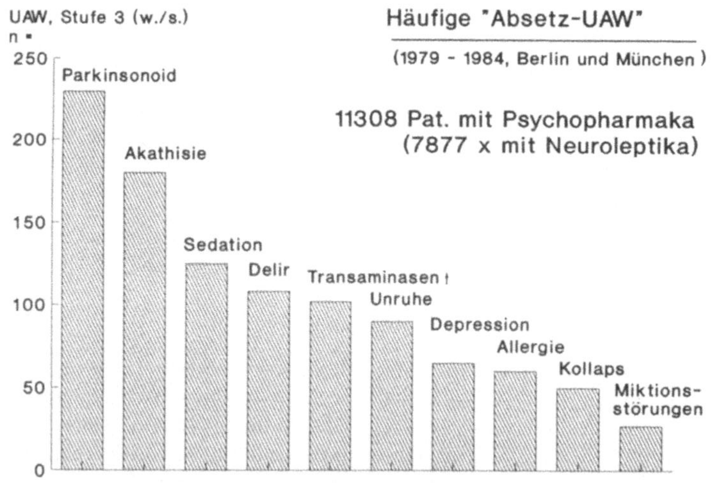

Abb. 1. Häufigkeit unerwünschter Arzneimittelwirkungen (UAW), Stufe 3: unerwünschte UAW, die zum Absetzen der Medikamente führten, in der AMÜP-Studie [2]

Problematik zu verdeutlichen. Aus den AMÜP-Daten geht z.B. hervor, daß die Gesamthäufigkeit des Parkinsonoids unter Haloperidolbehandlung mit 20% angegeben wird und daß bei 8% der Patienten unter Haloperidolbehandlung die Medikation wegen eines Parkinsonoids abgesetzt wurde. Es zeigte sich auch, daß hochpotente Neuroleptika insgesamt viel häufiger zu EPMS führen, z.B. bei 31% der behandelten Patienten zu einem Parkinsonoid, während dies bei mittel- und niedrigpotenten Neuroleptika nur bei ca. 5% der Fall ist. Die analogen Zahlen für Frühdyskinesien sind 20% versus 3%, für die Akathisie 17% versus 3% [2].

Insgesamt wird in den Daten über die stimulierte Spontanerfassung der AMÜP-Untersuchung die Häufigkeit des Problems sicherlich noch unterschätzt. Wenn man die Daten aus kontrollierten prospektiven klinischen Prüfungen zugrundelegt, ergeben sich z.T. höhere Inzidenzzahlen. So wurde z.B. die Häufigkeit von parkinsonoidem Rigor und von Frühdyskinesien unter der Akuttherapie mit Haloperidol im Rahmen der klinischen Prüfungen von Remoxiprid mit jeweils 30% angegeben [6]. Einen indirekten Anhaltspunkt über die Häufigkeit extrapyramidaler Symptome ergeben auch die Daten über die Anticholinergikagabe aus klinischen Prüfstudien, die z.B. unter Haloperidolbehandlung in der Größenordnung von 50 bis 60% liegt, wie sich in den Untersuchungen über Remoxiprid und Risperidon zeigte.

Von besonderer Relevanz für die Langzeitmedikation sind die Spätdyskinesien, auf die im letzten Jahrzehnt zunehmend die Aufmerksamkeit gelenkt wurde. Die diesbezüglichen Zahlenangaben liegen z.T. in erschütternden Größenordnungen, jeweils in Abhängigkeit von der untersuchten Stichprobe. Ganz besonders hohe Häufigkeitsziffern wurden bei langjährig in Landeskrankenhäusern untergebrachten Schizophrenen gefunden. Bei diesen Patienten handelt es sich aber sicherlich größtenteils um eine symptomatische und nicht um eine rezidivprophylaktische Langzeitmedikation und somit um relativ hohe Dosierungen. Das Risiko, mit dem unter rezidivprophylaktischer Langzeitmedikation zu rechnen ist, läßt sich insbesondere aus der prospektiven Studie von Kane et al. [5] ableiten, in der ein linearer Anstieg der Häufigkeit der Prävalenzrate mit der Zeit der Neuroleptikamedikation gefunden wurde. Nach acht Jahren fanden sich bei 40% der Patienten Spätdyskinesien. Dabei muß man allerdings bedenken, daß es sich bei einem Teil der Patienten nur um sehr leicht ausgeprägte Spätdyskinesien handelte. Selbst wenn man nur schwere Formen der Spätdyskinesien zählt, muß man unter Langzeitmedikationsbedingungen mindestens mit einer Prävalenzrate von 20% rechnen, wobei höhere Inzidenzen bei entsprechenden Risikofaktoren, wie Alter, weibliches Geschlecht, die Regel sind (Tabelle 1). Unter dem Aspekt, daß etwas 50% der Spätdyskinesien irreversibel sind, müssen diese Zahlen unsere besondere Aufmerksamkeit und Besorgtheit hervorrufen. Interessant sind noch nicht publizierte PET-Untersuchungen von Sedvall, die zeigten, daß das Parkinsonoid erst ab einer D_2-Rezeptorbesetzung von 70% auftritt.

Die klinische Relevanz von EPMS ergibt sich neben der Beeinträchtigung durch die jeweiligen extrapyramidalen Nebenwirkungen besonders unter dem Aspekt, daß die extrapyramidalmotorische Symptomatik als der wichtigste Faktor für Noncompliance anzusehen ist. Man denke z.B. an das dramatische Erscheinungsbild der Frühdyskinesien, das gerade von einem psychotisch veränderten Patienten als außerordentlich bedrohlich erlebt wird, und damit eine negative Einstellung zu den Neuroleptika hervorruft. Chronische motorische Einengung und Antriebsverarmung im Rahmen eines neuroleptikabedingten Parkinsonoids führen ebenfalls oft zur Ablehnung der neuroleptischen Medikation.

In dem Zusammenhang sind auch die Beziehungen zwischen Parkinsonoid und pharmakogener Depression zu erwähnen, ein Übergangsbereich, der in der amerikanischen Psychiatrie unter dem Begriff der akinetischen Depression subsumiert wird [8]. Dieses Phänomen kann so bedeutsam werden, daß in der Fluphenazindecanoat-Studie von Müller [9] die Rehospitalisierungsquote unter Fluphenazindecanoat genauso hoch war wie die unter Placebo, und zwar deswegen, weil die mit Fluphenazin behandelten Patienten wegen pharmokogenen Depressionen stationär aufgenommen werden mußten. Zwar ist dieses Untersuchungsergebnis einmalig in der Literatur und scheint mit besonderen Stichprobenfaktoren und sonstigen Besonderheiten zusammenzuhängen, es zeigt aber doch die Relevanz der Problematik.

Schließlich sei besonders auf die quälende motorische Unruhe der Akathisie hingewiesen, auf die insbesondere van Putten und May [12] mit Nachdruck aufmerksam gemacht haben und die sie für einen ganz wichtigen Noncompliance-Faktor halten. Die Akathisieproblematik wird dadurch kompliziert, daß es manchmal schwierig ist, die Akathisie von einer Zunahme psychotischer Symptomatik zu unterscheiden, und die unter der Annahme einer psychotischen Exazerbation erfolgende Höherdosierung des Neuroleptikums ggf. die Akathisiesymptomatik noch verstärkt [12].

Im klinischen Alltag wird versucht, neben Therapieversuchen mit Anticholinergika die extrapyramidalen Nebenwirkungen durch entsprechende Strategien zu reduzieren: Einschleichende Dosierung, möglichst niedrige Dosierung, Bevorzugung niedrig- und mittelpotenter Neuroleptika, anticholinerge oder sonstige Zusatzmedikation sollen das Risiko bzw. die Intensität extrapyramidaler Störungen reduzieren. Solche Regeln sind aber nur begrenzt anwendbar, da viele Patienten aufgrund ihrer Krankheitssymptomatik und ihrer Disposition für vegetative und kardiovaskuläre Nebenwirkungen hochpotente Neuroleptika benötigen.

Vorteile von Risperidon in der Vermeidung von extrapyramidalmotorischen Begleitwirkungen

Aus all diesen Ausführungen folgt, daß es massive Gründe gibt, um nach Neuroleptika zu suchen, die möglichst wenige EPMS verursachen und doch eine gute antipsychotische Wirksamkeit haben. Mit dieser Zielrichtung wurden in jüngerer Zeit eine Reihe von Substanzen entwickelt, die aber nur z.T. in den klinischen Prüfungen ihre neuroleptische Wirksamkeit unter Beweis stellen konnten ([7], s.a. Müller-Spahn, in diesem Band). Besonders bemerkenswert scheint in diesem Zusammenhang die Substanz Risperidon zu sein.

Risperidon ist ein potenter D_2S_2-Antagonist. Durch dieses kombinierte biochemische Profil hat Risperidon eine gewisse Ähnlichkeit zu Clozapin. Allerdings ist Clozapin nur ein schwacher D_2-

Tabelle 1. Extrapyramidalmotorische Nebenwirkungen (modifiziert nach [3] sowie [1])

Nebenwirkung	Klinisches Bild	Häufigkeit der Symptome bezogen auf Gesamtzahl mit Neuroleptika beh. Patienten	Zeitpunkt des erstmaligen Auftretens nach Behandlungsbeginn	Ursache	Behandlung
Akute Dyskinesie/ Dystonie	Muskelspasmen v. a. Augen, Gesicht, Zunge, Hals, Extremitäten, Rücken	5% (max. 30%)	1–5 Tage	Nicht sicher geklärt, v. a. überschießende Dopaminsynthese	Antiparkinsonmittel sind diagnostisch und kurativ (i.m. oder i.v., dann p.o.)
Akathisie	Quälende motorische Unruhe, Bewegungsdrang	25%	5–70 Tage	Nicht sicher geklärt	Dosisreduktion oder Wechsel des Medikaments, niedrige Dosen Propranolol; Antiparkinsonmittel oder Benzodiazepine können von Nutzen sein

Parkinson-syndrom	Akinese, Rigor, Tremor, Gangstörungen, veget. Symptome	20% (max. 40%)	5–30 Tage	Dopaminerge Unterfunktion bzw. cholinerge Überfunktion	Antiparkinsonmittel (p.o.); Dopaminagonisten gefährlich?
Spät-dyskinesien	Orofaciale Dyskinesie, choreiforme und athetoide Bewegungsstörungen; nicht schmerzhaft, oft nicht bewußt wahrgenommen	20% (max. 30%)	Monate bis Jahre	Zunahme des D-1/D-2 Rezeptoren-Verhältnisses oder Hypofunktion bestimmter GABA-erger Projektionen	Prophylaxe am besten; Behandlung unbefriedigend; wenn möglich, Absetzen der Neuroleptika; sonst Umsetzen hochpotenter auf niedrigpotente Neuroleptika bzw. Clozapin; auch bei Fehlen von psychiatrischer Symptomatik niedrigpotente Neuroleptika zur Suppression quälender Dyskinesien; langsame Spontanremission bei ca. 50%

Antagonist (und gleichzeitig, im Gegensatz zu Risperidon, ein starkes Anticholinergikum!). Risperidon wurde in der Nachfolge einer anderen Substanz, einem reinem S_2-Antagonisten, dem Ritanserin, entwickelt. Ritanserin fiel u.a. dadurch auf, daß es neuroleptikabedingte extrapyramidalmotorische Störungen reduzieren konnte. Da das Ritanserin keine ausreichende antipsychotische Wirksamkeit zeigte, wurden dann im weiteren Verlauf die kombinierten D_2S_2-Antagonisten entwickelt ([10], s.a. Megens, in diesem Band). Risperidon zeigte in Tierversuchen gute Effekte in den üblichen pharmakologischen Prüfmodellen für eine neuroleptische Wirkung und gleichzeitig ein günstiges Profil in EPMS-analogen Modellen. Das führte zu der Hypothese, daß Risperidon ein Neuroleptikum sein könnte, das trotz guter antipsychotischer Wirksamkeit deutlich weniger extrapyramidalmotorische Begleitwirkungen bei Menschen hervorruft. Im Rahmen der klinischen Prüfungen, in denen u.a. gezeigt werden konnte, daß Risperidon ein hochpotentes Neuroleptikum ist (s.a. Heylen, in diesem Band), ging es insbesondere auch um die klinische Überprüfung dieser Hypothese. Die Überprüfung erfolgte im wesentlichen in zwei großen Studien:

- in der großen internationalen Multicenter-Studie an 1362 Patienten, in der Risperidon gegen Haloperidol geprüft wurde,
- in der amerikanisch-kanadischen Multicenter-Studie, in der bei 523 Patienten Risperidon gegen Haloperidol und gegen Placebo geprüft wurde.

Die extrapyramidale Symptomatik wurde in dieser Untersuchung mit der „Extrapyramidal Symptom Rating Scale" (ESRS) von Chouinard untersucht. Diese Beurteilungsskala enthält neben der Arztbeurteilung auch Fragen, die direkt vom Patienten beantwortet werden. Nachfolgend sollen kurz die wichtigsten Ergebnisse dieser Untersuchungen zur extrapyramidalen Symptomatik in den beiden großen Risperidon-Studien dargestellt werden.

In der großen internationalen Multicenter-Studie, in der 10 mg Haloperidol gegen verschiedene Tagesdosierungen von Risperidon verglichen wurde, zeigte sich ein auf der Basis des Gesamtscores

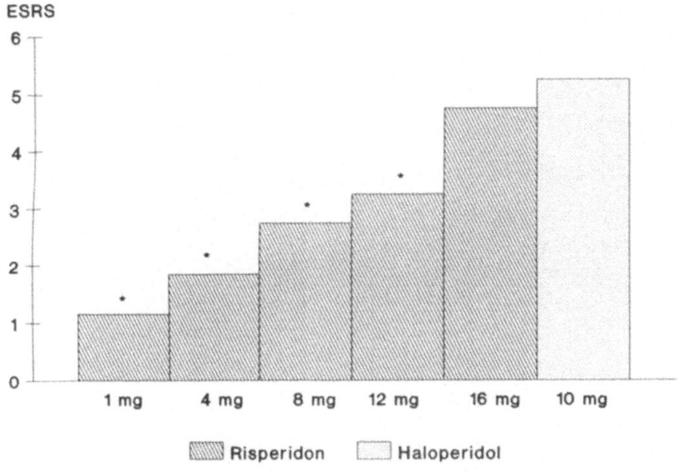

Abb. 2. Extrapyramidale Symptomatik (Parkinsonoid, Dystonie, Dyskinesie) in der internationalen Multicenter-Studie Risperidon versus Haloperidol. Mittelwerte der Unterschiede zwischen Ausgangswert und Maximalwert

der ESRS deutlicher und statistisch signifikanter Vorteil zugunsten von Risperidon in allen Dosierungen, außer in der 16 mg-Dosierung (Abb. 2). Dabei wurden Differenzen zwischen dem Eingangsscore und dem jeweiligen Maximalscore im Verlauf der Studie bewertet, um auf diese Weise möglichst Einflüsse durch eine Anticholinergikamedikation auszuschalten. Nebenwirkungen nahmen mit der Tagesdosis zu und waren in dem als optimal eingestellten therapeutischen Bereich von 4 bis 8 mg um die Hälfte weniger als unter 10 mg Haloperidol. Analoge Ergebnisse zeigen sich auch in der Patientenbeurteilung sowie in den Daten für die einzelnen Subkategorien der extrapyramidalen Symptomatik. Hier sei zur Illustration nur noch die Häufigkeit des Gebrauchs von Anticholinergika dargestellt (Abb. 3). Während unter Haloperidol bei 30% der Patienten Anticholinergika verordnet wurden, war dies in dem optimalen neuroleptischen Bereich von 4 bis 8 mg nur bei 20% der Patienten der

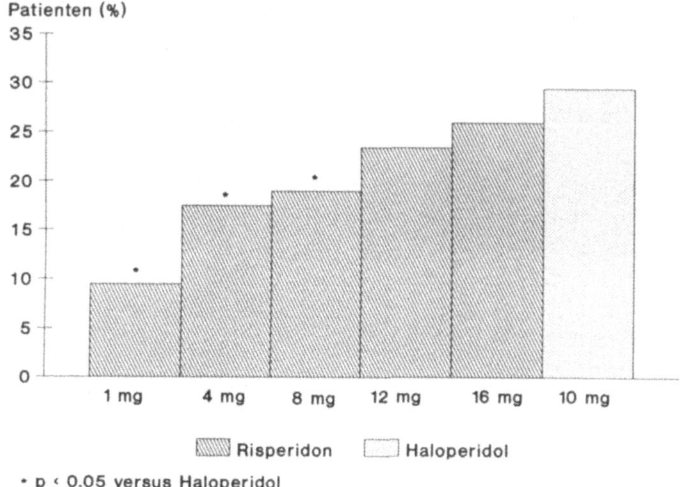

Abb. 3. Häufigkeit von Anticholinergikamedikation in der internationalen Multicenter-Sudie Risperidon versus Haloperidol

Fall. Es ist zu erwähnen, daß auf einen sehr restriktiven Gebrauch von Anticholinergika durch entsprechende Anweisung im klinischen Protokoll geachtet wurde.

Analoge Daten ergeben sich aus der amerikanisch-kanadischen MulticenterStudie, bei der verschiedene Dosen von Risperidon mit 20 mg Haloperidol sowie mit Placebo verglichen wurden. Auf der Basis des Gesamtscores der ESRS ergab sich diesmal für alle Dosierungen ein statistisch signifikanter und klinisch relevanter Vorteil zugunsten aller Dosierungen von Risperidon. Der Score für Risperidon lag in der Größenordung der Placebokonditionen. Ein Befund, der sich in der Patientenbeurteilung in gleicher Weise darstellen ließ. Ähnliche Ergebnisse zeigten sich für die einzelnen Subkategorien extrapyramidaler Symptomatik (Abb. 4). Die Verordnung von Anticholinergika lag in dieser Untersuchung in der Haloperidolgruppe mit 50% deutlich höher, möglicherweise bedingt durch die doppelt so hohe Haloperidoldosis. In der Risperidonmedikation zeigte sich, daß in den Dosierungen unter 10 mg die

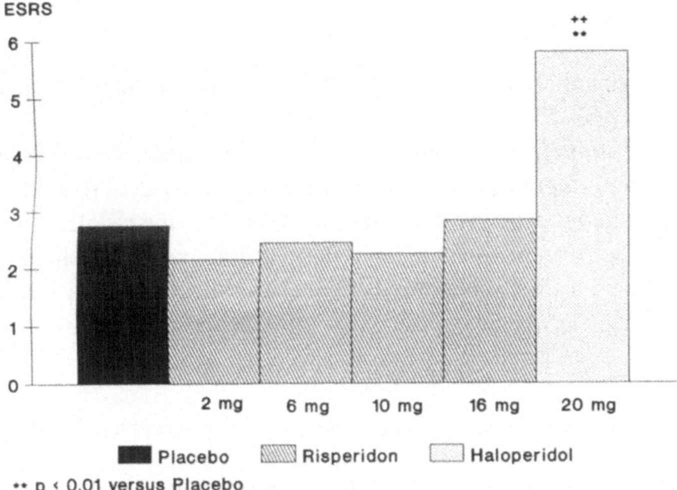

Abb. 4. Extrapyramidale Symptomatik (Parkinsonoid, Dystonie, Dyskinesie) in der ameriko-kanadischen Multicenter-Studie Risperidon versus Haloperidol und Placebo. Mittelwerte der Unterschiede zwischen Ausgangswert und Maximalwert

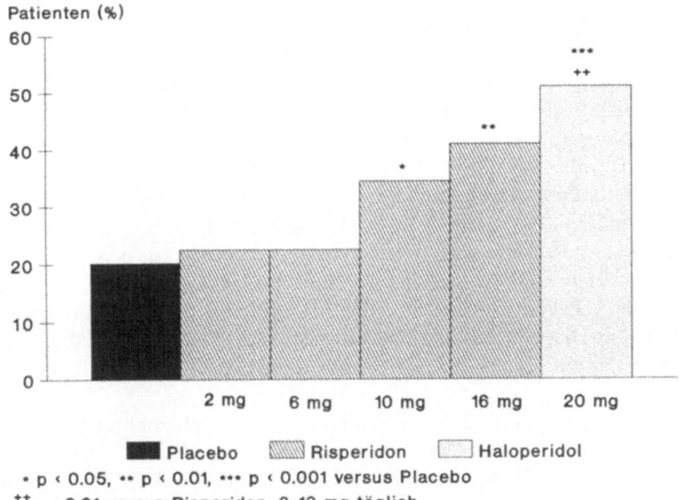

Abb. 5. Häufigkeit von Anticholinergikamedikation in der ameriko-kanadischen Multicenter-Studie Risperidon versus Haloperidol und Placebo

Gabe von Anticholinergika nur halb so häufig wie unter Haloperidol war (Abb. 5).

Insgesamt ergibt sich aus diesen Daten, daß das als ein hochpotentes Neuroleptikum bewiesene Risperidon unter dem Aspekt der Verursachung extrapyramidalmotorischer Störungen offensichtlich große Vorteile gegenüber Haloperidol und wahrscheinlich auch anderen traditionellen, vergleichbaren hochpotenten Neuroleptika hat.

Literatur

1. Baldessarini RJ, Fleischhacker WW, Sperk G (1991) Pharmakotherapie in der Psychiatrie. Thieme, Stuttgart New York
2. Grohmann R, Koch R, Schmidt LG (1990) Extrapyramidal symptoms in neuroleptic recipients. AAS29: Risk factors for adverse drug reactions. Birkhäuser, Basel
3. Hinterhuber H, Haring C (1992) Unerwünschte Wirkungen, Kontraindikationen, Überdosierungen, Intoxikation. In: Riederer P, Laux G, Pöldinger W (Hrsg) Neuro-Psychopharmaka, Bd 4. Neuroleptika. Springer, Wien New York, S 102–121
4. Kane JM (1985) Antipsychotic drug side effects: their relation ship to dose. J Clin Psychiatry 46: 16–21
5. Kane JM, Woerner M, Borenstein M, Wegner J, Lieberman J (1986) Integrating incidence and prevalence of tardive dyskinesia. Psychopharmacol Bull 22: 254–258
6. Lewander T, Westerbergh S-E, Morrison D (1990) Clinical profile of remoxipride – a combined analysis of a comparative double-blind multicentre trial programme. Acta Psychiatr Scand 82 [Suppl 358]: 92–98
7. Möller HJ (1992) Neuere Entwicklungen auf dem Gebiet der Neuroleptika. In: Kretschmar E (Hrsg) Psychopharmakologie der Psychosen. Stand der Forschung. Schattauer, Stuttgart New York
8. Möller HJ, von Zerssen D (1986) Depression in schizophrenia. In: Burrows GD, Norman TR, Rubinstein G (eds) Handbook of studies on schizophrenia, part I. Elsevier, Amsterdam Oxford New York, pp 183–191
9. Muller P (Hrsg) (1982) Zur Rezidivprophylaxe schizophrener Psychosen. Ergebnisse einer Doppelblinduntersuchung. Enke, Stuttgart
10. Niemegeers CJE, Awouters F, Janssen PAJ (1990) Pharmakologie der Neuroleptika und relevante Mechanismen zur Behandlung von Minussymptomatik. In: Möller HJ, Pelzer E (Hrsg) Neuere Ansätze zur Diagnostik und Therapie schizophrener Minussymptomatik. Springer, Berlin Heidelberg New York Tokyo, S 185–197

11. van Putten T, May PRA (1978) „Akinetic depression" in schizophrenia. Arch Gen Psychiatry 35: 1101–1107
12. Seidel M (1989) Phänomenologie und Therapie der Neuroleptika-induzierten Akathisie – eine Literaturübersicht. Fortschr Neurol Psychiatr 57: 489–494
13. Tegeler J (1990) Extrapyramidale Nebenwirkungen bei neuroleptischer Therapie. In: Heinrich K (Hrsg) Leitlinien neuroleptischer Therapie. Springer, Berlin Heidelberg New York Tokyo, S 215–233

Anschrift des Verfassers: Prof. Dr. H.-J. Möller, Psychiatrische Klinik und Poliklinik, Universität Bonn, D-W-5300 Bonn 1 (Venusberg), Bundesrepublik Deutschland.

Erfahrungen zur Gefährlichkeitsprognose schizophrener Delinquenten

E. Griebnitz, B. Mitterauer und **B. Kofler**

Institut für Forensische Psychiatrie, Universität Salzburg, Österreich

Zusammenfassung

Anhand von 28 schizophrenen Delinquenten wird die Problematik der Erstellung der Gefährlichkeitsprognose aufgezeigt. Zur Erstellung einer individuellen Zukunftsprognose schizophrener Rechtsbrecher wird die Erweiterung der Schizophrenie-Diagnostik um die beiden Handlungskriterien Handlungszwang und Handlungsdrang sowie die Miteinbeziehung einer Analyse der sozialen Wirklichkeitsbereiche gefordert. Damit steht Information über individuelle Verhaltensmuster und die sozialen Wirklichkeitsbereiche eines Probanden zur Verfügung, wodurch eine bessere Prognose des zu erwartenden individuellen Verhaltens möglich wird. Abgelehnt wird eine Vorhersage individuellen Verhaltens in Wahrscheinlichkeitsgraden, da dies nach Mitterauer scheinwissenschaftlich ist und die exakte Beschreibung des Handlungsstils und der einzelnen Wirklichkeitsbereiche verhindert. Anhand eines Fallbeispieles wird der vierstufige Entscheidungsprozeß zur Erstellung der Gefährlichkeitsprognose aufgezeigt und diskutiert.

Schlüsselwörter: Gefährlichkeitsprognose, Maßnahmenvollzug, Schizophrenie, Diagnostik.

Summary

Experiences with the prognosis of dangerousness in schizophrenic criminals. Based on 28 schizophrenic criminals the problem of making a prognosis of dangerousness is demonstrated. In the future prognosis of the individual schizophrenic criminal the diagnosis of schizophrenia should be extended by the two action criteria forced and compulsive action. An analysis of the social reality context should be included as well. With this information about individual patterns of behavior and their social reality context a better prognosis of the expected individual mode of behavior is possible. A prediction of future behavior based on degrees of probability is rejected, since according to Mitterauer this approach is pseudoscientific and also prevents an exact description of action style and reality context. By means of a case study a 4-stage decision process in making a prognosis of dangerousness is presented and discussed.

Keywords: Prognosis of dangerousness, correctional institution measure, schizophrenia diagnosis.

1. Einleitung

Der Gesetzgeber hat in § 21 ÖStG die Voraussetzungen zur Unterbringung in einer Anstalt für geistig abnorme Rechtsbrecher festgelegt. Daraus ergibt sich, daß eine Unterbringung nur dann gerechtfertigt ist, wenn beim Täter ohne Einweisung in den Maßnahmenvollzug die Begehung einer mit Strafe bedrohten Handlung mit nicht bloß leichten Folgen als naheliegend befürchtet werden muß. Der Gutachter hat somit in der Beurteilung der nervenfachärztlichen Voraussetzungen zur Unterbringung in den Maßnahmenvollzug nicht nur eine Diagnose, eine Aussage zur Diskretions- und Dispositionsfähigkeit zur Tatzeit, sondern auch eine Zukunftsprognose (Gefährlichkeitsprognose) abzugeben. Um diesem schwierigen Unterfangen gerecht werden zu können, ist die Schizophrenie-Diagnostik um die beiden Handlungskriterien Handlungszwang und Handlungsdrang zu erweitern [1, 2]. Dies deshalb, da Schizophrene nicht nur durch imperative Stimmen zu einer Tat gezwungen werden können, sondern sich gegen ihre wahnhaft erlebte Umweltsituation vernunftmäßig nicht wehren können und so die Tat begehen müssen. Die Einbeziehung der Handlungskriterien in die nervenfachärztliche Beurteilung erlaubt im Speziellen eine bessere Aussage über die Dispositionsfähigkeit und stellt durch die Beschreibung des Handlungsstiles des Täters eine wesentliche Grundlage für die Gefährlichkeitsprognose dar.

2. Problematik der Prognoseerstellung

Nach Mitterauer sind statistische Methoden zur Vorhersage individuellen Verhaltens in Wahrscheinlichkeitsgraden scheinwissenschaftlich und daher untauglich. Insbesondere auch deshalb untauglich, da damit zu wenig bzw. keine Information über individuelle Verhaltensmuster und die soziale Wirklichkeit des Probanden erfaßt werden. Obwohl es unmöglich ist, die Komplexität bzw. das Zusammenwirken der das Verhalten bestimmenden Umwelteinflüsse wissenschaftlich zu erfassen, ist durch eine exakte Beschreibung des Handlungsstils und der einzelnen Wirklichkeitsbereiche die Prognose des zu erwartenden Verhaltens besser möglich. Die klinische Prognose ist deshalb durch die Herausarbeitung eines typischen Handlungsstils zu ergänzen und wird nun zusätzlich durch den individuellen sozialen Wirklichkeitsbereich erweitert. Die Erstellung der Gefährlichkeitsprognose umfaßt somit einen vierstufigen Entscheidungsprozeß (Tabelle 1).

Tabelle 1. Erstellung der Gefährlichkeitsprognose [2]

1. Klinische Prognose (Krankheitsbild)
2. Handlungsstil
3. Analyse der sozialen Wirklichkeitsbereiche
4. Ausarbeitung der Relevanz-Matrix

1. Erstellung der klinischen Prognose entsprechend dem Krankheitsbild.
2. Beurteilung des Handlungsstils des Probanden in subjektiven oder objektiven Konfliktsituationen. Zu unterscheiden ist dabei zwischen einem Handlungszwang im Sinne der Befehlsautomatie (befehlsgebende Stimme) oder einem Handlungsdrang. Letzterer äußert sich in der impulsartigen Erregung, den Triebhandlungen bzw. dem Handlungsdrang als Folge der wahnhaften Wehrlosigkeit [1].

3. Analyse der sozialen Wirklichkeitsbereiche.
4. Ausarbeitung einer Relevanzmatrix.

3. Eigene Untersuchungen (Probandengut und Methodik)

Von Mai 1990 bis Mai 1992 wurden wir am Institut für Forensische
Psychiatrie der Universität Salzburg vom Gericht in Strafprozeßangelegen-
heiten 183 mal mit der Erstellung eines Gutachtens beauftragt. In 28 Fällen,
das sind rund 15,3%, mußte eine Diagnose aus dem schizophrenen Formenkreis (ICD-10 F20–F29) gestellt werden (Tabelle 2). Analog der Gesamt-
stichprobe war bei den Schizophrenen auch die Geschlechtsaufteilung ca.
82% Männer und ca. 18% Frauen. Die Frage nach den nervenfachärztlichen
Voraussetzungen für die Unterbringung in einer Anstalt für geistig abnorme
Rechtsbrecher wurde bei den nicht Schizophrenen in 49% der Fälle und bei
den Schizophrenen in 64% gestellt (Tabelle 3). Dies zeigt die hohe Sensitivität des Gerichtes für schizophrene Delinquenten. Aus diesen Zahlen zeigt
sich auch, daß der gutachterlich tätige Nervenfacharzt in einem deutlich
höheren Ausmaß bei schizophrenen Rechtsbrechern mit der Erstellung

Tabelle 2. Untersuchungen aus dem Strafprozeß V/90–V/92 (Institut f.
forens. Psychiatrie der Univ. Sbg.)

	Gesamt	Schizophrene
Männer	151 (82,5%)	23 (82,1%)
Frauen	32 (17,5%)	5 (17,9%)
Gesamt	83 (100%)	28 (100%) (15,3%)

Tabelle 3. Gefährlichkeitsprognose (N = 183)

	Nicht Schizophrene	Schizophrene
Nicht gefragt	79 (51%)	10 (36%)
Bejaht	42 (27%) ⎤	12 (43%) ⎤
Verneint	34 (22%) ⎦ 49%	6 (21%) ⎦ 64%
Gesamt	155 (100%)	28 (100%)

einer Gefährlichkeitsprognose befaßt werden wird. In der eigenen Stichprobe mußte die Gefährlichkeitsprognose von 18 schizophrenen Delinquenten, in 12 Fällen, das sind rund 73%, bejaht werden.

4. Fallbeispiel

Die Handhabbarkeit der Erstellung der Gefährlichkeitsprognose nach dem vierstufigen Entscheidungsprozeß soll nun dargestellt werden:

Eine 78jährige weibliche Probandin, welche seit 38 Jahren Witwe ist und im gemeinsamen Haushalt mit der Familie des Sohnes wohnt, wurde wegen § 107 StGB angezeigt.

Laut Polizeibericht attackierte die Probandin mit einem Küchenmesser die Schwiegertochter mit den Worten: „Bist du noch immer da, du Sau, verlasse endlich dieses Haus." Vom Gericht wurde nun die Frage der Zurechnungsfähigkeit zur Tatzeit und die Frage der allenfalls vorliegenden nervenfachärztlichen Voraussetzungen zur Unterbringung in einer Anstalt für geistig abnorme Rechtsbrecher gem. § 21 StGB gestellt.

Soweit den Krankenunterlagen zu entnehmen war, war die Probandin bis zur Tatbegehung im Zeitraum von eineinhalb Jahren insgesamt dreimal stationär an der Landesnervenklinik Salzburg aufgenommen. Es bestanden jeweils ein Beziehungs- und Verfolgungswahn sowie optische und akustische Halluzinationen. Die Probandin war überzeugt, daß im Dachboden des gemeinsamen Hauses ein Stützpunkt der Mafia ist und die Schwiegertochter mit diesen Leuten gemeinsame Sache macht. Sie war sich auch sicher, daß die Schwiegertochter ihre Kinder sexuell mißbraucht und versucht, sie selbst loszuwerden. Trotz einer hoch dosierten neuroleptischen Behandlung kam es zu keiner wesentlichen Distanzierung von den Wahninhalten. Der Sohn der Probandin berichtete, daß sich seine Mutter in den letzten Jahren vermehrt zuruckzog, die Rollos·tagsüber herunterließ und zunehmend aggressiv gegen seine Gattin geworden sei. Sie würde sich von dieser verfolgt fühlen.

Zum Zeitpunkt der eigenen Untersuchung bestand eine blühende Paraphrenie (ICD 10 F 22.0).

Nun zu den einzelnen Schritten:

1. Erstellung der klinischen Prognose: Wissenschaftliches Wissensgut ist, daß Alterspsychosen häufig therapieresistent sind. In einer Langzeitbeobachtung von eineinhalb Jahren mußte dies auch im gegenständlichen Fall festgestellt werden.

2. Zeigt die Patientin einen typischen Handlungsstil? Es wurde eine Analyse der allgemeinen Erkenntnis- und Handlungsfähigkeit zur Tatzeit durchgeführt. Dabei konnten wir aufzeigen, daß bei der Probandin ein Handlungsdrang im Sinne eines impulsartigen Erregungszustandes in Kombination mit einer wahnhaften Wehrlosigkeit vorlag. Die Probandin fühlte sich aus der wahnhaften Interpretation der Umwelt heraus unwiderstehlich gedrängt, Taten zu setzen. Sie konnte sich gegen ihre wahnhaft erlebte Umweltsituation vernunftmäßig nicht mehr wehren und mußte gegen die Schwiegertochter gefährliche Drohungen aussprechen.

3. Analyse der sozialen Wirklichkeitsbereiche. Es wurde eine eingehende Befragung des Sohnes, der Schwiegertochter und der bisher betreuenden Ärzte der Probandin durchgeführt. Es zeigte sich, daß die Probandin bisher nur gegen die Schwiegertochter gefährliche Drohungen aussprach.

4. Ausarbeitung der Relevanz-Matrix (Tabelle 4). Die Relevanz-Matrix zeigt nun, daß die Probandin gegen die Schwiegertochter eine rechtsrelevante Verhaltensweise aufweist.

In diesem Fall haben wir mit der Erstellung der Relevanz-Matrix aus psychologisch-psychiatrischer Sicht eine positive Gefährlichkeitsprognose erarbeitet und formal dargestellt. Es handelt sich

Tabelle 4. Relevanz-Matrix

Relevanzbereich	Rechtsrelevante Verhaltensweise gefährliche Drohung
Sohn	–
Schwiegertochter	+
Enkelkinder	–
Soziale Institutionen	–
Soziales Umfeld	–

Tabelle 5. Häufigkeit rechtsrelevanter Verhaltensweisen von 10 schizophrenen Probanden (N = 19)

	Gefährliche Drohung	Gewalttätigkeit	Brandlegung	Gesamt
Partner	–	–	–	–
Kinder	1	–	–	1 (5%)
Verwandte	4	3	1	8 (42%)
Mitarbeiter	–	–	–	–
Bekannte	2	1	–	3 (16%)
Personen des öffentlichen Lebens	4	2	1	7 (37%)
Gesamte Gesellschaft	4	2	1	7 (37%)
Gesamt	11	6	2	19 (100%)

dabei aber nicht um eine globale Aussage „mit hoher Wahrscheinlichkeit", sondern um eindeutige Ja-Nein-Aussagen, welche auf bestimmte soziale Relevanzbereiche bezogen sind. Diese Methode haben wir bisher bei insgesamt zehn schizophrenen Probanden angewandt (Tabelle 5). Aufgrund der bisherigen Ergebnisse zeigt sich, daß die rechtsrelevanten Verhaltensweisen sich in etwa 37% gegen die gesamte Gesellschaft richten, während sie sich in den restlichen 63% genau definierten Relevanzbereichen zuordnen ließen. Auffällig dabei war, daß die Verwandten mit 42% am häufigsten betroffen waren.

5. Diskussion

Durch die Erweiterung der Schizophrenie-Diagnostik um die beiden Handlungskriterien Handlungszwang und Handlungsdrang, welche wir mit Hilfe einer Analyse der allgemeinen Erkenntnis- und Handlungsfähigkeit zur Tatzeit erarbeiten sowie durch die Analyse der sozialen Wirklichkeitsbereiche haben wir eine Information über individuelle Verhaltensmuster und die sozialen Wirklichkeitsbereiche des Probanden.

Um derartige Analysen durchführen zu können, sind auch entsprechende Informationen (Außenanamnesen) notwendig. Diese Informationen sind meist in Form von Zeugenaussagen bzw. Polizeiprotokollen im Gerichtsakt enthalten. Auf der Basis dieses Wissens kann die Gefährlichkeitsprognose formal anhand einer Relevanzmatrix dargestellt werden. Es handelt sich dabei um auf bestimmte soziale Relevanzbereiche bezogene eindeutige Ja–Nein-Aussagen. Aufgrund der bisherigen Erfahrungen sowie aufgrund der Dialoge mit Richtern und Staatsanwälten darf erwartet werden, daß die Logik der sozialen Relevanz und der damit verbundene Entscheidungsprozeß bei der Erstellung der Gefährlichkeitsprognose auch bei den Juristen Fuß fassen wird. Dies insbesondere deshalb, da den Juristen ein Wissen vermittelt wird, in welchen Relevanzbereichen (Partner, Mitarbeiter etc.) ein mögliches destruktives Verhalten des Probanden relevant ist. Durch diesen vierstufigen Entscheidungsprozeß vermeiden wir das scheinwissenschaftliche Vorgehen, in dem prognostische Aussagen in Wahrscheinlichkeitsgraden für ein Individuum angegeben werden.

Literatur

1. Mitterauer B (1991) Aktuelle Fragen der Begutachtung der Zurechnungsfähigkeit. ÖJZ 19: 662–669
2. Mitterauer B, Griebnitz E (1992) Erweiterung der Schizophreniediagnostik für die Beurteilung der Zurechnungsahigkeit. In: König P (Hrsg) Rückfallprophylaxe schizophrener Erkrankungen. Springer, Wien New York, S 293–307

Anschrift der Verfasser: Univ.-Ass. Dr. E. Griebnitz, Institut für Forensische Psychiatrie, Universität Salzburg, Ignaz-Harrer-Straße 79, A-5020 Salzburg, Österreich.

Der wahnhafte Orientierungsverlust (holophrenes Syndrom)

Eine forensisch-psychiatrische Fallstudie

B. Mitterauer und **E. Griebnitz**

Institut für Forensische Psychiatrie, Universität Salzburg, Österreich

Zusammenfassung

Anhand einer forensisch-psychiatrischen Fallstudie wird das Syndrom des wahnhaften Orientierungsverlustes (holophrenes Syndrom, [6]) beschrieben. Nach einigen systemtheoretischen Überlegungen zum Wahrnehmungsvorgang und dessen zum Wahn führenden Störungen wird die forensisch-psychiatrische Bedeutung des holophrenen Syndroms diskutiert. Dabei wird unter anderem auf einen typischen Handlungsstil („wahnhafte Programmausführung") holophrener Delinquenten (Patienten) hingewiesen.

Schlüsselwörter: Wahnhafter Orientierungsverlust, Systemtheorie, forensische Bedeutung, wahnhafte Programmausführung.

Summary

The holophrenic syndrome (paranoic desorientation): a forensic-psychiatric case study. By means of a forensic-psychiatric case study the paranoic desorientation syndrome (holophrenic syndrome, [6]) is described. After some system theoretical reflections on the perception process and its disturbances leading to the paranoia, the forensic-psychiatric importance of the holophrenic syndrome is discussed. In this connection we also refer to a typical action style ("paranoic program realisation") of holophrenic criminals (patients).

Keywords: Paranoic desorientation, system theory, forensic importance, paranoic program realisation.

Einleitung

Am Beispiel eines Begutachtungsfalles möchten wir auf ein Wahnsyndrom aufmerksam machen, welches nicht nur für die Wahnforschung, sondern auch in der forensisch-psychiatrischen Begutachtungspraxis Bedeutung hat. Wir [6] haben den wahnhaften Orientierungsverlust in einer Buchveröffentlichung als holophrenes Syndrom beschrieben und ein systemtheoretisches Erklärungsmodell zugrundegelegt.

Zunächst soll anhand einer Falldarstellung die Diagnose und Differentialdiagnose des holophrenen Syndroms im Sinne des wahnhaften Orientierungsverlustes demonstriert werden. Nach einigen systemtheoretischen Überlegungen zum Wahrnehmungsvorgang und dessen zum Wahn führenden Störungen wird die forensisch-psychiatrische Bedeutung des holophrenen Syndroms diskutiert.

Kasuistik

Der ledige 30jährige Helmut S. ist der Sohn eines Hilfsarbeiters und einer Hausfrau. Die Mutter leidet seit Jahren unter einer schizoaffektiven Psychose mit symptomatischem Alkoholmißbrauch, der Vater ist mittlerweile verstorben und war Alkoholiker. Die Geschwister von Herrn S. sind gesund. Kindheit und Jugend seien schön gewesen. Nach der Beendigung der Pflichtschule kommt es zu keinem Lehrabschluß. Vielmehr wird er wegen Autodiebstahlen straffällig. Er sei ein „Autonarr" und habe in diesem Zusammenhang bereits 13 Vorstrafen.

Im Rahmen der letzten Haftverbüßung erlebt er zunehmend die Wirklichkeit verändert. Bei einem Haftausgang vermutet er, daß man ihm LSD ins Bier getan habe. Es sei ihm unheimlich zumute gewesen, er habe ein unbestimmtes Beobachtungsgefühl verspürt. Er habe immer wieder eine männliche Stimme, welche er nicht kannte, reden gehört. Diese habe zu ihm teils Schlechtes, teils Gutes gesprochen. Beispielsweise hatte er einen Raubüberfall in einem Lebensmittelgeschäft machen sollen. Dies habe ihn beunruhigt, er habe den Drang gehabt, irgendwo hinzugehen, wo er sich sicher fühle.

Er sei dann in ein Kaufhaus gegangen und dann wieder auf die Straße. Dort seien lauter Fahrzeuge ohne Fahrer herumgefahren. Die Stimme habe gesagt: „Nimm Dir ein Auto und fahre selber." Es sei ein qualender Zustand gewesen: „Ich habe nicht mehr gewußt, wo ich war. Ich habe die Orientierung völlig verloren."

Er kehrt dann „irgendwie" ins Gefängnis zurück, fühlt sich dort sicherer. Da er glaubt, daß dieser Zustand wieder vergehen wird, lehnt er ärztliche Hilfe ab.

14 Tage später erfolgt die Haftentlassung. Das zur Tat führende Wahnerleben hat sich in den wesentlichen Zügen auf folgende Weise entwickelt: Herr S. geht in ein großes Geschäft, um sich eine Jause zu kaufen. In dem (objektiv gut besuchten) Verkaufsmarkt sieht er keinen einzigen Menschen. Der große Raum ist völlig leer. Es überkommt ihn ein Gefühl der Unheimlichkeit. Obwohl er den Kauf tätigt und die Jause konsumiert, ist für ihn die Wirklichkeit total verändert. Als ihm eine „Stimme" befiehlt, nach Hause zu fahren, muß er dieser gehorchen. Auf der Straße sieht er Autos fahren, in denen keine Menschen sitzen. Auf dem Nach-Hause-Weg erkennt er in fremden Menschen bekannte Personen. Er kennt sich immer weniger aus, was eigentlich um ihn vorgeht.

In diesem bedrohlichen Angsterleben ist er plötzlich der Überzeugung, daß er eine Verwandlung durchmachen müsse und dann noch stärker werde als ein Idol der Salzburger Zuhälterszene. Nach dieser Verwandlung könne er alle besiegen. Während Herr S. anfänglich noch seine Befehle über die „Stimme" bekommt, treten in den Stunden vor der Tat zunehmend wahnhafte Bedeutungserlebnisse auf. Da ihm von einer höheren Macht verordnet ist, ein bestimmtes Programm auszuführen, ist nun Herr S. überzeugt, daß er mit Hilfe von Zeichen, die ihm laufend gegeben werden, das vorgesehene Ziel der Verwandlung in einen Superman erreichen kann. Er hat auch das Gefühl, daß er Dinge vorhersehen kann. Als er beispielsweise auf der Heimfahrt mit dem Obus beim Gasthaus der Verwandten vorbeikommt, ahnt er, daß es noch am selben Tag zu einem Todesfall kommen wird. In diesen Stunden hat er auch ein Doppelgängererlebnis, in dem er sich selbst begegnet. Durch dieses Erlebnis gerät er in große existentielle Spannung, da er überzeugt ist, daß nur „er oder ich" überleben kann.

Zu Hause angekommen, erkennt er zwar seine Angehörigen, erlebt jedoch die Situation völlig verändert. „Programmgemäß" sei ihm die Aufgabe gestellt, daß er unter den anwesenden Personen einen Schlechten herausfinden müsse. Dies habe ihn sehr belastet und er habe zunächst die Aufgabe einfach mißachtet. Dann sei eine Zeitlang alles halbwegs normal verlaufen und er habe sich etwas beruhigt. Als dann die Dunkelheit hereinbricht, ist es so programmiert, daß er sich nach den Sternen orientieren muß. Dabei ist ihm die Aufgabe gestellt, daß er darauf achten müsse, daß bei den nahe beieinanderstehenden drei Häusern immer das Minutenlicht brenne. Er ist deshalb immer zwischen den Häusern hin- und hergelaufen und hat die Lichtschalter gedrückt. Das Programm ist gewesen, daß man umso weniger Sterne braucht, je mehr Licht er selbst garantiert. Auf diese Weise können die alten Sterne den neuen Platz machen. Zu diesem Zeitpunkt hat er bereits ein Messer in der Hand. Als er merkt, daß der Bruder Angst hat, versucht er, ihn zu beruhigen, indem er versichert, „daß keinem etwas passieren wird".

Herr S. ist von der Überzeugung getrieben, daß er sich nur, wenn er programmgemäß handelt, erfolgreich verwandeln wird. Im Haushalt der Mutter leben zwei Hunde. Was die beiden Hunde betrifft, so fühlt er plötzlich in sich den Auftrag, daß er einen der beiden stechen bzw. abstechen muß, damit wieder alles gut wird. Da er die Hunde liebt, denkt sich Herr S. zunächst, „das kannst du nicht tun". Daraufhin geht er auf die Terrasse und fragt die Sterne: „Muß das wirklich sein?" Dann hat sich ein Orakel abgespielt: „Wenn die Sterne blinken, muß es sein." Als er nun die Sterne blinken sieht, geht er wieder in das Haus. Inzwischen sind die beiden Hunde bei seiner Mutter im Schlafzimmer. Da er ein Messer in der Hand hat, fühlen sich die Mutter und der Bruder bedroht. Auf Fragen der Angehörigen gibt Herr S. zwar verständliche Antworten, welche jedoch mit der gestellten Frage nichts zu tun haben. Beispielsweise antwortet er auf die Frage, was er gegen die Hunde habe: „Ich muß die Uhr zurückdrehen."

Die Hunde hätten die Spannung gespürt und die Mutter habe sie zu beruhigen versucht. Dann legt sich Herr S. kurz nieder. Kurz darauf steht er wieder auf, ist sehr stark gespannt, weil der „Auftrag" weiter besteht: „Es muß sein, ich muß einen Hund abstechen." Nun überlegt er sich: „Wenn es die Sterne wissen, muß es auch der Mond wissen." Deshalb fragt er nun den Mond. Das Orakel hat nun so geheißen: „Wenn der Mond hinter dem Hausdach der Oma untergeht, muß es geschehen." Er steht nun einige Minuten vor dem Haus, dann sei der Mond wirklich hinter dem Haus der Oma verschwunden. Darauf ist er ins Haus gegangen und hat einem der Chow-Chow-Mischlinge zwei Stiche versetzt.

Daraufhin hat Herr S. das Haus verlassen und ist zu Fuß durch den Ort gestreift. Dabei hat für ihn das Programm darin bestanden, daß er noch vor dem Verlöschen der Straßenlaternen und dem Hellwerden eine bestimmte Adresse finden muß, die ihm nicht bekannt ist. So ist er beispielsweise der Überzeugung gewesen, daß die Leute, die Hafturlaub haben, im Heimatort eine „Station" haben, die er nun finden sollte. Nun geht er weiter in Richtung eines Nachbarortes und orientiert sich an den drei Farben Rot, Grün und Blau, welche je nach Kombination eine bestimmte Bedeutung haben. Wenn er sich daran genau orientiere, werde das Programm schrittweise erfüllt.

Als er nun beispielsweise bekannten Personen begegnet, kommen sie ihm völlig fremd vor. Er hat u.a. auch den Auftrag, anderen Leuten ein Zeichen zu geben. Am Rückweg nach Hause ist er darauf programmiert, daß er jetzt „alles verkehrt machen muß". Er ist der Überzeugung, wenn er vom Licht in den Schatten steige, sei er für andere unsichtbar. „Wenn ich das alles erfülle, bleibe ich äußerlich gleich, aber ich werde ein guter, starker Mensch."

Als er dann wieder nach Hause zurückgekommen sei, habe alles „schlagartig aufgehört". Das Haus habe für ihn Sicherheit bedeutet. Er habe sich dann auch beim Bruder wegen der Sache mit dem Hund entschuldigt. Allerdings habe er von seinen sonderbaren „Eingebungen" nichts erzählt, denn was er gewesen sei und alles gekonnt habe, sei ein Geheimnis.

Auf Anzeige der Angehörigen wurde wegen gefährlicher Drohung (§107/1, 2 ÖStGB) sowie Tierquälerei (§ 222 ÖStGB) ein Strafverfahren eingeleitet, wobei wir die Frage der Zurechnungsfähigkeit zur Tatzeit zu begutachten hatten.

Aus dem Akt geht hervor, daß Herr S. sowohl seinen Angehörigen gegenüber als auch bei den Befragungen angab, sich nicht an den Tathergang erinnern zu können. Bei der nervenärztlichen Untersuchung stellte sich jedoch heraus, daß sein Erinnerungsvermögen völlig ungestört ist. Er habe bisher nur deshalb eine Erinnerungslücke angegeben, weil für ihn dieser durchgemachte Unwirklichkeitszustand ein Geheimnis sei. Es sei ihm aber auch peinlich und er fühle sich, obwohl er in einem Verwirrtheitszustand gewesen sei, irgendwie schuldig.

Der organ-neurologische Befund sowie die einschlägigen neurophysiologischen, neuroradiologischen und blutchemischen Untersuchungsergebnisse sind unauffällig. Die Intelligenz liegt im Durchschnittsbereich. Die Paranoid-Depressivitäts-Skala (von Zerssen) ergibt für den Tatzeitraum eine tiefgreifende Störung des Realitätsbezuges.

Diagnose: Paranoid-halluzinatorische Psychose, wahnhafter Orientierungsverlust. Alkoholmißbrauch.

Begutachtung: Herr S. war im Tatzeitraum aus nervenärztlicher Sicht weder diskretions- noch dispositionsfähig.

Diagnose und Differentialdiagnose
des holophrenen Syndroms

In Tabelle 1 sind die wichtigsten psychopathologischen Phänomene des holophrenen Syndroms aufgelistet: Für die nervenärztliche Begutachtung sind der Wahn, die totale Desorientiertheit sowie das erhaltene Erinnerungsvermögen für den Tatzeitraum entscheidend.

Ehe wir die zum wahnhaften Orientierungsverlust führende Fehlinterpretation der Umweltrealitäten anhand eines systemtheoretischen Modells erklären, sei noch ein Überblick über die Differentialdiagnose gegeben.

Sind bei einem Patienten die Kriterien des holophrenen Syndroms erfüllt, so scheiden folgende Diagnosen aus (Tabelle 2):

Tabelle 1. Diagnostische Kriterien des holophrenen Syndroms

- Wahn
- Halluzinationen
- Intakte Vigilanz
- Desorientiertheit in allen Qualitäten
- Erhaltenes Ich-Bewußtsein
- Inkohärenz der Themenwahl (Leonhard)
- Exakte Anamnese für den Zeitraum der Desorientiertheit
- Dysphorische Stimmungslage
- Ratlosigkeit
- (Ausschluß einer körperlich begründbaren Psychose)

Tabelle 2. Differentialdiagnose des holophrenen Syndroms

Diagnose	Ausschlußkriterien
- Paranoide Schizophrenie (DSM-III-R)	- Desorientiertheit
	- Faseln, Sperrungen
- Endogenomorph-schizophrenes Achsensyndrom (Berner)	- Herabgesetzte Vigilanz
	- Nicht „wahnchaotisch"
- Oneiroide Emotionspsychose (Boeters)	- Manische Grundstimmung
	- Depressive Grundstimmung
- Mischzustände / Mischbilder	- Keine totale Desorientiertheit
- Verworrene Manie	- „Organischer Befund"
- Verworrene Melancholie	- (Vigilanz?)
- Psychotische Zustandsbilder (nicht klassifizierbar)	
- Körperlich begrundbare Psychose	

Alle körperlich begründbaren Psychosen im weitesten Sinn. Das endogenomorph-schizophrene Achsensyndrom nach Berner [2], wo als Denkstörungen Faseln bzw. Sperrungen gefordert werden. Auch die paranoide Schizophrenie nach DSM-III-R [1] scheidet aus, da der Patient orientiert ist. Bei den oneiroiden Emotionspsychosen nach Boeters [3] wiederum ist die Vigilanz deutlich herabgesetzt. Mischzustände und Mischbilder, die nicht wahnchaotisch sind, erfüllen ebenfalls nicht die Kriterien des wahnhaften Orientierungsverlustes. Ferner werden nicht-dysphorische Psychosen, wie die verworrene Manie und Melancholie, von deren typischer Grundstimmung getragen. Schließlich sind alle nicht näher definierten endogen-psychotischen Zustandsbilder ohne Orientierungsverlust definitionsgemäß als nicht-holophren zu diagnostizieren.

Wenngleich holophrene Zustandsbilder im Verlaufe jeder endogenen sowie psychogenen Psychose auftreten können, bestehen vor allem mit der Verwirrtheitspsychose nach Leonhard [5] viele Gemeinsamkeiten. Leonhard [5] beschreibt die gehemmte Verwirrtheitspsychose folgendermaßen: „In der Unzulänglichkeit ihres Denkens, die besteht, sind die Kranken in der gehemmten Phase unfähig, die Vorgänge der Umgebung richtig zu beurteilen und einzuordnen, sie werden dadurch ratlos. Die wenigen sprachlichen Äußerungen, die sie von sich geben, lauten häufig, sie kennen sich gar nicht aus, was denn vorgehe, was alles zu bedeuten habe. An den suchenden, fragenden Blick, dem häufig ein ängstlicher Zug beigegeben ist, erkennt man auch mimisch die Ratlosigkeit." Die phänomenologische Darstellung Leonhards trifft jedenfalls das Wesen des holophrenen Syndroms (auch ist, was hier unerwähnt bleibt, für die Verwirrtheitspsychose nachträgliche Erinnerung vorhanden). Leonhard weist ferner – wie beim holophrenen Syndrom – auf die ungestörte Vigilanz des Patienten hin. Die intakte Wachheit ist daher ein wichtiges differentialdiagnostisches Kriterium des holophrenen Syndroms zum Ausschluß der oneiroiden Emotionspsychosen [3], für die ebenfalls Erinnerung besteht. Erwähnt sei noch, daß bei Desorientiertheit als Ausdruck eines akuten exogenen Reaktionstyps [4] die Vigilanz mehr oder weniger herabgesetzt ist.

Systemtheorie der Perzeption als Erklärungsmodell des holophrenen Syndroms

Wie erwähnt, haben wir allen diesen beobachtbaren Phänomenen des holophrenen Syndroms (wahnhafter Orientierungsverlust) ein system- bzw. hirntheoretisches Erklärungsmodell zugrunde gelegt. Die Darstellung des gesamten Modells würde den Rahmen dieser Studie bei weitem sprengen. Wir möchten hier nur zu zeigen versuchen, wie man sich die wahnhafte Fehlinterpretation der wahrzunehmenden Umweltbereiche, welche zum völligen Orientierungsverlust führt, systemtheoretisch erklären kann.

Wir wissen heute, daß die Wahrnehmung ein aktiver, hoch selektiver Vorgang ist. Ein lebendes System wie der Mensch ist wesentlich intentional – Trieb, Streben, Wunsch, Wille sind Synonyme dafür – d.h., ein lebendes System sucht nach Selbstverwirklichung in den verschiedenen Bereichen seiner Umwelt, für die es geschaffen ist.

Nun, wie sieht die apparative Minimalausstattung des Gehirns aus, will es ungestörte Akte der Wahrnehmung erzeugen?

1. Es muß über ein intentionales Handlungssystem verfügen, welches die Fähigkeit hat, Informationsbereiche aus der Umwelt zu selektieren.
2. Die in der Umwelt vorhandenen diversen, streng unterschiedenen Wirklichkeitsbereiche (Objekte, Orte, Subjekte etc.) müssen im Gehirn platzmäßig repräsentiert sein.
3. Es müssen sensorische Rezeptoreinheiten zur Verfügung stehen, die aus einer Menge von Plätzen bestehen, welche zur Registrierung diverser Umweltinformationen bereitgestellt sind. Dadurch kann eine platzmäßige Unterscheidung in unterschiedlichen Informationsqualitäten erfolgen.
4. Das Gehirn führt logische Operationen durch, welche die Informationen aus der Umwelt so berechnen, daß sich eine Strukturierung in relevante und irrelevante Informationsbereiche ergibt.

Welche Informationen relevant oder irrelevant sind, hängt von der jeweiligen Intention des wahrnehmenden Individuums ab. Befindet es sich jedoch in einer total irrelevanten Umwelt, so muß es entweder neue Wirklichkeitsbereiche in der Umwelt aktiv anstreben oder seine Intention ändern.

Abbildung 1 zeigt schematisch, nach welchen Prinzipien ein ungestörter Wahrnehmungsvorgang abläuft, damit ein subjektiv intendiertes Bild erzeugt werden kann.

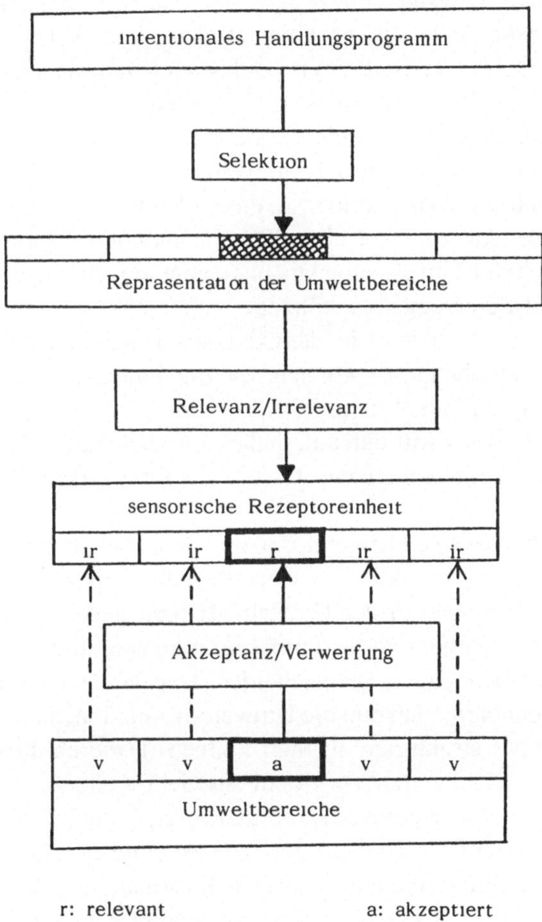

Abb. 1. Systemtheorie der Perzeption

Ausgehend von einem intentionalen Handlungsprogramm werden aus der Platzstruktur, welche die Umweltrealitäten repräsentiert, aktiv Plätze ausgewählt, was Selektion bedeutet. Damit wird festgelegt, welche Bereiche einer wahrzunehmenden Umwelt zu einem bestimmten Zeitpunkt relevant und welche irrelevant sind.

Gleichzeitig werden an der sensorischen Rezeptoreinheit ausschließlich die relevanten Plätze aktiviert. Dadurch werden nur jene Informationsbereiche aus der Umwelt akzeptiert, welche für das subjektive Wahrnehmungssystem (Gehirn) relevant sind. Die nicht-passende Umweltinformation wird verworfen.

Es ist gerade dieser entscheidende Verwerfungsmechanismus, der unsere Wahrnehmung der Umwelt aktiv gestaltet, indem er relevante Wirklichkeitsbereiche zu einem Bild strukturiert. Es gilt als gesichert, daß wir weit über 90% der möglichen Umwelteindrücke verwerfen, um ein subjektiv passendes, d.h. überhaupt wahrnehmbares Bild erzeugen zu können.

„Genauso wichtig wie die Fähigkeit, aus dem Bild der Netzhaut Merkmale entnehmen zu können, ist die Fähigkeit, bestimmte Aspekte zu ignorieren." [8, u.Ü.]

Welche Störung tritt nun auf, daß es zur wahnhaften Fehlinterpretation der Umweltrealitäten bis hin zur Orientierungslosigkeit kommt?

Aus Abb. 2 ist zu entnehmen, daß bei der wahnhaften Fehlinterpretation der Wirklichkeitsbereiche die Fähigkeit zur Selektion intendierter Bereiche in der Umwelt verloren gegangen ist. Das Wahrnehmungssystem ist also unfähig, relevante und irrelevante Wirklichkeitsbereiche zu unterscheiden. Der daraus resultierende Effekt besteht darin, daß nun die Umweltinformationen nicht mehr selektiert bzw. strukturiert werden können. Dadurch strömt die Umwelt gleichsam unqualifiziert auf das Gehirn ein.

Während im ungestörten Perzeptionsvorgang die Informationsrichtung aktiv auf die Umwelt gerichtet ist (Pfeile), läuft der zur wahnhaften Fehlinterpretation führende Informationsfluß in umgekehrter Richtung. Das Gehirn ist weitgehend passiv und wird von Information überflutet. Fällt dieser intentionale Selektionsmechanismus total aus, was im Wahn nicht immer der Fall sein muß, so

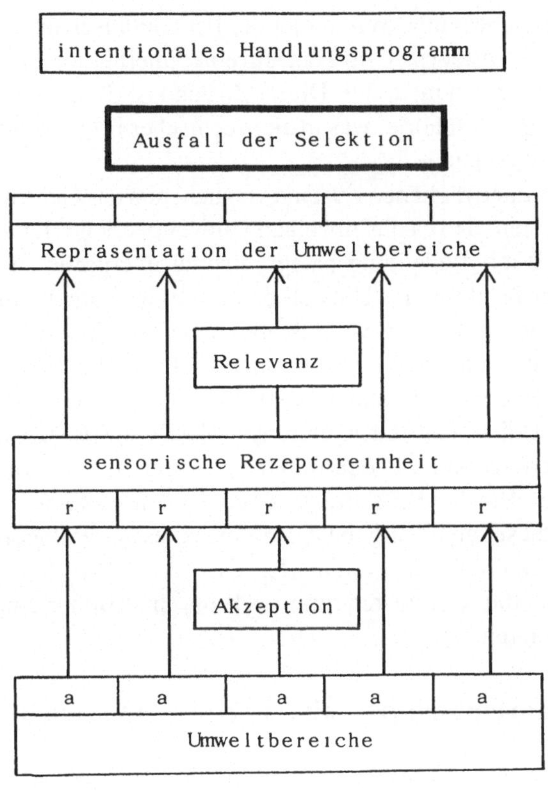

Abb. 2. Systemtheorie des wahnhaften Orientierungsverlustes

kommt es vorübergehend zum totalen Orientierungsverlust. Der Patient befindet sich gleichsam im Zentrum der magischen Höhle einer Hohlkugel, da er seine innere und äußere Welt als geschlossene, ungebrochene Einheit erlebt. Hier wäre Schizophrenie im Sinne des Gespaltenseins der völlig unpassende Begriff. Wir [6] haben daher den wahnhaften Orientierungsverlust als holophren (griechisch: holos = ganz) charakterisiert, was strukturlose Ganzheit der

Wirklichkeit bedeutet. Wo immer der Patient hinschaut, alles sieht gleich aus. Er erlebt sich im Zentrum einer unerklärbaren Situation, er kennt sich nicht mehr aus. Dieser Zustand ist für ihn unerträglich im Sinne der Dysphorie, was in altgriechischer Ethymologie Unerträglichkeit bedeutet.

Diesen unerträglichen Zustand versucht nun das Gehirn dadurch zu bewältigen, daß es die einzelnen Umweltbereiche (Dinge, Menschen etc.) mit Bedeutung belegt, also zu interpretieren beginnt. Aus dieser Deutung der Umwelt entnimmt der Patient Anweisungen, welche ihn leiten – vergleichbar einer kombinatorischen Gesetzlichkeit – ein absolut verpflichtendes Programm auszuführen. Es muß getan werden, damit „alles wieder gut wird". Hirntheoretisch heißt dies, daß die intentionale Handlungsprogrammierung allein operiert, ohne jedoch durch Selektion eine relevante bzw. irrelevante Wirklichkeitsstrukturierung leisten zu können.

Nach dieser abrißartigen Darstellung eines systemtheoretischen Erklärungsmodells des wahnhaften Orientierungsverlustes möchten wir nun die wichtigsten forensisch-psychiatrischen Implikationen diskutieren.

Forensisch-psychiatrische Implikationen

Der einleitend geschilderte Fall erfüllt alle Kriterien des wahnhaften Orientierungsverlustes im Sinne des holophrenen Syndroms. Dabei ist es für die Begutachtung wichtig, zu verstehen, daß der Kranke im Zustand der totalen Orientierungslosigkeit weitgehend handlungsunfähig ist. Das Hirn versucht jedoch alsbald diesen existenzbedrohenden Zustand zu bewältigen, indem es den Patienten zur Ausführung eines Handlungsprogramms durch wahnhafte Wirklichkeitsinterpretation zwingt. Damit kehrt zwar teilweise die Orientierung wieder, es kommt jedoch zunehmend zum Agieren bis hin zur Straftat. In diesem Stadium des Wahns herrscht also eine Art *Handlungszwang*, geleitet von wahnhafter Fehlinterpretation der Wirklichkeit. Während im Stadium des Orientierungsverlustes zeitweise akustische Halluzinationen (imperative Stimmen) am Werke waren, treten im Tatzeitraum keine akustischen Halluzinationen mehr auf. Nun dominiert die wahnhafte Überzeugung, ein Programm ausführen zu müssen.

Es handelt sich also bei unserem Fall um keinen Handlungsstil der „wahnhaften Wehrlosigkeit" [7] Beeinträchtigungs- und Verfolgungsideen gegenüber, wo die Tat gleichsam zur Befreiung gesetzt werden muß. Der Handlungsstil des zur Diskussion stehenden Probanden ist wesentlich Ausdruck eines wahnhaft erlebten Programmes zur Wiedererlangung der Orientierung, welches zwangartig ausgeführt werden muß. Der Täter zeigt also zur Tatzeit einen Handlungsstil, den wir als *„wahnhafte Programmausführung"* charakterisieren wollen.

Man könnte nun argumentieren, daß es sich bei derartigen umfassenden Fallanalysen um rein akademische Fragen handelt, die für die Begutachtung wenig Bedeutung haben. Das Gegenteil ist der Fall.

Zunächst braucht die forensische Psychiatrie zum Verständnis psychopathologischer Phänomene dringend bessere Konzepte, was auch die allgemeine Psychiatrie betrifft. Denn nur, wenn wir bei der ohnehin sehr sensiblen forensisch-psychiatrischen Befragung dem Probanden klare und treffende Hypothesen anbieten, fühlt er sich verstanden und öffnet sich.

So hat beispielsweise unser Proband Herr S. aufgrund gezielter Fragen bekannt, daß er für den Tatzeitraum gar keine Amnesie habe und sich das erstemal verstanden fühle. Damit war auch Krankheitseinsicht und Behandlungsbereitschaft gegeben. Dies spielt wiederum für prognostische Überlegungen eine wichtige Rolle.

Wir glauben, daß die Zeit allmählich zu Ende geht, wo der Sachverständige die Unzurechnungsfähigkeit allein auf der Erstellung einer der klassischen psychiatrischen Diagnosen gründen kann und das Gericht dem Gutachten unreflektiert folgt.

Gerade für prognostische Entscheidungen müssen wir über den typischen Handlungsstil eines Täters mehr wissen, als uns die klassische Psychiatrie bisher an diagnostischen Kriterien liefert. In der Erarbeitung passender Diagnosekriterien, gerade was den Täter als Handelnden betrifft, sehen wir am Salzburger Institut für Forensische Psychiatrie eine wesentliche Forschungsaufgabe.

Literatur

1. American Psychiatric Association (1987) Diagnostic and statistical manual of mental disorders, third ed, revised. Washington, DC
2. Berner P (1977) Psychiatrische Systematik. Huber, Bern Stuttgart Wien
3. Boeters U (1971) Die oneiroiden Emotionspsychosen. S Karger, Basel München Paris London Sydney
4. Bonhoeffer K (1912) Die Psychosen im Gefolge von akuten Infektionen, Allgemeinerkrankungen und inneren Erkrankungen. In: Aschaffenburg G (Hrsg) Handbuch der Psychiatrie. Deuticke, Leipzig Wien
5. Leonhard K (1966) Aufteilung der endogenen Psychosen. Akademie-Verlag, Berlin
6. Mitterauer B (1983) Biokybernetik und Psychopathologie. Das holophrene Syndrom als Modell. Springer, Wien New York
7. Mitterauer B (1991) Aktuelle Fragen der Begutachtung der Zurechnungsfähigkeit. OJZ 46: 662–669
8. Wolfe J M (1987) Visual perception. In: Adelman G (ed) Encyclopedia of neuroscience,vol II. Birkhäuser, Boston

Anschrift der Verfasser: Univ.-Prof. Dr. med. B. Mitterauer, Institut fur Forensische Psychiatrie, Universitat Salzburg, Ignaz-Harrer-Straße 79, A-5020 Salzburg, Osterreich.

Wahn- und Tötungsdelikte –
eine Untersuchung an
zurechnungsunfähigen Straftätern

I. Morawitz[1,2], **G. Knecht**[1,2], **E. Werner**[1,2] und **H. Schanda**[1]

[1]Justizanstalt, Göllersdorf und
[2]Universitätsklinik für Psychiatrie, Wien, Österreich

Zusammenfassung

Zwischen 1975 und 1991 wurden in Österreich von männlichen zurechnungsunfähigen Straftätern 87 Tötungsdelikte (Mord, Mordversuch, Totschlag, Körperverletzung mit tödlichem Ausgang) begangen. 48 der Patienten verübten die Tat in Zusammenhang mit einer paranoiden Symptomatik, die vor allem durch das Verfolgungs-/Beeinträchtigungsthema sowie imperative und kommentierende Stimmen gekennzeichnet war. Diagnostisch lagen zu 60% schizophrene Erkrankungen (vor allem vom paranoiden Subtyp) vor. Die Opfer stammten zum überwiegenden Teil aus dem näheren Umfeld des Täters, die Vorgeschichte war durch enge, konfliktreiche Beziehungen, wiederholte Drohungen und auch Aggressionsakte (zum Teil gegen das spätere Opfer) gekennzeichnet. Solche Auffälligkeiten sollten als Warnsignale für eventuelle zukünftige Gewalttätigkeit aufgefaßt werden, die besonders intensive psychiatrische Betreuung erforderlich machen.

Schlüsselwörter: Zurechnungsunfähige Straftäter, Wahn, Tötungsdelikte.

Summary

Homicide and delusion in mentally disordered offenders. Between 1975 and 1991 mentally disordered offenders committed 87 homicidal acts (murder, attempted murder, manslaughter, severe bodily injury with ensuring death) in Austria. In 48 cases the attack was connected with delusional symptomatology (mainly delusions of persecution and imperative, dialogical and commenting voices). 60% of the 48 patients were schizophrenics. Most of the victims stem form the nearer social environment of the offenders. The last months before the offence were often characterized by close, conficted relationships, repeated threats and a tendecy to aggressive behaviour (partly against the future victims). Such symptoms could be seen as possible indicators for severe offendant behaviour which require intensive psychiatric care.

Keywords: Mentally disordered offenders (NGRI), delusions, homicide.

Einleitung

Von psychisch Kranken begangene Tötungsdelikte erfahren in der Öffentlichkeit stets große Publizität. Der Mythos des Unberechenbaren, des Willkürlichen und Vorstellungen vom plötzlichen Zuschlagen aus dem Hinterhalt umgeben derartige Täter. Solch diffuse Phantasien machen es erforderlich, sich mit dieser Gruppe von Patienten eingehend und aus wissenschaftlicher Sicht auseinanderzusetzen.

In der forensich-psychiatrischen Literatur wurde seit jeher der Zusammenhang zwischen Gewaltdelikten und psychiatrischen Grunderkrankung behandelt. Immer wieder wird das häufige Vorkommen der Konstellation Schizophrenie/schweres Gewaltdelikt [5, 11, 12, 17] bzw. das erhöhte Risiko für Gewaltdelikte bei bestehenden psychotischen Symptomen im Zusammenhang mit Drogenmißbrauch [5–7, 11, 20, 21] festgestellt.

Im Gegensatz zu der Vielzahl von Publikationen zum Thema Wahn [z.B. 2–4, 16] beschränken sich die Arbeiten der forensischen Literatur auf die Erhebung von vorhandenen psychotischen Symptomen wie Halluzinationen und Wahnideen, ohne auf genauere Angaben zur Wahnthematik und -struktur bzw. zum Wahnverlauf näher einzugehen. Es lag daher nahe, die Psychopathologie und die Täter-Opfer-Beziehung einer differenzierteren Untersuchung zu unterziehen: Wie gestalten sich Wahnstruktur, Wahnverlauf, Wahnthematik und psychopathologische Begleitphänomene? Gibt es Anzeichen und Hinweise in der Psychopathologie, in der psychiatrischen und forensischen Anamnese des Patienten und in der Täter-Opfer-Beziehung, die eine Gewalttat wahrscheinlich erscheinen lassen?

Methodik

Seit Inkrafttreten der Strafrechtsreform 1975 wurden bis Ende 1991 in Österreich insgesamt 409 zum Tatzeitpunkt zurechnungsunfähige Rechtsbrecher nach § 21/1 [8] in den Maßnahmenvollzug eingewiesen. 87 (21%) davon verübten Tötungsdelikte (Mord, Mordversuch, Totschlag und Körperverletzung mit tödlichem Ausgang). Aufgrund von Problemen bei der Datenbeschaffung in 5 Fällen umfaßt die untersuchte Kientel nur 82 Patienten.

Gegenstand der vorliegenden Studie waren die 48 der insgesamt 82 Patienten, die im Rahmen ihrer psychiatrischen Erkrankung einen tatrelevanten Wahn entwickelten. In diesem Zusammenhang untersuchten wir markante Zeitpunkte der Wahnentwicklung wie das erstmalige Auftreten von Wahnphänomenen, den Beginn tatrelevanter Wahnphänomene und den Tatzeitpunkt genauer. Grundlage der Datenerhebung bildeten sämtliche zur Verfügung stehenden Krankengeschichten, Strafakte (also auch Gutachten, Urteile, Strafanzeigen, Zeugenaussagen u. a.). Die Dokumentation erfolgte in einem in drei große Teilbereiche gegliederten Merkmalskatalog, der sozialanamnestische, psychopathologische und kriminologische Parameter umfaßte. Es handelt sich um eine retrospektive Untersuchung mit all den daraus erwachsenden Nachteilen.

Bei der Erfassung von Wahnphänomenen folgten wir der weitgefaßten Definition von DSM-III-R [1], bei der Erfassung der psychopathologischen Einzelphänomene darüber hinaus der Deskription nach Berner [3].

Ergebnisse

Ein tatrelevanter Wahn lag bei 48 (60%) der 82 untersuchten Patienten vor. Das Durchschnittsalter dieser Untergruppe war zum Tatzeitpunkt 38,7 Jahre.

In Tabelle 1 sind die DSM-III-R-Diagnosen der 48 Patienten mit tatrelevantem Wahn dargestellt. Erwartungsgemäß ist Schizophrenie (vor allem vom paranoiden Subtyp) die mit Abstand häufigste Diagnose. (Geistige Behinderungen und Persönlichkeitsstörungen finden sich ausschließlich in der Subgruppe ohne tatrelevanten Wahn.)

Tabelle 1. Diagnose der Patienten mit Wahnphänomen

Diagnosen	DSM-III-R Nr.	n	%
Schizophrenie, hebephrener Verlauf	295.1	3	6,2
Schizophrenie, paranoider Typus	295.3	26	54,2
Schizoaffektive Störung	295.7	2	4,2
Affektive Störungen	296	4	8,3
Wahnhafte (paranoide) Störung	297.10	5	10,4
Organisch bedingte psych. Störung	290	2	4,2
Alkoholbedingte Störung	291, 297.10 m. 303.90	6	12,5
Gesamt		48	100

Der Zeitraum zwischen dem erstmaligen Auftreten von Wahnphänomenen und dem Tatzeitpunkt beträgt durchschnittlich 6,7 Jahre. Dabei besteht allerdings eine breite Streuung mit einem Minimum von 67 Tagen und einem Maximum von 25 Jahren.

9 (20%) unserer 48 Patienten stammen aus dem Ausland, 8 haben eine andere Muttersprache als Deutsch. Patienten aus dem ländlichen Raum sind mit 71% im Vergleich zur österreichischen Bevölkerungsstruktur leicht überrepräsentiert.

17 (35%) der 48 Patienten wurden vor der Tat niemals hospitalisiert, 14 (29%) kontaktierten davor auch nie einen Nervenfacharzt. Bei den 31 vorhospitalisierten Patienten überwogen Zwangseinweisungen (n = 22), diese betrafen wieder zum größten Teil paranoid Schizophrene (n = 19). Nur 13 (27%) der 48 Patienten erhielten je vor der Tat ein Depotneuroleptikum, zum Tatzeitpunkt standen nur 5 unter einer Depotmedikation.

Häufigstes Wahnthema zum Tatzeitpunkt (Tabelle 2) war Verfolgung/Beeinträchtigung (n = 25, 52%). In deutlichem Abstand folgen die Themen Eifersucht (n = 9, 19%) sowie Mystik und Religion (n = 6, 12,5%). Innerhalb der diagnostischen Subgruppen ist das Verfolgs/Beeinträchtigungsthema bei den paranoid Schizo-

Tabelle 2. Diagnosen und Hauptthema des Wahns zum Tatzeitpunkt

Hauptthema →	1	2	3	4	5	6	7	8	n
DSM-III-R Nr.									
295.1	–	1	–	1	–	–	–	1	3
295.3	1	16	2	–	–	6	–	1	26
295.7	–	1	–	1	–	–	–	–	2
296	–	1	–	–	–	–	2	1	4
297.10	–	3	2	–	–	–	–	–	5
290	–	2	–	–	–	–	–	–	2
291, 297.10 m. 303.90	–	1	5	–	–	–	–	–	6
n	1	25	9	2	0	6	2	3	48

Diagnosen nach DSM-III-R

295.1	Schizophrenie, hebephrener Verlauf
295.3	Schizophrenie, paranoider Typus
295.7	Schizoaffektive Störung
296	Affektive Störungen
297.10	Wahnhafte (paranoide) Störung
290	Organisch bedingte psychische Störung
291, 297.10 u. 303.90	Alkoholbedingte Störung

Wahnthema

1	Beziehungswahn
2	Verfolgung und Beeinträchtigung
3	Eifersuchtswahn
4	Größenwahn
5	Schuld-/Versündigungswahn
6	Mystisch-religiöser Wahn
7	Körperbezogener Wahn
8	Anderes Thema

Tabelle 3. Zum Tatzeitpunkt vorhandene Halluzinationen

Halluzinationen →	0	1	2	3	4	5	n
DSM-III-R Nr. 295.1	1	–	2	–	–	–	3
295.3	3	9	9	4	–	1	26
295.7	–	–	2	–	–	–	2
296	4	–	–	–	–	–	4
297.10	3	–	–	–	–	2	5
290	–	–	1	–	–	1	2
291, 297.10 m. 303.90	4	–	–	–	–	2	6
n	15	9	14	4	0	6	48

Diagnosen nach DSM-III-R

295.1	Schizophrenie, hebephrener Verlauf
295.3	Schizophrenie, paranoider Typus
295.7	Schizoaffektive Störung
296	Affektive Störungen
297.10	Wahnhafte (paranoide) Störung
290	Organisch bedingte psychische Störung
291, 297.10 m. 303.90	Alkoholbedingte Störung

Halluzinationen

0	Keine Halluzinationen
1	Kommentierende/dialog. Stimmen
2	Imperative Stimmen
3	Coenästhetische Halluzinationen
4	Taktile Halluzinationen
5	Halluzinationen anderer Sinnesmodalität (optisch, Geruch u.a.)

phrenen mit 64% überrepräsentiert, das mystisch-religiöse Thema findet sich ausschließlich hier. Eifersuchtswahn findet sich vor allem in der Gruppe der alkoholbedingten Störungen, körperbezogene Themen treten lediglich im Rahmen affektiver Störungen auf. (Unter anderen Wahnthemen reihten wir je einen Fall von Erfinder- bzw. Verarmungswahn.)

Bei allen 48 Patienten war der Wahn zum Tatzeitpunkt polarisiert, bei 34 (71%) darüber hinaus auch logisch und organisiert (siehe [3]).

Tabelle 3 zeigt die Anwesenheit von Halluzinationen. Etwa 1/3 der Patienten war zum Tatzeitpunkt frei von Halluzinationen, ein annähernd gleich großer Teil litt unter imperativen Stimmen. Erwartungsgemäß waren halluzinatorische Phänomene auf die Gruppe der paranoid Schizophrenen konzentriert, kommentierende und dialogische Stimmen sowie coenästhetische Halluzinationen fanden sich ausschließlich in dieser Gruppe.

In Tabelle 4 sind Anzahl und Herkunft der Opfer dargestellt. Bei 85% der Tathandlungen kam ein Opfer zu Schaden, bei 12% waren jeweils 2 Opfer betroffen und nur in einem Fall 3 Opfer. Die Opfer stammten in 82% aus der Familie bzw. waren mit dem Täter bekannt.

70% der Taten geschahen ohne gezielte Planung, in den übrigen Fällen wurden nur sehr kurzfristige Vorbereitungen getroffen. In 19% der Fälle geschah die Tat im Rahmen eines Streites oder

Tabelle 4. Opfer

Herkunft der Opfer	1 Opfer	2 Opfer	3 Opfer
Aus dem engsten Familienkreis	24	5	
Aus dem weiteren Familienkreis	3	2	
Näher/entfernt bekannt	9	3	
Unbekannt	5	2	3
n – Täter	41 Täter	6 Täter	1 Täter

Tabelle 5

Tötungsart	n
Erstechen	22
Erschießen	13
Erwürgen	1
Erdrosseln	2
Erschlagen	10
n – gesamt	48

danach. Am häufigsten wurde für die Attacke ein Küchenmesser verwendet (46%), wesentlich seltener eine Schußwaffe (27%) (Tabelle 5). Bezüglich des angegebenen Tatmotivs dominiert in 56% (n = 27) das Thema Verfolgung durch bestimmte Personen, verbunden in 2/3 der Fälle (n = 18) mit Todesangst und Angst vor Vernichtung.

Diskussion

Auf die Bedeutung paranoider Symptomatik bei von zurechnungsunfähigen Straftätern begangenen Gewaltdelikten wurde in der Literatur immer wieder hingewiesen [z.B. 5, 7, 11, 20, 21]. Seit 1975 – dem Zeitpunkt des Inkrafttretens der Strafrechtsreform – wurden in Österreich bis Ende 1991 87 männliche Patienten wegen Mord, Mordversuch, Totschlag und Körperverletzung mit tödlichem Ausgang wegen Zurechnungsunfähigkeit exkulpiert und in die Maßnahme nach § 21/1 StGB [8] eingewiesen. Das entspricht 21% der Gesamtzahl der Einweisungen. Verwertbare Daten lagen von 82 dieser Patienten vor. Die Hälfte davon verübte einen Mord. Mord und Mordversuch dominieren mit zusammen 91,5%. Eine für die Tat relevante Wahnsymptomatik lag bei 48 (60%) vor. Die folgenden Ausführungen beziehen sich auf diese Subgruppe. Schizophrenie (zum überwiegenden Teil vom paranoiden Subtyp) war hier mit 60% die mit Abstand häufigste Diagnose (Tabelle 1). (Lediglich 4 Patienten mit paranoider Schizophrenie entwickelten keinen tatrelevanten Wahn, sie begingen ihre Delikte durchwegs im Rahmen eines Aktualstreits.)

Das Durchschnittsalter der Patienten betrug zum Tatzeitpunkt 38,7 Jahre, erste Wahnsymptome traten durchschnittlich 6,7 Jahre davor auf (min. 67 Tage, max. 25 Jahre). Die hohe Rate von Zwangseinweisungen (71% der 31 je Hospitalisierten) weist auf die mangelnde Krankheitseinsicht und Compliance der untersuchten Klientel hin (tatsächlich waren die beiden Merkmale zum Tatzeitpunkt nahezu nie vorhanden). In Anbetracht dieses Umstandes ist der geringe Einsatz von Depotneuroleptika erstaunlich. So erhielt nur etwas mehr als ein Viertel aller Patienten je in ihrem Leben ein Depotneuroleptikum. Zum Tatzeitpunkt selbst standen nur 5 (!) unter einem Depotneuroleptikum.

Häufigstes Wahnthema unserer Patienten (Tabelle 2) war Verfolgung und Beeinträchtigung [vgl. 2, 4, 13, 16], überwiegend bei Patienten mit paranoider Schizophrenie. Das Eifersuchtsthema fand sich wie erwartet [19] vor allem in der Gruppe der alkoholbedingten Störungen.

Mehr als 2/3 der Patienten standen zum Tatzeitpunkt unter dem Eindruck von halluzinatorischen Phänomenen, wobei vor allem den imperativen Stimmen eine Beschleunigung der zur Tat führenden Dynamik zukommen mag (Tabelle 3). Bei der paranoiden Schizophrenie sticht das breite, vielfältige Spektrum von Wahrnehmungsstörungen ins Auge. Dabei halten sich kommentierende und imperative Stimmen mit jeweils 19% (n = 9) die Waage. Bei Patienten mit affektiven Störungen (n = 4) waren zum Tatzeitpunkt nie Halluzinationen vorhanden, bei denjenigen mit nicht-schizophren paranoiden bzw. alkoholbedingten Störungen deutlich seltener als bei Schizophrenen. In diesen beiden Diagnosegruppen fand sich jedoch der überwiegende Teil der optischen und olfaktorischen Halluzinationen.

Bei der detaillierten Erhebung des Tatherganges zeigte sich, daß bei den 41 Tathandlungen mit einem Opfer (Tabelle 4) zu 59% (n = 24) überwiegend der engste Familienkreis (wie Mutter, Vater und Ehefrau) betroffen war, die Ehefrau mit 50% (n = 12) am häufigsten. Näher und entfernter bekannte Personen wie Freunde, Nachbarn, Mitpatienten und Mithäftlinge wurden in 22% (n = 9) attackiert. Mitglieder des weiteren Familienkreises (Großeltern, Schwager, Schwiegermutter) sowie dem Täter unbekannte Personen deutlich seltener. Die in einem Fall registrierten drei Opfer einer Tathandlung waren dem Täter allesamt unbekannt. Für Zweit- und Drittopfer war charakteristisch, daß sie nicht in das Wahnsystem des Täters eingebaut waren, sondern dem Erstopfer zu Hilfe zu kommen versuchten.

Smith und Hucker [18] stellten fest, daß eine genauere Analyse des Opferverhaltens in den bisher vorliegenden Untersuchungen oft vernachlässigt wurde.

In unserer Klientel war der Kontakt zwischen Täter und Opfer in den letzten 6 Monaten vor der Tat in 50% der Fälle ambivalent bis feindselig, oder aber es bestand überhaupt kein Kontakt. Virkkunen [22] bestätigt in einer bereits länger zurückliegenden Studie über ausschließlich schizophrene Täter mit und ohne produktive Symptomatik diese Beobachtung. Bei 18 (37%) unserer 48 Patienten wurden außenanamnestisch keine Auffälligkeiten in der Täter-Opfer-Beziehung berichtet, sei es, daß fremde Personen als Opfer gewählt wurden, sei es, daß der Täter der Umgebung vollkommen unauffällig erschien.

In einem Drittel der Fälle treten Streit, verbale Drohungen und paranoide Äußerungen im Vorfeld der Tat auf, in 10% griff der Täter das spätere Opfer in den letzten 6 Monaten vor der Tat bereits einmal an. Mehr als 50% der Täter zeigten vor der Tat gewalttätiges Verhalten gegen andere Personen (Familienangehörige, Bekannte) und nicht primär gegen das spätere Opfer. Zum Zeitpunkt des Auftretens erster Wahnphänomene war bereits bei 35% der Patienten gewalttätiges Verhalten bekannt.

Diese Ergebnisse korrelieren gut mit Aussagen von Studien über gewalttätiges Verhalten von akut hospitalisierten Patienten [10, 14]. Die Autoren entdeckten wiederholt Tätlichkeiten in der Vorgeschichte jener Patienten, die gewalttätig gegen Mitpatienten oder Personal vorgingen.

Bemerkenswerterweise waren mehr als 80% unserer Patienten zu Wahnbeginn und immerhin noch 77% (n = 37) zum Tatzeitpunkt nicht vorbestraft. Eine derartige Diskrepanz zwischen tatsächlich begangenen und polizeilich registrierten Delikten mag auf ein Unterlassen der Anzeige bei Tätlichkeiten im engsten Familienkreis zurückzuführen sein. Die 11 vorbestraften Patienten begingen vor dem Einweisungsdelikt Delikte gegen Leib und Leben, Eigentums- und Sexualdelikte.

Der Umstand, daß 70% der Taten ohne Vorbereitungen geschahen und daß der Tat in 81% der Fälle kein Streit vorausging, spricht für die Akuität und Spontaneität des Tatablaufes. Auch die Wahl der Waffen (Tabelle 5) ist ein Hinweis dafür. Am häufigsten wurde das leichte erreichbare Küchenmesser verwendet. Die verwendeten Schußwaffen waren nie waffenscheinpflichtig (meist Flobertgewehre). Selten wurde das Opfer mit gerade verfügbaren Gegenständen (etwa einer Cappy-Flasche oder einer Krücke) angegriffen.

Die Tataufklärung gestaltet sich ebenso rasch wie einfach. Mehr als ein Viertel der Täter verständigte selbst die Exekutive, nahezu 60% der Täter wurden noch am Tatort und mehr als 95% innerhalb der ersten 24 Stunden verhaftet. 95% der 48 Patienten begingen keine Flucht. Zu ähnlichen Ergebnissen gelangte G. Robertson 1988 [15]. Er untersuchte je eine Gruppe von psychotischen bzw. gesunden Tätern bezüglich der Umstände ihrer Verhaftung. Im Gegensatz zu den psychisch Gesunden wurde die Mehrheit der Schizophrenen noch am Tatort verhaftet, mehr als 1/4 stellte sich freiwillig der Polizei (bei psychisch Gesunden nur 1,2%). Robertson macht für diese Unterschiede die Behinderung und soziale Inkompetenz der psychisch Kranken verantwortlich. Hinzu kommen wohl noch die Spontaneität und mangelnde Planung der Tat.

Abschließend ist festzustellen, daß bei paranoiden Patienten Fakten wie fehlende Krankheitseinsicht, mangelnde Compliance gegenüber Therapie und fachärztlichen Konsultationen, lange, enge und konfliktreiche Beziehungen im engsten Familienkreis sowie wiederholte Drohungen und Tätlichkeiten als Warnsignale für eventuelle Gewalttätigkeit angesehen werden sollten.

Für solche Personen und deren Angehörige wäre besonders intensive psychiatrische Betreuung vonnöten. Bei der medikamentösen Behandlung der Patienten sollten Depotpräparate die Mittel der ersten Wahl darstellen.

Literatur

1. American Psychiatric Association (1987) Diagnostic and statistical manual of mental disorders, 3rd ed, revised (DSM-III-R). APA, Washington DC
2. Berner P (1965) Das Paranoische Syndrom. Springer, Berlin Heidelberg New York (Monographien aus dem Gesamtgebiet der Neurologie und Psychiatrie, Heft 110)
3. Berner P (1977) Psychiatrische Systematik. Huber, Bern Stuttgart Wien
4. Berner P, Kryspin-Exner K, Srisopark M, Zapotoczky HG (1969) Zum Problem der Themenwahl bei der Schizophrenie. Wien Z Nervenheilk 27: 176–184
5. Böker W, Häfner H (1973) Gewalttaten Geistesgestörter. Eine psychiatrisch-epidemiologische Untersuchung in der Bundesrepublik Deutschland. Springer, Berlin Heidelberg New York
6. Courbon P, Fail G (1927) Syndrom d'illusion de Frégoli et Schizophrénie. Bulletin de la Société Clinique de Médecine Mentale 15: 121–125
7. De Pauw KW, Szulecka KT (1988) Dangerous delusions, violence and the misidentification syndromes. Br J Psychiatry 152: 91–96
8. Foregger E, Serini E (1984) Osterreichisches Strafgesetzbuch. Manz, Wien
9. Hodgins S, Gaston L (1989) Patterns of recidivism and relapse among groups of mentally disordered offenders. Behav Sci Law 7: 551–558
10. James DV, Fineberg NA, Shah AK, Priest R (1990) An increase in violence on an acute psychiatric ward: a study of associated factors. Br J Psychiatry 156: 846–852
11. Lindqvist P, Allebeck P (1990) Schizoprenia and crime. A longitudional follow-up of 644 schizophrenics in Stockholm. Br J Psychiatry 157: 345–350
12. Mullen PE (1988) Violence and mental disorder. Br J Hosp Med 40: 460–463
13. Musalek M, Berner P, Katschnig H (1989) Delusional theme, sex and age. Psychopathology 22: 260–267
14. Noble P, Rodger S (1989) Violence by psychiatric in-patients. Br J Psychiatry 155: 384–390

15. Robertson G (1988) Arrest patterns among mentally disordered offenders. Br J Psychiatry 153: 313–316
16. Schanda H (1987) Paranoide Psychosen: Diagnose, Verlauf, Familienbild. Enke, Stuttgart
17. Schipkowensky N (1938) Schizophrenie und Mord. Ein Beitrag zur Psychopathologie des Mordes. Springer, Berlin (Monographien aus dem Gesamtgebiet der Neurologie und der Psychiatrie, Heft 63)
18. Smith JE, Jucker SJ (1991) Violence. Curr Opin Psychiat 4: 841–845
19. Soyka M, Naber G, Völcker A (1991) Prevalence of delusional jealousy in different psychiatric disorders. An analysis of 93 cases. Br J Psychiatry 158: 549–553
20. Swanson JW, Holzer CE, Ganju VK, Tsutomu Jono R (1990) Violence and psychiatric disorder in the community: evidence from the epidemiologic catchment area surveys. Hosp Commun Psychiatry 41: 761–770
21. Taylor PJ (1985) Motives for offending among violent and psychotic men. Br J Psychiatry 147: 491–498
22. Virkkunen M (1974) Observations on violence in schizophrenia. Acta Psychiatr Scand 50: 145–151

Anschrift der Verfasser: Dr. I. Morawitz, Justizanstalt Göllersdorf, A-2013 Göllersdorf, Österreich.

Die Forensische Wertigkeit
von Drogenpsychosen

R. Haller[1] und **E. Ratz**[2]

[1]Forschungsinstitut für Prophylaxe der Suchtkrankheiten, Leopold-
Franzens-Universität und [2]Landesgericht, Feldkirch, Österreich

Zusammenfassung

Das Problem der drogeninduzierten Psychosen hat durch zunehmende
Verbreitung von synthetischen Drogen der 2. Generation, sogenannten
„Designer-Drugs" neuerliche Aktualität erfahren. Neben der Phänomenologie und Pathogenese der Drogenpsychosen wird deren forensische Wertigkeit erörtert. Während die Beurteilung der Zurechnungsfähigkeit bei
schweren toxischen Bewußtseinsstörungen und akut-psychotischen Syndromen keine Schwierigkeiten bereiten, gestaltet sich die forensische
Wertigkeit der Flash-back-Phänomene wesentlich schwieriger. Im vorliegenden Beitrag werden die entsprechenden juristischen Überlegungen
erörtert.

Schlüsselwörter: Halluzinogene Drogen, drogeninduzierte Psychosen,
Flash-back, forensische Wertigkeit.

Summary

Forensic consequence of drug-induced psychoses. Abuse of and de-
pendence on synthetic drugs of the second generations is related with an
increase of drug-induced psychoses. Major causes of drug-induced psychoses include cocaine, amphetamins, phencyclidine, cannabinoids, LSD,
mescaline, the so-called designer drugs, anticholinergic compounds and
steroids. The variation from the symptomatology is common to the para-
noid-halluzinatory schizophrenia. Models of drug-induced schizophreni-
form reactions in persons vulnerable to both substance abuse and psychosis
or of triggered schizophrenias are discussed.

In this paper pathogenetic, phenomenological and legal aspects in the forensic handling of drug induced psychoses, specially of flash-back phenomena, are presented.

Keywords: Hallucinogenic drugs. designer-drugs, flash-back, drug induced psychosis, triggered schizophrenia.

Einleitung

Die Drogensituation des 20. Jahrhunderts ist einerseits gekennzeichnet durch die weltweite Verbreitung von ehemals regional beschränkt angebauten und verwendeten, kulturinhärenten Rauschmitteln, andererseits durch eine lediglich durch die beiden Weltkriege unterbrochene, wachsende Produktion von Alkohol, psychotropen Medikamenten und klassischen Rauschgiften sowie in den letzten Jahren durch zunehmende Erzeugung synthetischer

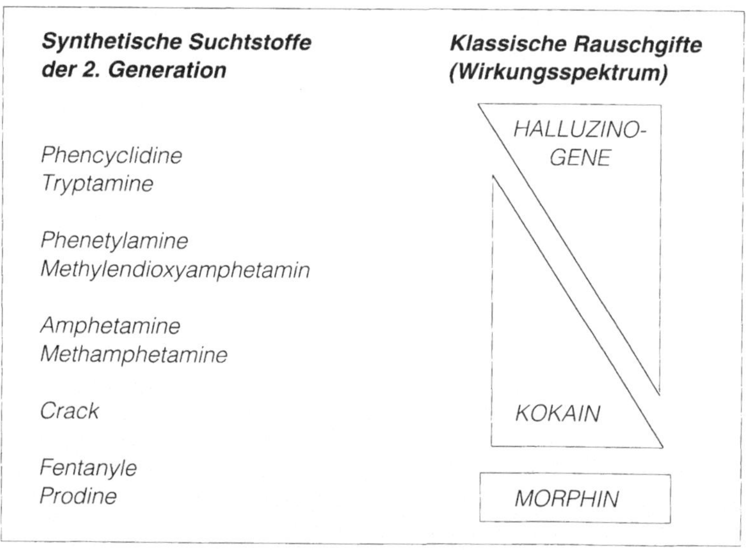

Abb. 1. Vergleich synthetische Drogen der 2. Generation mit klassischen Rauschgiften

Drogen. Nach einer UNO-Schätzung hat der weltweite Rauschgifthandel im Jahr 1991 mit einem Umsatz von 600 bis 800 Milliarden US-Dollar das Volumen des gesamten Erdölgeschäfts bereits übertroffen.

Allein in den Ländern des zukünftigen Marktes Europa gibt es nach Erkenntnissen eines Untersuchungsausschusses des Europäischen Parlaments neben 2 Millionen Heroinabhängigen etwa 500.000 regelmäßige Halluzinogen- und Amphetaminkonsumenten sowie über 5 Millionen Cannabisabundanten. Cannabis als zahlenmäßig wichtigstes Halluzinogen ist somit weit verbreitet, während die Verwendung von LSD nach einem Höhepunkt in den späten 60er Jahren selbstregulativ, nämlich durch Angst der Szene vor dem häufig beobachteten Drogenpsychosen, zurückgegangen ist. Ein Hauptproblem in der heutigen Drogensituation liegt in der zunehmenden Verbreitung von sogenannten „Designerdrugs", also im großindustriellen Stil erzeugten synthetischen Drogen der zweiten Generation, die teilweise auch Halluzinogene und damit Psychoseinduzierende Eigenschaften haben (Abb. 1).

Phänomenologie und Pathogenese der Drogenpsychosen

Drogeninduzierte Psychosen können durch Kokain-, Amphetamin-, Phencycledin-, Cannabis-, LSD-, Mescalin-, Anticholinergica- und Steroideinnahme indiziert werden. Die auftretenden psychopathologischen Syndrome sind komplett und bestehen im wesentlichen in halluzinatorischen Erlebnissen, abnormen Körpergefühlen, Denkstörungen, verändertem Zeit- und Raumerleben, Störungen von Affektivität, Emotionalität, Bewußtsein und Ich-Funktionen sowie möglicherweise in Regression und teilweiser Rekapitulation relevanter frühkindlicher Erlebnisse [12].

Die psychotischen Zustandsbilder bei Halluzinogenabundanz werden eingeteilt in verlängerte oder protrahierte Räusche, Horror- oder „Bad trips", eigentliche psychotische Zustandsbilder nach Cannabis- und LSD-Einnahme sowie sogenannte „Flash-back-Phänomene".

Der *verlängerte oder protahierte Rausch* entsteht durch Fortsetzung des Halluzinogenrausches ohne abgrenzbares Intervall wobei eine Intensivierung der Symptomatik mit häufig aufkommenden dysphorisch-depressiver Verstimmungen, apathisch-autistischen Verhalten und paranoiden Elementen zu beobachten ist. Diese Zustandsbilder können oft über Tage anhalten und zeigen meist einen undulierenden Verlauf.

Unter den Begriff *Horrortrip* werden Halluzinogenintoxikationen, die mit unerwünschten, subjektiv oft als sehr quälend erlebten Symptomen wie Vernichtensängsten, paranoiden Gedanken, Derealisations- und Depersonalisationsphänomenen oder „Angst vor dem Verrücktwerden" verstanden. Sie werden in der Regel durch Überdosierungen, situative Störfaktoren oder intrapsychische Spannungen zum Zeitpunkt der Einnahme ausgelöst [8].

Die *psychotischen Zustandsbilder nach Cannabis- und LSD-Einnahme* hängen in Anzahl und Schweregrad von kulturellen und persönlichkeitsspezifischen Faktoren ebenso wie von Frequenz und Intensität des Drogenkonsums ab. Die spezifische Relevanz der Halluzinogene für die Entstehung des psychotischen Syndroms kann heute noch nicht genau beurteilt werden. Es stellt sich die Frage, ob auch ein Gesunder bei einer bestimmten Dosierung eine Drogenpsychose entwickeln kann, oder ob durch die Droge eine latente Psychose zur Manifestation gelangt. Eine spezifische „Drogenpsychose" ist bisher jedenfalls noch nicht beschrieben worden. Innerhalb der verschiedenen drogenpsychotischen Syndrome werden im einzelnen episodische Verwirrtheitszustände mit manchmal mehrere Wochen anhaltenden subjektiven und objektiven psychopathologischen Auffälligkeiten, weiters stuporös-katatoniforme Syndrome, onairoid-halluzinatorische Erlebnisse und getrieben-dämmrige Erregungen, die an epileptische Dämmerzustände erinnern, beschrieben [2].

Verschiedene Untersucher fanden zwischen LSD-Psychosen und akuten Schizophrenien keine Unterschiede bezüglich Heredität, manifesten psychotischen Symptomen, prämorbider Persönlichkeit und testpsychologischen Ergebnissen.

Eine pathogenetisch relevante Rolle dürfte lediglich der elterliche Alkoholismus, der bei LSD-Psychotikern stark überrepräsentiert ist, spielen. Vardy et al. [9] folgerten aus dieser Tatsache, daß Drogenpsychosen im Prinzip drogeninduzierte schizophrene Reaktionen bei Personen mit erhöhter Vulnarabilität bezüglich Sucht und Psychose seien.

Unter *Flash-back-Phänomen* oder Echoeffekte, auch als Rekurrens-Phänomen, Triprezediv, Retro-Trip, Spätrausch, Echo-, Rückblende-, Rückkoppelungs- oder Nachhallpsychose bezeichnet, versteht man das Wiederauftreten von ursprünglich durch Drogen ausgelösten psychotischen Veränderungen und Erlebnissen nach drogenfreiem Intervall. Bereits in den 60er Jahren wurde vornehmlich in der anglo-amerikanischen Literatur das autonome Wiederkehren psychotischer Episoden nach vorausgegangenem Phantastika-Abusus beschrieben [9].

Differentialdiagnostisch sind Flash-back-Phänomene gegenüber endogenen Psychosen – besonders der paranoid halluzinatorischen Schizophrenie – und dem sonstigen halluzinogeninduzierten psychotischen Zustandsbildem, zu denen akute und verlängerte Rauschzustände (psychodelic after glow), Horrortrips (akute Panikreaktionen), akut verworrene Psychosen und posthalluzinogene neurotische Syndrome gehören, abzugrenzen. Auch ist immer in Betracht zu ziehen, daß durch verschiedene Drogen endogene Psychosen ausgelöst bzw. durch Intoxikationssyndrome überlagert werden können. Nach Hasse und Waldmann [8] müssen 4 Voraussetzungen und Verlaufskriterien zur Diagnose einer Nachhallpsychose gegeben sein:

1. Die vorausgegangene Trip-Erfahrung gibt den Anstoß.
2. Es besteht zwischen Drogeneinnahme und Auftreten des Flashback-Phänomens ein drogenfreies Intervall.
3. Es kommt zur Ausbreitung und eigengesetzlichen Weiterentwicklung der ursprünglichen Erlebnisse.
4. Die Symptome klingen spontan ab.

Echo-Phänomene treten meistens nach Einnahme von LSD oder Cannabis (Haschisch, Marihuana) auf. Zwischen Ausgestaltung und Schwere des Rauscherlebnisses und Art, Stärke und Dosierung der verwendeten Drogen ist kein Zusammenhang gegeben; mit zunehmender Dauer des Drogenkonsums häuft sich das Auftreten von Flash-back-Phänomenen.

Die Echo-Psychosen werden nach einem drogenfreien Intervall von wenigen Stunden bis zu mehreren Monaten durch eine Reihe von unspezifischen Faktoren ausgelöst, sie können unerwartet auftreten oder bewußt induziert werden. Während sie den wenig Drogen erfahrenen meist überraschend und ohne eigenes Zutun überkommen, werden sie bei zunehmender Dauer der Trip-Erfahrung häufig erstrebt und bewußt initiiert, können sich eigengesetzlich weiterentwickeln und in ihrem weiterem Verlauf außer Kontrolle geraten.

Als *Auslösefaktoren* kommen neben der bewußten (willentlich) Induktion Erschöpfungszustände, Schlafdefizit, körperliche Krankheiten, Fieber, Alkohol- und Medikamenteneinwirkung (besondere Vulnerabilität ist in der Phase der ausklingenden Alkoholisierung gegeben), emotionale Erregung, Musikerleben, kreative Tätigkeiten, sexuelle Betätigungen, besondere Gefühlszustände und Erinnerungsvorstellungen in Frage. Bei den auslösenden Faktoren handelt es sich meist um Erlebnisse, die als spezielle Assoziations- und Emotionsträger einen Signalcharakter für Trip-Erlebnisse hatten.

In der *Symptomatik* überwiegen Wahrnehmungs- und Körpergefühlsstörungen, ferner Angst- und Glückszustände, Depressionen, Derealisations- und Depersonalisationserlebnisse, gestörtes Zeiterleben und vegetative Erscheinungen. Phänomenologisch ist in der überwiegenden Anzahl der Fälle eine weitgehende Übereinstimmung von Drogenrausch und Echo-Psychose gegeben. Man unterscheidet bei den Sekunden bis Wochen dauernden Episoden im wesentlichen 3 Verlaufstypen:

1. den psychedelischen Verlaufstyp, der gekennzeichnet ist durch vielfältigen Erlebnisreichtum und Extraversion,
2. den neurotischen Verlaufstyp, der durch Aktualisierung neurotischer Inhalte geprägt wird,

3. den akut-verwirrenden Verlaufstyp, der besonders bei jüngeren und intellektuell wenig differenzierten Menschen zu beobachten ist.

Hinsichtlich der *Ätiologie* der Nachhallphänomene herrscht keine einheitliche Auffassung. Leuner [12] glaubt eher an eine psychogene Bedingtheit, wenn er sagt: „Diese Phänomene sind mit Sicherheit nicht toxisch bedingt, sie müssen als psychogen betrachtet werden, als kurze Episoden exogener Psychosen." Andere Autoren glauben an eine abnorm verlängerte pharmakologische Wirksamkeit der halluzinogenen Drogen und an drogenbedingte Veränderungen des Hirnmetabolismus. Diskutiert wurde wiederholt eine mögliche ähnliche biochemische Ursache von schizophrenen Krankheitsbildem und Echo-Psychosen.

Forensische Wertigkeit

In Anlegung an Täscher, Wanke und Gerchow ist bei der Beurteilung der Schuldfähigkeit Drogensüchtiger zunächst auf folgende Punkte Bedacht zu nehmen: Täterpersönlichkeit und Biographie, Diagnose einer Substanzabhängigkeit nach ICD-9/10 und/oder DSM-III-R, Beurteilung des Schweregrades der Sucht durch genaue Analyse des körperlichen, psychischen und sozialen Zustandsbildes, aktuelle Intoxikation oder Entzugssymptomatik, suchtbedingte Umstrukturierung der Persönlichkeit und psychopathologisches Bild bei der Tatzeit sowie Analyse des Tatgeschehens anhand der von H. Sass (1983) entwickelten Kriterien für die Beurteilung einer tiefgreifenden Bewußtseinsstörung.

Zurechnungsunfähigkeit ist anzunehmen bei schwerster toxischer Bewußtseinsstörung in Form qualitativ oder quantitativ abnormer Rauschzustände, im Delir oder im postiktalen Dämmerzustand und bei drogeninduzierten Psychosen. Bei allen diesen Zustandsbildern fehlt wegen des in der Regel massiv gestörten oder aufgehobenen Realitätsbezugs meistens schon die Einsichtsfähigkeit. Die Steuerungsfähigkeit durch drogenbedingte hirnorganische Abbausyndrome oder Wesensänderungen, welche hinsichtlich der

Zukunftsprognose von großer Bedeutung sind, kann völlig aufgehoben sein.

Bei manifesten Psychosen liegen in der Regel die Voraussetzungen des § 11 StGB vor, wobei zu diskutieren ist, ob man sie bei den vier zur Exkulpation führenden Kategorien unter die „tiefgreifenden Bewußtseinsstörungen" oder die „gleichwertigen seelischen Störungen" subsumiert.

Wesentlich schwierigere und komplexere Aspekte sind bei der forensischen Wertigkeit der Echopsychosen zu berücksichtigen:

Aus *juristischer Sicht* ergeben sich bei Beurteilung einer durch die eben beschriebenen flash-back-Phänomene hervorgerufenen Zurechnungsunfähigkeit zwei Möglichkeiten *strafrechtlicher* Erfassung: Zum einen die Rechtsfigur der sogenannten „actio libera in causa", also der vorsätzlichen oder fahrlässigen Herbeiführung des Zustandes der Zurechnungsunfähigkeit mit dem Willen, währenddessen ein *bestimmtes* Delikt zu begehen oder aber nur damit rechnen zu müssen, zum anderen das Tatbild der Begehung einer mit Strafe bedrohten Handlung im Zustand voller Berauschung nach § 287 Ab 1 StGB, nach welchem nur die vorsätzliche oder fahrlässige Herbeiführung eines Vollrausches unter Strafe gestellt wird, wenn der Täter sodann im zurechnungsunfähigen Zustand eine strafbare Handlung begeht. Überdies ist zwischen zwei Zeiträumen zu differenzieren, nämlich

a. dem der Einnahme des Suchtmittels bis zum Absetzen der Droge,
b. jenem nach Absetzen bis zum Auftreten des beschriebenen Echoeffektes.

Zu a. Wie gesagt, setzt die Begehung einer strafbaren Handlung in Form der actio libera in causa zur Zeit des Suchtmittelkonsums die Zielsetzung in Richtung eines bestimmten Deliktes voraus. Die Strafbarkeit dessen, daß jemand vorsätzlich Suchtmittel konsumiert, willens, in Form eines flash-back-Effektes zurechnungsunfähig zu werden und in diesem Zustand ein bestimmtes Delikt zu verüben, kann zwar grundsätzlich theoretisch untersucht werden, ist jedoch ohne jede praktische Bedeutung, zumal es höchst unwahrscheinlich ist, daß dieses Phänomen ohne förderndes Handeln oder Unterlassen nach Absetzen des Suchtmittels eintritt. Nun aber begründet derartiges Verhalten *nach Absetzen* der Droge, wie später zu beweisen sein wird, die Strafbarkeit ohnehin für sich allein. Demnach interessiert hier nur der Fall, daß ursprünglich im Hinblick auf eine bestimmte Tat ein Rauschmittel konsumiert wird das – *ohne weiteres Zutun* des Konsumenten nach Absetzen der Droge – über den flash-back-Effekt zur strafbaren Handlung führt. Da die Rechtsfigur der actio libera in causa nur den für die Beurteilung des biologischen Schuldelementes (Zurechnungsfähigkeit) entscheidenden Zeitpunkt vorverlegt [11], ist im Zeitpunkt des derart vorgestellten Suchtmittelkonsums die ins Auge gefaßte Straftat noch gar nicht im Sinne des § 15 Abs 2 StGB ins Versuchsstadium getreten. Sie stellt weder eine Ausführungshandlung noch eine der Ausführung unmittelbar vorangehende Handlung dar. Strafbarkeit tritt daher in diesem Stadium noch nicht ein.

Etwas schwieriger liegt der Fall der fahrlässigen actio libera in causa (immer vorausgesetzt, der Konsument enthält sich nach Absetzen des Suchtgiftes jeder weiteren auslösenden Handlung). Wollte man auch im Rahmen der Prüfung objektiv sorgfaltswidrigen Verhaltens an den vorgestellten durchschnittlichen, allenfalls mit Sonderwissen ausgestatteten Drogenkonsumenten einen derart strengen Maßstab legen, die Möglichkeit eines flash-back-Phänomens *ohne weiteres Zutun nach Absetzen* des Konsums zu kennen, so könnte der Schuldvorwurf eines Fahrlässigkeitsdeliktes bereits vor dem ersten für die objektive Erfolgszurechnung erforderlichen Kriterium des Adäquanzzusammenhanges zwischen Kausalverlauf und letztlich eingetretenem Erfolg nicht bestehen, liegt doch der Eintritt eines flash-back-Phänomens in einem solchen Fall völlig außerhalb des Rahmens der gewöhnlichen Erfahrung [5].

Die vor dem Hintergrund der Unerheblichkeit der Folgen des Drogenmißbrauchs für die Einsichtsfähigkeit in die möglichen Konsequenzen des Konsums auftretenden Fragen der Fahrlässigkeitsschuld bedürfen demnach keiner Erörterung.

§ 287 Abs 1 StGB hat nun aber ersichtlich nur *akute* Intoxikationszustände im Auge. Folgeerscheinungen eines chronischen Alkoholmißbrauches hingegen zählen, im Gegensatz zum Vollrausch, welcher der sogenannten tiefgreifenden Bewußtseinsstörung des § 11 StGB unterfällt, zur vierten Fallgruppe dieser Gesetzesstelle, also einer anderen schweren, den anderen dort genannten Zuständen gleichwertigen seelischen Störung.

Wollte man gleichwohl im Sinne der obigen Ausführungen zur medizinischen Seite des Phänomens die Variante diskutieren, die Echoeffekte dem strafrechtlichen Rauschbegriff zu unterstellen, so käme man sowohl bei vorsätzlicher, wie auch bei fahrlässiger Herbeiführung dieses „Vollrausches" zur Straflosigkeit, sei es nun mangels Adäquanzzusammenhanges im Rahmen objektiver Erfolgszurechnung, sei es – für den Vorsatzbereich – wegen wesentlichen Irrtums über den Kausalverlauf, muß doch zum einen nach dem Wissensstand eines durchschnittlichen Drogenkonsumenten der Eintritt eines *derartigen* Erfolges als außerhalb jeder Lebenserfahrung angesehen werden und ist wegen dieses völlig atypischen Erfolges der subjektive Tatbestand des Vorsatzdeliktes ausgeschlossen [15].

Zu b. Nachdem der § 287 StGB ausdrücklich die Formulierung „durch den Genuß" verwendet, scheidet dieses Delikt für die als drogenfrei unterstellte Zeit *nach dem Absetzen* des Suchtmittels von vornherein aus.

Auch die vorsätzliche actio libera in causa wirft beim Entschluß zu einer bestimmten Straftat während *dieses* Zeitraumes keine Probleme auf, wird doch eine Strafbarkeit hier zweifellos zu bejahen sein.

Schließlich wurden die Fälle selbsttätiger flash-back-Auslösung ohne weiteres Zutun bereits untersucht.

Nicht so unproblematisch erscheinen nach Absetzen der Droge provozierte Echoeffekte im Bereich der Fahrlässigkeitsdelinquenz. Auszugehen wird davon sein, daß vormalige Drogenkonsumenten jedenfalls nach ärztlich bzw. therapeutisch überwachter Entwöhnung über die Möglichkeit derartigen Erlebens aufgeklärt sein werden, andernfalls an eine strafrechtliche Haftung der behandelnden Ärzte und Therapeuten zu denken ist.

Auf der Tatbildebene wird demnach objektiv sorgfaltswidriges Verhalten anzunehmen sein, so der des Suchtgifts Entwöhnte entgegen diesen Belehrungen Nächte durchwacht, sich „emotional oder kognitiv anregenden Erlebenissen" der im medizinischen Teil geschilderten Art hingibt, kurz, entgegen allgemeinen Erfahrungen und dem während der Entwöhnung vermittelten Sonderwissen Handlungen setzt, die zum flash-back führen können. Bei entsprechendem strafgesetzwidrigen Erfolg wäre dieser im Falle des Kausalzusammenhanges ohne weiteres objektiv zurechenbar, zumal der Adäquanzzusammenhang, wie aus den Ausführungen im medizinischen Teil erhellt, keine Probleme aufwirft.

Auf der Schuldseite ist nur das normative Element – die Zumutbarkeit rechtmäßigen Verhaltens – von Bedeutung.

Sind demnach Fälle denkbar, in denen die Erfüllung der objektiven Sorgfaltspflicht dem Täter zwar an sich möglich gewesen wäre, aber an ihn derart hohe Anforderungen gestellt hätte, daß das Recht ihrer Verfehlung nicht mehr vorwirft?

Inwieweit ein derartiger Vorwurf durch die Rechtsordnung erhoben werden muß, wird bei der hier interessierenden Fallgestaltung wohl unter Berücksichtigung des Umstandes zu beantworten sein, daß der Täter sich durch eigenverantwortlichen Drogenkonsum in die spezielle Situation selbst gebracht hat [11]. Die an den Entwöhnten zu stellenden Anforderungen sind daher entsprechend hoch anzusetzen.

Zuletzt ist mit Bezug auf die Darlegungen im medizinischen Teil, wonach schon einem Verharren in Passivität Auslöserfunktion zukommen kann, auf die Begehbarkeit eines Fahrlässigkeitsdeliktes durch Unterlassung kurz einzugehen. Zu denken ist an eine Garantenpflicht aus vorangegangenem gefahrbegründetem Verhalten, also aus Ingerenz. Damit wäre der ursprüngliche Suchtmittelkonsum angesprochen. Nun aber stellen Lehre und Rechtsprechung zunehmend darauf ab, daß nur eine solche Handlung garantenpflichtbegründend wirkt, welche eine *nahe Gefahr* des Erfolgseintrittes geschaffen und das *Opfer* in eine Situation versetzt hat, aus der es sich nicht ohne fremde Hilfe befreien kann [16]. Hievon kann jedoch keine Rede sein.

In den meisten Fällen wird man jedoch über den „Primat des Tuns" eine unerwünschte Strafbarkeitslücke vermeiden können, geht doch einem „Verharren in Passivität" in aller Regel ein positives Tun, etwa das des Einlassens in zielloses Sinnieren, voraus. Wer aber durch ein positives Tun eine Gefahr herbeiführt, ohne der Verpflichtung nachzukommen, eine Beeinträchtigung fremder Rechtsgüter hintanzuhalten, verantwortet die Verursachung durch sein Tun [14].

Die im medizinischen Teil erwähnte Auslösermöglichkeit durch Induktionen Dritter wirft keine Probleme auf. Entscheidend ist, ob der ehemalige Drogenkonsument auch selbst strafrechtsrelevant tätig wird oder nicht.

Schließlich ist im Hinblick auf die restriktive Rechtsprechung zu § 81 Z 1 StGB *besondere* Gefährlichkeit regelmäßig zu verneinen.

Schlußfolgerung

Drogenpsychosen sind nicht nur hinsichtlich der Grundlagenforschung bei endogenen Psychosen von größtem Interesse, sondern haben in Anbetracht der vermehrten Einnahme von halluzinogenen Substanzen leider wieder vermehrte forensische Bedeutung erlangt. Im Forschungsbereich wäre hier von größter Wichtigkeit. die laborchemischen Nachweismethoden der Halluzinogene qualitativ und quantitativ zu verbessern. Im psychiatrischen Bereich müßte eine genaue Differenzierung der durch Drogenkonsum bewirkten psychopathologischen Bilder – ähnlich der syndromalen Einteilung der akuten Alkoholintoxikation von Athen [1] vorgenommen werden. Hinsichtlich der Prognosestellung und auch etwaiger sichernder Maßnahmen müßte mehr über den Verlauf von Drogenpsychosen, über den es nur eine einzige relevante Untersuchung gibt [17], erfahren werden.

Aus juristischer Sicht ist besonders die Handhabung der Flashback-Phänomene von mannigfachem Interesse. Während bis zum Absetzen der Droge strafbares Verhalten im Hinblick auf möglicherweise später auftretende flash-back-Effekte zu vemeinen ist, ist über die Rechtsfigur der actio libera in causa sowohl die vorsätzliche, wie die fahrlässige Auslösung eines derartigen Effektes in Richtung einer bestimmten Straftat durchaus denkbar. Wenngleich eine Garantenstellung im Sinne des § 2 StGB für den vormaligen Drogenkonsumenten zu vemeinen ist, werden kriminalpolitisch nicht wünschenswerte Strafbarkeitslücken über den „Primat des Tuns" in fast allen Fällen vermieden werden können. Etwaige Fragen nach der Zumutbarkeit rechtmäßigen Verhaltens zur Vermeidung von Echoeffekten nach Absetzen der Droge sind wegen der selbsttätigen Herbeiführung der Gefahr durch den Drogenkonsum unter Anlegung eines strengen Maßstabes im Einzelfall mit Hilfe des medizinischen Sachverständigen zu beantworten.

Literatur

1. Athen D (1985) Syndrome der akuten Alkoholintoxiaktion und ihre forensische Bedeutung. Springer, Berlin Heidelberg New York Tokyo
2. Bron B (1982) Drogenabhängigkeit und Psychose. Psychopathologische und nosologische Aspekte drogeninduzierter Psychosen. Suchtgefahren 28: 49–66
3. Burgstaller M (1979) In: Foregger E, Nowakoewski F (Hrsg) Wiener Kommentar zum Strafgesetzbuch. Manz, Wien (Rz 36 und 55)
4. Burgstaller M (1979) In: Foregger E, Nowakowski F (Hrsg) Wiener Kommentar zum Strafgesetzbuch. Manz, Wien (Rz 55 zu § 6)
5. Burgstaller M (1979) In: Foregger RE, Nowakowski F (Hrsg) Wiener Kommentar zum Strafgesetzbuch. Manz, Wien (Rz 62 zu § 6)
6. Burgstaller M (1979) In: Foregger E, Nowakowski F (Hrsg) Wiener Kommentar zum Strafgesetzbuch. Manz, Wien (Rz 98)
7. Haller R, Hinterhuber H (1992) Die synthetischen Suchtstoffe der 2. Generation (Desginer-Drugs). In: Hackenberg K, Hackenberg B, Hinterhuber H (Hrsg) Sucht und Suchttherapie. Dustri, München
8. Hasse HE, Waldmann H (1971) „Flashback": Spontane psychotische Episoden als Folgeerscheinung des Phantasticagebrauchs Jugendlicher. Arch Psychiat Nervenkr 214: 399–439
9. Hurlbut KM (1991) Drug-induced psychoses. Emergency Medicine Residency and Poison Centre, University of Arizona, Tucson
10. Kienapfel D (1976) Zur Abgrenzung von Tun und Unterlassen. Öst Juristen Z 281–287
11. Leukauf O, Steininger H (1992) Kommentare zum Strafgesetzbuch. Prugg, Eisenstadt (RN 32 zu § 11)
12. Leuner H (1962) Die experimentelle Psychose. Springer, Berlin Heidelberg

13. Mayerhofer C, Riederer S (1989) Das österreichische Strafrecht/Strafgesetzbuch. Staatsdruckerei, Wien (E 16 zu § 11)
14. Nowakowski F (1982) In: Foregger E, Nowakowski F (Hrsg) Wiener Kommentar zum Strafgesetzbuch. Manz, Wien (Rz 42 zu § 2)
15. Schmoller K (1982) Die Kategorie der Kausalität und der naturwissenschaftliche Kausalverlauf im Lichte strafrechtlicher Tatbestände. Öst Juristen Z 449–456 und 487–493
16. Steininger H (1981) Die moderne Strafrechtsdogmatik und ihr Einfluß auf die Rechtsprechung. Öst Juristen Z 365–373
17. Trabert W, Täschner KL (1986) Verlaufsbeobachtungen bei drogeninudzierten Psychosen. In: Kleiner D (Hrsg) Langzeitverläufe bei Suchtkrankheiten Springer, Berlin Heidelberg New York Tokyo

Anschrift der Verfasser: Dr. R. Haller, Forschungsinstitut fur Prophylaxe der Suchtkrankheiten, Leopold-Franzens-Universität, Postfach 35, A-6800 Feldkirch, Österreich.

Hebephrenie, Pubertätskrise, Drogenpsychose – differentialdiagnostische und forensisch-psychiatrische Überlegungen

H. Prokop

Innsbruck

Zusammenfassung

Die belastende Differential-Diagnose Hebephrenie, Pubertätskrise bzw. die derzeit forcierte Bezeichung „Borderline-Syndrom" hat durch die immer häufiger in Erscheinung tretenden Drogen-Psychosen bei Jugendlichen, die sich vorwiegend auf den Haschischkonsum beziehen lassen, eine weitere Erschwernis gefunden. Auf einige differentialdiagnostische Kriterien wird eingegangen.

Schlüsselwörter: Hebephrenie, Pubertätskrise, Drogenpsychose.

Summary

Forensic-psychiatric considerations with regard to hebephrenic psychosis. Discussion on the differential diagnosis hebephrenia, crisis of puberty and drugpsychoses ist being explained.

Keywords: Hebephrenia, crisis of puberty, drug-psychosis.

Psychosen bei jungen Drogenkonsumenten haben eine beunruhigende Zunahme erfahren. Eine Auseinandersetzung auf dem diagnostischen und therapeutischen Sektor erscheint unentbehrlich, wobei sich auch Fragen der Unterbringung nicht ausklammern lassen. Die Jugend-Psychiatrie war schon immer ein Stiefkind der Psychiatrie. Dies gilt nun in erweitertem Sinne auch für die Drogensucht und ihre Auswirkungen. Die Erstellung einer wirklich eindeutigen Diagnose bei jungen Patienten, die einerseits drogenabhängig sind und andererseits eine Psychose aufweisen, bildet ein kaum lösbares Unterfangen.

- Handelt es sich um eine Hebephrenie, die zufälligerweise bei einem Drogensüchtigen in Erscheinung getreten ist, also um parallele, nicht miteinander in Zusammenhang stehende Erkrankungen?
- Handelt es sich um eine durch Drogen ausgelöste Schizophrenie, bei welcher die symptomatische Labilität nach Kleist eine bestimmende Rolle spielt oder
- liegt eine reine Drogenpsychose vor?

Auch spezialisierte Kenner dieser Materie werden vielfach nicht in der Lage sein, eine wirklich eindeutige hieb- und stichfeste Diagnose stellen zu können.

Der häufig verwendete Begriff „drogeninduzierte Psychose" stellt auch nur eine mehr oder weniger verschwommene Verlegenheitsdiagnose dar. Es geht aus dieser Diagnose nicht mit genügender differentialdiagnostischer Schärfe hervor, ob es sich um eine durch Drogen ausgelöste, schon genetisch präformierte Schizophrenie, insbesonders um eine Hebephrenie, handelt oder ob nicht doch eine vorwiegend durch den chronischen Haschisch-Abusus ausgelöste Drogenpsychose vorliegt.

Überschwemmt mit den neuen Drogenerfahrungen, die uns unvorbereitet trafen, neigten die diagnostisch sicher der modernen Psychiatergeneration überlegenen älteren Psychiater in der überwiegenden Mehrzahl dazu, die Psychose zwar durch Drogen ausgelöst (im Sinne des Wirkungsmechanismus der symptomatischen Labilität nach Kleist), aber doch als eindeutige Schizophrenien auffassen zu müssen.

Die ersten Probleme beginnen bei der Persönlichkeitsretardierung bzw. bei dem berühmten Knick in der Persönlichkeitsentwicklung, die Hebephrenen und Drogenkonsumenten gemeinsam ist, wobei auch schwere Pubertätskrisen (eventuell Borderline-Patienten) miteinbezogen werden müssen.

Die oft durch Jahre hin nicht mögliche eindeutige Abgrenzung, liegt eine schwere Pubertätskrise oder doch eine Hebephrenie vor, führt immer wieder einmal zu Fehldiagnosen. Noch dazu, wenn man berücksichtigt, daß Pubertätskrisen – wenigstens meiner Erfahrung nach, die sich auch auf gerichtspsychiatrische Erfahrungen stützt – nun oft länger andauern als früher. Dies mag mit hier nicht näher diskutierbaren Zeitproblemen zu tun haben. In der Regel kann jedenfalls ein erfahrener Psychiater die schwerwiegende Diagnose „Hebephrenie" oft erst sehr spät stellen. Schwere Pubertätskrisen dürfen oft, wenn man die weitere Biographie verfolgt, keineswegs negativ interpretiert werden, sondern lassen sich mitunter später als Vorboten zu schöpferischer Qualität auffassen.

Pubertätskrisen, noch mehr Hebephrenien und noch mehr Drogenpsychosen führen nicht nur zu dem berühmten Persönlichkeitsknick in der Entwicklung, zur Persönlichkeitsretardierung, sondern darüber hinaus auch zur Persönlichkeitsregression, die in der Regel auch wieder bei den Drogenpsychosen das größte Ausmaß besitzt. Die Persönlichkeitsretardierung ist jedenfalls allen drei Entwicklungen gemeinsam. Es kommt aber auch zu gegenseitigen Bedingungen, Legierungen, die zu einer weiteren Verschärfung dieses Symptoms führen.

Die Meinung, daß Hebephrenien innerhalb der Psychosen die schlechteste Prognose besitzen, wird damit begründet, daß von der Psychose eine noch nicht ausgereifte Persönlichkeit getroffen wird. Die Wesensveränderung mit der ins Auge fallenden Retardierung von Drogensüchtigen, die oft kaum die Reife eines 14jährigen besitzen, läßt sich auf den gleichen Umstand beziehen, nämlich daß ein Kind oder ein Jugendlicher innerhalb einer noch nicht abgeschlossenen Entwicklung suchtkrank geworden ist.

Ist schon die Differentialdiagnose von akuter Alkohol-Halluzinose und – noch mehr – von chronischer Alkohol-Halluzinose zu Schizophrenie nicht leicht zu stellen (ein Thema, das ja heute noch von Oberbauer, Neumann, Lieder und Riemer behandelt wird) trifft

dies noch viel mehr zu für die Differentialdiagnose Drogenpsychose Hebephrenie. Wenigstens ist man durch die früher viel ausführ-
licher anamnestisch erhobene Genetik bei der Aszendenz der Patienten mit Alkohol-Halluzinose zum Ergebnis gekommen, daß die
Häufung von Schizophrenien bei den Vorfahren weitaus häufiger
ist, als der statistischen Wahrscheinlichkeit entspricht. Ähnliche
Untersuchungen – soweit es um Drogenpsychosen geht – sind mir
jedenfalls noch nicht bekannt.

Nur gestützt auf persönliche Erfahrung, möge der Versuch einer
Abgrenzung der Drogenpsychosen von den Hebephrenien vorgenommen werden:

Sollte diese Beobachtung richtig sein, so habe ich typische
Schübe, wie sie einem schizophrenen Schub entspricht, abgesehen
von durch Drogen ausgelöste schizophrene Schübe, nicht gesehen.
Es handelt sich vielmehr um chronifizierte, protrahierte, sehr langdauernde Verläufe.

Als Indiz für die Drogenpsychose ist selbstverständlich die
Anamnese mit dem schon früh einsetzenden Drogenkonsum, der in
eine vollkommene Drogenabhängigkeit eingemündet ist, anzusehen. Die Suchtprobleme treten häufig auch in Halluzinationen und
Wahnbildungen hervor. Wenn Patienten mit Drogenpsychosen entlassen werden und unter dem Einfluß ihrer weiterhin bestehenden
Drogenabhängigkeit sofort wieder Drogen einnehmen, kommt es
binnen kürzester Frist zu einer Vertiefung der psychotischen Symptomatik.

Die Selbstheilungskräfte, die auch ohne Behandlung bei manchen Schizophrenien zur Remission beitragen, sind durch die drogenbedingte Wesensveränderung und die durch die bedingte körperliche und psychische Unterhöhlung vermindert. Die We-
sensveränderungen der Drogensüchtigen – wie ich sie mir erlaubt
habe, in einigen Artikeln 1981 und 1982 zu beschreiben – sind
sichtbar und fehlen naturgemäß bei lediglich schizophrenen Psychosen.

Von den seinerzeit beschriebenen Symptomen der Wesensveränderung möge neben der Retardierung, Regression und dem
Drop-out-Phänomen (verstanden als Ausscheiden aus dem Berufs-

leben und aus dem sozialen Bereich als „Aussteiger") noch die Unverläßlichkeit und der Hang zu Ungebundenheit hervorgehoben werden.

Ich glaube aber dennoch nicht, daß diese angeführten Kriterien bereits ausreichend sind, um eine eindeutige, tragfähige Differentialdiagnose erstellen zu können. Ich halte dies – zumindest für den größeren Anteil der Drogenpsychosen oder drogeninduzierten Psychosen – nicht für möglich.

Wenn man auf die *Therapie* übergeht, so ergibt sich, daß sowohl die Psychose wie auch die Drogensucht im Sinne einer Doppelstrategie behandelt werden muß. Dies gilt genauso für eine drogeninduzierte Psychose wie für eine Psychose, die man ausschließlich auf den Drogenabusus glaubt beziehen zu können.

Hier aber offenbaren sich die nächsten Schwierigkeiten. Die Vielzahl der Psychopharmaka einschließlich Tranquilizer und Hypnotika bremsen zunächst die Rückbildungsmechanismen der Sucht.

Die Rückfallsgefahr in den Suchtmechanismus ist nicht nur gleichzusetzen derjenigen von Alkoholpsychosen, sondern weitaus höher. Es würde mich eine Statistik interessieren, die darauf eingeht, wie groß der sicher bescheidene Prozentsatz der letzten Endes von der Drogensucht geheilten Patienten mit Drogenpsychosen ist. Handelt es sich doch bei den Drogenpsychosen um Patienten, bei denen die Suchtentwicklung ein besonders extremes Ausmaß gewonnen hatte.

Die nächste Frage lautet, ob die Behandlung von Suchtpsychosen in einer Abteilung für Suchtkranke oder in einer anderen psychiatrischen Abteilung, die der Behandlung psychotischer Patienten dient, stattfinden soll. Hier wird man die Ansicht vertreten müssen, daß eine noch schwelende Psychose natürlich an einer psychiatrischen Station im engeren Sinn behandelt werden muß.

Im Sinne der auch weiterhin notwendigen Entflechtung der Psychiatrie sollten aber diese Patienten dann letzten Endes auch an eine Drogenstation, wie Maria Ebene, kommen. Nun tauchen die nächsten Schwierigkeiten auf. Nach dem Prinzip der Freiwilligkeit der Behandlung werden gerade diese schwerkranken Süchtigen diese Möglichkeit nicht in Anspruch nehmen. Sie werden – soweit sie nicht schon die Möglichkeit ergreifen konnten – aus den geschlossenen Abteilungen zu flüchten, sich entweder von offenen Stationen sofort entfernen oder zumindestens von offenen Stationen aus versuchen, wieder in den Besitz von Drogen zu gelangen. Der Rückfall in die Drogensucht ist gewöhnlich schon in den ersten Tagen nach der Entlassung perfekt. Die Drogenpsychose wird damit wieder aktiviert, und der unvermeidbare „Circulus vitiosus" setzt von neuem ein.

Hier zeigt sich die Ohnmacht des Arztes, der mit gebundenen Händen den derzeit geltenden Gesellschaftsnormen ausgeliefert ist und nach dem Gesetz dem Kranken nur eine vorübergehende Hilfe zu leisten vermag. Mehr zu tun, ist ihm verboten.

Hier entfaltet nun das Unterbringungs-Gesetz mit den in die Ideologie der Antipsychiatrie verbohrten Patientenanwälten seine unheilvolle Wirkung. Natürlich werden Patienten, bei denen die Drogenpsychose oder die drogeninduzierte Psychose in Rückbildung begriffen ist, über Drängen der Patientenanwälte – sie sind nun ja nicht mehr fremd- oder selbstgefährdend –, auf offene Stationen verlegt. Damit ist der erfolgreiche Abschnitt der Behandlung bereits abgeschlossen. Die Patienten – ich denke nur an den Modus in Hall – dürfen sich außerhalb der Anstalt aufhalten. Sie verschaffen sich sofort wieder Drogen, wenn sie nicht schon vorher aus der Anstalt geflüchtet sind.

Die sonst so viel diskutierte Aids-Problematik wird dann wieder – wie schon früher – als nicht existent angesehen. Als seinerzeit in Wien die Internationale Drogenkonferenz stattfand, trat der damalige Innenminister in der Sendung „Von Tag zu Tag" auf. Er äußerte mit Stolz, daß dank seiner Maßnahmen die Drogenszene eingedämmt wurde.

Als ich die Möglichkeit ergriff, in dieser Sendung fernmündlich meine Meinung zu äußern, daß auch die Angst vor der Aids-Infektion wenigstens einen vorübergehenden Rückgang der Drogenproblematik bewirkte, äußerte sich der Herr Innenminister verächtlich zu dieser Meinung eines in der Provinz angesiedelten Psychiaters. Er behauptete, daß die Beziehung Droge – Aids – Erkrankung keine besondere Rolle spiele.

Es stellt jedoch ein allgemeines Wissensgut dar, daß Drogensüchtige zu der am meisten gefährdeten Risikogruppe für HIV-Infektion zählen. Schließlich hat man ja auch als „Provinzler“, der 1971 die erste Dorgenberatungsstelle in Tirol gegründet hatte, seinen Erfahrungsschatz.

Die nunmehrige Erwartung mit der neuen „Superwaffe“ Kondom der Aids-Seuche Herr werden zu können, erscheint aus verschiedenen Gründen (auf ethische, pädagogische und damit zusammenhängende Probleme einzugeben, interessiert diese Instanzen nicht) sehr unsicher. Werden sich auch die Drogensüchtigen, die der Statistik nach zwischen 40 und 60% der Infizierten ausmachen, der Kondome gewissenhaft bedienen?

Nach der Ansicht unserer Patientenanwälte führen ja Drogen zu keiner Selbstgefährdung. Diese Patientenanwälte haben ja nicht nur geistig Behinderte, demente Patienten, Epileptiker und auch Kranke, einerlei, ob es sich um Alkoholiker oder Drogensüchtige handelt, aus der psychiatrischen Betreuung verbannt. Was kommt noch alles bis zur offensichtlich angestrebten Auflösung der Psychiatrie?

Ein geradezu aussichtloses Unterfangen ist es, den Patientenanwälten klarzumachen, daß psychotische Patienten keine Krankheitseinsicht besitzen und daß diese Krankheitssymptome keine Erfindung machtgieriger österreichischer Psychiater sind, sondern daß alle psychotischen Patienten der Welt über dieses Symptom „fehlende Krankheitseinsicht“ verfügen.

Die Induktion der Patientenanwälte durch die Patienten bzw. umgekehrt, die Induktion der Patienten durch die Patientenanwälte belastet das unentbehrliche Vertrauensverhältnis (Übertragung) zwischen Arzt und Patient bekanntlich erheblich.

Sicher ist eine Entflechtung der Psychiatrie, um die wir uns schon immer bemüht haben, auch weiterhin mit allen zur Verfügung stehenden Mitteln anzustreben. Dies ist natürlich eine finanzielle Frage. Besonders dringend ist aber das Bedürfnis im Bereich der Jugend-Psychiatrie, die schon immer ein Stiefkind der Psychiatrie war. Dies gilt in ganz besonderen Maß für Drogenabhängige bzw. schließlich für die hier behandelte Gruppe von Patienten mit drogeninduzierten Psychosen.

Ich glaube, wir dürfen uns hier die Verantwortung durch niemanden nehmen lassen. Verantwortungsgefühl wird leider bösartigerweise als Machtstreben verzeichnet, und Psychiater werden mit der Mentalität eines Gefängniswärters behaftet.

Ich hoffe, daß ich mit diesem Beitrag wenigstens eine bescheidene Anregung zu der Bewältigung der vielen offenen Fragen der Diagnose, Therapie und der Unterbringung der Patienten mit drogeninduzierten Psychosen geben konnte.

Anschrift des Verfassers: Univ.-Prof. Dr. H. Prokop, Pradlerstraße 81, A-6020 Innsbruck, Österreich.

Die diagnostische Abgrenzung der Alkoholhalluzinose von der paranoiden Schizophrenie und deren forensisch-psychiatrische Bedeutung

H. Oberbauer F. Lieder, R. Neumann und Y. Riemer

Forensisch-Psychiatrische Arbeitsgruppe, Innsbruck, Österreich

Zusammenfassung

Anhand der internationalen Klassifikation psychischer Störungen und einer Untersuchung von F. G. Surawize werden Unterschiede zwischen der Alkoholhalluzinose und der paranoiden Schizophrenie dargestellt. Für das Vorliegen einer Alkoholhalluzinose spricht neben der einschlägigen Anamnese vor allem die begrenzte Dauer der Symptomatik von höchstens 6 Monaten, sowie die meist typischen beschimpfenden und kommentierenden akustischen Halluzinationen, die nicht selten zu hetero- und/oder autoaggressivem Verhalten führen. Eine genaue Differenzierung beider Krankheitsbilder ist unter forensisch-psychiatrischem Aspekt vor allem in Fragen des Maßnahmevollzuges unumgänglich, da die Alkoholhalluzinose im Gegensatz zur paranoiden Schizophrenie meist im Sinne einer Restitutio ad Integrum abheilt.

Schlüsselwörter: Alkoholhalluzinose, paranoide Schizophrenie, Maßnahmevollzug.

Summary

The diagnostic distinction of alcohol-hallucinosis from pranoid schizophrenia and their forensic-psychiatric significance. On the grounds of the classification of psychical disturbances and a study by F. G. Surawize, differences between alcoholic-hallucinosis and paranoid schizophrenia are represented. The presence of an alcoholic-hallucinosis is indicated, besides the pertinent case-history, especially by the limited durations of the symptoms and signs of maximally six months, as well as the typical acustical insulting and commenting hallucinations, which not rarely lead to a hetero- or autoaggressive behaviour. An exact differentiation of both clinical pictures is indispensible from the forensic-psychiatric point of view, first of all as far as the measures to be taken are concerned, for alcoholic-hallucinosis, in contrast, can be healed mostly in terms of a restitutio ad integrum, unlike paranoid schizophrenia.

Keywords: Alcoholic-hallucinosis, paranoid schizophrenia, measures to be taken.

Historischer Überblick zum Begriff der Alkoholhalluzinose

Der erste Fallbericht findet sich in der Literatur aus dem Jahr 1787: Wahnvorstellungen, Agitation und Halluzinationen im nüchternen Zustand wurden bei Alkoholikern beschrieben. Britische Ärzte beschrieben so eine akute Alkoholpsychose. Differenziert wurde der Zustand mit oder ohne Tremor.

- 1813 prägte Thomas *Sutton* den Begriff „Delirium tremens" und meinte damit alle alkoholbedingten Psychosen.
- *Kraepelin* schrieb im ausgehenden 19. Jdt. über den „halluzinatorischen Wahnsinn" bei Alkoholikern, der zwar eine Beziehung zum Delirium tremens erkennen läßt, doch im Vergleich von längerer Dauer ist und von akustischen Halluzinationen beherrscht wird.
- *Bonhoeffer* hob 1901 einen weiteren wichtigen Unterscheidungspunkt zum Delirium tremens heraus, indem er vom „clear minded delirium" sprach.
- *Bleuler* wiederum sah die Alkoholhalluzinose als eine durch Alkohol induzierte Schizophrenieform an.

Erst etwa ab 1950 wurde der Alkoholhalluzinose größeres wissenschaftliches Interesse beigemessen.

– *Benedetti* z.B. untersuchte den Verlauf eines Samples von 113 Patienten mit der Diagnose Alkoholhalluzinose.
  - 90 Patienten davon zeigten innerhalb von 6 Monaten eine Heilung im Sinne einer restitutio ad integrum,
  - lediglich 13 zeigten noch nach dem oben erwähnten Zeitraum eine paranoid-halluzinatorische Symptomatik,
  - bei 10 war ein deutliches OPS zu sehen.
– *Victor* und *Hope* fanden ebenfalls in einer groß angelegten Studie zum Großteil benigne und transiente Verläufe.

Überlegungen zur Äthiologie der Alkoholhalluzinose

– *Morgan* postulierte einen Thiaminmangel als Ursache für die halluzinatorische Symptomatik bei nicht-abstinenten chronischen Alkoholikern. Seine Überlegung stützte sich auf die Verwendung des Pyruvat-Toleranztests.
– *Blackstock* hingegen fand keinen signifikanten Unterschied des Thiamingehalts bei nicht-halluzinierenden und halluzinierenden Alkoholikern.
– *Gross* weist auf die Dichotomie
  a) getrübtes Bewußtsein und optische Halluzinationen,
  b) klares Bewußtsein und akustische Halluzinatonen
  hin, um die Abgrenzung der Alkoholhalluzinose vom Delirium tremens aufzuzeigen.
– *Schuckit* und *Winokur* fanden keine signifikante Häufung von schizophrenen Erkrankungen in Familien von Patienten mit Alkoholhalluzinose.

Klinisches Bild der Alkoholhalluzinose versus paranoide Schizophrenie

Anhand der „Internationalen Klassifikation psychischer Störungen", dem „ICD-10", wird der Unterschied zwischen den beiden Krankheitsbildern dargestellt.

F 1 x 5: psychotische Störung durch psychotrope Substanzen.

Dazugehörige Begriffe:

- Alkoholhalluzinose,
- alk. Eifersuchtswahn,
- alk. Paranoia,
- Alkoholpsychose, nicht näher bezeichnet.

Definition

Eine Störung, die während oder kurz nach (innerhalb von 48 h) dem Substanzgebrauch auftritt, und durch lebhafte Halluzinationen, oft auf mehr als einem Sinnesgebiet, Personenverkennung, Wahn und/ oder Beziehungsideen (häufig im Sinne einer Verfolgung) gekennzeichnet ist. Psychomotorische Störungen wie Erregung oder Stupor sowie abnorme Affekte, die von intensiver Angst bis zu Extase reichen, treten auf. Das Sensorium ist meist klar, das Bewußtsein kann jedoch bis zu einem gewissen Grad getrübt sein, wobei jedoch keine ausgeprägte Verwirrtheit auftritt. Die Störung geht typischerweise innerhalb eines Monats, zumindest teilweise, innerhalb von 6 Monaten vollständig zurück.

Das unterschiedliche Symptommuster hängt von der Art der Substanz und der Persönlichkeit des Konsumenten ab.

DD: – paranoide Schizophrenie,
     – affektive Psychose,
     – paranoide oder schizoide Persönlichkeitsstörung,
     – Restzustände psychotroper Substanzen (= verzögerte psychotische Störung als Ausdruck eines Entzugssyndroms).

F 20.0: Paranoide Form der Schizophrenie.

Anhand folgender Kriterien wird vorgeschlagen, die Erkrankung zu diagnostizieren, wobei mindestens 1 Symptom aus der Gruppe I (2 oder mehr, wenn weniger stark ausgeprägt) oder mindestens 2 Symptome aus der Gruppe II fast ständig für die Dauer mindestens eines Monats bestehen müssen.

Kriterien (allgemein)

I. a) Gedankenlautwerden, -Eingebung, -Entzug, -Ausbreitung,
   b) Wahnwahrnehmungen (Kontroll-, Beeinflussungs-, Beziehungswahn),
   c) kommentierende oder dialogische Stimmen,
   d) anhaltender, kulturell unangemessener und völlig unrealistischer Wahn (z.B. religiös oder politisch).

II. e) Anhaltende Halluzinationen jeder Sinnesqualität begleitet entweder von flüchtigen oder undeutlich ausgebildeten Wahngedanken ohne deutlich affektive Beteiligung, oder begleitet von anhaltend überwertigen Ideen,
   f) Gedankenabreißen, Einschiebung in den Gedankenfluß – was zu Zerfahrenheit und Danebenreden führt,
   g) katatone Symptome, Stereotypien,
   h) negative Symptome wie auffällige Apathie, Sprachverarmung und verflachte, inadäquate Affekte.

Paranoide Schizophrenie = häufigste Verlaufsform

Das klinische Bild wird von Wahnvorstellungen beherrscht, meist begleitet von Halluzinationen, besonders akustischer Natur. Denkstörungen können im akuten Stadium deutlich sein, aber sie verhindern nicht die klare Beschreibung der typischen Wahngedanken oder Halluzinationen. Der Affekt ist meist weniger verflacht als bei anderen Schizophrenieformen. Eine gewisse Inadäquatheit ist ebenso häufig wie Störungen der Stimmung (z.B. Reizbarkeit, plötzliche Wutausbrüche, Furchtsamkeit oder Mißtrauen). Negative Symptome wie Affektverflachung und Antriebsstörung sind oft vorhanden, beherrschen aber das klinische Bild in der Regel nicht.

Verlauf: – episodisch mit teilweiser oder vollständiger Remission,
   – chronisch.
Beginn: meist später als bei anderen Schizophrenieformen.

Zur Differentialdiagnose Alkoholhalluzinose versus paranoide Schizophrenie

Als Grundlage dient neben den bereits erwähnten Diagnosekriterien entsprechend dem ICD 10 eine Untersuchung von Surawicz [7].

Manifestationsalter

Im Durchschnitt 4.–5. Lebensjahrzehnt bei der Alkoholhalluzinose. Bekanntermaßen ist die Erstmanifestation einer paranoiden Schizophrenie jenseits des 4. Lebensjahrzehnts selten.

Beginn

Während der Beginn der Alkoholhalluzinose in der Regel akut ist, sind bei der paranoiden Schizophrenie oftmals längerwährende Vorpostensymptome faßbar.

Familienanamnese

In den meisten Untersuchungen wie auch hier wurde keine vermehrte schizophrene Belastung bei den Familien von Patienten mit Alkoholhalluzinose gefunden. Benedetti fand eine signifikante Belastung v.a. bei Familien von Patienten mit chronischer Verlaufsform.

Prämorbide Persönlichkeit

- Paranoide Schizophrenie: M. Bleuler fand bei 34% seiner schizophrenen Patienten prämorbid eine ausgeprägte schizoide Persönlichkeitsstruktur. Insgesamt zeigen etwa 52% der Schizophrenen prämorbid eine leichte auffällige, doch nur 11% eine ausgeprägte psychopathische Persönlichkeitsstruktur. Bei fast 2/5 ist die Primärpersönlichkeit unauffällig.
- Alkoholhalluzinose: Benedetti zeigte, daß 2/3 seiner Patienten einen extrovertierten Charaktertypus hatten. Weiters wurde postuliert, daß die Faktoren

- Psychopathie,
- soziopath. Verhalten,
- passive Aggression

zum Teil signifikant luden.

Halluzination und Wahn

Bei der Alkoholhalluzinose haben die Halluzinationen zu Beginn oft formlosen, organisch anmutenden Charakter (= unspezifische Geräusche), entwickeln sich mehr oder weniger rasch zumeist zu beschimpfenden und kommentierenden Stimmen, die z.B. aus TV oder Radio kommen und beim Patienten Agitation bis hin zu hetero- und/oder autoaggressivem Verhalten führen können. Vermißt wird im allgemeinen der meist bizarr anmutende Charakter und das Unlogische wie bei paranoiden Schizophrenien.

Affekt

Bei der Alkoholhalluzinose ist zumeist Angst und Depression bei adäquatem Affekt festzustellen. Des weiteren meist keine Affekt-verarmung.

Denken

- Alkoholhalluzinose: kohärenter Gedankenduktus, unauffällige Assoziation.
- Schizophrenie: meist inkohärent, z.T. Gedankensperre, Neologismen, etc.

Kognitive Funktionen

- V.a. bei Patienten mit zusätzlich psychoorganischem Syndrom ist eine Beeinträchtigung feststellbar (z.B. Vergeßlichkeit).
- Der typisch paranoid Schizophrene zeigt üblicherweise kein Hirnleistungsdefizit.

Krankheitsdauer

- Alkoholhalluzinose: bis zu 6 Monate, selten chronifiziert.
- Schizophrenie: episodisch oder chronisch.

Behandlung

Die Therapie der Wahl ist bei beiden Krankheiten der Einsatz von Neuroleptika. Während jedoch eine neuroleptische Rezidivprophylaxe bei Schizophrenien international empfohlen wird, besteht bei abklingender Symptomatik bei Alkoholhalluzinosen keine Notwendigkeit der weiterführenden antipsychotischen Therapie.

Forensisch-psychiatrische Bedeutung: Alkoholhalluzinose vs. paranoide Schizophrenie

In der Literatur der letzten Jahre können keine Angaben über die Prävalenz von auto- und/oder heteroaggressivem Verhalten bei Patienten mit Alkoholhalluzinose gefunden werden. Bezüglich des Initialdelikts bei Erkrankungen aus dem schizophrenen Formenkreis wird die Prävalenz von Häfner und Böcker mit 2,8%, von Sluga mit 19,6% angegeben. Begeht eine Person während des Vollbildes einer Alkoholhalluzinose eine strafbare Handlung, ist die Zurechnungsfähigkeit derselben zum Tatzeitpunkt gemäß § 11 StGB zu beurteilen.

Der gemischten Methode der Beurteilung der Zurechnungsfähigkeit folgend, muß einerseits eine der im Gesetz genannten seelischen Störungen vorliegen, andererseits muß durch diese Störung die Diskretions- und/oder Dispositionsfähigkeit tiefgreifend beeinträchtigt sein. Da die Alkoholhalluzinose ätiologisch als toxische oder körperlich begründbare Psychose interpretiert wird, ist sie nicht einer „Geisteskrankheit", sondern einer „dieser Zustände gleichwertigen seelischen Störung" zuzuordnen. Sind zum Tatzeitpunkt typische Symptome einer Alkoholhalluzinose wie kommentierende Stimmen, Wahnstimmung bis systematisierter Wahn und ängstlich depressive Stimmungslage vorhanden, ist die Fähigkeit zur Einsicht oder der Einsicht gemäß zu handeln nicht mehr gegeben.

Ähnliches gilt für die Beurteilung der Zurechnungsfähigkeit im produktiv-psychotischen Stadium einer paranoiden Schizophrenie, die jedoch gemäß § 11 einer „Geisteskrankheit" entspricht.

Sind Juristen mit dem Krankheitsbild der Schizophrenie und deren psychopathologischen Auswirkungen auf die Einsichts- und Urteilsfähigkeit meist vertraut, so herrscht bezüglich der Alkoholhalluzinose als körperlich begründbare Psychose nicht nur in der psychiatrischen Fachliteratur eine Begriffsverwirrung. Es muß daher die Aufgabe des Sachverständigen sein, einerseits ätiologische Faktoren wie prämorbide Persönlichkeit und Alkoholanamnese zu diskutieren, andererseits aufzuzeigen, wie spezifische psychopathologische Phänomene die entscheidenden kriminogenen Determinationsfaktoren bilden. Das Problem des Maßnahmenvollzugs in einer Anstalt für geistig abnorme Rechtsbrecher stellt sich bei der Alkoholhallizinose in weit geringerem Umfang als bei der paranoiden Schizophrenie. Ist doch nach Surawicz in 90% der Fälle mit einer Krankheitsdauer von längstens 6 Monaten und einer restitutio ad integrum zu rechnen. Insoferne erübrigt sich die Unterbringungsfrage und findet nur bei den wenigen chronischen Fällen, die laut Bleuler alkoholinduzierte Schizophrenien sind, Relevanz.

Literatur

1. Dilling H, Mombour W, Schmidt MH (1991) Paranoide Schizophrenie; Psychotische Störung. Internationale Klassifikation Psychischer Störungen, 88, 98
2. Glass IB (1989) Alcoholic hallucinosis: a psychiatric enigma. 1. The development of an idea. Br J Addict 84: 29–41
3. Glass IB (1989) Alcoholic hallucinosis: a psychiatric enigma. 2. Follow-up studies. Br J Addict 84:151–164
4. Marneros A (1988) Schizophrenic first-rank symptoms in organic mental disorders. Br J Psychiatry 152: 625–628
5. Scharfetter Ch (1967) Eine Alkoholhalluzinose. Nervenarzt 38: 36–39
6. Soyka M (1990) Psychopathological characteristics in alcohol hallucinosis and paranoid schizophrenia. Acta Psychiatr Scand 81: 255–259

7. Surawicz FG (1980) Alcoholic hallucinosis: a missed diagnosis. Can J Psychiatry 25: 57–63
8. Suwaki H, Ishino H (1976) Alcoholic hallucinosis and its marginal mental disorders. Japonica 30: 33–39

Anschrift der Verfasser: Dr. H Oberbauer, Forensisch-Psychiatrische Arbeitsgruppe, Universitätsklinik für Psychiatrie, Anichstraße 35, A-6020 Innsbruck, Österreich.

Schizophrenie und sexueller Mißbrauch

R. Neumann[1], **F. Lieder**[2], **J. Kinzl**[2], **L. Prokop**[2]
und **H. Rössler**[2]

[1]Psychiatrisches Krankenhaus des Landes Tirol und
[2]Universitätsklinik für Psychiatrie, Innsbruck, Österreich

Zusammenfassung

Sexueller Mißbrauch im Kindesalter wurde bisher vor allem im Kontext mit neurotischen Störungen und psychosomatischen Erkrankungen untersucht. Der Bedeutung sexueller Mißbrauchserfahrungen im Vorfeld einer Psychose wurde weniger Beachtung geschenkt, obwohl sich in der Literatur sehr hohe Prävalenzraten finden.

Die Psychodynamik der sexuellen Mißbrauchserfahrung und des damit verbundenen psychischen Traumas wird vor dem Hintergrund des Vulnerabilitätsmodells und der Posttraumatischen Belastungsstörung dargelegt, die Familienstruktur und deren Rolle in Interaktion mit anderen Entstehungsfaktoren für eine Psychose diskutiert.

Schlüsselwörter: Sexueller Mißbrauch, Psychose, Vulnerabilitätsmodell, Posttraumatische Belatungsstörung.

Summary

Schizophrenia and sexual abuse. Up to now sexual abuse in childhood has been investigated in context with neurotic and psychosomatic disorders, above all. Less Attention has been paid to the significance of experiences of sexual abuse preceding a psychosis, although very high rates of prevalence are found in literature.

Psychodynamic aspects of experiences of sexual abuse in conjunction with traumatic events are demonstrated, taking into consideration the "vulnerability-stress model" and "post-traumatic stress disorder". The familiy, its structure and influence on the origin of a psychosis – interacting with other causative factors – are discussed.

Keywords: Sexual abuse, psychosis, vulnerability-stress model, post-traumatic stress disorder.

Im Verlaufe unserer klinischen Beobachtungen fielen uns in den letzten Jahren immer mehr junge, schizophrene PatientInnen auf, die im Vorfeld der Erkrankung und in ihrer Kindheit Opfer sexueller Mißbrauchserlebnisse waren. Andererseits wurde bisher bei psychotischen Patienten dem Thema „Sexueller Mißbrauch" im Vergleich zu anderen psychiatrischen Störungen wenig Bedeutung beigemessen, und entsprechenden Aussagen von Psychotikern eher wenig Glauben geschenkt.

In der Literatur wird bei psychiatrischen Patienten die Prävalenzrate von sexuelle Mißbrauchserfahrungen in der Kindheit bis zu 68% angegeben [22, 19, 34, 30, 5], während bei nicht-klinischen Bevölkerungsgruppen abhängig von der Definition des sexuellen Mißbrauchs, der Art der Datenerhebung und vom Geschlecht Prävalenzwerte zwischen 10–38% gefunden wurden [12, 27, 1, 24]. Einige Autoren beschrieben bei den Mißbrauchsopfern ein Inzest-Opfer-Syndrom oder Traumatisches Inzest-Syndrom, andere Untersucher dagegen verschiedene psychopathologische Zustandsbilder [33, 12, 18, 13, 14, 16, 8, 29] aber kein eindeutig dominierendes klinisches Bild bzw. kein typisches Inzest-Syndrom [23].

Goff et al. [1, 5] fanden bei 27 von 61 ambulanten Patienten mit chronisch-produktiv-psychotischen Symptomen körperlichen, sexuellen oder kombinierten Mißbrauch in der Kindheit. Die mißbrauchten Patienten zeigten ein signifikant niedrigeres Ersterkrankungsalter, mehr dissoziative Störungen, häufiger akustische Halluzinationen und eine höhere Substanzmißbrauchrate im Vergleich zu den nichtmißbrauchten psychotischen Patienten.

Bryer et al. [4] konnten bei stationären psychiatrischen Patientinnen in beinahe 3/4 der Fälle körperliche und/oder sexuelle Mißbrauchserfahrungen nachweisen. Dabei korrelierte die Schwere der psychischen Störung mit dem Erleben von Mißhandlungen; die mißhandelten Patientinnen zeigten schwerere Störungen, häufiger akute psychotische Symptome und Borderline Diagnosen.

Jacobson und Richardson [21] fanden bei psychotischen Frauen in etwa einem Viertel der Fälle in der Kindheit und in über einem Drittel im Erwachsenenalter sexuelle Mißbrauchserfahrungen. Dabei handelte es sich in der Mehrzahl um häufige, über lange Zeiträume sich erstreckende schwere sexuelle Mißhandlungen.

Das Ziel unserer Überlegungen besteht darin, den Stellenwert von sexuellen Mißbrauchserfahrungen in der Kindheit und im Vorfeld des Ausbruchs einer Psychose als Teil eines multikonditionalen Geschehens darzustellen. Dazu wollen wir die Psychodynamik der traumatischen Reaktion vor dem Hintergrund des Vulnerabilitätsmodells und der posttraumatischen Belastungsstörung [10] beleuchten.

Vulnerabilitätsmodell

Die seit etwa 15 Jahren andauernden Forschungsbemühungen um die Vulnerabilität psychotisch Kranker haben zu einer Reihe interessanter Modellvorstellungen geführt. In Übereinstimmung mit Dauwalder [9] sind wir der Auffassung, daß monokausale Erklärungen und lineare Ursachenforschung nicht genügen, und daß dynamisch-lebensgeschichtliche Betrachtungsweise der Entwicklung psychotischen Verhaltens erforderlich ist, um den Stellenwert der Vulnerabilität aus ihrer Interaktion mit anderen Entstehungsfaktoren entsprechend gewichten zu können.

Die von Schmidt-Degenhard [28] aufgezeigte Vulnerabilität als „Disposition" und als „Verletzlichkeit" (Abb. 1), wird einerseits zur Erklärung konstant vorgegebener sowie später entstehender Eigenschaften („traits"), andererseits zum Verständnis reaktiv enststehender und prozeßhaft wechselnder Zustände („states") herangezogen. Je nachdem erscheint somit die Vulnerabilität entweder als stabile innere Disposition, oder als veränderliche Verletzlichkeit.

　　　　　　　　　　R. Neumann et al.

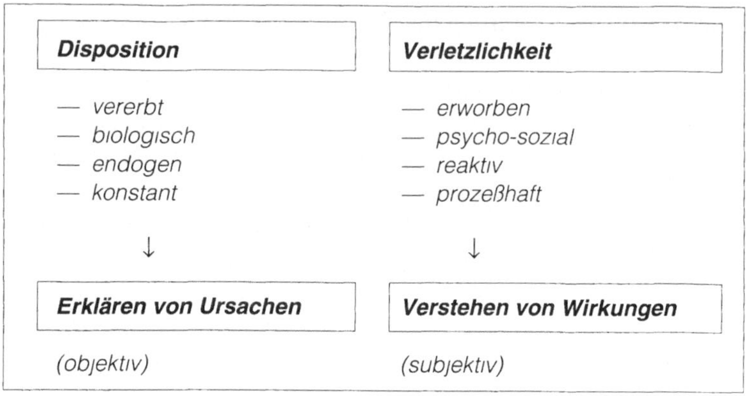

Abb. 1. Vulnerabilitat

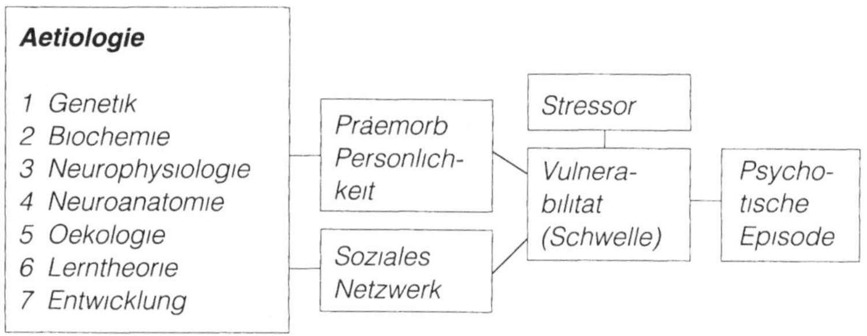

Abb. 2. Lineare Modelle (nach [35])

Lineares Modell (Abb. 2)

Zubin und Steinhauser [35] definierten sieben verschiedene aetiologische Faktoren, die in Verbindung mit prämorbider Persönlichkeit und sozialem Netzwerk als Moderatorvariable die Vulnerabilität als überdauernde Eigenschaft *(„trait")* des Individuums prägen. Die der Vulnerabilität Schizophrener zugrunde liegende Störung definierte er als Senkung eines Schwellenwertes. Treten schwerwiegende Belastungssituationen als Stressoren *(„states")* auf, so kann es auf

Grund der Überschreitung dieses individuell zu niedrigen Schwellenwertes zum Auftreten einer psychotischen Störung kommen.

Dynamisches Modell (Abb. 3)

Demgegenüber vertreten Dauwalder [9] und Ciompi [7] die Ansicht, daß die Entstehung und Aufrechterhaltung schizophrener Symptomatik als oynamischer Prozeß über die Zeit zu verstehen ist, gestützt auf die affekt-logische Modellvorstellung [6], in deren Zentrum die Vulnerabilitäts- und Informationsverarbeitungshypothese steht.

Prämorbid entstehen durch Wechselwirkungen zwischen psychosozialen und genetisch-biologischen Faktoren vulnerable affektiv-kognitive Bezugs- und Informationsverarbeitungssysteme, die potentiell zu psychotischem Verhalten führen.

Akut-psychotische Symptomatik ist Ausdruck einer krisenhaften Überforderung vulnerabler Verarbeitungssysteme durch Streßfaktoren.

In der *chronischen Entwicklung* entsteht aus dem Vermeiden akuter Episoden durch sozialen Rückzug und Wechselwirkung ungünstiger psychosozialer Einflüsse bei weiterbestehender Vulnerabilität dann oft die typische Negativ-Symptomatik.

Nicht einzelne und von einander unabhängige Risikofaktoren, sondern deren komplexes Zusammenwirken in sich gegenseitig verfestigenden „Teufelskreisen" läßt die Vulnerabilität für die Psychose entstehen. Mentzos [25] leitet daraus die psychodynamische Hypothese ab, „daß die hier deutlich werdende Vulnerabilität nicht allgemein gegenüber irgendwelchen Belastungen besteht, sondern sich speziell auf diejenigen bezieht, die mit emotionellen Beziehungen zusammenhängen und die sehr wahrscheinlich schwach gebildeten Selbst- und Objektrepräsentanzen überfordern" (S. 21). Zum Ausbruch der psychischen Störung kommt es dabei oft in Lebenssituationen, die auf Grund der negativen Vorerfahrungen von den Betroffenen als bedrohlich erlebt werden, auch weil diese dem ursprünglichen Trauma ähnlich sind oder es symbolisieren (z.B. Trennungs- und Verlusterlebnisse, die mit dem Gefühl der Abhän-

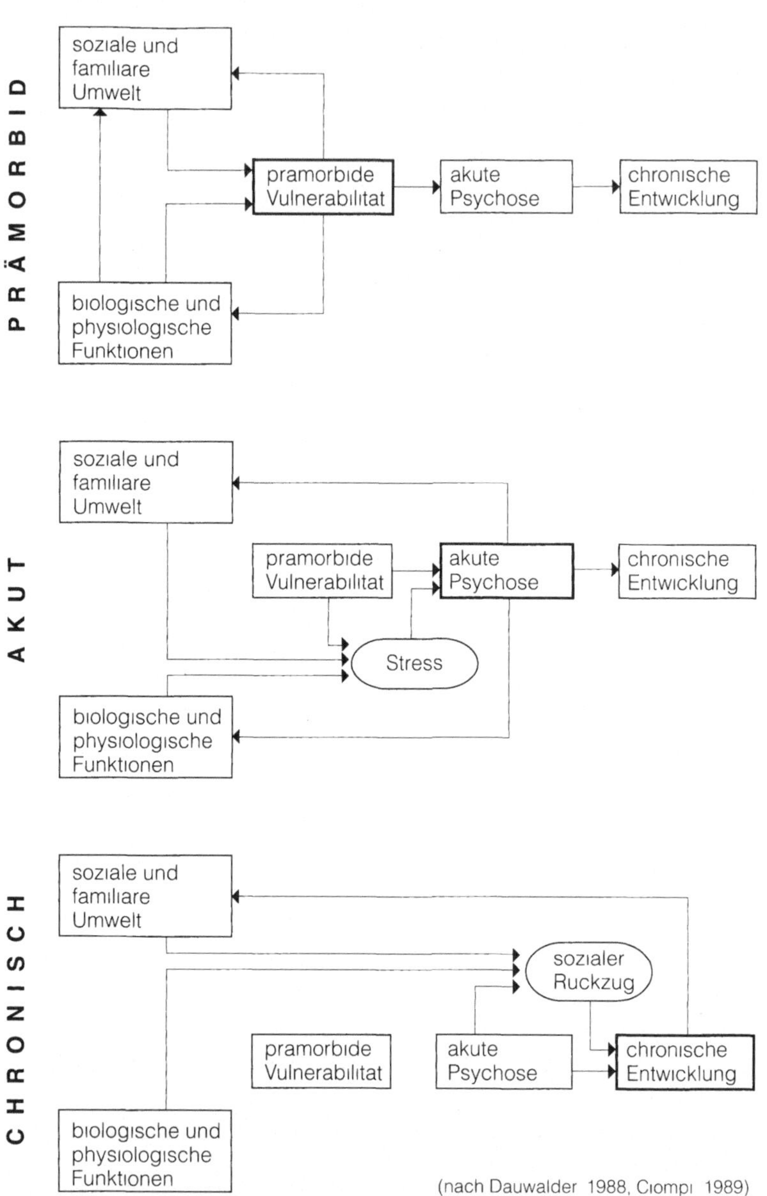

Abb. 3. Dynamische Modelle

gigkeit, Machtlosigkeit, Hilflosigkeit und des Ausgeliefertseins verbunden sind) [23].

Post-traumatische Belastungsstörung
(post-traumatic stress-disorder, PTSD)

Die Diskussion um die Ergänzung der diagnostischen Kategorien der Persönlichkeitsstörungen im DSM-III-R [10] hält an, insbesondere in Hinblick auf das „battered woman syndrome". Diesem wird am ehesten die posttraumatische Belastungsstörung nach DSM-III-R als situationsbedingte Angsterkrankung gerecht. Sie ist geprägt durch psychopathologische Symptome, die häufig nach körperlichen, sexuellen und/oder schwerwiegenden psychologischen Mißbrauchserlebnissen beobachtet werden, wie extreme Erregung, Angst, Vermeidungsverhalten bzw. Rückzug und sich aufdrängende belastende spezifische Denkinhalte. Veränderungen im Bereich des Gesichtsausdruckes, der Augenbewegungen, des verbalen Ausdruckes und der Stimmlage sind ebenso zu beobachten, wie die Unfähigkeit eine minutiöse Schilderung zu stoppen. Andere Betroffene hingegen erscheinen oft stoisch und gefühllos.

Breslau et al. [2] konnten zeigen, daß die Folgen traumatischer Ereignisse stark variieren und von persönlichen Prädispositionen abhängig sind. Das Risiko, auf ein Trauma, z.B. sexuelle Vergewaltigung, mit einer besonderen Vulnerabilität für eine PTSD zu reagieren, war bei Personen, die eine familiäre Belastung bezüglich Psychose, Angst, Depression und antisoziales Verhalten haben, erhöht. Personen, die eine akute oder verzögerte PTSD nach einem Trauma, bei Frauen besonders nach Vergewaltigung entwickelten, haben auch ein erhöhtes Risiko, eine andere psychiatrische Erkrankung zu entwickeln [2]. Dabei ist die Art der psychiatrischen Erkrankung wahrscheinlich von den konstitutionellen Faktoren abhängig.

Psychodynamik der traumatischen Reaktion

Bis heute scheint das Trauma eines der fundamentalsten Konzepte der Psychoanalyse darzustellen, denn auch nach der Aufgabe der

Verführungstheorie bleibt die psychoanalytische Theorie auf die Annahme einer objektiven Gewalteinwirkung auf das Subjekt angewiesen.

Ehlert und Lorke [11] halten fest, daß das Trauma immer eine unabdingbare objektive Komponente enthält. Das traumatische Ereignis ist zunächst dem subjektiven Erlebniszusammenhang völlig fremd und überflutet das Opfer mit seinen subjektiven Sinn- und Bedeutungszusammenhängen. Es findet ein Einbruch objektiver Strukturen in die subjektiven Sinnzusammenhänge statt. Die traumatische Konstellation, wie sie sich in der Situation des Mißbrauches ergibt, wird von einem radikalen Macht-/Ohnmachtgefälle bestimmt. Dieses Gefälle in Verbindung mit der unbeherrschbaren Angst, die das Ich des Opfers überflutet, bedingt einen unabwendbaren regressiven Sog im Sinne einer Reinfantilisierung des Opfers. Die eigene Hilflosigkeit und die absolute Abhängigkeit von einem Anderen, sowie die massive Angst, scheinen das Opfer in seine frühe Kindheit zurückzuversetzen, in der diese Abhängigkeit selbstverständlich war. Dadurch erfolgt eine weitere Schwächung des Ichs, wodurch die Realitätsprüfung, also die Trennung von Fantasie und Wahrnehmung, nicht mehr möglich ist. Die Grenze zwischen Realität und Fantasie muß daher immer mehr verschwimmen. Gleichzeitig jedoch versucht das traumatisierte Ich verzweifelt daran festzuhalten, daß die aktuelle Wahrnehmung der traumatischen Realität doch nur ein böser Traum sei.

Das Ich wird in dieser Situation also von zwei Seiten her angegriffen: einmal von „außen" von unkontrollierbaren Reizen, die es völlig zu überschwemmen drohen und zum anderen von „innen" durch die Reaktivierung infantiler Ängste, die es nicht mehr zuverlässig von der Realität unterscheiden kann.

Familiendynamische Überlegungen

Da sexueller Mißbrauch überwiegend innerhalb der Familie stattfindet, muß neben der intrapsychischen Dynamik des Opfers die Familiendynamik als ein wesentlicher gestaltender Faktor psychotischen Verhaltens diskutiert werden.

Inzest ist ein klarer Hinweis auf eine dysfunktionale Familie, deren Mitglieder einzig und allein durch große Angst vor dem Auseinanderbrechen des familiären Gefüges aneinander gebunden zu sein scheinen. Nach außen hin kann solch eine Familie unauffällig, ja sogar „übernormal" erscheinen, jedoch bei genauerer Untersuchung treten pathologische Mechanismen zutage.

Die Familienstruktur ist typischerweise rigid-patriarchalisch, die eheliche Beziehung oft distanziert und angespannt. Häufig findet man einen Rollentausch insofern, als die Mutter viele ihrer Pflichten der betroffenen Tochter überträgt. Die Familie tendiert zu sozialer Isolation und pflegt nur oberflächlichen Kontakt zur Außenwelt.

Der *Vater*, teilweise beruflich integriert, teilweise beschäftigungslos, tendiert häufig zu Alkoholmißbrauch. Er scheint oft selbst in unglücklichen familiären Verhältnissen körperlich und sexuell als Kind mißbraucht worden zu sein, sodaß die eigenen Erfahrungen in Form eines „*inzestuösen Modells*" prägend für sein Verhalten innerhalb der Familie sind.

Im Gegensatz zum heterogenen Bild des Vaters wird die *Mutter* fast einheitlich als passiv, zurückgezogen und extrem abhängig beschrieben. Chronisch depressive Befindlichkeit scheint verantwortlich für ihre fehlende Repräsentanz innerhalb der Familie zu sein. Ihre Kindheit ist geprägt durch familiäre Instabilität und Unsicherheit, die für die Entwicklung intensiver Abhängigkeitswünsche und Trennungsängste verantwortlich sind. Einerseits ermöglicht ihre Passivität die Aufrechterhaltung des Familiengefüges, andererseits werden diese Mütter von ihren Ehemännern verbal und/oder tätlich eingeschüchtert, wenn sie versuchen, in der inzestuösen Beziehung zu intervenieren [31]. Goodwin [17] fand eine achtfach höhere Wahrscheinlichkeit dafür, daß diese Mütter als Kinder ebenfalls mißbraucht wurden.

Finkelhor und Browne [13] beschrieben als traumatogene Faktoren sexueller Mißbrauchserfahrungen die traumatische Sexualisierung, den Vertrauensbruch, die Machtlosigkeit und die Stigmatisierung. So resultiert vor allem beim interfamiliären Mißbrauch der Vertrauensbruch für das Kind einerseits aus der Erfahrung, daß der eine Elternteil, zu dem oft noch die engere Beziehung besteht, es mißbraucht, und der andere Elternteil es nicht beschützt hat. Auch entsteht eine weitere „double bind"-Situation dadurch, daß für das Kind sowohl die Aufdeckung, als auch die Fortsetzung des sexuellen Mißbrauchs weitreichende destruktive Konsequenzen hat und auf Grund der fehlenden Reife eine „reife" Lösung des Ambivalenzkonfliktes nicht möglich ist.

Da sexueller Mißbrauch häufig innerhalb eines dysfunktionalen Familienklimas stattfindet, ist anzunehmen, daß die Ich-Schwäche Folge der sexuellen Mißbrauchserfahrungen per se und der Familienpathologie ist, die wiederum durch eine Beziehungsstörung der Familienmitglieder untereinander, wenig Vertrautheit und Sprachlosigkeit gekennzeichnet ist.

Brown et al. [3], Vaughn und Leff [32] haben den Begriff „expressed emotion" (EE) geprägt und konnten aufzeigen, daß innerfamiliärer Streß einen wichtigen Einfluß auf den nachstationären Schizophrenieverlauf nimmt. Die Autoren fanden erhöhte Rückfallraten in Familien mit einem hohen Score auf einer Skala, mit welcher das Ausmaß emotionaler Abfuhr gemessen wurde. Die spezifisch pathogenetischen Familienfaktoren, durch welche das Merkmal „high expressed emotion" definiert wurde, waren Kritik, Feindseligkeit und Streitsüchtigkeit.

Zusammenfassung

In der Literatur der letzten Jahre wurden vor allem posttraumatische Belastungsstörungen, depressive Syndrome, Angsterkrankungen, Alkohol- und Drogenmißbrauch im Anschluß an sexuellen Mißbrauch beschrieben, wogegen bzgl. Erkrankungen aus dem schizophrenen Formenkreis nur vereinzelte Publikationen erfolgten.

Bei prädisponierender niedriger Vulnerabilitätsschwelle (Abb. 4) bewirkt sexueller Mißbrauch als Stressor einerseits ein erhöhtes Risiko für die Entstehung einer posttraumatischen Belastungsstörung, die potentielle Chronifizierungstendenzen zeigt, andererseits kann es zu psychotischer Dekompensation kommen.

Sexueller Mißbrauch per se führt beim betroffenen Individuum zum Einbruch der Ich-Konsistenz, wobei ein dysfunktionales Familiensystem zusätzlich Ich-labilisierend wirkt, hingegen ein weiterer Mißbrauch ein labiles Gleichgewicht im Sinne eines „Teufelskreises" schafft.

Durch den Ausbruch psychotischen Verhaltens beim Mißbrauchsopfer kann einerseits dieses aufgezeigte multikonditionale Bedingungsgefüge als circulus vitiosus verfestigt werden, andererseits den Ausstieg ermöglichen, wenn von den Therapeuten rechtzeitig erkannt wird, daß sexueller Mißbrauch bei den Entstehungsbedingungen psychiatrischer Erkrankungen eine maßgebliche Rolle spielen kann.

Es muß daher für den Psychiater in Zukunft ein dringendes Anliegen sein, Hinweise auf sexuellen Mißbrauch mit gebotener Sensibilität zu erheben, und in die Anamnese einfließen zu lassen.

Literatur

1. Baker AW, Ducan SP (1985) Child sexual abuse: a study of prevalence in Great Britain. Child Abuse Negl 9: 457–467
2. Breslau N, Davis GC, Andreski P, Peterson E (1991) Traumatic events and posttraumatic stress disorder in an urban population of young adults. Arch Gen Psychiatry 48: 216–222
3. Brown GW, Bearly JCT, Wing JK (1972) Influence of familiy-life in the course of schizophrenic disorders: a replication. Br J Psychiatry 121: 241
4. Bryer JB, Nelson BA, Miller JB, Krol PA (1987) Childhood sexual and physical abuse as factors in adult psychiatric illness. Am J Psychiatry 144: 1426–1430
5. Chu JA, Dill DL (1990) Dissociative symtoms in relation to childhood physical and sexual abuse. Am J Psychiatry 147: 887–892
6. Ciompi L (1982) Affektlogik. Klett-Cotta, Stuttgart
7. Ciompi L (1989) The dynamics of complex viological-psychosocial systems. Br J Psychiatry 155: 15–21
8. Coons P (1986) Child abuse and multiple personality disorder: review of the literature and suggestions for treatment. Child Abuse Negl 10: 455–462
9. Dauwalder HP (1989) Das Vulnerabilitätskonzept und dessen präventive Implikationen. Acta Psychiatrica Alpina 10: 69– 79
10. Diagnostisches und Statistisches Manual Psychischer Störungen. DSM-III-Revision (1989) Beltz, Weinheim Basel, S 304–307
11. Ehlert M, Lorke B (1988) Zur Psychodynamik der Traumatischen Reaktion. Psyche 6: 502–531

12. Finkelhor D (1979) Sexually victimized children. Free, New York
13. Finkelhor D, Browne A (1985) The traumatic impact of child sexual abuse: a conceptualization. Am J Orthopsychiatry 55: 520–541
14. Furniss T, Phil M (1986) Diagnostik und Folgen von sexueller Kindesmißhandlung. Monatsschr Kinderheilkd 134: 335–340
15. Goff DC, Brotman D, Kindlohn D, Waites M, Amico E (1991) Self-reports of childhood abuse in chronically psychotic patients. Psychiatr Res 37: 73–80
16. Gold E (1986) Long-term effexts of sexual victimization in childhood: an attributional approach. J Consult Clin Psychol 54: 471–475
17. Goodwin J (1982) Sexual abuse: incest victims and their families. John-Wright PSG, Bosta
18. Herman JL (1981) Father-daughter incest. Harvard University Press, Cambridge Mass
19. Herman JL, Perry C, van der Kolk BA (1989) Childhood-trauma in borderline-personality-disorder. Am J Psychiatry 146: 490–495
20. ICD-10 (1991) Internationale Klassifikation psychischer Storungen. Huber, Bern Göttingen Toronto
21. Jacobson A, Richardson B (1987) Assault experiences of 100 psychiatric inpatients: evidence of the need for routine inquiry. Am J Psychiatry 144: 908–913
22. Jacobson A (1989) Physical and sexual assault histories among psychiatric outpatients. Am J Psychiatry 146: 755–758
23. Kinzl J, Biebl W, Hinterhuber H (1991) Die Bedeutung von Inzesterlebnissen für die Entstehung psychiatrischer und psychosomatischer Erkrankungen. Nervenarzt 62: 565–569
24. Kinzl J, Schett P, Wanko K, Biebl W (1992) Sexueller Mißbrauch in der Kindheit und Jugend. Eine epidemiologische Untersuchung. Sexualmedizin
25. Mentzos S (1986) Neurotische Konfliktverarbeitung. Fischer, Frankfurt
26. Pribor EF, Dinwiddie SH (1992) Psychiatric correlates of incest in childhood. Am J Psychiatry 149: 52–56
27. Russel DHE (1983) The incidence and prevalence of intrafamilial and extrafamilial sexual abuse of female children. Child Abuse Negl 7: 133–146
28. Schmid-Degenhardt M (1988) Disposition – Vulnerabilität – Verletzlichkeit. Nervenarzt 49: 473–585
29. Shearer S, Herbert C (1987) Long-term effects of unresolved sexual trauma. Am Fam Phys 36: 169–175
30. Shearer S, Peters C, Quaytman MS, Ogten RL (1990) Frequency and correlates of childhood sexual and physical abuse. Histories in adult female borderline inpatients. Am J Psychiatry 147: 214–216

31. Swanson L, Biaggio MK (1985) Therapeutic perspectives on father-daughter incest. Am J Psychiatry 142: 667–674
32. Vaughn CE, Leff JP (1976) The influence of family and social factors in the course of psychiatric illness: a comparison of schizophrenic and depressed adults. Br J Psychiatry 129: 125
33. Westermeyer J (1978) Incest in psychiatric practice: a description of patients and incestuous relationship. J Clin Psychol 39: 643–648
34. Winfield I, George LK, Swartz M, Blazer DG (1990) Sexual assault and psychiatric disorders among a community sample of women. Am J Psychiatry 147: 335–341
35. Zubin J, Steinhauser S (1981) How to break the long-jam in schizophrenia: a look beyond genetics. J Ment Dis 169: 477–492

Anschrift der Verfasser: OA Dr. R. Neumann, Forensisch-Psychiatrische Arbeitsgemeinschaft Innsbruck, Universitätsklinik für Psychiatrie, Anichstraße 35, A-6020 Innsbruck, Österreich.

Die zwangsweise Behandlung untergebrachter Schizophrener als medizinisches, rechtliches und ethisches Problem

M. Eder[1], C. Frank[2] und G. Harrer[2]

[1]Institut für Strafrecht, Strafprozeßrecht und Kriminologie und
[2]Institut für Forensische Psychiatrie, Universitat Salzburg, Österreich

Zusammenfassung

Eine sogenannte Zwangsbehandlung als Anwendung therapeutischer Maßnahmen ohne Zustimmung oder gegen den ausdrücklichen Willen des Patienten bedarf besonderer gesetzlicher Rechtfertigung und Kontrolle. Bei rein körperlichen Erkrankungen besteht ein Behandlungszwang nur nach dem Seuchengesetz aus übergeordneten Gründen des Schutzes der Allgemeinheit. Demgegenüber kann es beim psychisch kranken Untergebrachten – sofern ihm die Einsichts- und Urteilsfähigkeit bezüglich der Bedeutung, Notwendigkeit und Tragweite einer ärztlichen Behandlung oder die Fähigkeit zur freien Willensbestimmung verloren ging – zu einer Behandlungs-Duldungspflicht und damit zu einer Wertekollision zwischen dem verfassungsgesetzlich verburgten Primat grundsätzlicher Selbstbestimmung und dem Fürsorgegedanken zum Schutz des Betroffenen kommen.

Im nachfolgenden Beitrag werden die im Unterbringungsgesetz normierten rechtlichen Voraussetzungen und Kontrollmöglichkeiten einer zwangsweisen Behandlung, die ethischen Konflikte sowie die Probleme aus juristischer und ärztlicher Sicht erörtert und mit Patientenbeispielen illustriert.

Schlüsselwörter: Unterbringungsgesetz, Zwangsbehandlung, Schizophrenie, Einwilligungsfähigkeit zur Behandlung, besondere Heilbehandlung.

Summary

Juridical, medicinal and ethical problems concerning coercible therapy of schizophrenics committed to a psychiatric hospital. Coercible treatment requires as an application of medical therapy without patient's consent or against someone's explicit will particular legal warrant and control. In the event of purely organic diseases compulsory treatment only exists in the public interest of protection against epidemics. In contrast to that the duty to tolerate medical treatment may be imposed on psychiatric patients committed to hospital, if they have lost the discernment concerning the reason, necessity and consequences of a therapy or the free determination of their intent. A sentimental value's clash will be caused between the constitutional primacy of self-determination and the concept of welfare and patronage of the psychiatric patient.

The following contribution shows the conditions of a forced therapy under the law on commitment to a psychiatric hospital. The problems from the juridical, ethical and medical point of view are discussed and illustrated by description of typical cases.

Keywords: Law on commitment to a psychiatric hospital, coercible therapy, schizophrenia, ability of previous consent to therapeutic treatment, special therapeutic treatment.

1. Grundlegende ethische Wertkonflikte

Autonomie und *Selbstbestimmung* in eigenen Angelegenheiten sind in einer demokratisch-pluralistischen Gesellschaft unverzichtbare Rechtsgüter. Einschränkungen der Selbstverfügbarkeit bedürfen besonderer gesetzlicher Rechtfertigung und Kontrolle. Dies gilt auch für Eingriffsbefugnisse in das verfassungsgesetzlich verbürgte Recht auf Leben und körperliche Unversehrtheit.

Eine sogenannte „*Zwangsbehandlung*" als Anwendung therapeutischer Maßnahmen ohne Zustimmung des Erkrankten oder gegen dessen ausdrücklichen Willen steht im Widerspruch zu Persönlichkeitsrechten des Betroffenen, erschwert eine Vertrauensbildung in der Beziehung zwischen Arzt und Patient und ist nur in besonderen Fällen aufgrund gesetzlicher Ermächtigung zulässig.

Bei *körperlichen Erkrankungen* besteht aus übergeordneten Gründen des Schutzes der Allgemeinheit nach dem Seuchengesetz eine Behandlungs-Duldungspflicht zur Vermeidung des Anstekkungsrisikos etwa bei gefährlichen Infektionskrankheiten oder Geschlechtskrankheiten. Das Selbstverfügungsrecht körperlich Kranker ohne psychische Störungen findet seine Grenze lediglich an der Sozialpflicht zur Vermeidung besonderer Gesundheitsgefahr für andere, während es einen Behandlungszwang im Hinblick auf die eigene Gesundheit nicht gibt.

Einer z.B. an einem Mamma-Carcinom erkrankten Frau steht es völlig frei, die Brustamputation auch dann zu verweigern, wenn diese in ihrem konkreten Fall die einzige Überlebenschance darstellen würde, ebenso wie sich ein Kranker im lebensbedrohlichen Zustand des akuten Abdomens etwa bei einem Blinddarmdurchbruch in freiverantwortlichem Willen gegen einen Klinikaufenthalt entscheiden kann.

Im *organmedizinischen Bereich* zulässig ist ein Eingriff ohne Zustimmung des Betroffenen, abgesehen von der Behandlungspflicht bei Infektions- und Geschlechtskrankheiten, aus Gründen des Schutzes der Gemeinschaft nur, wenn der Patient z.B. wegen Bewußtlosigkeit oder wegen eines traumatischen Schocks zu einer Einverständniserklärung nicht fähig ist und man bei Gefahr im Verzug von seinem mutmaßlichen Willen zur Lebenserhaltung ausgeht.

Die Willensbestimmung des zur Einsicht und zu freiverantwortlichem Handeln Fähigen ist im Hinblick auf seine eigenen Angelegenheiten stets zu respektieren. Nur wer über ein normales Urteilsvermögen und eine ungestörte Willensbildung verfügt, darf auch eine extrem unvernünftige Entscheidung treffen, weil man ihm zutraut, die Tragweite der Folgen absehen zu können. Er darf sich damit als Freiverantwortlicher auch schwerwiegenden gesundheitlichen Schaden zufügen, indem er bei grundsätzlichem Vorrang der Selbstbestimmung eine Behandlung ablehnen kann, der andere in seiner Situation vernünftigerweise zustimmen würden.

Anders liegen die Verhältnisse, wenn eine psychiatrische Erkrankung einen inneren Freiheitsverlust durch Einschränkung der Autonomie und Selbstverfügbarkeit des Patienten bewirkt, indem ihm durch wahnhafte Realitätsverzerrung wirkliche Einsicht in seine konkrete Situation verwehrt ist und er sich durch psychotische

Abwandlung des Denkens, Erlebens und Wollens nicht mehr in Übereinstimmung mit seinen ureigenen Werthaltungen und Lebenszielen entscheiden kann. Ihm fehlt damit auch das Einsichtsvermögen in den Grund, die Bedeutung und Notwendigkeit einer Heilbehandlung sowie die Fähigkeit, auch die Tragweite der Ablehnung einer Therapie zu überblicken. Der eigene Wille des psychisch Kranken kann aufgrund der Beeinträchtigung seiner Entscheidungs- und Handlungsfreiheit anders als bei ausschließlich organischen Erkrankungen nur noch begrenzt Berücksichtigung finden. Die erforderliche Hilfe für die Person des psychisch Kranken wird zum Maßstab für eine eventuelle Behandlungspflicht. Es kommt zur Wertekollision zwischen dem verfassungsrechtlichen Primat grundsätzlicher *Selbstbestimmung* und dem *Fürsorgegedanken* zum Schutz des Betroffenen und somit zum ethischen Kernproblem einer Zwangsbehandlung im Eigeninteresse des Patienten [7].

Der ethische Konflikt zwischen *voluntas* und *salus*, zwischen eigenverantwortlicher Willensbestimmung und gesundheitlichem Wohl besteht dabei nicht nur im Prinzip, sondern ergibt sich mit erheblichem Ermessensspielraum insbesondere auch im konkreten Einzelfall.

Die paternalistisch-hippokratische Auffassung von Fürsorge und Unschädlichkeit bzw. Risikoabwägung einer Behandlung ist dabei für sich allein ebensowenig vertretbar wie eine reine Orientierung am Begriff der Autonomie des Patienten [5].

Die Überantwortung der hohen individuellen Güter Leben und Gesundheit erfordert [8], daß das System Heilkunde, dem sich der Kranke anvertraut bzw. anvertrauen muß,

– um den Schutz und die Erhaltung seines Lebens besorgt ist,
– ihm mit zu treffenden Maßnahmen mehr nützt als schadet,
– sein Wohl voranstellt und seinen Willen respektiert,
– seine persönliche Würde achtet und
– eine Vertrauensvorgabe durch eigene Vertrauenswürdigkeit rechtfertigt.

Die Konkretisierung dieser teilweise konkurrierenden Anliegen führt gerade dann vermehrt zu ethisch relevanten Konflikten bei der

Indikationsstellung zu einer Behandlung, der Besprechung und Erarbeitung von Therapiezielen, bei der Definition des Wohles des Patienten und beim Aufbau einer Vertrauensbeziehung zwischen Patient und Arzt, wenn sich im Falle fehlender Selbstverfügbarkeit durch das Problem eventueller Zwangsmaßnahmen Gefahren für die Behandlungsmotivation sowie Kooperationsbereitschaft ergeben.

Die Abwägung von Nutzen und Risiko einer Therapiemaßnahme hat dabei im mühsamen Ringen um eine Konsenslösung aller dazu legitimierten Instanzen und Personen, d.h. im gemeinsamen Bemühen zwischen Patient, Arzt, Betreuer, Rechtsvertreter und Öffentlichkeit ohne erstarrte Vorurteilspositionen zu erfolgen.

2. Ärztliche Behandlung Untergebrachter im Dilemma zwischen Fürsorge und Selbstbestimmung

Zweifellos ist es ein Grundanliegen des mit 1. 1. 1991 in Kraft getretenen Bundesgesetzes vom 1. März 1990 über die Unterbringung psychisch Kranker in Krankenanstalten[1], den verfassungsrechtlich verankerten Grundrechten auf Wahrung der körperlichen Integrität und der Menschenwürde sowie auf Schutz vor Eingriffen in das Privatleben (Art 2, 3, 8 EMRK) Rechnung zu tragen.

Durch die erforderliche Zustimmung zur Heilbehandlung wird auch dem Selbstbestimmungsrecht des Untergebrachten bei der Entscheidung über die Therapie Vorrang eingeräumt. Eine Behandlungsverweigerung wird Ärzte, die eher die Fürsorgepflicht gegenüber dem Patienten betonen und im Unterschied zur juristischen Werteposition weniger das Rechtsgut der Freiheit zum obersten Prinzip verabsolutieren, immer vor Probleme stellen. Die fehlende Bereitschaft, sich behandeln zu lassen, reicht aus juristischer Sicht aber weder als Grund für die Unterbringung noch für eine zwangsweise Behandlung gegen den Willen des Betroffenen aus.

Ist indes ein Untergebrachter aufgrund seiner psychischen Erkrankung zur Einsicht in die Bedeutung einer Behandlung oder zur

---

[1] Unterbringungsgesetz (UbG), BGBl 1990/155

einsichtsgemäßen Willensbildung unfähig, wird er über sein Selbstbestimmungsrecht hinweg, das damit endet, in Fürsorge genommen[2]. Die Therapie bedarf nun der Einwilligung eines Rechtsvertreters. Dieser wird bei der schwierigen Entscheidung, die wirklichen Interessen des Patienten wahrzunehmen, aus ärztlicher Sicht nicht selten überfordert sein.

Die Fürsorge-Pflicht des Krankenhauses kommt erst dann zum Tragen, mit anderen Worten wird eine *zwangsweise Behandlung ohne Zustimmung des gesetzlichen Vertreters oder des Gerichts* erst dann möglich, wenn mit dem Zuwarten Lebensgefahr oder eine schwere Gesundheitsschädigung verbunden wäre.

Der Gedanke der Fürsorge für die Person des psychisch Kranken rechtfertigt – anders als bei somatisch Kranken – eine sogenannte Zwangsbehandlung (dieser Begriff als solcher kommt im UbG nicht vor). Dafür spricht auch die allgemeine strafrechtliche (§ 95 StGB) und ethische Pflicht zur Hilfeleistung sowie die ärztliche Ethik. Ärzte sind ohnehin eher als Juristen geneigt, die Unfähigkeit des psychisch Kranken zur freien Willensbestimmung anzunehmen.

Um die wahren Interessen des Patienten wahrzunehmen ist es aus ärztlicher Sicht nur allzu oft notwendig, über die gesetzliche Grenze hinauszugehen, um nicht gegen die zu handeln, zu deren Schutz das Gesetz geschaffen wurde.

Vergegenwärtigen wir uns die Rechtslage und deren immanente Probleme etwas näher und versuchen wir dann, Problemkonstellationen exemplarisch an Fallbeispielen zu verdeutlichen.

2.1 Juristische Aspekte der zwangsweisen Behandlung nach dem UbG

Die Beschränkung der Persönlichkeitsrechte eines psychisch Kranken ist nur im geschlossenen Bereich einer Krankenanstalt zulässig. Dabei soll Zwang in der psychiatrischen Krankenversorgung nur im unbedingt erforderlichen Ausmaß zur Abwehr schwerwiegender

---

[2] Dazu Schreiber (1986) FN 20, 17

Gefahren zugelassen sowie hinsichtlich der Voraussetzungen und Anwendung einer wirksamen Kontrolle unterstellt werden[3].

Die Voraussetzungen der ärztlichen Behandlung sind in den §§ 35 bis 37 UbG und das Verfahren bei Behandlungen ist in § 38 UbG geregelt. Die Bestimmungen über die ärztliche Heilbehandlung lehnen sich an § 8 Abs 2 und § 3 KAG an.

Abbildung 1 gibt einen schematischen Überblick über die im UbG normierten Rechtsvoraussetzungen einer zwangsweisen Behandlung Untergebrachter.

Auch im geschlossenen Bereich dürfen Patienten grundsätzlich nur mit ihrer *Zustimmung* bzw. der ihres gesetzlichen Vertreters oder Erziehungsberechtigten behandelt werden. Jeder ärztlichen Behandlung hat dabei eine entsprechend Aufklärung gem § 35 Abs 2 UbG voranzugehen. Die *Aufklärungspflicht* steht jedoch unter dem „therapeutischen Vorbehalt", daß das Wohl des Patienten dadurch nicht gefährdet werden darf[4].

Nach § 36 Abs 1 UbG darf der *einsichts- und urteilsfähige Kranke grundsätzlich nicht gegen seinen Willen behandelt* werden. Bei einer *„besonderen"* Heilbehandlung einschließlich operativer Eingriffe muß die Zustimmung des Patienten sogar *schriftlich* erfolgen. Widerspricht er oder verweigert er seine Einwilligung, hat die Behandlung zu unterbleiben.

Bei der Frage, ob der Untergebrachte in der Lage ist, die Bedeutung und Tragweite der Behandlung einzusehen bzw. seinen Willen nach dieser Einsicht zu bestimmen und die entsprechende Kompetenz auf den Arzt zu übertragen, müssen wir uns vergegenwärtigen, daß die Einwilligungsfähigkeit des Patienten kein Alles- oder Nichts-Phänomen ist, vielmehr im Rahmen des Krankheitsgeschehens erheblich schwanken kann. Selbst bei der Beurteilung auf der Grundlage des Erfahrungswissens über solche Zustandsbilder besteht bei der Präzisierung im Einzelfall auch nach eingehender Auseinandersetzung mit dem Patienten dennoch ein erheblicher

---

[3] EBRV (464 BlgNR, 17. GP), 14
[4] JAB (1202 BlgNR, 17.GP), 11

Tabelle 1. Extrapyramidalmotorische Nebenwirkungen (modifiziert nach [3] sowie [1])

Nebenwirkung	Klinisches Bild	Häufigkeit der Symptome bezogen auf Gesamtzahl mit Neuroleptika beh. Patienten	Zeitpunkt des erstmaligen Auftretens nach Behandlungs- beginn	Ursache	Behandlung
Akute Dyskinesie/ Dystonie	Muskelspasmen v. a. Augen, Gesicht, Zunge, Hals, Extremitä- ten, Rücken	5% (max. 30%)	1–5 Tage	Nicht sicher geklärt, v. a. überschießende Dopaminsynthese	Antiparkinsonmittel sind diagnostisch und kurativ (i.m. oder i.v., dann p.o.)
Akathisie	Quälende motorische Unruhe, Bewegungs- drang	25%	5–70 Tage	Nicht sicher geklärt	Dosisreduktion oder Wechsel des Medika- ments, niedrige Dosen Propranolol; Anti- parkinsonmittel oder Benzodiazepine können von Nutzen sein

Bewertungsspielraum, der auch durch eine – ohnehin als spezifisches Instrumentarium noch nicht verfügbare – objektive standardisierte Erhebungsmethode zwar transparenter, jedoch kaum entscheidend geringer würde.

Für die Form der Zustimmungserklärung ist auch bedeutsam, ob es sich um eine „einfache" oder um eine „besondere" Heilbehandlung bzw. eine Operation, z.B. um einen hirnchirurgischen Eingriff handelt[5]. Die Abgrenzung zwischen „einfacher" und „besonderer" Heilbehandlung ist – so die Ausführungen des Justizausschusses – in der Psychiatrie häufig nicht leicht zu vollziehen. Als *„besondere Heilbehandlungen"* werden jene angesehen, welche „die körperliche Integrität des Betroffenen in besonderer Weise beeinträchtigen", wie dies z.B. bei der Elektrokonvulsionstherapie der Fall ist[6]. Wenn juristischerseits Psychopharmaka, insbesondere die Neuroleptika und hier vor allem *Depotneuroleptika*, als „besondere Heilbehandlung" eingestuft werden, so ist dies sicher diskussionswürdig.

Bei „Behandlungen, mit denen Persönlichkeitsveränderungen verbunden sind", wären nach dem JAB zwei Arten zu unterscheiden: „Behandlungen, die auf die Heilung (und damit auf die Veränderung) der *kranken* Persönlichkeit selbst abzielen", sind (wohl wegen ihrer Ausrichtung auf die Wiederherstellung der Ausgangspersönlichkeit) nach Meinung des Justizausschusses nicht schlechthin als „besondere Heilbehandlungen" anzusehen. Hingegen gilt dies für eine Therapie, die „über das Ziel einer solchen Heilung hinaus – vorübergehende oder dauernde – Veränderungen der Persönlichkeit des Kranken, andere erhebliche Nebenwirkungen oder sonst schwerwiegende Beeinträchtigungen der körperlichen oder psychischen Verfassung nach sich zieht … Nach diesen Grundsätzen wird auch der Einsatz der Psychopharmaka, insbesondere der Neuroleptika vor allem durch ‚Depotinjektionen' zu beurteilen sein."[7]

---

[5] Saage/Göppinger (1975)) III, RN 904
[6] Vgl. dazu NJW 1966, 1855 = MDR 1966, 830
[7] Huber (1991) zu § 36, 138; vg. JAB (02 BlgNR, 17.GP), 11

Die Behandlung schizophrener Patienten mit Neuroleptika im Rahmen der Unterbringung dient aus medizinischer Sicht ausschließlich der Heilung. Durch die antipsychotische Wirkung der Neuroleptika kommt es bekanntlich zu einer Symptomsuppression, d.h. zum völligen Abklingen oder zumindest zu einem weniger beängstigenden, ich-ferneren Erleben von Plussymptomen wie Wahnideen, Halluzinationen etc. Angst- und Erregungszustände werden gebessert oder beseitigt. Damit nimmt auch das Gefährlichkeitsrisiko ab. Die Dauer der erforderlichen Unterbringung wird entscheidend verkürzt.

Die bei der Akuttherapie möglicherweise auftretenden Nebenwirkungen, vor allem Frühdyskinesien (z.B. unwillkürliche Bewegungen im Gesichts-, Mund-, Zungenbereich), können durch Dosisanpassung und anticholinerge Medikamente weitgehend vermieden werden. Das Neuroleptikum beeinflußt zudem überwiegend nur die durch die Psychose erkrankten Anteile der Persönlichkeit. Somit kann es sich bei der neuroleptischen Behandlung akuter Schizophrenien im Rahmen der Unterbringung keinesfalls um eine „besondere" Heilmaßnahme im Sinne des UbG handeln. Hier geht auch das bekannte Korneuburger Urteil[8] hinsichtlich der Depotneuroleptika u.E. prinzipiell von falschen Voraussetzungen aus.

Die Frage, ob auch eine *neuroleptische Langzeittherapie*, die ja vor allem eine Konsolidierung der Remission und eine Rückfall-Prophylaxe zum Ziel hat, als eine „besondere" Heilmaßnahme im Sinne des UbG anzusehen ist, stellt sich nicht, da sie in der Regel extramural durchgeführt wird. Die bei der Langzeittherapie in immerhin bis zu einen Fünftel der Fälle auftretenden, nur sehr schwer beeinflußbaren Spätdyskinesien wären allerdings wohl als „erhebliche Nebenwirkungen" im Sinne des § 36 Abs 1 UbG einzustufen.

Bei der *Akutbehandlung* sind aber, wie ausgeführt, diese Risiken *nicht* gegeben. Hier stellt die Neuroleptikabehandlung Schizophrener eine Routinetherapie und daher keine „besondere Heilmaßnahme" im Sinne des UbG dar.

---

[8] Beschluß des BG Klosterneuburg vom 10. 6. 1991, Ub 223/91

Fehlt es an der erforderlichen Einsichts- und Urteilsfähigkeit in die Notwendigkeit der ärztlichen Behandlung, ist bei Minderjährigen oder Personen, denen ein Sachwalter bestellt ist, dessen Wirkungskreis Willenserklärungen zur Behandlung des Kranken umfaßt, die Zustimmung des *gesetzlichen Vertreters oder des Erziehungsberechtigten* erforderlich (§ 36 Abs 2 UbG). Ebenso dürfen für diesen Personenkreis „besondere" Heilbehandlungen und Operationen nur mit *schriftlicher Zustimmung* des gesetzlichen Vertreters bzw. des Erziehungsberechtigten durchgeführt werden.

Hat ein nicht einsichts- und urteilsfähiger Kranker keinen gesetzlichen Vertreter (in Gestalt eines Sachwalters oder Erziehungsberechtigten), so hat auf Verlangen des Patienten oder seines Vertreters (Patientenanwalt) das *Unterbringungsgericht* unverzüglich über die Zulässigkeit der Behandlung zu entscheiden. (Zuständig für die Entscheidung im Außerstreitverfahren ist nach § 12 UbG das Bezirksgericht, in dessen Sprengel die Anstalt liegt.) Die „besonderen" Heilbehandlungen einschließlich operativer Eingriffe bedürfen außerdem der *Genehmigung des Gerichts* (§ 36 Abs 2 letzter Satz UbG), die auch im nachhinein erfolgen kann[9].

Bei „*Gefahr im Verzug*" ist die ärztliche Behandlung auch ohne Einwilligung der Zustimmungsberechtigten zulässig. Nach § 37 UbG und § 8 Abs 3 zweiter Satz KAG entfällt die Zustimmung und die gerichtliche Genehmigung dann, „wenn die Behandlung so dringend notwendig ist, daß der mit der Einholung der Zustimmung oder der Genehmigung verbundene Aufschub das Leben des Kranken gefährden würde oder mit der Gefahr einer schweren Schädigung der Gesundheit des Kranken verbunden wäre". Über die Notwendigkeit und Dringlichkeit einer Behandlung entscheidet der Abteilungsleiter, der den gesetzlichen Vertreter oder den Patientenanwalt nachträglich zu verständigen hat.

Während für eine *Aufnahme* bzw. *Unterbringung* nach dem UbG eine *Selbst- oder Fremdgefährdung* Vorbedingung ist, kann

---

[9] Vgl. Beschluß des BG Klosterneuburg vom 10. 6. 1991; JA (1202 BlgNR, 17. GP), 12

eine solche *Zwangsbehandlung* nur unter dem Kriterium der *Selbstgefährdung* erfolgen.

Bezüglich der *Kontrollmöglichkeit* über die Zulässigkeit therapeutischer Maßnahmen gilt: Nach § 38 Abs 1 UbG hat sich vor der Entscheidung über eine ärztliche Behandlung sowie über die Genehmigung einer besonderen Heilbehandlung einschließlich operativer Eingriffe das Gericht in einer Tagsatzung an Ort und Stelle einen persönlichen Eindruck vom Kranken und dessen Lage zu verschaffen. Dabei sind Vertreter des Patienten und der Abteilungsleiter zu laden und ist eventuell ein Sachverständiger beizuziehen (§ 19 Abs 3 UbG). Der Kranke und sein Vertreter bzw. der Patientenanwalt können die Zulässigkeit der Behandlung gerichtlich überprüfen lassen. Der Rekurs über die Entscheidung hat aufschiebende Wirkung, sofern das Gericht nichts anderes bestimmt (§ 38 Abs 2 UbG).

Bei nicht einwilligungsfähigen schizophrenen Patienten ist eine ohne Zustimmung des Betroffenen verfügte zwangsweise Heilbehandlung mit Neuroleptika in der Akutphase das sicherste und oft einzige Mittel, um später ein Leben in voller Freiheit bzw. mit mehr Freiheitsgraden zu ermöglichen. Bei manchen Krankheitsbildern ist zudem ein psychotherapeutischer Zugang erst über die psychopharmakologische Behandlung zu erwirken. Auch eine baldige Entlassung aus der Unterbringung liegt in der Fürsorgepflicht des Staates[10]. Daher sind auch Zwangsmaßnahmen insofern im wohlverstandenen Interesse des Untergebrachten, als sie dazu beitragen, die Unterbringungsdauer zu verkürzen.

2. 2 Zur Frage von Zwangsmaßnahmen bei nicht nach dem UbG Untergebrachten

Neben dem Unterbringungsgesetz können psychisch kranke Personen auch im Rahmen des Strafprozesses bzw. des Straf- und Maßnahmenvollzuges in ein psychiatrisches Krankenhaus gelangen. Dies betrifft die „vorläufige Anhaltung" nach § 429 Abs 4 StPO, die

---

[10] Saage/Göppinger (1975) III, RN 900

„vorläufige Unterbringung" nach § 438 StPO bzw. die „Anhaltung nach § 50 KAG", wenn entweder Selbst- bzw. Fremdgefahr besteht und/oder im Rahmen der Untersuchungshaft die ärztliche Untersuchung und Beobachtung des Geisteszustandes notwendig wird. In all diesen Fällen darf jedoch kein Zwang in bezug auf aktive Mitwirkung und auch keine Zwangsbehandlung durchgeführt werden (vgl. § 183 Abs 1 StPO und §§ 132, 134 StPO)[11]. Außerdem ist zu beachten, daß es sich um Untersuchungshäftlinge handelt, bei denen der Vollzug der allenfalls später verhängten Maßnahme (z.B. Durchführung einer Entwöhnungsbehandlung) nicht vorweggenommen werden darf[12].

Gemäß § 167 a und § 158 Abs 4 StVG kann der Vollzug der Maßnahmen nach § 21 Abs 1 und Abs 2 StGB auch in öffentlichen Krankenanstalten für psychisch Kranke stattfinden. Eine Zwangsbehandlung wäre dort nur im Rahmen des § 8 Abs 3 KAG und § 37 UbG als Ausfluß des Fürsorgeprinzips zulässig.

Grundsätzlich sind Zwangsmaßnahmen somit weder im Rahmen des Strafprozesses noch des Strafvollzuges angebracht. Kommt es aber bei einem Patienten zu der im § 37 UbG umschriebenen Gefahr für das Leben oder eine schwere Gesundheitsschädigung, dann müßten auch in diesen Fällen aus Gründen der Fürsorgepflicht Zwangsbehandlungen möglich sein.

3. Fallbeispiele zur Problematik

Abschließend noch drei Beispiele aus der Erfahrung im Rahmen der Sachverständigen-Tätigkeit im UbG-Verfahren zur Verdeutlichung von Schwierigkeiten bei der Gesetzesanwendung:

I. Eine Patientin mit einer schizoaffektiven Psychose hört imperative Stimmen: „Bring dich um! Erst mußt du aber noch zwei andere Menschen erwürgen!" Trotz erheblicher familiärer Belastung mit endogenen Depressionen ist der Selbsttötungsgedanke bei ihr nicht Teil eines suizidalen

---

[11] Dazu Eder-Rieder (1985) 304; öJZ-LSK 1976/151 zu §§ 132 ff StPO; öJZ-LSK 1978/392 zu §§ 132 StPO; Rieder M (1984) 37
[12] RV-StPAG [934 BlgNR 13.GP], 37

Achsensyndroms (im Sinne von Mitterauer [3]), sondern im Rahmen einer komplexen Wahnvorstellung zu sehen, unter deren Einfluß sie auch Patienten und Schwestern würgt. Es fehlt an jeglicher Krankheitseinsicht und damit von vorneherein an einer Einwilligung zur Heilbehandlung. Ist eine zwangsweise Behandlung notwendig, gerechtfertigt oder nicht? Ob eine ernstliche und erhebliche Selbstgefährdung im Sinne des UbG vorliegt, erscheint fraglich. Hätte die Patientin nur vom Umbringen der anderen Menschen gesprochen, lägen wegen bloßer Fremdgefährdung die gesetzlichen Voraussetzungen für eine gem § 37 UbG vom Abteilungsleiter bei Gefahr im Verzug anzuordnende Heilmaßnahme nicht vor. Dasselbe würde gelten, hätten die Stimmen der Kranken z.B. verboten, etwas vom Selbsttötungsimpuls zu verraten. Dies verdeutlicht, wie problematisch es ist, die erkennbare Selbstgefährdung (im Sinne einer bei Therapieaufschub drohenden schweren Gesundheitsschädigung oder Lebensgefahr) zum alleinigen Kriterium einer zwangsweisen Heilbehandlung zu machen, die ärztlicherseits und unter ethischen Gesichtspunkten wohl unbestritten indiziert sein dürfte. Das akut psychotische, sich zum Teil jäh und daher unvorhersehbar ändernde Geschehen birgt stets erhebliche Gefahren jeglicher Art in sich und verlangt daher eine entsprechende Verantwortungsübernahme.

Wäre diese Patientin mit einer Injektionsbehandlung unter der von psychotischen Vorstellungen geleiteten Fehlinterpretation einverstanden, durch die Injektionen würden die sie bedrangenden Stimmen andere Befehle geben, wäre die Rechtswirksamkeit einer solchen Einwilligung füglich zu bezweifeln.

II. Eine an Schizophrenie erkrankte Mutter läßt den Kinderwagen auf der Straße stehen, um es sich in einem Gasthaus gutgehen zu lassen. Der Kinderwagen fällt um. Das Kleinkind krabbelt über die Straße und entgeht mit knapper Not einem Unfall. Die erforderliche Fürsorge für das Kind konnte durch Übernahme der Betreuung seitens der Großeltern gewährleistet werden. Allein, die Patientin droht mit Suizid, falls man ihr das Kind wegnimmt. Es jedoch in ihrer Obsorge zu belassen, wird unter den aktuellen Bedingungen niemand verantworten können. Sind in diesem Fall die Voraussetzungen für eine (Aufnahme nach dem UbG und eine) Behandlung gegen ihren Willen wegen erheblicher Gefahr für ihr Leben und ihre Gesundheit gegeben? Oder wäre eine solche Behandlung nur unter dem Gedankenkonstrukt zu erwägen, daß indirekt doch eine Selbstgefährdung vorliegt?

Viel weniger problembehaftet stellt sich die Situation in jenen Fällen dar, in denen die Autorisierung zur Behandlung durch den gesetzlichen Vertreter erfolgen kann, der sich in der Regel von der Vorstellung des mutmaßlichen Willens leiten lassen wird, den der Betroffene im Falle seiner geistigen Gesundheit und Reife haben würde.

III. So war es z.B. bei einem Jugendlichen mit rasch aufeinanderfolgenden schizophrenen Krankheitsschüben, der in einer Mischung von Größen- und Verfolgungswahn lebensbedrohliche Angriffe gegen die Mutter vornahm, die er im Geheimbund mit der Polizei und einem Onkel wähnte. Diesen wiederum bezichtigte er wahnhaft der permanenten Vergewaltigung eines vom Jugendlichen geliebten Mädchens, das er im Erleben zugleich selbst war und dessen Qualen er in seiner Eigenschaft als Herr der Zeit und kosmischer Bezüge durch psychotische Gewalthandlungen ein Ende zu bereiten suchte. Die stellvertretende Einverständniserklärung der Erziehungsberechtigten zur sogenannten Zwangsbehandlung ohne seine Zustimmung bis zur später möglichen Umwandlung in ein freiwilliges Therapieprogramm bewahrt ihn vor der Alternative eines wesentlich längeren Freiheitsverlustes im Falle des Verzichtes auf eine neuroleptische Therapie. Schwierig würde es jedoch dann, wenn die Mutter unter dem Druck der Drohung ihres Sohnes, sich im Falle einer gegen seinen Willen vorgenommenen Therapie zu suizidieren, der Behandlung nicht zustimmen würde. Damit wäre die Rechtsgrundlage für die Fürsorgepflicht gemäß dem mutmaßlichen Willen des später wieder ins Stadium der Remission Gelangenden entzogen.

4. Schlußbetrachtung

Katschnig (mündliche Mitteilung, Psychiatrie-Enquete, Graz, Juni 1991) meinte einmal, man könne nach der Art, wie Ärzte zum Unterbringungsgesetz stehen, vier Typen unterscheiden: den *„kämpferischen Typ"*, der das UbG ändern will, den *„resignierenden Typ"*, der sagt, wenn sie das Gesetz so wollen, dann soll eben der Patient aus dem Fenster springen und tot sein. Ferner den *„Kriegsgewinnler"*, der mittels des UbG vom Spitalserhalter mehr Personal zu erpressen hofft, und schließlich den *„versöhnlichen Typ"*, der darauf bedacht ist, daß man irgendwie miteinander auskommt.

Welchem Standpunkt in bezug auf das Unterbringungsgesetz wir uns auch anschließen: Ärzte und Juristen sind dazu angehalten, eigene Wertvorstellungen zugunsten derer des Patienten so weit wie möglich zustellen und unter Abwägen der individuellen Umstände gegebenenfalls auch entsprechend zu korrigieren. Wir müssen letztlich einen Güterabwägungskonsens unter den Beteiligten aus menschlicher Verantwortung und im Respekt vor der Würde des Patienten finden.

Literatur

1. Eder-Rieder M (1985) Die freiheitsentziehenden vorbeugenden Maßnahmen. Manz, Wien
2. Huber W (1991) Psycho-Gesetze. Prugg, Eisenstadt
3. Mitterauer B (1981) Das suizidale Achsensyndrom. Eine medizinischbiologische Studie zur Abschätzung der Suizidalität. Wien Med Wochenschr [Suppl 68]: 1–28
4. Rieder M (1984) Die Anwendung von Zwangsmaßnahmen bei der Untersuchung oder Behandlung geisteskranker Rechtsbrecher. öJZ 39 [2]: 34–39
5. Ritschl D (1991) Gerechtigkeit als ethisches Kriterium. Zur konsensfähigen Grundlegung der Ethik in Psychiatrie und Psychotherapie.In: Póldinger W, Wagner W (Hrsg) Ethik in der Psychiatrie. Springer, Berlin Heidelberg New York Tokyo, S 81–94
6. Saage E, Göppinger H (1975) Freiheitsentziehung und Unterbringung, 2. Aufl. Beck, Munchen
7. Schreiber HL (1986) Ethische und rechtliche Probleme der Zwangsbehandlung. In: Pohlmeier H, Deutsch E, Schreiber HL (Hrsg) Forensische Psychiatrie heute. Springer, Berlin Heidelberg New York Tokyo, S 11–24
8. Seidler E (1991) Erfahrungen aus Ethikfallseminare. In: Poldinger W, Wagner W (Hrsg) Ethik in der Psychiatrie. Springer, Berlin Heidelberg New York Tokyo, S 168–174

Anschrift der Verfasser: em. o. Univ.-Prof. Dr. med. G. Harrer, Institut für Forensische Psychiatrie, Paris-Lodron-Universität, Ignaz-Harrer-Straße 79, A-5020 Salzburg, Österreich.

Aktuelle Probleme der Schizophrenie

Herausgeber: P. König, T. Platz, H. Schubert

Band 1

G. Schönbeck, T. Platz (Hrsg.)

Schizophrene erkennen, verstehen, behandeln

Beiträge aus Theorie und Praxis

1990. 18 Abbildungen. IX, 156 Seiten.
Broschiert. DM 46,–, öS 320,–
ISBN 3-211-82208-9
Preisänderungen vorbehalten

Inhaltsübersicht: Transkulturelle und epidemiologische Aspekte schizophrener Erkrankungen. - Operationalisierte Diagnostik der Schizophrenie. - Grundlagen und Probleme des Messens in der psychiatrischen Forschung. - Schizophrene Basisstörungen. - Subjektive und objektive Kriterien zur Beurteilung schizophrener Rückfälle.- Schizophrenie. Phänomenologie und therapierelevante Modelle.- Kombinationstherapie mit Neuroleptika und Carbamazepin. Eine kontrollierte Studie. - Haldolmonitoring zur Optimierung der Therapie Schizophrener. - Risiken einer Langzeitgabe von Neuroleptika. - Neue psychosoziale Verfahren in der Behandlung schizophrener Patienten. - Einsatz psychosozialer Behandlungsverfahren in der Psychiatrie. - Spezifische Therapieinterventionen bei schizophrenen Patienten. - Versorgungskonzept schizophrener Patienten in Kärnten.

Springer-Verlag Wien New York

Sachsenplatz 4-6, P O Box 89, A-1201 Wien Heidelberger Platz 3, D-1000 Berlin 33
175 Fifth Avenue, New York, NY 10010, USA 37-3, Hongo 3-chome, Bunkyo-ku, Tokyo 113, Japan

Band 3
P. König (Hrsg.)
Rückfallprophylaxe schizophrener Erkrankungen

Eine multidisziplinäre Standortbestimmung

1992. 26 Abbildungen. VIII, 349 Seiten.
Broschiert DM 70,–, öS 490,–
ISBN 3-211-82360-3
Preisänderungen vorbehalten

In diesem Band werden die verschiedensten Aspekte im Management der Schizophrenie zusammengefaßt. Die praxisnahen Beiträge reichen von neurobiochemischen Grundlagen über psychopharmakologische Strategien, Aspekte der stationären und ambulanten Behandlung bis hin zu Fragen und Problemen des rehabilitativen Settings. Erstmals kommen in einem Sammelband Praktiker aus allen Berufsgruppen, die mit dem Management der Schizophrenie befaßt sind, zu Wort. Dadurch werden einerseits verschiedene Gesichtspunkte kompetent dargestellt, andererseits in einem Werk die unterschiedlichen Blickpunkte vermittelt. Auf diese Weise wird ein breites Wissensspektrum geboten, das für Angehörige einer speziellen Disziplin auch Informationen entfernter Berufsgruppen zugänglich macht. Das Buch setzt eine eingeführte Reihe zum Thema „Schizophrenie" fort. Noch mehr als bisher ist den praktischen Ansprüchen Rechnung getragen worden. Im Anhang finden sich forensisch-psychiatrische Beiträge zum Thema.

Springer-Verlag Wien New York

Sachsenplatz 4-6, P O Box 89, A-1201 Wien Heidelberger Platz 3, D-1000 Berlin 33
175 Fifth Avenue, New York, NY 10010, USA 37-3, Hongo 3-chome, Bunkyo-ku, Tokyo 113, Japan